主编 · Xavier Llor｜Erin Wysong Hofstatter

主译 · 张俊

临床肿瘤遗传学

CANCER GENETICS

A CLINICAL APPROACH

上海科学技术出版社

图书在版编目（CIP）数据

临床肿瘤遗传学 ／（美）泽维尔·略尔
(Xavier Llor)，（美）埃琳·维松·霍夫斯塔特
(Erin Wysong Hofstatter) 主编；张俊主译. -- 上海：
上海科学技术出版社，2023.9
书名原文：Cancer Genetics: A Clinical Approach
ISBN 978-7-5478-6212-4

Ⅰ．①临… Ⅱ．①泽… ②埃… ③张… Ⅲ．①肿瘤学
－医学遗传学－研究 Ⅳ．①R730.231

中国国家版本馆CIP数据核字(2023)第116767号

本书中文版得到以下项目支持：

上海市卫生健康委员会协同创新集群计划（2020CXJQ03）
上海高水平地方高校创新研究团队项目
国家自然科学基金（81972707、82273126）

临床肿瘤遗传学

主编　Xavier Llor　Erin Wysong Hofstatter

主译　张　俊

上海世纪出版(集团)有限公司
上海科学技术出版社 出版、发行
(上海市闵行区号景路159弄A座9F-10F)
邮政编码201101　www.sstp.cn
山东韵杰文化科技有限公司印刷
开本 787×1092　1/16　印张 23.25
字数 500千字
2023年9月第1版　2023年9月第1次印刷
ISBN 978-7-5478-6212-4/R·2782
定价：228.00元

上海市版权局著作权合同登记号　图字：09-2022-0290号

声　明

医学是一门不断发展的科学。随着研究的深入和临床经验的拓展，我们需要不断改进治疗思路和药物疗法。本书作者和出版商已核实了与本书内容相关的证据信息，以提供当下完整且符合出版标准的可靠内容。然而，鉴于出现人为错误或医学科学发展变化的可能性，作者、出版商或参与编撰本作品的任何其他方均难以确保信息在各方面均准确完整，并且他们对任何错误或遗漏或因使用本作品中包含的信息而获得的任何结果均不承担责任。我们鼓励读者与其他来源信息进行比对。特别建议读者在给药时，认真核对药物说明书，以确保本书所涉信息的准确性，且推荐剂量或给药禁忌证没有发生改变。该建议对于某些新药或非临床常用药物尤为重要。

内容提要

随着分子生物学的快速发展和基因检测技术的迭代更新，肿瘤学与遗传学相互融合、渗透，形成一门新的交叉学科——肿瘤遗传学。本书主编Xavier Llor博士是美国耶鲁大学医学院教授，曾在遗传性结直肠癌诊断方面取得开创性成果。

本书共18章，既有对肿瘤遗传学的总体介绍，也有针对不同瘤种的具体描述，侧重临床转化及临床应用途径，旨在帮助从业者更好地应对因照护遗传性肿瘤易感个体所带来的日常临床挑战。内容涉及肿瘤患者临床照护的每一环节，包括指导鉴别诊断的工具、了解适用的基因检测项目、对检测结果进行合乎逻辑且符合知情同意原则的解释，以及指导患者及家属预防肿瘤发生。本书还讨论了如何有效、周到地为患者提供咨询——从检测前咨询、递交检测结果到协助了解遗传检测结果可能带来的法律影响，以及如何应对由此产生的心理挑战。

本书乃国际学术前沿之作，可为临床肿瘤及相关领域专业人员提供重要指导。

译者名单

主译

张　俊

副主译

朱正伦　秦文星　任胜祥　罗忠光　范　蕾

译者（以姓氏拼音为序）

陈　阳·复旦大学附属肿瘤医院

陈　雨·上海市肿瘤研究所

陈志翱·复旦大学附属肿瘤医院

程　进·上海交通大学医学院附属第一人民医院

董家欢·上海中医药大学附属龙华医院

范　蕾·复旦大学附属肿瘤医院

胡玢婕·上海交通大学医学院附属第一人民医院

金浩杰·上海市肿瘤研究所

金洋冰·上海交通大学医学院附属瑞金医院

李　俊·复旦大学附属妇产科医院

李孝笑·海军军医大学第一附属医院

刘　畅·上海东方肝胆外科医院

罗方秀·上海交通大学医学院附属瑞金医院

罗丽波·同济大学附属上海市肺科医院

罗忠光·复旦大学附属华山医院

彭小波·海军军医大学第一附属医院

秦文星·复旦大学附属肿瘤医院

任胜祥·同济大学附属上海市肺科医院

沈煜如·复旦大学附属华山医院

石　洁·上海东方肝胆外科医院

隋辛怡·复旦大学附属肿瘤医院

王　超·上海交通大学医学院附属瑞金医院

王静文·复旦大学附属华东医院

王梦婷·上海交通大学医学院附属第九人民医院

谢剑竹·上海交通大学医学院附属第一人民医院

胥孜杭·上海交通大学医学院附属新华医院

徐　燕·上海中医药大学附属龙华医院

于若冰·上海市肿瘤研究所

于素悦·上海交通大学医学院附属瑞金医院

袁海花·上海交通大学医学院附属第九人民医院

张　飞·上海交通大学医学院附属新华医院

张　俊·上海交通大学医学院附属瑞金医院

张文娟·复旦大学附属肿瘤医院

郑　鹏·复旦大学附属中山医院

郑万威·复旦大学附属华山医院

朱正伦·上海交通大学医学院附属瑞金医院

编者名单

主编

XAVIER LLOR, MD, PHD
Professor of Medicine
Yale University
New Haven, Connecticut

ERIN WYSONG HOFSTATTER, MD
Associate Professor Adjunct
Yale University
New Haven, Connecticut

编者

C. Rick Boland, MD
Professor of Medicine
University of California San Diego
San Diego, California

Karina Brierley, MS, CGC
Genetic Counselor
Yale University
New Haven, Connecticut

Tobias Carling, MD, PhD
Surgeon-in-Chief
Carling Adrenal Center
Tampa, Florida

Marcia Cruz-Correa, MD, PhD
Professor of Medicine
University of Puerto Rico
San Juan, Puerto Rico

James Farrell, MBChB
Professor of Medicine
Yale University
New Haven, Connecticut

Amanda Ganzak, MS, CGC
Genetic Counselor
Yale New Haven Health
New Haven, Connecticut

Heather Hampel, MS, LGC
Professor of Medicine
Ohio State University
Columbus, Ohio

Gary M. Kupfer, MD
Professor of Oncology and Pediatrics
Georgetown University
Washington, DC

Dave J. Leffell, MD
Professor of Dermatology and Surgery
Yale University
New Haven, Connecticut

Michael F. Murray, MD, FACMG, FACP
Professor of Genetics and Pathology
Yale University
New Haven, Connecticut

Stephanie Prozora
Assistant Professor of Clinical Pediatrics
Yale University
New Haven, Connecticut

Elena Ratner, MD
Associate Professor of Obstetrics,
Gynecology and Reproductive Sciences
Yale University
New Haven, Connecticut

Preston C. Sprenkle, MD
Associate Professor
Yale University
New Haven, Connecticut

Elena Stoffel, MD, MPH
Clinical Associate Professor
University of Michigan
Ann Harbor, Michigan

Jennifer Scalia Wilbur, PhD
Clinical Program Manager
Cancer Genetics and Prevention Program
Brown University
Providence, Rhode Island

Rosa Xicola, PhD
Assistant Professor
Yale University
New Haven, Connecticut

中文版前言

肿瘤与遗传的关系毋庸赘言，如美国影星安吉丽娜·朱莉预防性切除乳腺和卵巢那样的基于遗传咨询做出临床决策的场景不断出现。作为本领域代表性的经典工具书，美国耶鲁大学医学院 Xavier Llor 和 Erin Wysong Hofstatter 主编的《临床肿瘤遗传学》（*Cancer Genetics: A Clinical Approach*）以肿瘤遗传学的临床路径为抓手，对临床肿瘤遗传学的基本目标和检测工具、常见瘤种的遗传学特征，以及涉及基因检测与咨询的关键伦理、法律和社会心理要素等问题，做了详尽阐述。本书有助于提高国内从事肿瘤临床、肿瘤遗传学咨询、肿瘤相关基因检测及生物信息学分析等工作的专业人员遗传性肿瘤综合征的知识储备和应对技能。与此同时，也能为遗传性肿瘤综合征患者的医疗照护提供指导和参考。

本书在翻译过程中秉承客观、准确的标准，尽力达到"信、达、雅"之目标。鉴于遗传性肿瘤临床与基础研究的复杂性和专业性，加之东西方文化、法律法规等方面的差异，译本在相应部分做了标注，以帮助读者理解。

翻译的过程无疑是自我知识储备更新和扩容的过程，承邀牵头翻译本巨著，对我这样的临床医师而言，无疑是一项巨大挑战。幸得上海市医学会肿瘤靶分子专科分会青年专家委员会所有成员鼎力相助，他们以最大的热情完成了译稿。本人在逐字校对的过程中，也充分体会到了上海青年肿瘤学者严谨的治学精神、深厚的专业功底和美好的学科愿景。借此书译稿付梓之际，向参与本书翻译的所有青年同道致敬。

张俊

2023 年 2 月 18 日

英文版前言

很难想象，在当代医学领域的进展中，肿瘤遗传学仍处于相对落后的境地。事实上，只要我们稍加反思以往对这类患者的处理方式，就会意识到目前我们面临的形势已然发生巨大改变。

本书是临床肿瘤遗传学的入门读物，内容侧重临床实践，旨在帮助从业者更好地应对因照护遗传性肿瘤易感个体所带来的日常临床挑战。因此，本书的内容和结构有助于读者理解相关临床照护的每一环节，包括指导鉴别诊断的工具、了解适用的基因检测项目、对检测结果进行合乎逻辑且符合知情同意原则的解释，以及教授患者及家属关于预防肿瘤发生的相关对策。本书还讨论了如何有效和周到地为患者提供咨询——从检测前咨询、递交检测结果到协助了解遗传可能带来的法律影响，以及如何应对由此产生的心理挑战。

鉴于遗传性肿瘤涉及面广，本书旨在为整个医疗团队包括临床医师、遗传咨询师、心理学家、医师助理、遗传学家等，提供实用且全面的资讯。特别的是，本书不仅可用于专业的肿瘤遗传学诊疗机构，还适合任何正在寻求相关基础知识和临床工具的医疗保健专业人员阅读。希望通过对本书的系统学习，读者能够提高对潜在遗传性肿瘤综合征患者的鉴别诊断能力，并准确识别需要被转至临床遗传学专科接受诊治的患者。最后，也许是最重要的一点，我们希望本书能为遗传性肿瘤综合征患者的临床医护提供指导和综合参考，不仅仅是在诊断当时，而是在整个医疗过程中。

目　录

第 1 章

概　论

C. Richard Boland and Paivi Peltomaki

▨ 肿瘤是一组遗传性疾病

自 19 世纪始，人们逐渐认识到肿瘤是一组具有特殊病理过程的疾病。Theodor Boveri 提出放射线、化学物质、病原微生物等可引起细胞染色体紊乱，从而导致肿瘤发生。在过去的一个多世纪，他提出的大部分诱因都得到了证实。肿瘤中染色体异常很常见，且不同肿瘤间非整倍染色体变异很大，仅少数肿瘤表现为二倍体（但可能伴随着高度变异）。基于肿瘤中广泛存在的遗传变异，人们普遍认为肿瘤是一组遗传性疾病。尽管大多数肿瘤不是遗传性胚系突变（或表观突变）所致，但所有肿瘤均存在异常的基因表达。因其发生机制及遗传背景的复杂性，肿瘤研究成为生命科学领域的一大热点。

肿瘤遗传研究中应先区别胚系突变与体细胞突变，前者是指父母遗传的突变，并可在个体全身细胞中检测到，而后者仅存在于个体的肿瘤细胞，两者以不同方式参与肿瘤的发生。胚系突变可通过多种机制介导肿瘤易感性，如调控细胞增殖的基因发生失活突变会导致细胞生长失控，DNA 损伤修复基因的异常会导致突变快速积累。体细胞突变则累及更多的基因，并通过改变细胞的生物学特性发挥作用。体细胞突变的组合模式决定了肿瘤生长、转移的特性，以及对治疗的敏感性。几乎所有与肿瘤相关的胚系突变都能以体细胞突变的形式在肿瘤中出现，相反，并非所有体细胞突变都有对应的胚系突变。

▨ 遗传学术语

显性、隐性、显性负性作用和单一等位基因不足性

传统遗传方式包括常染色体显性遗传（一个等位基因突变即可引起表型改变）、常染色体隐性遗传（两个等位基因均突变才可导致表型改变）、性连锁遗传（男性中 X 连锁隐性遗传表现为显性遗传）。基于对遗传性和散发性视网膜母细胞瘤的研究，Knudson 于 1971 年提出肿瘤相关基因在肿瘤的发生过程中需经历"二次打击"，即"罪魁祸首"基因的两个等位基因都要受到影响。这与某些家族性肿瘤综合征［如家族性视网膜母细胞瘤或家族性腺瘤性息肉病（familial adenomatous polyposis，FAP）］一致，它们虽然表现为常染色体显性遗传，但只有当二次失活突变发生时，肿瘤发生才会启动[1]。RB 或 APC 的单等位基因失活会导致一个家系半数后代携带致病等位基因，而肿瘤的发生还需来自另一亲代的野生型等位基因也发生失活突变。这也说明了肿瘤易感性可通过家系遗传形式获得。

然而，实际情况比 Knudson 提出的假说更加复杂。例如，某些突变亚型对蛋白产物

功能的破坏可甚于其他亚型；基因的全缺失（在胚系变异中并不罕见）可消除相关蛋白的表达；一些错义突变可减少基因的表达产物，产生较为轻微的中间表型；大多数提前终止密码子可通过无义介导的mRNA降解干扰基因的表达，而截断的位置将决定截短mRNA（及其编码的截短蛋白）是降解还是稳定表达。这些机制部分解释了携带不同突变亚型的个体之间的表型差异。

FAP中，APC不同位点的突变常导致不同的临床表型。APC的胚系变异如提前终止密码子、干扰剪接位点、基因完全缺失等可促使FAP发生[2, 3]，但并未发现其错义突变与腺瘤性息肉病有关。APC是一个包含2 843个密码子、15个外显子的长基因，发生在其第1 250～1 464密码子之间的提前终止密码子，较之于该区间上/下游的提前终止密码子，将产生更多的息肉（多达5 000个腺瘤）[4]。这可能是显性负性作用所致。正常情况下，APC蛋白以同源二聚体的形式发挥作用，在上述情况下，截短的异常蛋白与野生型蛋白形成异源二聚体，从而不能正常行使蛋白质功能（与β连环素结合，协助特定蛋白质的磷酸化，下调细胞生长信号），继而产生更多的腺瘤。因此，某些突变蛋白质产物对细胞增殖的影响可能比产生无功能蛋白质/不产生蛋白质（单一等位基因不足性，即每个细胞中只有一个野生型基因拷贝发挥作用）更大，导致更严重的临床表型。这也说明，在野生型APC等位基因失活突变（"二次打击"）之前就已存在因APC蛋白低表达或显性负性作用导致的细胞生长动力学改变。

Peutz-Jeghers综合征（STK11基因发生胚系突变所致）及幼年性息肉病综合征（SMAD4或BMPR1A基因发生胚系突变所致）的动物模型研究证实了单一等位基因不足性在儿童期良性息肉的发生中至关重要，而Knudson提出的"二次打击"机制可能在成人肿瘤的发生中起作用。在上述两种疾病中，息肉的发生均由对应基因表达不足所致，这种表达不足是发生在基质（而非上皮组织）的单一等位基因不足性引起的。

STK11基因的失活突变会引起炎性因子表达上调，并通过JAK-STAT通路促进正常肠上皮及基质的过度生长。在小鼠中，该基因的胚系突变会在所有正常细胞中造成单一等位基因不足性，未经"二次打击"即可导致基质中免疫细胞的增殖。在动物模型中，条件性敲除造血细胞或T细胞的STK11基因即足以导致胃肠道息肉的发生[5]。单一等位基因不足性是指野生型及突变型等位基因（功能位点发生突变）同时存在时，该基因产物表达减少并产生相应的表型（与双等位基因缺失产生的表型不同）。需要指出的是，Peutz-Jeghers综合征患者的高患癌风险可能是其他机制导致的。

在幼年性息肉病综合征的动物模型中也观察到了单一等位基因不足性。SMAD4胚系突变基因工程小鼠基质细胞中Th17炎性通路表达上调，其胃肠道息肉的发生与Smad4呈剂量相关关系[6]。此外，T细胞SMAD4基因失活可导致胃肠道肿瘤，而发生在上皮的选择性缺失则不会[7]。虽然并不清楚这些基因的表达量与息肉病综合征的具体关系，但单一等位基因不足性在特定情况下的确会导致细胞生长异常。不同于一般情况，在上述疾病中，是发生在基质细胞的突变影响了上皮细胞的生长，称为"地形效应"或"庭院设计"效应[8]。

遗传性疾病临床异质性相关术语

许多术语被用于描述遗传性综合征临床表现的异质性（表1.1）。

外显率 是指个体通过遗传获得某胚系突变后，发生对应表型的概率。例如，临床上携带BRCA1/2基因突变的人群或Lynch综合征患者可患或不患肿瘤，即肿瘤不完全外

表 1.1 遗传学术语
等位基因：某一基因的特定拷贝或序列
等位基因异质性：同一基因的不同突变引起的表型差异
等位基因丢失：一个基因座位上两个等位基因之一丢失，也称杂合性丢失
看护基因：维持 DNA 完整性的基因
显性：某等位基因的一个拷贝就足以产生某一表型
显性负性作用：突变的等位基因对野生型等位基因有抑制作用
驱动突变：为肿瘤提供选择性生长优势的突变
表观遗传效应：非 DNA 序列改变引起的基因表达改变
门控基因：发生在这些基因的突变将导致肿瘤行为发生
遗传异质性：不同基因可产生同一表型的现象
基因多效性：某一基因某一突变对全身不同部位都有作用
胚系突变：来源于生殖细胞的突变，并在全身细胞中存在
单一等位基因不足性：生殖细胞某基因中一个拷贝丢失（失去功能）产生的表型
地形效应：一个细胞群（如上皮细胞）受毗邻的另一群细胞（如基质细胞）影响而产生的表型
基因座异质性：不同基因引起同一临床表型（通常这些基因在同一生理过程中起作用）
错义突变：DNA 序列发生的单核苷酸替换最终导致编码的氨基酸发生改变
多步骤致癌：肿瘤发展需要积累多个突变，突变发生的顺序可能是特定的，也可能不是
突变标签：一种突变模式，表征了某类诱变剂的作用或特定 DNA 修复/维持系统的缺失
无义突变：指由于某个碱基的改变使对应的密码子变为终止密码子，从而使肽链合成提前终止
癌基因：是指其表达产物参与维持细胞正常增殖、分化，但经激活后可引致肿瘤的一些特定基因
非驱动突变：不会增加肿瘤细胞适应性，与其病理行为无关的突变
外显率：携带某一胚系突变的个体表现为对应表型的概率
隐性：某一等位基因的两个拷贝同时存在时才表现为相应表型
单核苷酸多态性（SNP）：整个基因组中普遍存在的单核苷酸变异
体细胞突变：一种发生在受精卵形成之后的突变，只出现在突变细胞的后代中，通常在（但不总在）肿瘤中
抑癌基因：其功能为抑制肿瘤发展的基因
二次打击效应：肿瘤发生需要同一基因座位出现两次变异的现象
表现变异性：同一基因的突变在不同个体表现不同的现象

显。对于携带关键胚系突变的人群，发生肿瘤这一事件的外显率通常在20%～80%，并取决于所涉及的基因。例如，携带 *MSH2* 或 *MLH1* 胚系突变的Lynch综合征患者，其肿瘤外显率超过50%，而携带 *PMS2* 突变时，终生肿瘤外显率可能低于20%[9]。

对大部分FAP相关的胚系突变，腺瘤性息肉的发生率接近100%。FAP患者的最大肿瘤外显率可接近100%，但若息肉在较早的阶段被发现并实行结直肠切除，可避免恶性疾病的发生。原因在于 *APC* 突变可致腺瘤发生，而非直接致癌。与经典的 *APC* 胚系突变不同，一些靠近5′端的突变将导致轻表型家族性腺瘤性息肉病（AFAP），其腺瘤数目显著减少[10]。这是因为 *APC* 编码mRNA的第184个密码子具有内源性核糖体进入位点，可重新启动下游突变位点的翻译，进而翻译出接近全长、有功能的APC蛋白，从而产生较轻的表型。因此，发生在第184密码子对应的DNA序列上游的突变都可能导致AFAP[11]。

表现变异性　是指同一基因的突变在不同个体中表现不同的现象。这在很多家族性肿瘤综合征中很常见。例如，临床上携带 *BRCA1/2* 基因突变的个体可能患乳腺癌、卵巢癌、胰腺癌，或者不患癌。此外，来自不同家系的携带同一种 *APC* 突变的个体临床表现可能也不同，具体机制尚不明确，据推测可能与基因间的相互作用有关[12]。同样地，Lynch综合征患者有罹患结肠、子宫内膜、小肠、泌尿道、胃或其他器官肿瘤的风险。其中一些患者可罹患多种肿瘤，而其他患者则不患任何肿瘤。表现变异性存在的原因可能是不同突变可不同程度地影响蛋白质产物的功能。此外，单一等位基因不足性也可导致表现变异性，尤其当这些遗传改变可同时促进早期良性疾病和晚期恶性肿瘤的发展时，表现变异性尤甚。

基因多效性　是指单一突变对机体的不同部位产生了不同的作用。例如，携带 *STK11* 突变的Peutz-Jeghers综合征患者有皮肤症状（如长黑斑），儿童期易发胃肠道息肉，成年期各种肿瘤（如乳腺、肠道、胰腺、生殖腺等）高发等特点。

遗传异质性　是指同一肿瘤可能与不同基因的变异有关。例如，*BRCA1/2* 与 *STK11* 是功能完全不同的基因，但是它们的胚系突变都能导致女性乳腺癌患病风险升高。

等位基因异质性　是指同一基因不同突变引起的表型变异（或相似性）。以 *APC* 为例，其编码蛋白包含了数个结构域，主要功能是作为磷酸化的支架调节胃肠道（及其他部位）上皮细胞内 β 连环蛋白的浓度。APC蛋白通过其氨基末端实现同源二聚体化，中段是其发挥支架及磷酸化功能的主要部位，而羧基端主要与微管相互作用[13]。发生在基因中段（对应密码子1 250～1 464）的突变，可因显性负性作用产生更严重的表型。

基因座异质性　是指不同基因的突变可引起相似表型，通常情况下，这些基因参与同一细胞的生物学过程。例如，DNA错配修复（MMR）系统的4个基因任一发生失活突变都将导致Lynch综合征。该疾病是基因座异质性与可变外显率的复杂组合。当胚系突变发生在主要的DNA MMR基因（即 *MSH2* 和 *MLH1*）时，外显率高；当发生在次要的MMR基因（即 *MSH6* 和 *PMS2*）时，因细胞可分别利用MSH3和PMS1/MLH3蛋白提供部分MMR功能，将导致较轻的症状[14]。同样，核苷酸切除修复（NER）系统的任一成员发生双等位基因失活突变均会导致着色性干皮病[15]。

表观遗传　是指不涉及DNA序列改变的可遗传的基因表达改变。通常是指甲基、烷基或其他基团与DNA共价结合，改变染色质空间构象从而调控基因表达的过程。表观遗传改变是正常的生理过程，细胞借以永久关闭发挥功能所不需要的基因表达。在肿瘤中，可以见到启动子区域 C–G 岛（又称为 CpG，p 指两者间的磷酸二酯键）的过度甲基化诱导的基因沉默[16]。这种启动子区域的高度甲基化可能与肿瘤的发生有关[17]。此外，早期研究也观察到了肿瘤中某些基因的低甲基化[18]。

人类基因组

人类基因组计划提供了 DNA 结构、序列，以及基因表达调控的基本信息。人类基因组包含了 3.23×10^9 个线性成对的核苷酸（腺嘌呤、胞嘧啶、鸟嘌呤和胸腺嘧啶），这些核苷酸组成了 22 对染色体及性染色体 X 与 Y（共计 46 条）[19-21]。人类的 DNA 序列约 99.9% 是相同的，即便如此，也存在相当大的个体间异质性。这种异质性在很大程度上由单核苷酸多态性（SNP）造成，其中一部分 SNP 可引起个体间的生物学差异，另一些则可能完全无意义。在实践中，区分无害变异与病理性突变极具挑战性。

人类基因组的异质性导致肿瘤的基因表达改变情况更加复杂。人类基因组至少包含 3 800 万个 SNP 变异，1 400 万个短插入/缺失变异，以及 14 000 个较长的插入/缺失变异。此外，许多非蛋白编码 DNA 能转录为 RNA，并在某些生物学过程中发挥作用[22]。

不同地理环境或种族人群的 DNA 序列也存在较大的变异[23]。此外，人类蛋白质编码基因序列中包含有内含子，其在 mRNA 加工过程中经剪切去除后才可进行蛋白质翻译，这在很大程度上增加了基因表达的可变性。同样，明确这些变异的驱动/非驱动性质也极具挑战性。此外，在肿瘤演化的进程中，肿瘤基因组也在不断发生改变。

肿瘤基因组

肿瘤基因组测序结果提示，来自不同器官的肿瘤之间，甚至不同个体同一器官肿瘤间均存在很大的变异[24, 25]。这些变异部分发生在约 1.22% 的蛋白编码序列中，部分发生在非蛋白编码序列中。发生在剪切位点的变异常常是破坏性的。启动子区域的表观遗传改变（如 CpG 中胞嘧啶的甲基化）可导致异常的基因沉默。此外，某些非编码序列的变异也会导致基因表达的失调。

与正常人类基因组相比，肿瘤基因组具有更大的可变性。例如，一个纳入了 276 例结直肠癌（CRC）标本的研究发现，不同标本之间基因突变数差异可超过 500 倍，主要原因在于该研究中 16% 左右的标本存在 DNA 修复系统成员的胚系或获得性失活突变，从而发生大量非驱动突变（当 DNA 错配修复系统缺失时，常发生在微卫星等非编码序列）。当对比这些高和低突变负荷的 CRC 时，发现其驱动突变几乎完全不同，这也解释了他们生物学行为的差异[26]。

深度测序及重复测序等技术的运用，提高了对仅存于部分肿瘤组织的基因变异的检出率。但高通量测序数据的解析也具有挑战性，因肿瘤团块中除了肿瘤细胞，还包含来自基质的间叶细胞、血管内皮细胞、浸润免疫细胞等。此外，在肿瘤进化的过程中，肿瘤细胞也在不停地复制与积累新的突变。基因分析在肿瘤研究中尤为重要，因其可为靶向治疗提供信息。

驱动基因与非驱动基因

肿瘤中存在的大量基因变异并不同等重要，可分为驱动突变与非驱动突变。前者指可增加细胞适应性的变异，功能上是肿瘤行为所必需的；后者不会增加肿瘤细胞的适应性，也与其病理行为无关，通常是在肿瘤 DNA 快速复制中产生或是 DNA 损伤修复缺陷的结果。有研究对9 400多份肿瘤样本进行了外显子组测序，在299个驱动基因中识别出了至少3 400种不同的错义突变[27]。不同组织来源的肿瘤不存在统一的驱动突变模式，但同一驱动突变可在不同瘤种中出现。驱动突变会增加细胞适应性，使细胞在克隆进化中获得生存优势，从而在肿瘤中富集。多癌种分析也提示，驱动突变可反复出现。开发有效的靶向治疗策略的首要任务是区分驱动突变与非驱动突变，因这些治疗策略往往靶向最重要的驱动突变。深度测序及突变富集分析可帮助更好地认识超突变/强突变肿瘤[28]。

过度暴露于致癌因素可能是产生大量非驱动突变的重要原因，如暴露于紫外线辐射（皮肤）、烟草烟雾（呼吸道）或接近浓缩的微生物环境（肠道）等。然而，更重要的原因是DNA修复系统发生失活突变，如DNA错配修复系统（MMR）、碱基切除修复系统（BER）、核苷酸切除修复系统（NER）及双链断裂修复系统（DSB），后者包括同源重组修复（HR）及非同源末端连接修复（NHEJ）。上述系统的突变将导致对应的可识别的"突变标签"。

肿瘤相关基因：癌基因、抑癌基因、看护基因及"地形效应"基因

肿瘤相关基因可通过不同的机制参与肿瘤发生，根据参与的细胞过程可对其进行大致分类。

（原）癌基因是人类发现的第一类致癌基因，Boveri于1914年提出，直到20世纪70年代，Michael Bishop及Harold Varmus才对其进行了准确描述。原癌基因存在于正常细胞，负责细胞生长或增殖的调控，在癌细胞中可因突变或扩增而被永久激活[29]。癌基因最初是在转化的病毒中发现的，这些病毒携带癌基因的突变拷贝，在感染细胞后可介导肿瘤发生。当提取这些肿瘤的DNA体外转染NIH3T3纤维母细胞时，发现其可改变后者的生长模式。进一步分析这些DNA片段时发现其包含了扩增或突变的序列，就把这些相关的基因定义为癌基因。

癌基因大多为肿瘤驱动基因，包括*RAS*、*RAF*、*SRC*和*MYC*等（超过100个）。扩增或特定部位（如信号转导过程中发挥关键作用的蛋白质结构域等）的错义突变可激活癌基因[30]，从而驱动肿瘤发生。例如，脑肿瘤发生发展的主要机制之一即为癌基因扩增。染色体之外的DNA（如"双微体"）可独立于染色体进行复制，它们常常通过癌基因扩增赋予肿瘤细胞以选择优势[31]。

第二类肿瘤相关基因是抑癌基因（*TSG*）。在正常情况下，它们限制细胞生长。当其两个等位基因均失活时，可完全解除对细胞生长的抑制，致使细胞生长失控。因此，抑癌基因可被视为隐性基因。抑癌基因的一个关键概念是肿瘤的家族易感性。携带家系遗传的单个*TSG*突变拷贝的个体表型正常，当第二个等位基因也发生失活突变时，罹患肿瘤的概率增加，即Knudson的"二次打击"理论[1]。一些抑癌基因通过调节细胞周期检查点起作用，后者可抑制不正常的生长信号，并对DNA损伤做出应答，阻止突变DNA的后续复制。与癌基因单一的激活方式（特定位点的突变或扩增）不同，抑癌基因可通过多种方式失活，包括基因缺失、整个基因序列内的错义和无义突变、剪接位点改变和表观遗传修饰等。癌基因与抑癌基因都是肿瘤驱动基因，它们都参与肿瘤的生长调节。一些其他类别的基因虽然不直接调节细胞的生长或分裂，但可通过间接的方式驱动肿瘤发生。

看护基因在DNA损伤修复的过程中扮演着基因组稳定剂的角色[32]。看护基因包括上文中提到的 DNA MMR、BER、NER、HR、NHEJ 的成员，以及 *BRCA1/2*、*BLM* 及 *ATM* 等 DNA 链断裂修复相关基因[32]。DNA 修复及维持系统正常工作时可修复细胞周期中产生的突变，也可应对诱变剂的干扰。当遇到难以修复的 DNA 突变时，MMR 可将细胞周期阻滞在 G2/S 检查点处[33]。

看护基因丢失常导致特定的可识别的突变标签。典型的例子是 DNA MMR 缺失会导致微卫星序列出现大量突变[34-36]。这种突变标签（微卫星不稳定，MSI）可通过 PCR 方法检出[37]，并与免疫检查点抑制剂治疗疗效相关[38]。

有研究者提出肿瘤周围间质发生的基因变异可对肿瘤生长起调节作用，如 *SMAD4* 突变在幼年性息肉病综合征[39]及 Peutz-Jeghers 综合征[5]中的作用。在这种情况下，肿瘤生长的主要驱动力甚至不在肿瘤基因组内，而是受到异常间质细胞协同生长作用的影响[8, 39]。

肿瘤发生需要积累多少突变

研究发现，肿瘤的发病率随年龄呈指数上升，40 岁以前发生的肿瘤，其突变相对较少[40]。最合理的解释是，肿瘤发生需要积累特定数目及种类的突变，随着年龄增加，突变不断积累，更易满足条件。过去 30 年的研究在很大程度上证实了这一假设，并表明肿瘤发生需要特定突变以特定的顺序发生。

尽管肿瘤组织中存在大量的 DNA 序列变异，染色体缺失、重复和重排，以及异常的甲基化，但 2～8 个发生在合适位置的驱动突变即足以导致肿瘤发生[30]，但在不同肿瘤中可能不一致。此外，肿瘤始终处于不停的进化之中，导致了肿瘤内、转移灶间及个体间广泛的异质性[30]。

肿瘤驱动基因的分类

根据参与的信号通路，肿瘤驱动基因可分为 12 类，各自涉及多个基因[30]。其中 6 类调控细胞生存，包括 TGF-β、MAPK、STAT、PI3K、RAS 通路，以及调控细胞周期和凋亡的信号通路。另一组 5 类涉及细胞命运，包括 NOTCH、Hedgehog、APC、染色质修饰剂通路及转录调节通路。最后一类为维持基因组稳定的基因（包含所有 DNA 修复信号通路）。每个信号通路有多个基因参与，通路中不同基因的突变对细胞可能产生相似的影响。

肿瘤突变积累的顺序（多步骤致癌）

肿瘤发生是基因突变逐步积累的结果，包括 DNA 稳定维持系统失活、*TSG* 失活及癌基因激活。对突变积累是否存在次第顺序的研究最早在结直肠癌（CRC）中开展[41]，可能的原因包括：① 大多数 CRC 是从良性腺瘤性息肉的基础上逐步发展形成的；② 无论息肉还是 CRC 病程各阶段，都可通过结肠镜获取标本用于研究。这些条件是其他常见癌肿（如乳腺癌、前列腺癌和脑肿瘤）所不具备的。

1987 年，FAP（一种以早发大量腺瘤性息肉为特征的家族性遗传性疾病）的致病基因被定位在 5q21-22[42]，尽管当时该基因尚未被克隆且其基因产物也是历时 4 年后才明确，但人们仍怀疑该基因座位的突变与散发性腺瘤性息肉的发病有关。与此同时，在 CRC 中也观察到了该基因座位发生的等位基因丢失或杂合性丢失（LOH）[43]。通过对病灶 DNA 进行限制性酶切片段长度多态性（RFLP）分析可检出上述等位基因丢失。同年，在 CRC 及腺瘤性息肉中发现广泛存在的 *RAS* 癌基因家族（*KRAS*、*HRAS* 及 *NRAS*）的激活突变，而邻近的正常黏膜组织中则未检出该基因突变[44, 45]。1989 年，又在 CRC

标本中发现染色体17p上的基因*p53*的点突变或等位基因丢失[46]。

Bert Vogelstein教授致力于研究正常黏膜组织、腺瘤性息肉及CRC中5q基因座位、*RAS*家族及*p53*的变异情况[41]，发现正常结肠组织中均无上述基因的变异。部分早期腺瘤组织中存在5q基因座位的杂合性缺失，但在晚期腺瘤或癌组织中并不常见。因此，5q缺失被认为是CRC发生的早期改变。位于该基因座位的基因*APC*于1991年被成功克隆，并最终被证实是结直肠腺瘤的看门基因[47, 48]。*KRAS*突变在早期腺瘤中并不常见，在较大的腺瘤中常见，在CRC中，其发生率反而下降。因此，*KRAS*突变被认为是CRC发生的中间步骤，发生在5q缺失之后，与腺瘤增大和不典型增生有关，但不足以导致CRC。88%的*RAS*突变位于*KRAS*的第12、13或61位密码子，编码与鸟苷酸交换因子相互作用的KRAS蛋白质结构域。18q（CRC研究关注的另一个位点[49]）等位基因丢失在早期腺瘤中不常见，但在更大、更高级别的病灶中常见。此外，17p等位基因缺失在腺瘤中很罕见，却在晚期腺瘤及75%的CRC中常见。17p染色体臂很短，仅有几个已知基因定位于此，如*p53*。现普遍认为*p53*可参与肿瘤发生。研究发现很多肿瘤中仅存在一个突变的*p53*拷贝，说明*p53*双等位基因均失活才可导致肿瘤发生[46]。

上述研究均采用DNA印迹等技术，实验过程中DNA消耗量大，难以精准研究遗传损伤和病理变化之间的关系。后续研究采用基于PCR的技术，对正常组织、腺瘤、高级别不典型增生组织及癌组织的标本进行显微切割研究，发现5q缺失出现在正常组织-腺瘤转变处，而*p53*缺失则出现在腺瘤-癌转变处[50]。因此，CRC是基因变异逐步积累的结果，这些变异解释了癌变过程中的全部病理改变，从早期的腺瘤（*APC*缺失），到癌前病灶、渐进性不典型增生（*KRAS*突变、18q缺失），再到腺瘤-癌转变（*p53*双等位基因失活）。

随着研究的深入，人们逐渐意识到"多步骤致癌"中的每一步都可通过多种途径实现。例如，在10%～15%的结直肠新生物中，腺瘤发生可由*APC*双等位基因失活以外的基因变异事件驱动。同样，并非所有良性息肉的生长或不典型增生都必须经历*KRAS*激活或*SMAD4*失活（转化生长因子-β途径）。此外，在腺瘤-癌转变过程中，存在多种替代*p53*缺失的途径，如*PI3K*突变（图1.1）[30]。

演化通路

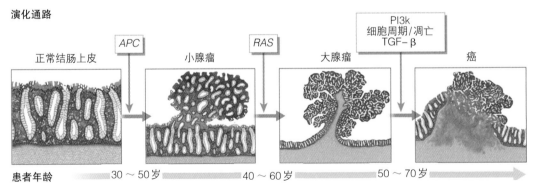

图1.1 多步骤致癌。1990年，Vogelstein实验室提出了多步骤致癌的更新版本。该通路的第一步为WNT信号通路失控，此处被描述为*APC*基因产物的缺失，这是结直肠癌启动的常见机制，但该信号通路的其他成员也可有类似作用。随后的步骤包括*RAS*突变，以及*p53*缺失或TGF-β信号通路失控（通过PI3K）介导的腺瘤-癌转变。需要注意的是，一个信号通路往往涉及多个基因，只有当重要的生长检查点发生突变时才可促进肿瘤发生

基因变异的顺序有多重要

至少有两个团队报道，若 *KRAS* 突变不伴有 *APC* 丢失（或导致 WNT 信号通路异常的其他遗传改变），最终将导致非进行性增生性息肉[51] 或增生性隐窝病灶[52]。然而，上述结论也存在争议，部分原因是随着时间的推移，增生性或锯齿状病灶的病理学类型会发生改变[53]。

对多步骤致癌中涉及的基因进行完整的分析，有助于明确突变顺序的重要性。事实上，*APC* 胚系突变保证了早期多发性腺瘤性息肉的出现。*SMAD4*（在早期病变中未丢失）定位于染色体 18q，该基因的胚系突变会导致家族性幼年性息肉病。息肉发病年龄小、数目多是 FAP 最终发展为 CRC 的重要特征。然而，仅约 38% 的上述患者可最终发展为 CRC[54]。此外，*p53* 胚系突变还可导致 Li-Fraumeni 综合征，尽管这种疾病状态下 CRC 的风险有所增加，但并非 *p53* 突变患癌风险升高的主要原因。所有这些都表明突变顺序确实影响临床表型。

这种次第发生的基因突变在其他癌种中尚未见报道。目前对于少数器官起源的肿瘤，其全部癌前病理过程足够清楚可进行详尽的分析。胰腺癌的发生与 *KRAS*、*SMAD4* 和 *p53* 的体细胞突变有关，与 CRC 发生过程中的分子事件有部分重叠。当然，胰腺癌还涉及其他多种基因变异。部分胰腺癌存在特征性的病理过程，即从导管内乳头状黏液性肿瘤（IPMN，属于癌前病变）发展为胰腺癌。通过对标本进行显微切割分析，研究者发现胰腺癌突变积累的顺序与 CRC 不同。*KRAS* 与 *GNAS* 突变似乎是多步骤过程中的早期事件。此外，突变积累在不同个体间或同一个体的不同 IPMN 间可能不同，至少有 3 条不同的 IPMN 演化路径可能会出现[55]（图 1.2），这再次显示了肿瘤形成的复杂性。

肿瘤体细胞突变标签

不同器官起源的肿瘤往往有不同的体细胞突变数目，此外，不同个体、同一脏器的肿瘤，基因突变数目也有很大差异（图 1.3）[30]。一般而言，儿童肿瘤突变数量最少，通常为 4 ～ 14 个，主要原因是儿童突变积累的时间短，这也表明了肿瘤的恶性表型是

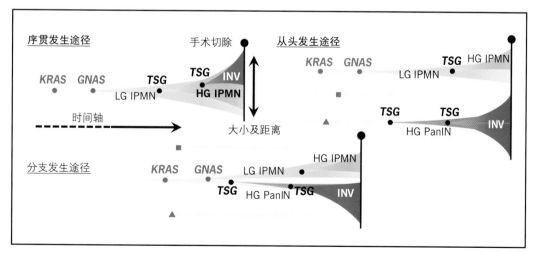

图 1.2　胰腺癌的 "多步骤致癌" 过程。与结直肠癌所呈现的线性突变积累过程不同，胰腺癌的突变积累存在多种不同的路径，并且这些路径涉及很多相同的基因。该图展示了 3 种不同的导管内乳头状黏液性肿瘤（IPMN）-胰腺癌转化的途径，涉及不同的基因及不同的突变积累顺序。LG，低级别；HG，高级别；*TSG*，抑癌基因；INV，侵袭性癌

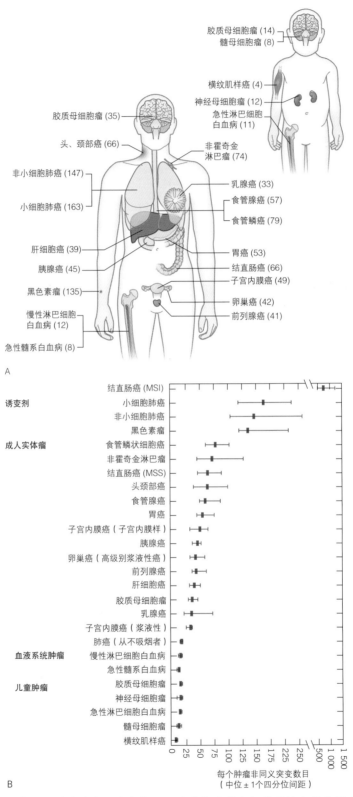

图1.3 肿瘤发生的部位及对应的体细胞突变。A. 儿童组及成人组肿瘤的中位非同义体细胞突变数，其中微卫星不稳定的结直肠癌最高，儿童肿瘤最低。B. 各肿瘤中位非同义体细胞突变数（中位±1个四分位间距，25%～75%）。MSI，微卫星不稳定；MSS，微卫星稳定

由相对较少的若干关键突变介导的。相反，结直肠癌、肺癌、黑色素瘤的中位体细胞突变数目为66～163个，提示长期暴露于诱变环境会增加突变数目。当结直肠癌中存在DNA MMR缺陷及微卫星不稳定（MSI）时，其中位突变数目可达500～1 000个（大部分为非驱动突变）。

MSI现被定义为一种"突变标签"，表现为简单重复序列（微卫星）处大量的插入/缺失突变[14]。肿瘤MSI的检测，可用于筛查潜在的Lynch综合征患者。此外，拥有这种超突变表型的患者，是免疫检查点抑制剂治疗的潜在获益人群[56]。

其他DNA修复系统异常也可产生对应的突变标签。例如，BER系统缺陷可能导致大量发生在APC的G：C到T：A转变。首先，研究者观察到在一部分结肠多发性腺瘤性息肉家系中无APC胚系突变，并且该疾病似乎表现为隐性遗传[57, 58]。进一步对这些家系的APC体细胞突变情况进行分析，发现其广泛存在且分布于该基因全长的不同位点，并包含了大量由氧化损伤引起的G：C到T：A转变。上述损伤通常由BER系统修复，说明BER系统失活可能是这类疾病潜在的发病机制。

另一研究检测了BER家族成员（MYH、MTH1、OGG1）在多发性（3～100个）结直肠腺瘤和APC突变阴性的FAP（腺瘤数目大于100枚）中的胚系突变情况，发现6例多发性结直肠腺瘤患者存在MYH双等位基因突变，由此发现了MYH相关息肉病[59]。与经典FAP相比，该病发病晚、腺瘤数量少，符合常染色体隐性遗传规律，同时具有鲜明的突变特征。

随着时间的推移，人们确定了西欧人群中最常见的两个MYH胚系突变：Y179C和G396D，并逐渐在欧洲人群中发现了更多的突变。而非欧洲人群则携带不同的突变，存在显著的建立者效应。这些胚系突变将导致不同程度的BER复合体功能丧失。例如，与G396D突变纯合子或杂合子相比，Y179C纯合突变导致息肉出现更早，患CRC的风险更高[60]。随着更多数据的积累，利用BER功能的相关信息预测肿瘤发生风险的能力，将进一步提高。

DNA修复与基因组不稳定性

对患者检出携带胚系突变，而其父母未携带该突变的若干疾病家系行单核苷酸变异（SNV）的研究发现，人类新发胚系突变的概率为平均每碱基对 1.2×10^{-8} 个[61]。对成纤维细胞进行单细胞或混合DNA测序发现，体细胞的中位突变频率可达每碱基对 2.8×10^{-7} 个，较胚系突变高了一个数量级[61]。此外，很多内源性或外源性的因素会损伤细胞DNA，产生SNV以外的基因改变，并通过不同的机制进行修复。源于DNA损伤修复系统发生的胚系突变，基本上都会导致家族性肿瘤综合征（表1.2）。

单链断裂（single-strand breaks，SSB）仅涉及DNA双螺旋的一条链，可由BER、NER和MMR修复。BER在利用DNA糖苷酶识别特定错配（如8-oxo-G：A错配）并催化碱基切除的过程中，可减轻烷基化、氧化和脱胺等突变特性[68]。NER可修复较大DNA损伤，如紫外线辐射诱导的环丁烷嘧啶二聚体[69]。NER包括两种修复方式：全基因体核苷酸切除修复（GG-NER），识别并移除整个基因组的DNA损伤；转录偶联修复（TC-NER），优先修复转录部位的序列及模板链。

DNA MMR可修复复制过程中的碱基错配及因插入或缺失形成的环[70]。MMR只能识别并修复由DNA聚合酶Polδ和Polε产生的复制错误（平均每个核苷酸的错误率为 10^{-5}～10^{-4}），并逃避它们的校对活性。Polδ和Polε具有3'端到5'端的核酸外切酶活性，

基因和功能	综 合 征	遗传方式	遗传性肿瘤
MutYH（BER）	MutYH 相关性息肉病	隐性	结直肠腺瘤（寡息肉病）[59]
MSH3（DNA MMR）	结肠寡息肉病	隐性	结直肠腺瘤及其他肿瘤[62]
MLH3（DNA MMR）	结肠寡息肉病	隐性	结直肠腺瘤及其他肿瘤[63]
POLD1（DNA 多聚酶 δ1 催化亚基）	聚合酶校对相关息肉病	显性	寡息肉病综合征、CRC、十二指肠腺瘤[64]
POLE（DNA 多聚酶 ε 催化亚基）	聚合酶校对相关息肉病	显性	寡息肉病综合征、CRC、十二指肠腺瘤[64]
ATM（DNA 双链断裂修复）	共济失调毛细血管扩张症	隐性	乳腺癌、胰腺癌、白血病、淋巴瘤、脑肿瘤
BLM（DNA 解旋酶）	面部红斑侏儒综合征	隐性	白血病、淋巴瘤、皮肤
BRCA1/2（HRR）	遗传性乳腺及卵巢癌	显性	乳腺癌、卵巢癌、胰腺癌
FANCA/C/D2/E/F/G（HRR 及链间交联修复）	范科尼贫血	隐性	白血病
NBN（断裂 DNA 链修复）	Nijmegen 断裂综合征	隐性	乳腺癌、卵巢癌、前列腺癌
RECQL4（DNA 解旋酶）	Rothman-Thomson 综合征	隐性	骨、皮肤肿瘤
WRN（DNA 解旋酶）	Werner 综合征	隐性	骨、脑肿瘤
MSH2（及 *EPCAM*）、s*MLH1*、*MSH6* 或 *PMS2*（DNA MMR）	Lynch 综合征	显性	结肠、子宫、卵巢、肾及其他肿瘤[65]
双等位 *MSH2*（及 *EPCAM*）、*MLH1*、*MSH6* 或 *PMS2*（DNA MMR）	结构性错配修复缺陷综合征	隐性	儿童期白血病、淋巴瘤、结直肠息肉、CRC、脑及其他肿瘤[66]
NTHL1（DNA 糖苷酶）	轻表型家族性腺瘤性息肉病	隐性	结肠轻表型腺瘤性息肉病综合征，其他肿瘤[67]
XPA/C、*ERCCA–5*、*DDB2*（NER）	着色性干皮病	隐性	多发皮肤肿瘤
PALB2（HHR、BRCA 通路）	—	显性	乳腺癌、卵巢癌
CHEK2（传递 DNA 损伤信号至 p53 检查点）	—	显性	乳腺癌、CRC
RAD51–C/D（DNA 双链断裂修复）	—	显性	卵巢癌
LIG4、*XLF*、*PRKDC* 或 *Artemis*（NHEJ）	严重联合免疫缺陷	隐性	淋巴系统恶性肿瘤

BER，碱基切除修复；DNA MMR，DNA 错配修复；HRR，同源重组修复；NER，核苷酸切除修复；NHEJ，非同源末端连接

可以校对新生链，使DNA复制的保真度提高100倍[71]。聚合酶的校对活性联合MMR活性，将进一步提高复制保真度：每复制$10^9 \sim 10^{10}$个核苷酸仅发生一次错误[72]。

双链断裂（double-strand breaks，DSB）可在DNA复制过程中，或在细胞遭受电离辐射等外源性损伤时产生[73]。双链断裂由以下两种修复方式修复：① 同源重组修复（homologous recombination repair，HRR），以未损伤的染色体为模板，将序列信息转移到断裂的染色体上，这是一种精准的修复[74]；② 非同源末端连接修复（NHEJ），连接DSB两端时不依赖于序列同源，因此容易出错[75]。

正常的DNA修复功能是维持基因组稳定的关键。DNA修复基因失活会损害细胞修复受损DNA的能力，导致基因组不稳定或细胞死亡。遗传性DNA修复障碍的发现，为DNA修复机制及其功能障碍的研究提供了重要信息[76]。着色性干皮病（一种罕见的常染色体隐性遗传综合征）是第一个被识别的DNA修复障碍性疾病，于1969年被发现[77]。该疾病与NER缺陷有关，突变基因可涉及GG-NER或（和）TC-NER[78]。NER缺陷会增加紫外线暴露后患皮肤癌的风险，并使肿瘤获得一种突变标签，即突变表现出转录链偏倚[25]。

Lynch综合征相关的MMR基因于20世纪90年代就已被发现[65]。体细胞MMR缺陷（主要为*MLH1*基因的高度甲基化）在不同癌种中发生频率不同。MMR缺陷是CRC和子宫内膜癌中重要的分子分型指标，分别有15%[79]和30%[80]的病例存在MMR缺陷（MSI）。MSI肿瘤是最常见的超突变肿瘤，即10^6个碱基中突变超过12个[26]。Alexandrov等[25]提出的"碱基替换标签6"，即NpCpG处的C替换为T，加上简单重复序列上频繁的插入/缺失，即是MMR缺陷肿瘤的突变特征。DNA聚合酶基因*POLE*和*POLD1*校对区域的突变将导致另一种超突变肿瘤亚群。这种突变特征存在于0.5%的肿瘤中[25, 28]。

乳腺癌和卵巢癌易感基因*BRCA1/2*于20世纪90年代被发现，随后发现它们在HR中发挥重要作用[81]。它们的缺陷破坏了基因组的完整性，导致碱基替换、插入、缺失和重排等遗传改变[81]。此外，它们的缺陷还增加了细胞对DNA损伤剂的敏感性，这影响了治疗策略的选择（参见PARP抑制剂讨论部分）。

DNA修复基因如*MYH*和*NTHL1*的双等位基因胚系突变被证实可导致息肉病易感综合征。这两者都导致了BER缺陷，其中*MYH*失活驱动的肿瘤具有G：C转变为T：A的突变特征[82]，而*NTHL1*失活驱动肿瘤的突变特征是非CpG位点C到T的转化[83]。

表1.2并未列出全部的DNA修复机制。O^6-甲基鸟嘌呤DNA甲基转移酶（MGMT）从鸟嘌呤的O^6位去除潜在的致突变烷基，属于直接修复。MGMT的活性受启动子甲基化状态调节，其启动子甲基化状态是胶质瘤或转移性结直肠癌接受烷化剂治疗的重要疗效预测因素[84]。多聚ADP-核糖聚合酶（PARP）将多聚ADP-核糖分子添加到靶蛋白上而起到翻译后修饰的作用[85]。PARP通过BER修复SSB。PARP抑制剂（如治疗*BRCA1/2*缺陷卵巢癌的奥拉帕利）可阻止SSB修复，最终导致DSB。正常细胞可耐受PARP抑制所致的DNA损伤，而HR缺陷（*BRCA1/2*突变）的癌细胞则不能耐受。这种通过靶向互补分子缺陷所致的肿瘤细胞死亡称为"协同致死"。DNA修复缺陷很可能导致了*BRCA1/2*、*EGFR*等体细胞突变，同时也提供了靶向治疗的机会[86]。

5%左右的常见肿瘤，如结直肠癌或乳腺癌，属于孟德尔遗传性疾病，可归因于单一易感基因的高外显性突变[93, 94]；20%～30%的肿瘤具有家族聚集性，原因多样，可能涉及遗传和非遗传（环境）因素；剩下大多数为散发性肿瘤。在探讨肿瘤发病中遗传与非遗传因素作用的相对大小时，双胞胎研究起了重要作用[95]。若与异卵双胞胎相比，同卵双胞胎发病一致性明显更高，则表明遗传因素在该疾病发病中起重要作用。遗传力表示可归因于遗传因素的表型变异的比例，其范围从 0（所有变异均由环境因素引起）到 100%（所有变异均由遗传因素引起）。据估计，前列腺癌是遗传力最高的肿瘤之一：在 Mucci 等[95]的研究中，其遗传力为 57%，而乳腺癌和 CRC 的遗传力分别为 31% 和 15%。Mucci 等还评估了肿瘤的家族风险，发现双胞胎一方患肿瘤时，另一方患任何肿瘤（异卵双胞胎 37%，同卵双胞胎 46%，整个双胞胎队列 32%）或特定类型肿瘤（包括前列腺癌与乳腺癌）的风险均升高。

肿瘤易感基因可根据等位基因频率（minor allele frequency，MAF）及其所致患癌风险进行分类[94, 96]。如前所述，外显率是指具有特定基因型的个体表现为对应表型的比例。以乳腺癌为例，罕见的高外显率等位基因，如 *BRCA1* 或 *BRCA2* 的突变等位基因，在人群中的发生率低于 0.1%，但可导致肿瘤风险增加至少 10 倍。以往的遗传连锁分析及现在普及的外显子组或基因组测序已鉴别出很多类似的易感基因。罕见的中等外显率等位基因，如 *CHEK2* 或 *PALB2* 的突变等位基因，在人群中的发生率低于 1%，可使肿瘤风险增加 2 倍。这类基因是通过多种方法发现的，包括候选基因分析和外显子组/基因组测序。常见的低外显率等位基因，包括全基因组关联分析确定的多个基因座位（如 *ESR1* 等），在人群中常见（MAF > 10%），但只增加 1.1 ～ 1.5 倍的肿瘤风险。

目前，已发现 100 多个可中到高度增加肿瘤风险的基因[97]。其中约 90%（103/114）为抑癌基因，剩下约 10% 为癌基因（如 *RET*）。大部分情况下（如表 1.3），这些风险等位基因具有显性遗传特征，即杂合状态下即可致病。常染色体显性遗传的风险等位基因在家系中垂直传播，相应的表型在连续后代中都会出现。但根据 Knudson 的"二次打击"假说，抑癌基因多为隐性遗传，只有双等位基因均失活才会导致肿瘤发生[1]。少数风险等位基因为隐性，只有当两个等位基因都缺陷（纯合子）才会导致疾病。常染色体隐性等位基因所致表型可见于多个子代个体，但其父母可无该表型。某些肿瘤易感基因发生单或双等位基因突变时均可致病，但后者症状往往更严重。例如，MMR 中 *MLH1*、*MSH2*、*MSH6* 和 *PMS2* 的单基因胚系突变将导致成人期 Lynch 综合征，而突变形成的同源或异源二聚体则导致儿童期的各种肿瘤[66, 98]。

某些散发性肿瘤也是可遗传的，如配子或受精卵的新发（De novo）易感突变引起的肿瘤。De novo 突变是指在某个体所有细胞中能检测到，但在其父母体细胞中检测不到的突变，其发生率随所涉及的基因类型而变化。如在 *BRCA1/2*[99]和 Lynch 综合征相关 MMR 基因[100]中很罕见，却存在于接近 1/3 的 *APC* 突变阳性的 FAP 病例中[101]。

易感突变可以嵌合模式存在，即仅存在于部分卵子或精子前体细胞（胚系嵌合体）或体细胞（体细胞嵌合体）中。这两种嵌合模式可同时存在，并取决于突变发生时所处的发育阶段。对不明原因的散发性腺瘤性息肉病患者的白细胞和肿瘤细胞进行 *APC* 二代测序发现，25%（5/20）病例存在低水平的 *APC* 突变嵌合[102]。这种 *APC* 突变嵌合的诊断是具有临床意义的，因为如果累及原始生殖细胞，后代的发病风险高达 50%。

▓ 肿瘤的表观遗传学

2001 年，人类基因组计划初步建立了人类基因组的参考核苷酸序列[103]。14 年后，美国国家卫生研究院（National Instistutes of Health，NIH）资助的人类表观基因组学线路

表 1.3 胚系突变相关肿瘤综合征中的抑癌基因与原癌基因

基因与通路	肿瘤抑癌基因		
	综合征	遗传方式	遗传性肿瘤
APC (WNT)	家族性腺瘤性息肉病	显性	结肠多发性腺瘤、胃息肉、十二指肠及小肠腺瘤、甲状腺肿瘤、CRC
AXIN2 (WNT)	轻表型家族性腺瘤性息肉病	显性	寡息肉病综合征、CRC[87]
RNF43 (编码泛素连接酶负调控 WNT)	锯齿状息肉病综合征	显性	结肠多发性锯齿样息肉、CRC[88]
GREM1 (SMAD4、BMP 信号通路, TGF-β)	遗传性混合性息肉病综合征	显性	结肠腺瘤样增生性混合息肉、CRC[89]
E-cadherin (WNT)	遗传性弥漫型胃癌	显性	弥漫型胃癌[90]
EXT1, 2 (WNT)	遗传性多发性外生性骨疣	显性	骨肿瘤
PTCH (GLI)	Gorlin 综合征	显性	皮肤及脑肿瘤（髓母细胞瘤）
SUFU (HH)	髓母细胞瘤	显性	皮肤及脑肿瘤
FH (HIF1)	遗传性平滑肌瘤病	显性	平滑肌瘤及肾细胞癌
SDH–A, –B, –C, –D 及 –AF2, RET, VHL, NF1, MAX, TMEM127	家族性嗜铬细胞瘤和副神经节瘤	显性	副神经节瘤、嗜铬细胞瘤[91]
VHL (HIF1)	VHL 综合征	显性	肾等肿瘤
p53 (TP53)	Li–Fraumeni 综合征	显性	乳腺癌、肉瘤、肾上腺、脑及其他肿瘤
WT1 (p53)	家族性肾母细胞瘤	显性	肾母细胞瘤
STK11 (PIK3CA)	Peutz–Jeghers 综合征	显性	儿童期胃肠道错构瘤；成人期：脑（胶质瘤）、乳腺、肺、食管、胃、胰腺、小肠、结直肠、卵巢、子宫、睾丸、子宫颈等部位肿瘤

续　表

基 因 与 通 路	综 合 征	遗传方式	遗 传 性 肿 瘤
肿瘤抑癌基因			
PTEN（PIK3CA）	Cowden综合征，Bannayan-Riley Ruvalcaba 综合征	显性	乳腺、甲状腺、子宫内膜、肾等肿瘤，CRC，黑色素瘤
CDKN2A（p16ink4A, p14ARF）（RB）	家族性恶性黑色素瘤	显性	黑色素瘤、胰腺及其他肿瘤
CDK4	家族性恶性黑色素瘤	显性	黑色素瘤
RB1	遗传性视网膜母细胞瘤	显性	视网膜母细胞瘤
NF1	神经纤维瘤病 I 型	显性	神经纤维瘤
SMAD4, BMPR1A（SMAD4）	幼年性息肉病	显性	胃、小肠肿瘤，CRC
MEN1（MEN1）	多发性内分泌腺瘤病 I 型	显性	垂体、甲状旁腺肿瘤、胰腺（胰岛细胞）类癌[92]
NF2（调节神经元中merlin蛋白的生成）	神经纤维瘤病 II 型	显性	脑膜瘤、听神经瘤
BHD（调节卵巢滤泡激素生成）	Birt-Hogg-Dube 综合征	显性	肾、毛囊肿瘤
原癌基因			
基 因	**综 合 征**	**遗传方式**	**遗 传 性 肿 瘤**
Kit	家族性胃肠道间质瘤	显性	胃肠道间质瘤
Met	遗传性乳头头状肾癌	显性	肾肿瘤
PDGFRA	家族性胃肠道间质瘤	显性	胃肠道间质瘤
RET	多发性内分泌腺瘤病 II 型	显性	甲状腺、甲状旁腺、肾上腺肿瘤

WNT，WNT信号通路；BMP，骨形态发生蛋白；TGF-β，转化生长因子-β；GLI，胶质瘤相关癌基因；HH，hedgehog信号通路；HIF1，低氧诱导因子1；PIK3CA，磷脂酰肌醇-4，5-二磷酸3激酶催化亚单位α；RB，视网膜母细胞瘤

图计划解锁了人类表观基因组信息[79]。基因组通常在所有细胞中都存在，但表观基因组却不同。表观遗传根据细胞和组织类型、发育阶段、亲本起源（基因组印迹）、环境条件和其他情况对基因表达进行调控。其通过DNA甲基化、染色质状态（组蛋白修饰和核小体重塑）和非编码RNA实现基因的差异化表达[104]。人类肿瘤中最早观察到的表观遗传失调是特定位点的DNA甲基化水平降低，这种现象被称为DNA低甲基化[18]。随后，抑癌基因启动子区域的协同超甲基化（CIMP，即CpG岛甲基化表型）被证实与肿瘤发生有关，如散发性结直肠癌中MLH1启动子甲基化[105]。后续研究证实肿瘤细胞中几乎所有类别的表观遗传调控都受到了影响，同时，肿瘤的表观基因组为其细胞起源提供了重要信息[79]。

　　表观遗传变异是指不涉及DNA序列改变的、可遗传的基因表达（或功能）改变。定义中的"可遗传"主要指有丝分裂时，子代细胞可维持亲代细胞的表观遗传模式。然而，肿瘤细胞的甲基化模式似乎不具有可遗传性，因为甲基化的获得或丢失在肿瘤细胞全基因组都很常见。此外，"不涉及DNA序列改变"也不是必需的，因顺式（位于同一DNA分子上）/反式（位于不同DNA分子上，常为另一染色体上）的基因变异也可导致表观遗传变异。例如，研究者在一个Lynch综合征家系中观察到一个发生在MLH1启动子区域的单核苷酸变异（c.–27C > A）可诱导启动子甲基化[106]。这种变异称为继发性表观突变[107]。

　　表观突变可分为组成性或获得性的。MLH1 c.–27C > A 所致的表观突变即为组成性的，其在Lynch综合征家系中表现为显性遗传[106]。这种可跨代遗传的表观遗传变异仅限于继发性表观突变。但该研究也观察到MLH1 c.–27C > A 相关的表观突变消除后，可在其子代的体细胞中复现[106]。

　　全基因组研究提示，个体肿瘤中存在1 000多个CpG岛可被甲基化修饰[108]。表观突变的多样性、动态可变性及可逆性，使得其驱动与非驱动属性很难鉴别。驱动性表观突变赋予肿瘤细胞生存优势，与肿瘤的发生发展有必然的联系，非驱动性表观突变则是在细胞增殖的过程中偶然保留下来的。表观突变可沉默抑癌基因，激活癌基因，调节细胞命运，说明其具有驱动潜能[109]。一项研究发现，DKO（DNA甲基转移酶高度受损的CRC细胞株）细胞中某些基因仍保持甲基化状态，说明这些基因的甲基化是肿瘤细胞生存所必需的，这些基因则被认为是新发现的抑癌基因[110]。另一项研究对肝细胞癌临床样本进行全基因组分析，发现了200多个启动子低甲基化的基因。随后对选定基因（如RASAL2和NENF及其他具有致癌特性的基因）进行研究，发现肿瘤细胞的持续增殖和侵袭性的维持依赖于部分基因的低甲基化[111]。因此，表观遗传对维持基因组的完整性非常关键，同时可能成为基因组不稳定的基础，驱动肿瘤的发生[112]。表1.2所列的许多DNA修复基因都对启动子甲基化敏感[113]。12%的散发性结直肠癌可归因于MLH1启动子甲基化。大多数肿瘤的染色体不稳定与全基因组低甲基化有关[114]。LINE–1甲基化在CRC和其他癌种中都很常见，且是家族性结直肠癌X型*的典型特征[115]。

■ 基因诊断：胚系检测、诊断基因集和体细胞测序

胚系检测

　　肿瘤遗传基础的相关数据在临床上得到了广泛应用。以往，肿瘤驱动基因的检测依

---

* 译者注：连续两代人中有3位罹患结直肠癌，其中有一位在50岁以前被诊断，但未携带错配修复基因，或未发生错配修复突变引发的肿瘤。

赖于识别特定的临床表型，进而推测最可能的致病基因，再通过实验室检测加以确认。21世纪初，这一过程逐渐实现商业化。现在有很多基因检测公司可提供基因集（panel）测序服务，这种基因集纳入了与特定类型肿瘤有关的所有基因。如家族性乳腺癌和卵巢癌的基因集包括 *BRCA1/2* 基因和参与同一 DNA 修复途径（HR）的基因，如 *CHEK2*、*PALB2*、*BARD1*、*NBN*、*BRIP1*、*RAD50*、*RAD51C/D* 和 *ATM* 等。对于家族性胃肠道疾病，息肉病综合征基因集包括 *APC*、*MUTYH*、*SMAD4*、*BMPR1A*、*PTEN*、*CHEK2*，Lynch 综合征基因集包括 *MSH2*、*MLH1*、*MSH6* 和 *PMS2* 等。家族性妇科肿瘤基因集包括 *BRCA1/2*、*CHEK2*、*ATM*、*PALB1*、*BRIP1*、*RAC51C*、*PTEN* 和 Lynch 综合征相关的基因等。前列腺癌基因集则包括 *BRCA1/2*、*ATM*、*HOXB13*、*CHEK2*、*PALB2*、*NBN* 等。甚至有包含 30～40 个（或更多）基因的基因集，广泛地纳入了多种家族性肿瘤的风险基因。诊断性测序的成本已经大幅度下降，目前对某一家族性综合征所有相关基因进行测序的成本已低于曾经单个基因的测序成本。随着研究的进展，基因集在不断更新，基因分析技术亦然。目前，一些检测机构专注于外显子组二代测序，另一些则对拷贝数变异、RNA 等进行更加深入的测序分析。这也导致了大量不确定意义变异（VUS）的发现，但大多数是良性的。

诊断性基因检测还需关注两个问题。一是应选择合适的标本，目前可实现血液、唾液等样本的检测；二是应关注基因检测是否为医疗保险所覆盖。

胚系检测基因集

越来越多的证据表明，人群中的胚系突变与肿瘤发生具有相关性。Yurgelun 等对 1 260 例被怀疑有 Lynch 综合征的研究对象进行了包含 25 个基因的基因集检测，结果显示，9% 的研究对象携带了 Lynch 综合征相关的胚系突变，另有 5.6% 的研究对象携带了其他易感突变（包括 *BRCA1* 和 *BRCA2* 突变）[116]。随后，该研究团队对 1 058 例连续收治的 CRC 患者进行同一基因集的检测，结果显示，9.9% 的患者存在致病的胚系突变，3.1% 的患者存在 Lynch 综合征相关突变。与预期不一致的是，部分患者携带了家族性乳腺癌易感突变[117]。对于存在家族性乳腺癌或其他家族性肿瘤易感突变的 CRC 患者家系，临床上尚无明确的应对策略，因为目前尚缺乏此类情况中筛查效率的证据。

有观点认为，相当大一部分年轻的 CRC 患者会同时患 Lynch 综合征，但这并不完全正确。基于此观点，对 50 岁以下的 CRC 患者，存在另外的诊断基因集。一项大型研究发现，在 450 例发病年龄小于 50 岁的年轻 CRC 患者中，16% 携带胚系突变，其中一半是 Lynch 综合征相关的突变[118]。另一项针对早发性 CRC 的研究中，20% 的患者发生了胚系突变[119]。但上述研究中的病例是经过严格筛选的，且可能存在转诊偏倚。真实的情况可能是，即使在相对年轻的患者队列中，有效的胚系突变的比例不会超过 20%，在未经选择的 CRC 患者群体中，可能在 10% 以内。

肿瘤体细胞基因检测及治疗应用

目前，肿瘤体细胞基因检测有两种用途。第一是为了确定治疗靶点。这方面的应用始于乳腺癌中雌、孕激素受体及 *HER2* 表达状态的检测，检测结果直接指导治疗策略的选择。目前，各种基因检测平台不断出现，每个癌种也将有其对应的、唯一的基因集。

一项关于肿瘤生长动力学的研究提出，肿瘤细胞每天的产生速率为 14%，死亡速率为 13%，净积累在 1% 左右。因此，只需将死亡速率提高到 14% 以上，肿瘤就会开始缩小[120]。对于所有的驱动突变，将来都可能会有对应的抗肿瘤药物以达到上述目的，但后续突变介导的耐药又是另一个问题。对于某一驱动突变来说，很多基因（50 ～ 200个）的突变会导致其耐药，但这个数目不会是无限的。若某患者同时接受 2 种及以上靶向特定驱动突变的药物治疗，则其肿瘤细胞同时发生多个"逃逸"突变的可能性将变得很小。该研究还预测，只需要 2 种有效的药物就能克服基因突变介导的治疗耐药[120]。

体细胞基因检测的第二个用途是发现特定的突变标签。以 CRC 为例，1993 年，三个研究团队同时发现了 MSI，随后发现 95% 以上的 CRC 患者（同时患 Lynch 综合征）存在MMR 缺陷[34-36]。在子宫内膜癌中也发现了类似的 MSI 和 DNA MMR 异常。人们逐渐发现，尽管约 15% 的 CRC 患者存在 dMMR 和 MSI，大多数（占总病例的 12%）是由非家族性 CIMP 引起的。具体而言，年龄较大的患者往往存在 *MLH1* 的超甲基化，较年轻的患者往往有 Lynch 综合征。因此，对所有 CRC 患者进行 MSI 筛查并不合理。

在肿瘤的免疫治疗中，dMMR 和 MSI 的检测变得尤为重要[38]。事实上，美国食品药品管理局（Food and Drug Administration，FDA）已批准 MSI-H 作为任何器官来源肿瘤免疫检查点抑制剂治疗的适应证，这也是第一次将泛癌肿的体细胞突变检测与治疗适应证联系在一起[121]。各器官来源肿瘤的体细胞突变检测及治疗应用将在本书的对应部分详细描述。

▧ 展望

肿瘤遗传学的未来发展难以预测，甚至可能发生颠覆性的改变，但可以预见的是，该领域的研究将更加广泛、深入。每一种家族性遗传性肿瘤至少有一种明确的胚系突变。但在很多家系中并没有检测出预期的突变，这就提示需要将特定信号通路涉及的所有基因纳入检测范围。随着检测的深入，越来越多低频率的致病胚系突变将被发现，甚至可能出现仅局限于某一家系中的"私人"突变。此外，DNA 测序效率的提高及 RNA 测序等确证技术的使用，将减少不确定意义变异的比例。

每种肿瘤都有其特定的驱动突变模式，但非所有驱动突变都有对应的分子靶向药，如 *KRAS* 非 G12C 突变等。靶向某一突变时，若对与其相互作用的靶点同时进行治疗，可能取得更显著的疗效。如前所述，突变驱动的耐药是该领域的一大挑战，但并非无法克服。总而言之，临床肿瘤遗传学的发展前景是极好的，但仍有许多未知的领域等待探索。

（罗丽波　任胜祥　译）

参考文献

[1] Knudson AGJr. Mutation and cancer: statistical study of retinoblastoma. *Proc Natl Acad Sci U S A*. 1971; 68: 820–823.

[2] Sieber OM, Lamlum H, Crabtree MD, et al. Whole-gene APC deletions cause classical familial adenomatous polyposis, but not attenuated polyposis or "multiple" colorectal adenomas. *Proc Natl Acad Sci U S A*. 2002; 99: 2954–2958.

[3] Nielsen M, Bik E, Hes FJ, et al. Genotype-phenotype correlations in 19 Dutch cases with APC gene deletions and a literature review. *Eur J Human Genet*. 2007; 15: 1034–1042.

[4] Miyaki M, Konishi M, Kikuchi-Yanoshita R, et al. Characteristics of somatic mutation of the adenomatous polyposis coli gene in colorectal tumors. *Cancer Res*. 1994; 54: 3011–3020.

[5] Poffenberger MC, Metcalfe-Roach A, Aguilar E, et al. LKB1 deficiency in T cells promotes the development of gastrointestinal polyposis. *Science*. 2018; 361: 406–411.

[6] Alberici P, Gaspar C, Franken P, et al. Smad4 haploinsufficiency: a matter of dosage. *Pathogenetics*. 2008; 1: 2.

[7] Kim BG, Li C, Qiao W, et al. Smad4 signalling in T cells is required for suppression of gastrointestinal cancer. *Nature*.

2006; 441: 1015−1019.

[8] Kinzler KW, Vogelstein B. Landscaping the cancer terrain. *Science*. 1998; 280: 1036−1037.

[9] Moller P, Seppala T, Bernstein I, et al. Incidence of and survival after subsequent cancers in carriers of pathogenic MMR variants with previous cancer: a report from the prospective Lynch syndrome database. *Gut*. 2017; 66: 1657−1664.

[10] Spirio L, Olschwang S, Groden J, et al. Alleles of the APC gene: an attenuated form of familial polyposis. *Cell*. 1993; 75: 951−857.

[11] Heppner Goss K, Trzepacz C, Tuohy TM, et al. Attenuated APC alleles produce functional protein from internal translation initiation. *Proc Natl Acad Sci U S A*. 2002; 99: 8161−8166.

[12] Giardiello FM, Krush AJ, Petersen GM, et al. Phenotypic variability of familial adenomatous polyposis in 11 unrelated families with identical APC gene mutation. *Gastroenterology*. 1994; 106: 1542−1547.

[13] Joslyn G, Richardson DS, White R, et al. Dimer formation by an N-terminal coiled coil in the APC protein. *Proc Natl Acad Sci U S A*. 1993; 90: 11109−11113.

[14] Boland CR, Goel A. Microsatellite instability in colorectal cancer. *Gastroenterology*. 2010; 138: 2073−2087 e3.

[15] Wood RD. Fifty years since DNA repair was linked to cancer. *Nature*. 2018; 557: 648−649.

[16] Herman JG, Baylin SB. Gene silencing in cancer in association with promoter hypermethylation. *N Engl J Med*. 2003; 349: 2042−2054.

[17] Goel A, Boland CR. Epigenetics of colorectal cancer. *Gastroenterology*. 2012; 143: 1442−1460 e1.

[18] Feinberg AP, Vogelstein B. Hypomethylation distinguishes genes of some human cancers from their normal counterparts. *Nature*. 1983; 301: 89−92.

[19] ENCODE Project Consortium. An integrated encyclopedia of DNA elements in the human genome. *Nature*. 2012; 489: 57−74.

[20] Lander ES. Initial impact of the sequencing of the human genome. *Nature*. 2011; 470: 187−197.

[21] Abecasis GR, Altshuler D, Auton A, et al. A map of human genome variation from population-scale sequencing. *Nature*. 2010; 467: 1061−1073.

[22] Boland CR. Non-coding RNA: it's not junk. *Dig Dis Sci*. 2017; 62: 1107−1109.

[23] Abecasis GR, Auton A, Brooks LD, et al. An integrated map of genetic variation from 1, 092 human genomes. *Nature*. 2012; 491: 56−65.

[24] Stratton MR. Exploring the genomes of cancer cells: progress and promise. *Science*. 2011; 331: 1553−1558.

[25] Alexandrov LB, Nik-Zainal S, Wedge DC, et al. Signatures of mutational processes in human cancer. *Nature*. 2013; 500: 415−521.

[26] Comprehensive molecular characterization of human colon and rectal cancer. *Nature*. 2012; 487: 330−337.

[27] Bailey MH, Tokheim C, Porta-Pardo E, et al. Comprehensive characterization of cancer driver genes and mutations. *Cell*. 2018; 174: 1034−1035.

[28] Campbell BB, Light N, Fabrizio D, et al. Comprehensive analysis of hypermutation in human cancer. *Cell*. 2017; 171: 1042−1056 e10.

[29] Varmus H, Bishop JM. Biochemical mechanisms of oncogene activity: proteins encoded by oncogenes. Introduction. *Cancer Surv*. 1986; 5: 153−158.

[30] Vogelstein B, Papadopoulos N, Velculescu VE, et al. Cancer genome landscapes. *Science*. 2013; 339: 1546−1558.

[31] Turner KM, Deshpande V, Beyter D, et al. Extrachromosomal oncogene amplification drives tumour evolution and genetic heterogeneity. *Nature*. 2017; 543: 122−125.

[32] Vogelstein B, Kinzler KW. Cancer genes and the pathways they control. *Nat Med*. 2004; 10: 789−799.

[33] Hawn MT, Umar A, Carethers JM, et al. Evidence for a connection between the mismatch repair system and the G2 cell cycle checkpoint. *Cancer Res*. 1995; 55: 3721−3275.

[34] Aaltonen LA, Peltomaki P, Leach FS, et al. Clues to the pathogenesis of familial colorectal cancer. *Science*. 1993; 260: 812−816.

[35] Ionov Y, Peinado MA, Malkhosyan S, et al. Ubiquitous somatic mutations in simple repeated sequences reveal a new mechanism for colonic carcinogenesis. *Nature*. 1993; 363: 558−561.

[36] Thibodeau SN, Bren G, Schaid D. Microsatellite instability in cancer of the proximal colon. *Science*. 1993; 260: 816−819.

[37] Boland CR, Thibodeau SN, Hamilton SR, et al. A National Cancer Institute Workshop on Microsatellite Instability for cancer detection and familial predisposition: development of international criteria for the determination of microsatellite instability in colorectal cancer. *Cancer Res*. 1998; 58: 5248−5257.

[38] Le DT, Uram JN, Wang H, et al. PD-1 blockade in tumors with mismatch-repair deficiency. *N Engl J Med*. 2015; 372: 2509−2520.

[39] Brosens LA, Langeveld D, van Hattem WA, et al. Juvenile polyposis syndrome. *World J Gastroenterol*. 2011; 17: 4839−4844.

[40] Miller DG. On the nature of susceptibility to cancer. The presidential address. *Cancer*. 1980; 46: 1307−1318.

[41] Vogelstein B, Fearon ER, Hamilton SR, et al. Genetic alterations during colorectal-tumor development. *N Engl J Med*. 1988; 319: 525−532.

[42] Bodmer WF, Bailey CJ, Bodmer J, et al. Localization of the gene for familial adenomatous polyposis on chromosome 5. *Nature*. 1987; 328: 614–616.

[43] Solomon E, Voss R, Hall V, et al. Chromosome 5 allele loss in human colorectal carcinomas. *Nature*. 1987; 328: 616–619.

[44] Bos JL, Fearon ER, Hamilton SR, et al. Prevalence of ras gene mutations in human colorectal cancers. *Nature*. 1987; 327: 293–297.

[45] Forrester K, Almoguera C, Han K, et al. Detection of high incidence of K-ras oncogenes during human colon tumorigenesis. *Nature*. 1987; 327: 298–303.

[46] Baker SJ, Fearon ER, Nigro JM, et al. Chromosome 17 deletions and p53 gene mutations in colorectal carcinomas. *Science*. 1989; 244: 217–221.

[47] Groden J, Thliveris A, Samowitz W, et al. Identification and characterization of the familial adenomatous polyposis coli gene. *Cell*. 1991; 66: 589–600.

[48] Kinzler KW, Nilbert MC, Su LK, et al. Identification of FAP locus genes from chromosome 5q21. *Science*. 1991; 253: 661–665.

[49] Fearon ER, Cho KR, Nigro JM, et al. Identification of a chromosome 18q gene that is altered in colorectal cancers. *Science*. 1990; 247: 49–56.

[50] Boland CR, Sato J, Appelman HD, et al. Microallelotyping defines the sequence and tempo of allelic losses at tumour suppressor gene loci during colorectal cancer progression. *Nat Med*. 1995; 1: 902–909.

[51] Otori K, Oda Y, Sugiyama K, et al. High frequency of K-ras mutations in human colorectal hyperplastic polyps. *Gut*. 1997; 40: 660–663.

[52] Rosenberg DW, Yang S, Pleau DC, et al. Mutations in BRAF and KRAS differentially distinguish serrated versus non-serrated hyperplastic aberrant crypt foci in humans. *Cancer Res*. 2007; 67: 3551–3554.

[53] Leggett B, Whitehall V. Role of the serrated pathway in colorectal cancer pathogenesis. *Gastroenterology*. 2010; 138: 2088–2100.

[54] Brosens LA, van Hattem A, Hylind LM, et al. Risk of colorectal cancer in juvenile polyposis. *Gut*. 2007; 56: 965–967.

[55] Omori Y, Ono Y, Tanino M, et al. Pathways of progression from intraductal papillary mucinous neoplasm to pancreatic ductal adenocarcinoma based on molecular features. *Gastroenterology*. 2019; 156: 647–661 e2.

[56] Ribas A, Wolchok JD. Cancer immunotherapy using checkpoint blockade. *Science*. 2018; 359: 1350–1355.

[57] Al-Tassan N, Chmiel NH, Maynard J, et al. Inherited variants of MYH associated with somatic G: C-->T: A mutations in colorectal tumors. *Nat Genet*. 2002; 30: 227–232.

[58] Sampson JR, Dolwani S, Jones S, et al. Autosomal recessive colorectal adenomatous polyposis due to inherited mutations of MYH. *Lancet*. 2003; 362: 39–41.

[59] Sieber OM, Lipton L, Crabtree M, et al. Multiple colorectal adenomas, classic adenomatous polyposis, and germ-line mutations in MYH. *New Engl J Med*. 2003; 348: 791–799.

[60] Nielsen M, Joerink-van de Beld MC, Jones N, et al. Analysis of MUTYH genotypes and colorectal phenotypes in patients with MUTYH-associated polyposis. *Gastroenterology*. 2009; 136: 471–476.

[61] Milholland B, Dong X, Zhang L, et al. Differences between germline and somatic mutation rates in humans and mice. *Nat Commun*. 2017; 8: 15183.

[62] Adam R, Spier I, Zhao B, et al. Exome sequencing identifies biallelic MSH3 germline mutations as a recessive subtype of colorectal adenomatous polyposis. *Am J Hum Genet*. 2016; 99: 337–351.

[63] Olkinuora A, Nieminen TT, Martensson E, et al. Biallelic germline nonsense variant of MLH3 underlies polyposis predisposition. *Genet Med*. 2019 Aug; 21(8): 1868–1873.

[64] Bellido F, Pineda M, Aiza G, et al. POLE and POLD1 mutations in 529 kindred with familial colorectal cancer and/or polyposis: review of reported cases and recommendations for genetic testing and surveillance. *Genet Med*. 2016; 18: 325–332.

[65] Peltomaki P. Lynch syndrome genes. *Fam Cancer*. 2005; 4: 227–232.

[66] Durno C, Boland CR, Cohen S, et al. Recommendations on surveillance and management of biallelic mismatch repair deficiency (BMMRD) Syndrome: a consensus statement by the US Multi-Society Task Force on Colorectal Cancer. *Gastroenterology*. 2017; 152: 1605–1614.

[67] Belhadj S, Mur P, Navarro M, et al. Delineating the phenotypic spectrum of the NTHL1-associated polyposis. *Clin Gastroenterol Hepatol*. 2017; 15: 461–462.

[68] Wallace SS. Base excision repair: a critical player in many games. *DNA Repair (Amst)*. 2014; 19: 14–26.

[69] Kamileri I, Karakasilioti I, Garinis GA. Nucleotide excision repair: new tricks with old bricks. *Trend Genet*. 2012; 28: 566–573.

[70] Jiricny J. Postreplicative mismatch repair. *Cold Spring Harb Perspect Biol*. 2013; 5: a012633.

[71] Church DN, Briggs SE, Palles C, et al. DNA polymerase epsilon and delta exonuclease domain mutations in endometrial cancer. *Hum Mol Genet*. 2013; 22: 2820–2828.

[72] Loeb LA. Mutator phenotype may be required for multistage carcinogenesis. *Cancer Res*. 1991; 51: 3075–3079.

[73] Kass EM, Jasin M. Collaboration and competition between DNA double-strand break repair pathways. *FEBS Lett*. 2010; 584: 3703–3708.

[74] Prakash R, Zhang Y, Feng W, et al. Homologous recombination and human health: the roles of BRCA1, BRCA2, and associated proteins. *Cold Spring Harb Perspect Biol*. 2015; 7: a016600.

[75] Woodbine L, Gennery AR, Jeggo PA. The clinical impact of deficiency in DNA non-homologous end-joining. *DNA Repair (Amst)*. 2014; 16: 84–96.

[76] Jeggo PA, Pearl LH, Carr AM. DNA repair, genome stability and cancer: a historical perspective. *Nat Rev Cancer*. 2016; 16: 35–42.

[77] Cleaver JE. Xeroderma pigmentosum: a human disease in which an initial stage of DNA repair is defective. *Proc Natl Acad Sci U S A*. 1969; 63: 428–435.

[78] Moriwaki S. Human DNA repair disorders in dermatology: a historical perspective, current concepts and new insight. *J Dermatol Sci*. 2016; 81: 77–84.

[79] Romanoski CE, Glass CK, Stunnenberg HG, et al. Epigenomics: roadmap for regulation. *Nature*. 2015; 518: 314–316.

[80] Kandoth C, Schultz N, Cherniack AD, et al. Integrated genomic characterization of endometrial carcinoma. *Nature*. 2013; 497: 67–73.

[81] Chen CC, Feng W, Lim PX, et al. Homology-directed repair and the role of BRCA1, BRCA2, and related proteins in genome integrity and cancer. *Annu Rev Cancer Biol*. 2018; 2: 313–336.

[82] Rashid M, Fischer A, Wilson CH, et al. Adenoma development in familial adenomatous polyposis and MUTYH-associated polyposis: somatic landscape and driver genes. *J Pathol*. 2016; 238: 98–108.

[83] Grolleman JE, de Voer RM, Elsayed FA, et al. Mutational signature analysis reveals NTHL1 deficiency to cause a multi-tumor phenotype. *Cancer Cell*. 2019; 35: 256–266 e5.

[84] Barault L, Amatu A, Bleeker FE, et al. Digital PCR quantification of MGMT methylation refines prediction of clinical benefit from alkylating agents in glioblastoma and metastatic colorectal cancer. *Ann Oncol*. 2015; 26: 1994–1999.

[85] Cerrato A, Morra F, Celetti A. Use of poly ADP-ribose polymerase [PARP] inhibitors in cancer cells bearing DDR defects: the rationale for their inclusion in the clinic. *J Exp Clin Cancer Res*. 2016; 35: 179.

[86] Deihimi S, Lev A, Slifker M, et al. BRCA2, EGFR, and NTRK mutations in mismatch repair-deficient colorectal cancers with MSH2 or MLH1 mutations. *Oncotarget*. 2017; 8: 39945–39962.

[87] Rivera B, Perea J, Sanchez E, et al. A novel AXIN2 germline variant associated with attenuated FAP without signs of oligondontia or ectodermal dysplasia. *Eur J Hum Genet*. 2014; 22: 423–426.

[88] Taupin D, Lam W, Rangiah D, et al. A deleterious RNF43 germline mutation in a severely affected serrated polyposis kindred. *Hum Genome Var*. 2015; 2: 15013.

[89] Jaeger E, Leedham S, Lewis A, et al. Hereditary mixed polyposis syndrome is caused by a 40-kb upstream duplication that leads to increased and ectopic expression of the BMP antagonist GREM1. *Nat Genet*. 2012; 44: 699–703.

[90] van der Post RS, Vogelaar IP, Carneiro F, et al. Hereditary diffuse gastric cancer: updated clinical guidelines with an emphasis on germline CDH1 mutation carriers. *J Med Genet*. 2015; 52: 361–374.

[91] Neumann HPH, Young WF Jr., Eng C. Pheochromocytoma and paraganglioma. *New Engl J Med*. 2019; 381: 552–565.

[92] Thakker RV, Newey PJ, Walls GV, et al. Clinical practice guidelines for multiple endocrine neoplasia type 1 (MEN1). *J Clin Endocrinol Metab*. 2012; 97: 2990–3011.

[93] Lynch HT, Lynch PM, Lanspa SJ, et al. Review of the Lynch syndrome: history, molecular genetics, screening, differential diagnosis, and medicolegal ramifications. *Clin Genet*. 2009; 76: 1–18.

[94] Foulkes WD. Inherited susceptibility to common cancers. *New Engl J Med*. 2008; 359: 2143–2153.

[95] Mucci LA, Hjelmborg JB, Harris JR, et al. Familial risk and heritability of cancer among twins in Nordic countries. *JAMA*. 2016; 315: 68–76.

[96] Fletcher O, Houlston RS. Architecture of inherited susceptibility to common cancer. *Nat Rev Cancer*. 2010; 10: 353–361.

[97] Rahman N. Realizing the promise of cancer predisposition genes. *Nature*. 2014; 505: 302–308.

[98] Bodo S, Colas C, Buhard O, et al. Diagnosis of constitutional mismatch repair-deficiency syndrome based on microsatellite instability and lymphocyte tolerance to methylating agents. *Gastroenterology*. 2015; 149: 1017– 1029 e3.

[99] Golmard L, Delnatte C, Lauge A, et al. Breast and ovarian cancer predisposition due to de novo BRCA1 and BRCA2 mutations. *Oncogene*. 2016; 35: 1324–1327.

[100] Morak M, Laner A, Scholz M, et al. Report on de-novo mutation in the MSH2 gene as a rare event in hereditary nonpolyposis colorectal cancer. *Eur J Gastroenterol Hepatol*. 2008; 20: 1101–1105.

[101] Aretz S, Uhlhaas S, Caspari R, et al. Frequency and parental origin of de novo APC mutations in familial adenomatous polyposis. *Eur J Hum Genet*. 2004; 12: 52–58.

[102] Spier I, Drichel D, Kerick M, et al. Low-level APC mutational mosaicism is the underlying cause in a substantial fraction of unexplained colorectal adenomatous polyposis cases. *J Med Genet*. 2016; 53: 172–179.

[103] Lander ES, Linton LM, Birren B, et al. Initial sequencing and analysis of the human genome. *Nature*. 2001; 409: 860–921.

[104] Allis CD, Jenuwein T. The molecular hallmarks of epigenetic control. *Nat Rev Genet*. 2016; 17: 487–500.

[105] Toyota M, Ahuja N, Ohe-Toyota M, et al. CpG island methylator phenotype in colorectal cancer. *Proc Natl Acad Sci U S A*. 1999; 96: 8681–8686.

[106] Hitchins MP, Rapkins RW, Kwok CT, et al. Dominantly inherited constitutional epigenetic silencing of MLH1 in a

cancer-affected family is linked to a single nucleotide variant within the 5′UTR. *Cancer Cell*. 2011; 20: 200−213.

[107] Oey H, Whitelaw E. On the meaning of the word 'epimutation'. *Trend Genet*. 2014; 30: 519−520.

[108] Sanchez-Vega F, Gotea V, Margolin G, et al. Pan-cancer stratification of solid human epithelial tumors and cancer cell lines reveals commonalities and tissue-specific features of the CpG island methylator phenotype. *Epigenetics Chromatin*. 2015; 8: 14.

[109] Shen H, Laird PW. Interplay between the cancer genome and epigenome. *Cell*. 2013; 153: 38−55.

[110] De Carvalho DD, Sharma S, You JS, et al. DNA methylation screening identifies driver epigenetic events of cancer cell survival. *Cancer Cell*. 2012; 21: 655−667.

[111] Stefanska B, Cheishvili D, Suderman M, et al. Genome-wide study of hypomethylated and induced genes in patients with liver cancer unravels novel anticancer targets. *Clin Cancer Res*. 2014; 20: 3118−3132.

[112] Hanahan D, Weinberg RA. Hallmarks of cancer: the next generation. *Cell*. 2011; 144: 646−674.

[113] Gao D, Herman JG, Guo M. The clinical value of aberrant epigenetic changes of DNA damage repair genes in human cancer. *Oncotarget*. 2016; 7: 37331−37346.

[114] Eden A, Gaudet F, Waghmare A, et al. Chromosomal instability and tumors promoted by DNA hypomethylation. *Science*. 2003; 300: 455.

[115] Goel A, Xicola RM, Nguyen TP, et al. Aberrant DNA methylation in hereditary nonpolyposis colorectal cancer without mismatch repair deficiency. *Gastroenterology*. 2010; 138: 1854−1862.

[116] Yurgelun MB, Allen B, Kaldate RR, et al. Identification of a variety of mutations in cancer predisposition genes in patients with suspected Lynch syndrome. *Gastroenterology*. 2015; 149: 604−613 e20.

[117] Yurgelun MB, Kulke MH, Fuchs CS, et al. Cancer susceptibility gene mutations in individuals with colorectal cancer. *J Clin Oncol*. 2017; 35: 1086−1095.

[118] Pearlman R, Frankel WL, Swanson B, et al. Prevalence and spectrum of germline cancer susceptibility gene mutations among patients with early-onset colorectal cancer. *JAMA Oncol*. 2017; 3: 464−471.

[119] Stoffel EM, Koeppe E, Everett J, et al. Germline genetic features of young individuals with colorectal cancer. *Gastroenterology*. 2018; 154: 897−905 e1.

[120] Bozic I, Reiter JG, Allen B, et al. Evolutionary dynamics of cancer in response to targeted combination therapy. *Elife*. 2013; 2: e00747.

[121] Lemery S, Keegan P, Pazdur R. First FDA approval agnostic of cancer site — when a biomarker defines the indication. *New Engl J Med*. 2017; 377: 1409−1412.

第2章

临床工作中的肿瘤遗传风险评估：
确定需要转诊的患者

Hayley Cassingham and Heather Hampel

■ 肿瘤遗传学在专科化转诊中的重要性

对全科医师而言，遗传学正迅速成为临床诊疗中的重要组成部分。患者日益意识到基因在肿瘤等常见疾病中的角色（表2.1），并且可能要求在是否进行基因检测方面接受指导，或希望更好地了解他们患癌的风险。全科医师必须能够识别需要向哪些患者提供肿瘤遗传学相关的检测，以便进行详细的风险评估和（或）对具有遗传性的肿瘤基因变异进行检测，因为这可能对患者及其家庭成员都有影响。具体而言，识别肿瘤遗传因素的风险可为肿瘤患者的治疗决策提供信息，指导临床监测、肿瘤预防和早期诊断，确定其亲属中可能患肿瘤的高风险人员并加强健康监测。此外，将患者转诊给肿瘤遗传学专家，有助于确定其家系中最适合进行基因检测的亲属。

在本章中，我们将概述转诊至肿瘤遗传学专家的最重要的和最常见的适应证，以及如何为患者选择适合的基因检测。

目前已有若干遗传性肿瘤综合征领域的、非常详细的遗传学评估和检测指南。这些指南会经常更新，且不同专业组织发布的指南内容可能不完全一致，这增加了识别最合适转诊患者的难度。例如，阿姆斯特丹（Amsterdam）标准旨在筛选可能携带Lynch综合征致病性基因突变的病例（遗传性结直肠癌和子宫内膜癌最为常见），贝塞斯达（Bethesda）指南则旨在评估哪些结直肠癌患者需要接受卫星灶不稳定性（MSI）测试（Lynch综合征筛查测试）。这两份指南都经过了多次修订，但两者的Lynch综合征相关肿瘤列表并不完全一致，在筛查Lynch综合征患者时有敏感性，但特异性不足。全科医师日常接诊数量较大，在评估和讨论每例患者的病史和家族史可能造成的遗传相关影响方面投入的时间相对有限，较难进行深入的风险评估。为了优化这一流程，本章概括了临床常见肿瘤的转诊标准简化版（图2.1）。

■ 肿瘤遗传学专科转诊最常见的适应证

具有以下肿瘤的个人史或家族史（一级亲属：父母、兄弟姐妹和子女；二级亲属：叔伯姑姨舅、侄子侄女、祖父母、外祖父母和孙辈）的患者，均建议转诊。

- 确诊乳腺癌年龄 ≤ 45 岁。
- 确诊三阴性乳腺癌年龄 ≤ 60 岁。

表 2.1　良恶性肿瘤及需评估癌症倾向的标准（无论是否有家族史）	
肿瘤 / 特征（家族来源或 FDR）	需要考虑的综合征
肾上腺皮质癌	LFS，OMIM：151623
乳腺癌（男性）	HBOCS，OMIM：604370，612555
乳腺癌（女性）确诊年龄≤45 岁；三阴性乳腺癌确诊年龄≤60 岁；转移性乳腺癌	HBOCS，OMIM：604370，612555；LFS，OMIM：151623
宫颈癌（恶性腺瘤）	PJS，OMIM：175200
结直肠癌确诊年龄＜50 岁；任何年龄伴有异常的 IHC 或 MSI 不稳定	PJS，OMIM：175200
硬纤维瘤	FAP，OMIM：175100
内淋巴囊肿瘤	VHL，OMIM：193300
子宫内膜癌确诊年龄＜50 岁；任何年龄伴有异常的 IHC 或 MSI 不稳定	LS，OMIM：120435，120436
胃泌素瘤	MEN1，OMIM：131100
血管母细胞瘤（CNS 或视网膜）	VHL，OMIM：193300
卵巢癌 / 输卵管癌 / 原发性腹膜癌	HBOCS，OMIM：604370，612555；LS，OMIM：120435，120436
卵巢性索肿瘤伴环状小管	PJS，OMIM：175200
卵巢小细胞癌（高血钙型）	PJS，OMIM：175200
胰腺癌	HBOCS，OMIM：604370，612555；FPC，OMIM：260350
嗜铬细胞瘤和副神经节瘤	HPPS，OMIM：115310，168000，605373，601650，154950，613403；VHL OMIM：193300；MEN2，OMIM：171400，155240，162300
伴原发性色素沉着的结节性肾上腺皮质发育不良	Carney，OMIM：160980
前列腺癌（转移性）	HBOCS，OMIM：604370，612555
视网膜母细胞瘤	Hereditary RB，OMIM：180200
横纹肌样瘤	RP，OMIM：609322，613325
塞尔托利细胞（睾丸支持细胞）肿瘤	PJS，OMIM：175200
皮肤肿瘤（唇、舌头或眼睑和巩膜上的口腔或眼部神经瘤）	MEN2，OMIM：171400，155240，162300
皮肤平滑肌瘤	HLRCC，OMIM：605839，150800
甲状腺癌（甲状腺髓样癌）	MEN2，OMIM：171400，155240，162300

FDR，一级亲属；FAP，家族性腺瘤性息肉病；FPC，家族性胰腺癌；HBOCS，遗传性乳腺癌卵巢癌综合征；HLRCC，遗传性平滑肌瘤病和肾细胞癌；HPPS，遗传性嗜铬细胞瘤和副神经节瘤综合征；LFS，Li-Fraumeni 综合征；LS，Lynch 综合征；MEN1，多发性内分泌瘤病 1 型；MEN2，多发性内分泌瘤病 2 型；PJS，Peutz-Jeghers 综合征；RB，视网膜母细胞瘤；RP，横纹肌样瘤易感性；VHL，Von Hippel-Lindau 综合征

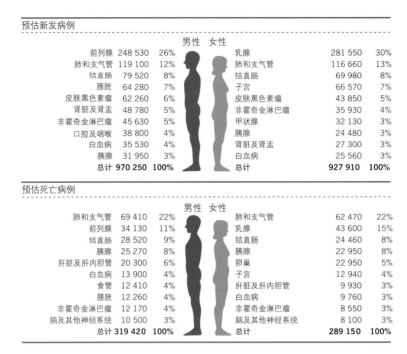

图2.1　美国癌症协会（ACS）预估2021年新发癌症病例及死亡病例。经允许转载自 Siegel RL, Miller KD, Fuchs HE, Jemal A. Cancer Statistics, 2021, CA Cancer J Clin 2021 Jan; 71(1): 7–33

- 任何年龄确诊乳腺癌的男性。
- 任何年龄确诊转移性乳腺癌。
- 任何年龄确诊转移性前列腺癌。
- 确诊结直肠癌年龄＜50岁，无论IHC或MSI检测结果。
- 确诊结直肠癌年龄≥50岁，且具有异常免疫组织化学染色指标（MLH1，NSH2，MSH6或PMS2蛋白缺如）或MSI检测结果。
- 确诊子宫内膜癌年龄＜50岁，无论IHC或MSI检测结果。
- 确诊子宫内膜癌年龄≥50岁，且具有异常免疫组织化学染色指标（MLH1、NSH2、MSH6或PMS2蛋白缺如）或MSI检测结果。
- 任何年龄确诊卵巢癌、输卵管癌或原发性腹膜癌。
- 任何年龄确诊胰腺癌。

以上并非全覆盖的转诊适应证列表，然而，这个表格确实包含了最常见肿瘤，可以根据需要，建议患者或其近亲转诊至肿瘤遗传学专科。表2.2总结了不同肿瘤类型中遗传性或可疑遗传性致病基因变异的流行情况。

常见肿瘤的具体转诊指征

乳腺癌

乳腺癌是美国女性最常见的恶性肿瘤，发病率高达12.8%（数据来源：https://seer.cancer.gov/statfacts/html/breast.html）。与多数肿瘤一样，大部分乳腺癌的发生发展与遗传危险因素无关，通常发生在较大年龄。基于上述原因，早发的乳腺癌意味着患病个体携带突变基因的可能性更高。乳腺癌最常见的遗传原因是遗传性乳腺癌卵巢

综　　合	致病性或可能的致病性种系肿瘤易感基因变异的流行率	引　　用
上皮性卵巢癌/输卵管癌	18.1% ～ 23.6%	[21，22]
乳腺癌	9.3%	[1]
乳腺癌（Ⅰ～Ⅲ期）	10.7%	[24]
乳腺癌（三阴性）	14.1% ～ 24.9%	[1，4，25]
结肠癌	9.9%	[13]
结肠癌（年龄＜50岁）	16.0% ～ 18.3%	[26，27]
胰腺癌	3.8% ～ 8.2%	[23，28-30]
前列腺癌（转移性）	11.8%	[19]
子宫内膜癌	9.2%	[16]

表 2.2　在不同类型的肿瘤患者中，致病性或疑似致病性变异的患病率

癌（HBOC）综合征，这是由于 BRCA1 或 BRCA2 基因的致病性变异（以前被称为致病突变）造成的。此外，还有其他高危基因（如 TP53、PTEN）和中危基因（如 PALB2、CHEK2、ATM）也会导致罹患乳腺癌等肿瘤的风险增加。一项基于 35 000 例乳腺癌患者的 25 个肿瘤易感基因开展的多基因检测结果发现，有 9.3% 的患者存在其中一个基因的致病性变异[1]。

除 45 岁及以下被诊断乳腺癌的女性外，其他有乳腺癌病史的女性也可从肿瘤遗传学咨询中获益。对 60 岁及以下患有三阴性乳腺癌的女性建议进行基因检测，因为大部分三阴性乳腺癌的发生可归因于 BRCA1/2 或 PALB2 基因突变。12% ～ 15% 的乳腺癌是三阴性乳腺癌，而有 BRCA1 基因突变的女性乳腺癌患者中，三阴性的比例高达 80%[2, 3]。正因如此，与其他类型乳腺癌患者相比，24.9% 的三阴性乳腺癌患者携带致病性变异[4]。男性乳腺癌的发病率明显低于女性，只有 0.12%。最近的一项研究发现，18.1% 的男性乳腺癌患者携带有一种肿瘤易感基因的致病性变异（主要是 BRCA2，其次是 CHEK2）[5]。因此，在任何年龄诊断为乳腺癌的男性都应该接受肿瘤遗传学检测。此外，患有一种以上原发性乳腺癌（对侧或同侧）的女性应进行肿瘤遗传学检测。据悉，德裔犹太人个体携带致病性 BRCA 突变的可能性更高；每 40 名德裔犹太人中就有 1 人携带 BRCA 突变，而 300 ～ 800 名非犹太人中只有 1 人携带 BRCA 突变[6-8]。因此，任何年龄的德裔犹太人乳腺癌患者都应转诊进行肿瘤遗传学评估。最后，转移性乳腺癌患者也可能在肿瘤基因检测中获益。最近的一项研究（OlympiAD）显示，与接受标准治疗相比，携带 BRCA 胚系突变的转移性乳腺癌患者接受聚腺苷二磷酸核糖聚合酶（PARP）抑制剂可有不低于 2.8 个月的无进展生存获益，同时疾病进展的风险降低 42%[9]。

最近，美国乳腺外科医师协会（ASBRS）发布了一项推荐，建议任何年龄被诊断为乳腺癌的女性都要进行基因检测（来源：https://www.breastsurgeons.org/docs/statements/Consensus-Guideline-on-GeneticTesting-for-Hereditary-Breast-Cancer.pdf）。形成这一建议所依据的研究发现，乳腺癌中携带肿瘤基因致病性变异的比例在符合国家综

合肿瘤网络（NCCN）指南所列标准的患者（9.39%）和不符合该指南所列标准的患者（7.9%）中数量相仿[10]。该建议尚未得到NCCN和其他相关专业组织的支持，故尚未获得广泛采纳。然而，仍然有必要与所有乳腺癌患者讨论她（他）们是否愿意考虑进行基因检测或进一步的风险评估。

部分肿瘤患者可能会接受基于其肿瘤标本的基因检测，以帮助确定最合适的治疗方法。虽然在这些测试中发现的大多数变异来源于体细胞（获得性和肿瘤所特有的），但偶尔也会发现胚系（遗传性）变异。全科医师或许不会要求进行这类检测，但他们可能在患者的医疗记录中看到这些检测报告。任何在肿瘤检测中发现的 *BRCA1* 或 *BRCA2* 基因有致病性变异的患者，都应该考虑进行肿瘤遗传学检测，因为这些变异中的很大一部分是遗传性的[11, 12]。

结直肠癌

结直肠癌是美国第三大恶性肿瘤，发病率约为4.2%（来源：https://seer.cancer.gov/statfacts/html/colorect.html）。对1 058例结直肠癌患者进行的多基因检测发现，9.9%的肿瘤患者可检出一个肿瘤易感基因的致病性变异[13]。结直肠癌最常见的遗传原因是Lynch综合征，占所有病例的3%～5%。Lynch综合征相关肿瘤的特征是微卫星不稳定性（15%的结直肠癌中存在微卫星不稳定，但在Lynch综合征相关的结直肠癌中这个比例高达87%）。建议所有的结直肠癌在诊断时通过MSI检测或4种错配修复蛋白进行免疫组织化学染色（MLH1、MSH2、MSH6和PMS2，这4种蛋白质中的任何一种的缺失表明很可能存在微卫星不稳定）来筛查Lynch综合征。鉴于Lynch综合征在微卫星不稳定肿瘤中更为常见，任何MSI（或IHC）检测异常的患者都应在肿瘤遗传学方面进行进一步评估。与大多数肿瘤一样，早发性结直肠癌患者更有可能患有遗传性肿瘤综合征。在50岁以下的结直肠癌患者中进行多基因检测发现，16%～18%的患者存在肿瘤易感基因突变[14, 15]。因此，50岁以下的结直肠癌患者应该进行肿瘤遗传学检测。

子宫内膜癌

子宫内膜癌是女性第四大恶性肿瘤，发病率为3.1%（来源：https://seer.cancer.gov/statfacts/html/corp.html）。在子宫内膜癌患者中进行多基因检测发现，9.2%的肿瘤易感基因存在致病性变异[16]。Lynch综合征是子宫内膜癌最常见的遗传原因，占总病例的2.3%～5.9%[16-18]。与结直肠癌类似，MSI是子宫内膜癌中Lynch综合征的一大特征（25%的子宫内膜癌具有微卫星不稳定性），可通过MSI检测或错配修复蛋白的IHC来确定。任何具有MSI（或IHC异常）的子宫内膜癌患者都应转诊，进行肿瘤遗传学评估。此外，早发性子宫内膜癌患者更有可能患有遗传性肿瘤综合征（24%），应进行肿瘤遗传学检测[16]。

前列腺癌

前列腺癌是男性最常见的肿瘤类型，发病率约为11.6%（来源：https://seer.cancer.gov/statfacts/html/prost.html）。对692例转移性前列腺癌患者进行多基因检测发现，其中11.8%的患者存在肿瘤易感基因致病变异[19]。一项对3 607例前列腺癌患者在商业实验室进行基因检测的研究发现，17.2%的患者有肿瘤易感基因的致病性变异，然而，这些患者可能因为有很强的肿瘤家族史才进行肿瘤基因检测[20]。因此，所有转移性前列腺癌的男性都应该转诊进行肿瘤遗传学评估。

卵巢癌

与乳腺癌不同，卵巢癌在美国女性中是一种相对少见的疾病，在人群中仅占约 1.3%（来源：https://seer.cancer.gov/statfacts/html/ovary.html）。大多数卵巢癌都是上皮来源的，发生在输卵管或卵巢，有时也发生在腹膜。尽管大多数卵巢癌发生在老年患者，但其中 18% ~ 24% 可归因于遗传危险因素[21, 22]。因此，所有患有卵巢癌、输卵管癌或原发性腹膜癌的女性都需要转诊进行肿瘤遗传学检测。*BRCA1/2* 基因的致病性变异是大多数遗传性卵巢癌的病因[21, 22]。

胰腺癌

胰腺癌是另一种在人群中相对罕见的恶性肿瘤，发病率约为 1.6%。（来源：https://seer.cancer.gov/statfacts/html/pancreas.html）。这些肿瘤的病理类型多为腺癌，来源于胰腺外分泌细胞。对 3 030 例胰腺癌患者进行多基因检测，发现 8.2% 的患者存在肿瘤易感基因突变，其中 5 个基因（*CDKN2A*、*TP53*、*MLH1*、*BRCA2* 和 *ATM*）已确定可导致胰腺癌[23]。考虑到胰腺癌患者预后不良，以及一些胚系基因突变是可行的治疗靶点，建议对所有胰腺癌患者进行遗传基因检测。

根据家族史确定转诊指征

与上述内容同样重要的是，明确患者的肿瘤家族史是否能提示遗传性肿瘤综合征的风险。任何有一级或二级亲属符合本章开头部分所列标准者，都建议进行肿瘤遗传学检测。患者的家庭成员可能从未进行遗传基因检测，或家庭成员无法再进行遗传风险评估和检测。尽管肿瘤筛查对有肿瘤家族史的非肿瘤患者不能提供足够有价值的信息，但他们接受肿瘤筛查或帮助与需要接受检测的其他亲属进行沟通，仍然是有益的。在许多情况下，一个家庭中某个成员在确诊肿瘤时，可能并不会考虑到遗传性肿瘤综合征，但结合家庭中的其他一些具有相关性的肿瘤病例，就有必要转诊至专科，进行肿瘤遗传学评估。例如，患有 3 种或 3 种以上肿瘤，如乳腺癌、卵巢癌、前列腺癌（Gleason 评分为 > 7 分）或胰腺癌患者都应该进行遗传学相关咨询，以进行 HBOC 综合征筛查。同样，患有 3 种或 3 种以上 Lynch 综合征相关肿瘤，如结肠癌、子宫内膜癌、卵巢癌、胃癌或其他肿瘤的家族，也建议进行肿瘤遗传学检测。2014 年，Hampel 等发表的美国遗传学和基因组学学院（ACMG）和美国国家遗传顾问协会（NSGC）肿瘤遗传学转诊适应证指南，对各种肿瘤包括本文未提到的肿瘤的转诊适应证，都有更加详尽的介绍[31]。指南包括了皮肤癌、息肉病、脑瘤、胃癌和其他少见或罕见肿瘤。

少见肿瘤转诊的适应证

还有一些其他类型肿瘤需要怀疑遗传性肿瘤综合征，其中许多情况可能在社区工作中很少遇到。如个人或近亲属中有表 2.1 中列出的任何肿瘤单个病例，不必结合其他家族史或综合征，都应考虑进行肿瘤遗传学检测[31]。

▨ 如何将患者推荐给肿瘤遗传学顾问

本部分内容是美国的实践流程，如果附近没有相关诊所，或者不方便去诊所，可以推荐患者咨询附近的肿瘤遗传学机构，也可以考虑远程咨询相关公司。

转介到当地的肿瘤遗传学机构

在美国的每个大城市里，通常都有肿瘤遗传学咨询师。根据所在州的政策不同，大多数患者都可以在 2 h 车程以内的范围内获得相关服务。要找到附近的肿瘤遗传学顾问，可访问NSCG，在www.findageneticcounselor.com找到顾问页面。可以通过5～100英里（1英里≈1.6 km）半径的邮政编码来搜索肿瘤遗传学顾问。从专科化的类型列表中选择"Cancer"，然后点击搜索。

当地的肿瘤遗传学顾问专家名单，以通过http://www.cancer.gov/cancertopics/genetics/directory.的美国国家癌症研究所（NCI）肿瘤遗传学服务目录找到。在该网站上，肿瘤遗传学提供者可以通过癌症类型、遗传性综合征名称、城市、州或国家等不同的关键词搜索。所有列出的供应商都专门从事肿瘤遗传学研究。

为患者提供遗传学电话咨询服务

如附近没有肿瘤遗传学顾问，或患者的日程无法预约在肿瘤遗传学顾问的正常工作时间，下面几家公司将为那些无法正常预约的患者提供电话咨询（通常还有视频咨询），包括InformedDNA（informeddna.com）、Genome Medical（www.genomemedical.com）、Advanced Tele-Genetic Counseling（www.at-gc.com）和DNA Direct（www.dnadirect.com）等。他们既可与医院建立合作伙伴关系，提供遗传咨询服务，也可直接与患者对接，提供相关保险购买服务。医院方面如果希望增加遗传咨询相关服务，可以直接联系这些公司的代表。其他提供远程医疗服务的肿瘤遗传学咨询师也可以在NSGC的遗传咨询师页面（前面引用）上找到，选择"电话"选项而不是"面谈"选项。

■ 结论

识别有肿瘤遗传风险的患者对患者及其家人而言，非常有价值。这些信息可以确定一个人有患哪些癌症的风险，因此他们可以从强化健康监测和预防中获益，或在最合适的时候及早诊断及治疗。此外，这一信息正越来越多地推动肿瘤患者的治疗决策，例如，PARP抑制剂被用于*BRCA*突变的患者，而免疫治疗被用于罹患错配修复缺陷特征的肿瘤患者（包括大多数有Lynch综合征的患者）。很可能在未来的5～10年内，所有肿瘤患者都将在诊断时接受系统的基因检测（以及适当的肿瘤基因检测）。之后，可以为那些检测结果呈阳性的患者和他们的高风险亲属提供肿瘤基因咨询和检测。然而，我们目前还没有做到上述的程度，所以仍然有必要转诊有肿瘤遗传性风险的患者，以及有可能是遗传性肿瘤家族史的非肿瘤人群。本章中提出的标准都基于NCCN指南，并进行了简化，从而更好地帮助临床医师识别哪些患者可以从肿瘤遗传学转诊中获益。

（秦文星　陈阳　译）

参考文献

[1] Buys SS, Sandbach JF, Gammon A, et al. A study of over 35, 000 women with breast cancer tested with a 25-gene panel of hereditary cancer genes. *Cancer*. 2017; 123(10): 1721–1730.

[2] Foulkes WD, Smith IE, Reis-Filho JS. Triple-negative breast cancer. *N Engl J Med*. 2010; 363(20): 1938–1948.

[3] Domagala P, Huzarski T, Lubinski J, et al. Immunophenotypic predictive profiling of BRCA1-associated breast cancer. *Virchows Arch*. 2011; 458(1): 55–64.

[4] Hoyer J, Vasileiou G, Uebe S, et al. Addition of triple negativity of breast cancer as an indicator for germline mutations in predisposing genes increases sensitivity of clinical selection criteria. *BMC Cancer*. 2018; 18(1): 926.

[5] Pritzlaff M, Summeror P, McFarland R, et al. Male breast cancer in a multi-gene panel testing cohort: insights and unexpected results. *Breast Cancer Res Treat*. 2017; 161(3): 575–586.

[6] Roa BB, Boyd AA, Volcik K, Richards CS. Ashkenazi Jewish population frequencies for common mutations in BRCA1 and BRCA2. *Nat Genet*. 1996; 14(2): 185–187.

[7] Whittemore AS. Risk of breast cancer in carriers of BRCA gene mutations. *N Engl J Med*. 1997; 337(11): 788–789.

[8] American College of Obstetrics and Gynecologists, et al. ACOG Practice Bulletin No. 103: hereditary breast and

ovarian cancer syndrome. *Obstet Gynecol*. 2009; 113(4): 957−966.

[9] Robson M, Im SA, Senkus E, et al. Olaparib for metastatic breast cancer in patients with a germline BRCA mutation. *N Engl J Med*. 2017; 377(6): 523−533.

[10] Beitsch PD, Whitworth PW, Hughes K, et al. Underdiagnosis of hereditary breast cancer: are genetic testing guidelines a tool or an obstacle? *J Clin Oncol*. 2019; 37(6): 453−460.

[11] Meric-Bernstam F, Brusco L, Daniels M, et al. Incidental germline variants in 1000 advanced cancers on a prospective somatic genomic profiling protocol. *Ann Oncol*. 2016; 27(5): 795−800.

[12] Schrader KA, Cheng DT, Joseph V, et al. Germline variants in targeted tumor sequencing using matched normal DNA. *JAMA Oncol*. 2016; 2(1): 104−111.

[13] Yurgelun MB, Kulke MH, Fuchs CS, et al. Cancer susceptibility gene mutations in individuals with colorectal cancer. *J Clin Oncol*. 2017; 35(10): 1086−1095.

[14] Pearlman R, Frankel WL, Swanson B, et al. Prevalence and spectrum of germline cancer susceptibility gene mutations among patients with early-onset colorectal cancer. *JAMA Oncol*. 2017; 3(4): 464−471.

[15] Stoffel EM, Koeppe E, Everett J, et al. Germline genetic features of young individuals with colorectal cancer. *Gastroenterology*. 2018; 154(4): 897−905 e1.

[16] Ring KL, Bruegl AS, Allen BA, et al. Germline multi-gene hereditary cancer panel testing in an unselected endometrial cancer cohort. *Mod Pathol*. 2016; 29(11): 1381−1389.

[17] Hampel H, Frankel W, Panescu J, et al. Screening for Lynch syndrome (hereditary nonpolyposis colorectal cancer) among endometrial cancer patients. *Cancer Res*. 2006; 66(15): 7810−7817.

[18] Hampe, H, Panescu J, Lockman J, et al. Comment on: screening for Lynch syndrome (hereditary nonpolyposis colorectal cancer) among endometrial cancer patients. *Cancer Res*. 2007; 67(19): 9603.

[19] Pritchard CC, Mateo J, Walsh MF, et al. Inherited DNA-repair gene mutations in men with metastatic prostate cancer. *N Engl J Med*. 2016; 375(5): 443−453.

[20] Nicolosi P, Ledet E, Yang S, et al. Prevalence of germline variants in prostate cancer and implications for current genetic testing guidelines. *JAMA Oncol*. 2019; 5(4): 523−528.

[21] Norquist BM, Harrell MI, Brady MF, et al. Inherited mutations in women with ovarian carcinoma. *JAMA Oncol*. 2016; 2(4): 482−490.

[22] Walsh T, Casadei S, Lee MK, et al. Mutations in 12 genes for inherited ovarian, fallopian tube, and peritoneal carcinoma identified by massively parallel sequencing. *Proc Natl Acad Sci U S A*. 2011; 108(44): 18032−18037.

[23] Hu C, Hart SN, Polley EC, et al. Association between inherited germline mutations in cancer predisposition genes and risk of pancreatic cancer. *JAMA*. 2018; 319(23): 2401−2409.

[24] Tung N, Lin NU, Kidd J, et al. Frequency of germline mutations in 25 cancer susceptibility genes in a sequential series of patients with breast cancer. *J Clin Oncol*. 2016; 34(13): 1460−1468.

[25] Couch FJ, Hart, SN, Sharma P, et al. Inherited mutations in 17 breast cancer susceptibility genes among a large triple-negative breast cancer cohort unselected for family history of breast cancer. *J Clin Oncol*. 2015; 33(4): 304−311.

[26] Pearlman R, Frankel WL, Swanson B, et al. Prevalence and spectrum of germline cancer susceptibility gene mutations among patients with early-onset colorectal cancer. *JAMA Oncol*. 2017; 3(4): 464−471.

[27] Stoffel EM, Koeppe E, Everett J, et al. Germline genetic features of young individuals with colorectal cancer. *Gastroenterology*. 2017; 154(4): 897−905.

[28] Cancer Genome Atlas Research Network. Integrated genomic characterization of pancreatic ductal adenocar-cinoma. *Cancer Cell*. 2017; 32(2): 185−203 e13.

[29] Grant RC, Selander I, Connor AA, et al. Prevalence of germline mutations in cancer predisposition genes in patients with pancreatic cancer. *Gastroenterology*. 2015; 148(3): 556−564.

[30] Shindo K, Yu J, Suenaga M, et al. Deleterious germline mutations in patients with apparently sporadic pancreatic adenocarcinoma. *J Clin Oncol*. 2017; 35(30): 3382−3390.

[31] Hampel H, Bennett RL, Buchanan A, et al. A practice guideline from the American College of Medical Genetics and Genomics and the National Society of Genetic Counselors: referral indications for cancer predisposition assessment. *Genet Med*. 2015; 17(1): 70−87.

第3章

肿瘤风险评估与遗传咨询原则

Amy Killie, Jonica Richards, Camille Varin-Tremblay, Karina L. Brierley

■ 引言

据估计，5%～10%的肿瘤是遗传性的，主要由肿瘤易感基因的胚系突变引起。正在高速发展的基因技术为有着遗传性肿瘤倾向者带来能够降低发病风险的个性化肿瘤筛查、治疗方案。实现个性化医疗定制的基本步骤包括：适当的风险评估、合理的管理计划、患者教育和促进患者合作。本章描述了肿瘤的传统遗传咨询和风险评估过程的基本要素，包括个人史和家族史采集、风险评估、知情同意、基因检测和社会心理评估。然而在过去十年里，遗传性肿瘤的遗传咨询和检测领域发生了重大变化，人们对遗传咨询和检测的需求和关注迅速增加。这些变化使新的咨询服务模式得到实施和推广，新的服务模式保留部分传统流程的要素，但在流程、重要性、提供方式和提供者方面有所不同。本章还将介绍目前已知的遗传咨询存在的障碍，以及其他替代咨询服务模式。

■ 散发性、家族性和遗传性肿瘤

所有肿瘤都是一个基因变异的过程，是人的整个生命周期中积累在DNA的遗传改变，并改变细胞生长和分裂的方式。如果这些遗传变异出现在父母的生殖细胞（卵子和精子）中，则导致肿瘤风险遗传给子代。当子代继承了与遗传性肿瘤相关基因的无功能拷贝时（也称为"突变"），该个体在其一生中患肿瘤的风险增加。据估计，5%～10%的肿瘤是由特定的遗传性原因引起的[1]。一般而言，肿瘤分为3种类型：散发性肿瘤、家族性肿瘤和遗传性肿瘤。

大多数肿瘤是散发性肿瘤。当个体的DNA中随着时间的推移积累了足够量的基因突变，就会发生散发性肿瘤。这些突变是由基因组的随机突变、生活方式的不同，以及生存环境因素等共同造成的，而不是由遗传造成的。散发性肿瘤通常会在典型的年龄发病，但没有明显的遗传模式。对于他们而言，基因检测很难找到某些基因突变来解释肿瘤的个人史和（或）家族史。散发性肿瘤是由多种风险因素的综合所致，分为可改变因素和不可改变因素。不可改变因素包括年龄、种族和性别，可改变因素包括酗酒和烟草使用、缺乏锻炼和职业暴露等[2]。

当有多个亲属患有相同或相关类型的肿瘤，但家族中患癌个体没有呈现出明确的遗传模式，并且肿瘤发病年龄没有明显提前，这种被称为是家族性肿瘤。在家族性肿瘤中，尽管家族成员的肿瘤发病率明显增多，但无法识别找到明确的遗传基因突变。这种家族性肿瘤主要是由共同的环境和生活方式因素决定的，同时可合并遗传因素。

遗传性肿瘤是指某些特定的基因突变通过父母传给孩子，并导致某些类型肿瘤的风险显著增加。遗传性肿瘤的一些最常见的例子包括遗传性乳腺癌、HBOC综合征和Lynch综合征。在评估遗传性肿瘤综合征时，最重要的是评估家族中可能增加遗传性肿瘤的风险因素。具有以下特征的家族，需要密切注意遗传性肿瘤的风险：早发性肿瘤（50岁以下）；同一家庭的多个成员患有相同或相关类型的肿瘤；同一个体患有多种肿瘤；出现罕见的肿瘤［如胰腺癌或卵巢癌，可能怀疑遗传性乳腺癌和卵巢癌，或甲状腺髓样癌，可能怀疑多发性内分泌肿瘤2型（MEN1型）］；罕见的肿瘤表型（如男性乳腺癌）；某些遗传性肿瘤发病率较高的种族群体（如德裔犹太人）。

肿瘤遗传咨询过程的主要步骤

标准遗传咨询过程中的第一个主要部分是患者的病史。在肿瘤风险评估中，首先需明确患者是否有个人肿瘤病史，若有，需明确肿瘤类型及诊断年龄。确认肿瘤诊断的病理学记录至关重要，因为肿瘤类型及肿瘤病理学中的任何细节都可能显著影响风险评估结果和鉴别诊断。例如，"三阴性乳腺癌"是指雌激素受体（ER）、孕激素受体（PR）和表皮生长因子受体-2（HER-2）阴性的浸润性乳腺癌，可能与*BRCA1*突变有关[3]。

在病史信息收集过程中，患者的肿瘤筛查资料也是必不可少的，包括乳腺癌筛查、结肠镜检查、每年一次的皮肤检查等。组织活检报告等筛查结论即使不与肿瘤相关，也是非常重要的信息，尤其是结肠镜检查中发现的息肉[4]。例如，结肠息肉的数量及病理结果不仅可改变风险评估结论，还可以有助于鉴别诊断[3]。

同样，应认真询问可能与某些遗传性肿瘤综合征相关的非恶性特征，特别是如果所讨论的综合征之间存在很大差异。例如，患有Cowden综合征（由*PTEN*基因的致病性突变引起）的个体可能会出现毛根鞘瘤的皮肤表现，以及大头畸形或自闭症。因此，除了测量头围，还要询问皮肤检查中的任何发现或活检报告，这对最终风险评估也是至关重要的[3]。

获得个人病史后，下一步需要获得详细的家族史[5]。家族史需要追溯三代，包括一级亲属（子女、兄弟姐妹、父母）、二级亲属（叔叔、阿姨、祖父母、同父异母的兄弟姐妹）和三级亲属（堂兄弟、姑姑、叔叔、曾祖父母）。父系家族和母系家族双方三代内的家族史都需要追溯。这样可比较容易地以图表的形式绘制出家族的疾病谱（有时也称为"谱系"）[6]。图3.1是一个肿瘤患者的谱系示例。可视化的家族肿瘤谱系有助于肿瘤风险评估，并可以提高患者的自我认知，避免产生误解[7]。谱系的追溯过程应该遵循从近（年轻一代）往远（老一代）的原则，父系和母系分开的原则（应先从母方或父方收集信息，然后再切换到另一方），这样可更容易随访到准确的信息。

无论个体病史如何，最统一标准的问题包括亲属人数（"你母亲有几个姐妹？""有多少亲戚还活着，他们现在的年龄是多大？""有多少亲属去世，他们的年龄和死因是什么？"）。在进行最终风险评估时，亲属人数及其死亡年龄可能变得很重要。此外，应该从家庭双方确定种族和血统，因为某些种族由于"创始人效应"而患遗传性肿瘤综合征的风险更高[5]。例如，德裔犹太人血统的个体，由于德裔犹太人*BRCA*突变的频率增加，他们患HBOC综合征的风险更高。

家族史中，家族成员患癌病史尤为重要。诊断年龄及肿瘤的病理类型也至关重要，可以影响对遗传性肿瘤综合征诊断的可能[3, 4]。例如，甲状腺髓样癌与MEN2相关，而

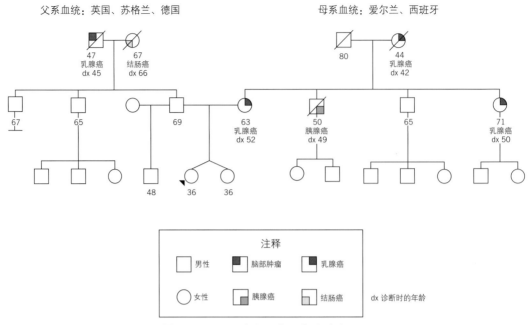

父系血统：英国、苏格兰、德国　　　　　母系血统：爱尔兰、西班牙

图3.1　一名36岁女性先证者的谱系示例

其他类型的甲状腺癌（如乳头状癌或滤泡状癌）无关。然而在收集过程中，可能由于难以获得亲属的病史资料、亲属过世、家庭关系等情况，部分病理诊断也无法获得。因此，为提升咨询评估的价值，应尽可能多地获取患者家庭成员中肿瘤病理报告。

若无法获得病理报告，确定肿瘤的主要发生部位也很关键。例如，一些患者可能会报告"骨癌"或"脑癌"的家族史，而事实上骨骼或大脑可能是转移部位，而非原发部位。尝试通过提问向患者明确这一点是非常有用的（"你认为你叔叔的肿瘤是从骨头开始的，还是从其他地方开始并扩散到骨头？"），因为这可能会影响风险评估。此外，明确亲属是否患有多种原发性肿瘤也是区分转移性肿瘤的重要因素[2]。

根据肿瘤的类型，应询问与该肿瘤相关的环境暴露问题。某些非遗传风险因素可能会增加肿瘤的风险，这些风险因素的存在会降低对遗传性肿瘤的判断，而这些风险因素的缺失会增加遗传性肿瘤的可能。例如，吸烟是多种肿瘤的危险因素，与肺癌、膀胱癌、肾癌、咽喉癌和胃癌相关。又如，未生育女性或头胎超过30岁的女性患子宫癌和乳腺癌的风险更高。

虽然肿瘤诊断及诊断的具体信息是从家族史中获得的最重要的材料，但是向受影响或未受影响的亲属询问后续问题同样重要。需要确认家族中有多少亲属没有肿瘤病史，多少亲属有肿瘤病史。大部分亲属没有肿瘤相关病变的家族可能会降低患遗传性肿瘤综合征的可能[2]。例如，某家族中多数女性没有卵巢癌病史，提示该个体患HBOC综合征的风险较低。

某些手术可能会降低患肿瘤的风险，因此是风险评估的干扰因素。例如，接受双侧输卵管卵巢切除术（BSO）的女性患卵巢癌的风险显著降低，绝经前接受BSO的女性患乳腺癌的风险降低[3]。对乳腺癌患者，却没有任何乳腺癌和卵巢癌家族史，可能是因为手术切除这些器官的关系。亲属的肿瘤筛查结果也有助于评估。例如，某患者因多发性结肠息肉病史就诊，那么了解其近亲结肠镜检查详细信息非常重要[3]。此外，如前所述，遗传性肿瘤综合征可能合并非肿瘤的表现，因此有关家族成员非肿瘤疾病的询问也是必不可少的。

最后，家谱存在的一些普遍问题会使看似简单的风险评估变得复杂。前面已经描述了一些问题（包括可以降低肿瘤风险的手术、不明确的肿瘤诊断及未经病理报告证实的肿瘤）。另一个主要问题是家庭规模。家庭规模较小或家庭成员在年轻时死亡，可能解释没有明显的肿瘤家族史的原因，而家庭规模较大或家族成员长寿，则可能减少对肿瘤遗传易感性的怀疑[5]。此外，家庭的变故也是问题之一。患者可能有大家族，但由于家庭问题导致疏远、双亲早亡、家庭迁徙等因素，无法收集家族史的信息。被收养的患者可能完全没有关于其生物学亲属的信息。这些问题可能会使风险评估不够准确；然而，正是这样细微差别的存在，才使整体风险评估更有意义。

收集个人史和家族史后，可以开始进行最终的风险评估。以下是遗传性肿瘤综合征的主要特征表现；然而，不同的遗传性肿瘤易感性都有各自特异性的特征。具体肿瘤综合征的特定风险评估可以参阅后面相关章节。

提供有关遗传学基本概念信息有助于帮助患者了解遗传性肿瘤。每个患者的遗传学基础知识水平都不同，甚至可能会在就诊时已经存在对遗传学的误解，例如，认为具有遗传性肿瘤风险的个体具有该特定类型肿瘤的"基因"（"我想看看我是否有乳腺癌基因"）。图3.2是对Knudson"二次打击"假说的讨论，可能对患者的理解有所帮助，因为它说明了为什么具有遗传性肿瘤风险的家族中容易出现确诊肿瘤年龄较小、家族成员肿瘤较多，以及出现罕见或不常见的肿瘤临床表现[3]。

患有遗传性肿瘤综合征的个体有一个"工作"和一个"非工作"基因拷贝，称为等位基因。大多数遗传性肿瘤综合征以常染色体显性遗传方式遗传，这意味着单个基因突变可以导致相关的肿瘤风险，也意味着具有突变的个体有50%的概率将相同的突变传递给后代。也就是说，亲兄妹之间也有50%的风险具有相同的突变。

基因检测不仅对患者自身的医疗保健和健康管理有影响，而且对其他家庭成员也有影响，因此知情同意是所有检测前咨询的关键组成部分。知情同意书中需确认患者

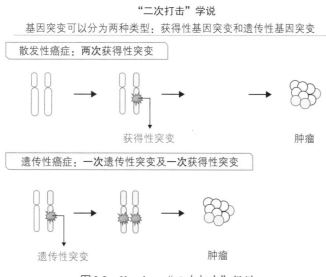

图 3.2 Knudson "二次打击" 假说

了解基因检测的风险、益处和局限性，并且能接受此时进行检测。美国临床肿瘤学会（ASCO）罗列了计划进行遗传性肿瘤易感性基因检测应包括在知情同意过程中的基本要素，如下所示[8]：

（1）有关检测的特定基因突变或基因组变异的信息，包括检测到的基因变异是否会影响个人医保。

（2）阳性和阴性结果的含义。

（3）测试结果可能无法提供有价值的信息。

（4）不做基因或基因组检测的备选风险评估选项。

（5）基因变异遗传给下一代的风险。

（6）检测的技术准确性，包括法律要求的测试实验室许可证。

（7）检测和咨询所涉及的费用，对于直接面向消费者（direct to consumer，DTC）的检测，还需说明咨询员是否受雇于检测公司。

（8）测试结果的心理影响（益处和风险）。

（9）针对雇主或保险公司的基因歧视的风险和保护。

（10）保密问题：包括DTC检测公司、隐私和数据安全相关的政策。

（11）DNA检测样本在未来研究中的可能用途。

（12）遗传和基因组检测后，预防相关的医学检测建议可能非常不足。

（13）与有风险的亲属分享基因和基因组测试结果，以便他们可以从这些信息中受益。

（14）测试后的随访计划。

特别需要指出，患者通常会关心如果他们被确定存在遗传基因突变，他们是否会因此受到健康保险公司或其他类型的保险的歧视。美国《遗传信息非歧视法案》（*Genetic Information Nondiscrimination Act*，GINA）于2008年通过，旨在保护个人在健康保险和就业方面免受遗传歧视。该项法律禁止根据个体的基因信息来确定健康保险范围或保费[9]。这也意味着基因信息不能用于任何雇佣决定，包括雇用或解雇。

该法律适用于绝大多数健康保险公司和雇主。GINA的歧视保护不适用于通过Tricare获得医疗保险的美国军人、通过退伍军人协会获得医疗保健的退伍军人、通过印度医疗服务获得医疗保健的个人，以及通过联邦雇员健康福利计划获得医疗保险的联邦雇员。此外，受雇于员工人数少于15人的公司的个人及受雇于美国军方或联邦政府的个人不受GINA保护[9]。需要注意的是，GINA无法提供对个人已有的病史及临床症状或其他医疗问题的歧视保护。例如，无论任何基因检测结果如何，肿瘤病史可被用作健康保险范围或保费的决定因素[10]。

虽然健康保险和就业受GINA保护，但GINA不包括人寿、残疾和长期护理保险。因此，这些类型的保单可能会在确定承保范围的过程中采用个人的基因信息[10]。但是无论基因检测结果如何，任何在基因检测之前存在的人寿、残疾或长期护理保险都不能追溯撤销。因此，如果没有肿瘤或其他重大健康状况病史，又特别担心潜在的歧视，不妨考虑在基因检测之前完成投保。

■ 理想的检测人选

与患者签订协议、获得个人史和家族史的信息并进行风险评估后，下一步要确定家族中谁是能从遗传性肿瘤综合征基因检测中获得信息最丰富的人（如果有）。在一个特定的家族中，理想的第一个检测者是遗传性肿瘤综合征检测呈阳性风险最高的人，该个体使家族怀疑有遗传性肿瘤综合征。一般而言，其肿瘤诊断已经明确。例如，如果怀疑一个家族存在 HBOC 综合征，应该优先对家族中有早发乳腺癌、卵巢癌或胰腺癌（或与 HBOC 综合征相关的其他肿瘤）病史的人进行检测。从这个个体开始检测可以获得家族中最大的信息量。如果在受影响的家庭成员中确定存在肿瘤遗传易感性，则可以对家族中有遗传突变风险的其他成员进行后续级联检测。另外，如果对家族内信息最丰富的候选人检测没有发现肿瘤遗传易感性，这将显著降低家族内肿瘤遗传易感性的风险，并且可能不需要对其他家族成员进行基因检测。

在没有理想的基因检测对象的情况下，则应向未受影响的家庭成员提供基因检测，但重要的是要了解对未受影响个体检测存在的局限性。在这种情况下，最好从检测下一个最佳候选对象开始（如受影响个体的一级亲属）。如果检测结果为阴性，那么对阴性结果的解释就更加困难，而且对其他家庭成员来说，结果也不能提供有用的信息。因此，即使尚未在该家族确定肿瘤的遗传易感性，也应向其他未受影响的家庭成员提供基因检测。

▌ 需要考虑基因检测的情况

在一些情况下，可以考虑对遗传性肿瘤综合征进行基因检测。不同情况可能对检测的时间、提供给患者的检测类型及检测的实验室的选择产生影响。

已经明确肿瘤诊断且怀疑遗传因素引起的恶性肿瘤患者，可以考虑进行基因检测。有许多因素可能会影响基因检测的时间。重要的是要考虑患者的实际情况和他们所处的治疗阶段，因为基因检测的时间有可能影响手术或治疗决策。某些实验室提供 *BRCA1* 和 *BRCA2* 的"紧急"检测，适用于以下情况：例如，对诊断为乳腺癌的个体和具有 HBOC 综合征的个人史和（或）家族史的个体进行遗传检测，可考虑在手术前进行。因为患乳腺癌的风险较高而第二原发性乳腺癌的风险也会增加，*BRCA1* 或 *BRCA2* 基因突变的患者可能会考虑不同的手术方式（如双乳房切除术与肿块切除术）。因此，在进行基因检测前，与患者讨论可能的检测结果非常重要，以了解紧急检测的必要性。此外，*BRCA1* 和 *BRCA2* 突变的转移性乳腺癌、卵巢癌及其他可能的 *BRCA* 相关肿瘤的女性可以考虑采用靶向治疗，如聚腺苷二磷酸核糖聚合酶（PARP）抑制剂[11]。因此，基因检测的结果不仅会影响手术决策，还会影响治疗决策。

第二种需要考虑进行遗传性肿瘤综合征的基因检测的情况，是已经确定家族性致病性突变。在这种情况下，建议对有风险的家庭成员进行级联基因检测。进行家族突变检测需要考虑多种因素。首先，需要考虑个体年龄。对于大多数遗传性肿瘤综合征，专业指南不建议对未成年人进行检测，因为筛查和手术的建议通常不会从儿童时期开始，因此也不会改变儿童健康管理[12]。有几种特殊的遗传性肿瘤综合征有所不同，如家族性腺瘤性息肉病综合征可表现为儿童肿瘤和息肉，因此会改变儿童健康管理。一般来说，推荐 10 ～ 12 岁开始筛查经典家族性腺瘤性息肉病患者，这在协调对未成年人进行基因检测时是非常重要的[13, 14]。

另一种考虑遗传性肿瘤综合征的基因检测的常见情况是，患者没有相关家族史，或患者有个人肿瘤史而目前没有接受治疗。尽管这些情况通常都不紧急，在检测时机的选择上也应考虑类似的要点，包括患者年龄、人寿保险和其他保险，以及是否能对家族内信息更丰富的人进行检测[9]。

选择实验室和检测项目的注意事项

在选择合适的实验室和检测项目时，有几个方面需要考虑。首先，要考虑基因检测是否在保险覆盖范围内，以及可能产生相关的患者自付费用。与患者会面时，需要关注评估他们的个人史和家族史是否符合国家基因检测指南。此外，需要考虑他们的个人史和家族史是否符合他们所购保险的基因检测标准，因为很多保险都有说明何时将涵盖特定的检测的书面指南。患者有可能符合国家基因检测指南，但不符合他们所购保险的基因检测标准。如果客户不符合保险的基因检测标准，某些实验室会提供自费选择。在决定选择哪个实验室进行检测时，检测成本、符合保险标准及实验室的计费政策都应该考虑在内。

考虑实验室的其他因素也很重要，如检测菜单的选择、检测大致所需的时间，以及其他家庭成员是否进行了突变基因检测。例如，如果患者的母亲通过特定实验室获得阳性检测结果，通常建议将患者的样本送至同一实验室进行检测。这是为了给实验室检测提供阳性对照，并确保该实验室曾检测出家族性突变，突变基因在其可检测范围内。如果无法将样本送往家庭成员的同一实验室，可以联系另一家实验室确认家族突变在其可检测范围内。此外，一些实验室会要求已知突变的家庭成员提供阳性对照以进行比较。

为了确定适合患者的检测项目，遗传顾问要考虑几个重要因素。对于某些患者，个人史和（或）家族史可能提示不止一种遗传性肿瘤综合征。例如，患者可能有早发性乳腺癌的个人病史（提示HBOC综合征），以及结肠癌和子宫癌的家族史（提示Lynch综合征）。此外，随着对遗传性肿瘤综合征了解的不断深入，已经发现了与乳腺癌等遗传性肿瘤相关的其他基因，并可以进行检测（如*ATM*、*PALB2*和*CHEK2*）。在这种情况下，遗传顾问应该考虑选择多基因组合检测。更多相关信息，请参阅后文的多基因组合检测部分。

高风险家庭成员的基因检测

基因检测的结果对家庭成员有不同的影响。如果发现基因突变，应向所有有风险的家庭成员提供遗传咨询和检测。根据亲缘关系的程度，家庭成员受遗传家族突变影响的风险大小有所不同。例如，对于大多数常染色体显性遗传的遗传性肿瘤综合征，一级亲属遗传家族突变的风险为50%，二级亲属的风险为25%，依此类推。如果基因突变检测呈阳性的个体的父母健在，父母应该接受检测，以确定突变是从谁那里遗传而来的。如果父母无法进行检测，则应对家庭双方的成员进行基因检测，直到确定基因突变遗传自家族的哪一方。在个体中也存在"从头"突变的可能性，即父母双方均未携带突变，但这是个体发生的新事件。这常见于Li-Fraumeni综合征（*TP53*基因）和遗传性出血性毛细血管扩张综合征和幼年性息肉病综合征（*SMAD4*基因）[15、16]。在这种情况下，家庭成员（除了后代）一般不被认为存在突变风险。然而，不能排除父母中的一方存在生殖腺嵌合体的可能性，因此兄弟姐妹最好进行检测以明确其风险。

虽然大多数遗传性肿瘤综合征是以常染色体显性方式遗传的，但也有一些遗传性易感综合征呈常染色体隐性遗传方式。其中一个例子是*MUTYH*相关性息肉病（MAP）。MAP是由*MUTYH*基因的纯合突变引起的，导致腺瘤性结肠息肉和结肠癌的风险显著增加。纯合子通常在 50 岁时出现 10 ～ 100 个结肠腺瘤性息肉[17]。而 *MUTYH* 杂合子一般不患有 MAP，也不会像纯合子那样增加结直肠癌的风险。研究表明，*MUTYH* 杂合子可能略微增加结肠癌的风险，但还需要更深入研究[18]。

■ 可能的基因检测结果

肿瘤遗传易感性的基因检测会得到几种可能的检测结果。需要提醒的是，在患者同意进行检测前，详细讨论这些可能的结果。

第一种可能的检测结果是阳性，这意味着在遗传性肿瘤相关基因中发现了致病性突变。提示个体患某些类型肿瘤的风险增加。如检测结果呈阳性，现在就可以对个人的筛查和管理提出建议。此外，应该立即为其他家庭成员提供级联检测，包括（但不限于）儿童、父母和兄弟姐妹。

第二种可能的检测结果是无信息阴性（uninformative negative）。这种情况发生在家族中从未进行过基因检测，且个体对所检测的遗传性肿瘤基因无任何致病性突变的情况。无信息阴性的检测结果可能有几种不同的解释，包括以下内容：

（1）个人或家族的肿瘤并非由遗传易感性引起。

（2）被检测的基因中存在当前技术无法检测到的突变。

（3）未被检测的其他基因中存在尚未分析或尚未发现的突变。

（4）患有肿瘤的其他家庭成员有遗传性肿瘤易感性，而并未由受检患者遗传。如果家族史仍然可疑，可向其他家庭成员推荐遗传咨询和检测。

如果出现无信息阴性结果，重要的是检查其他个体的家族史，并建议在必要时对其他家庭成员进行检查。需要考虑家族中最可能提供信息的人是否接受过检测，或者是否需要对其他家庭成员进行基因检测。如果最可能提供信息的人已经去世，建议对家族中的其他人进行检测。应鼓励患者随时向您告知家族内其他成员的检测结果，因为这可能会改变对患者的管理建议。此外，应鼓励患者向医疗机构更新家族任何关于新发肿瘤的情况。对于无信息阴性结果的个体，应基于患者的个人史和家族史提供相应的筛查和管理建议。

第三种可能的结果是真阴性结果。这意味着之前已经在该家族中发现了致病性突变，而同一致病性突变的个体检测结果呈阴性。如果结果为真阴性，则认为个体的患癌风险与先前在家族中确定的致病性突变相当。假设家族中先前发现的基因突变可以解释肿瘤家族史，这些个体可以遵循普通人群的风险筛查建议。然而，要注意对于一些中等风险的肿瘤基因，家族基因突变可能无法完全解释家族史。例如，对一个有明显乳腺癌家族史的家族，*CHEK2* 基因突变可能无法完全解释该家族的乳腺癌。在这种情况下，在提出健康管理建议时，还必须考虑到任何家族致病性突变无法解释的家族史。

最后一个可能的检测结果是意义不明的基因突变（variant of uncertain significance，VUS）。这是一种不确定结果，即在一个基因中发现了一种基因突变，但实验室没有足够的证据将该突变归类为致病性突变或不影响该基因的良性突变。该突变的意义和功能目前尚不清楚。在大多数情况下，不建议对未受影响的家庭成员进行 VUS 基因检测。尽管在某些情况下，对受影响的家庭成员进行基因检测有助于明确突变的含义。随着实验室逐渐收集更多有关该突变的证据和数据，它将来会被重新分类为致病性突变或良性突变。VUS 不能用于为筛选或管理提供建议。如果发现意义不确定突变，和无信息阴性结果一样，管理和筛查建议应基于个人史和家族史。

■ 多基因组合检测

在过去的几十年里，肿瘤领域的基因检测已经有了很大的发展。传统认为对怀疑有肿瘤遗传易感性的家族进行单基因检测既耗时又昂贵。这是一个循序渐进的过程，首先检测最常见的遗传因素，如HBOC综合征（BRCA1和BRCA2），然后检测较不常见的遗传因素，如PALB2和ATM，以确定一个家族是否具有乳腺癌的遗传易感基因。最近基于下一代测序技术（next-generation sequencing，NGS）的多基因组合检测已应用于临床。2013年6月，美国最高法院宣布Myriad Genetics公司的BRCA1和BRCA2基因的专利无效，允许其他基因检测公司将BRCA1和BRCA2基因纳入其多基因检测项目中[19]。由于基因检测公司和新技术之间的竞争，基因检测的价格近年来终于有所下降。这项新技术已被证明具有成本效益和时间效益，但针对新发现的基因相关的肿瘤风险和提出的潜在筛查和管理建议大多尚未完全确定[20]。

多基因组合检测可提高不遵循经典遗传方式的遗传性肿瘤综合征的家族突变检出率[21, 22]。例如，一些家族中有许多乳腺癌患者，他们在过去的BRCA1和BRCA2突变检测中呈阴性，通过检测发现其中一个与乳腺癌风险增加有关的低外显率基因突变，如ATM和CHEK2[23]。Coach等已证明，这些中等外显率基因是继BRCA1和BRCA2基因之后，患乳腺癌的白种人女性中最常见的突变基因[24]。在大多数情况下，临床医师可以利用这些信息对这些个体和家族成员进行个性化的筛查管理，例如，在乳腺癌年度筛查中增加乳腺磁共振成像（MRI）[25]。虽然与已经研究了很长一段时间的BRCA1和BRCA2突变相比，这些基因的临床决策并不直接，但也具有一定提示价值。

随着越来越多的基因被纳入基因检测中，越来越多人接受肿瘤遗传易感性的检测，这使我们对这些基因的了解及其在临床中发挥作用的认识大大提高。尽管多基因组合检测可以让我们收集更多信息，更好地了解某些家族中肿瘤的遗传因素，但多基因组合检测仍有许多未知和局限性。

在肿瘤遗传学、临床建议和管理方面，现有技术似乎已经超越了我们的了解。随着提供给患者的基因检测规模的增加，VUS的比例最终会增加[21, 22]。正如本章前面回顾的，目前尚不清楚这些突变是否会增加患肿瘤的风险，或者它们是否为正常的遗传变异。由于这些年来，大多数突变被遗传实验室重新归类为正常突变，我们不会根据VUS采取任何临床干预，除非其重新归类为致病突变。实验室之间基因数据共享对于减少获得不确定结果的患者数量非常重要[26]。

基因检测有很多选择。遗传顾问的任务之一是帮助患者在这些检测项目中进行选择，以便他们根据个人偏好做出最佳决策。临床上可用的多基因组合包括各种肿瘤风险的基因[27]。高外显率基因使罹患一种或多种肿瘤的风险增加4倍以上，筛查和预防指南依据专家意见制订。高风险基因包括BRCA1、BRCA2、CDH1、TP53、MLH1、MSH2等。中等风险基因使患一种或多种肿瘤的风险增加2～4倍，筛查和推荐的指南有限。中风险基因包括ATM、BRIP1、CHEK2、PALB2等。由于缺乏支持这些基因临床应用的研究，临床医师可能会根据患者的个人史和家族史调整筛查和管理建议[20]。每年都会发现新的可能会增加肿瘤风险的基因，这些基因已经很长时间未被研究。由于对其了解的缺乏，针对这些基因突变的管理建议目前仍存在困难。

选择多基因组合检测也会增加偶然发现的风险[28]。比如以下情况：有结肠癌家族史的患者被转诊到遗传咨询，该患者决定进行多基因组合检测，包括与其他类型肿瘤相关的基因。该患者被发现有 CDH1 突变，该突变增加了小叶乳腺癌和弥漫性胃癌的风险[29]。我们认为这是一个偶然发现，因为该患者没有个人史或家族史提示 CDH1 突变。我们应该如何管理与家族史不一致的已确定的基因突变？与 CDH1 突变相关的建议包括：在 18 ～ 40 岁考虑预防性胃切除术以降低风险；高危乳腺癌筛查，包括每年一次的乳房 X 线检查和每年一次的乳房 MRI 检查；考虑双侧乳房切除术[29]。那么，CDH1 突变且无胃癌或乳腺癌家族史的患者是否应该进行预防性乳房切除术和胃切除术，尚存争议。这个例子说明了多基因检测的复杂性，以及搜集更多证据的必要性。

在过去的 10 年里，全外显子组测序（WES）和全基因组测序（WGS）在临床上日益可及，这些检测方法相比多基因组合检测增加了更多的复杂性。基因实验室可以使用 WES 和 WGS，而非多基因组合，重点分析与遗传性肿瘤相关的基因。WES 和 WGS 的应用非常有价值，尤其是在罕见疾病的治疗中，但存在偶然或二次发现与基因检测主要指征无关基因的风险。这些发现可能对这些患者的健康管理具有医学价值，确实应该向患者报告。美国医学遗传学和基因组学学会（ACMG）建议临床实验室公开预先确定的基因中某些类别或类型的突变，这些基因大多与遗传性肿瘤易感性或遗传性心脏病有关[30]。如果采用外显子组或基因组测序进行检测，遗传顾问或医师有必要与患者沟通存在偶然发现突变的风险。肿瘤领域的遗传顾问也经常看到一些患者，他们在其他专科（如心脏内科）进行基因检测时，发现与遗传性肿瘤相关的基因突变的患者。在这种情况下，遗传顾问提供检测后遗传咨询，并查明与特定的偶然发现相关的肿瘤风险、管理及对家庭成员的影响。这些结果可能会让患者感到震惊，尤其是如果检测前咨询从未讨论存在偶然发现的风险。

患者的焦虑可能来自 VUS 比例增加、肿瘤相关基因外显率的多样性、推荐指南的缺乏及偶然发现 VUS 的风险[28]。患者必须在进行基因检测之前了解到这些风险。这些信息可能会影响患者是否希望进行基因检测或影响基因检测的选择。了解这些风险和局限性对临床医师也很重要，以避免采用不适当的筛查或降低风险的手术。

多基因组合检测在确定个体患肿瘤的风险和调整这些个体的筛查建议方面发挥重要作用，但不能忽视这些多基因组合的风险和局限性。

▓ 心理社会评估

传统肿瘤遗传咨询和风险评估过程的另一个关键组成部分是心理社会评估和支持。我们将在这部分简要介绍这一肿瘤遗传咨询过程的关键要素，肿瘤遗传咨询中的伦理、法律和心理社会问题将在第 16 章详细介绍。

心理社会评估和支持通常穿插在肿瘤遗传咨询的其他要素中。在访问开始时，遗传顾问通常与客户签订简短协议，以评估他们的目标及寻求遗传咨询的动机。这可以帮助遗传顾问根据客户定制信息。在收集个人史和家族史时，往往会引出心理社会评估的重要方面，包括罹患肿瘤的经历、因肿瘤失去亲人的经历、健康行为（包括肿瘤筛查）、心理史、对肿瘤原因的看法、与肿瘤有关的担忧和恐惧，以及进行肿瘤遗传风险评估和检测的动机[31, 32]。此外，家族动态、交流模式和支持系统往往在收集家族病史的过程中暴露出来（例如，患者可能提及他们与特定的家庭成员没有接触，因此不知道他们的病史，或者可能提及某些亲属是否愿意考虑基因检测）[3, 32]。在肿瘤遗传咨询过程的风险评估、教育和知情同意过程中，遗传顾问还可以收集有关患者感知风险、对风险评估的反应、基因检测的准备情况，以及对可能检测结果的预期反应等信息[3, 32]。例如，一位新诊断乳腺癌的年轻妇女可能提出，如果她检测阳性，至少可以解释她为什么患乳腺癌，并帮助她做出双侧乳房切除的决定。然后，医师可以应用在评估过程中收集的信息，帮助患者适应新的信息、纠正错误观念、促进知情同意、提供支持和预期的指导、评估患者的检测准备情况，为将来的检测结果做好准备，并个性化地探讨基因检测的益处和风险[31]。收集社会心理信息还可以帮助医师确定存在不良社会心理后果风险的患者，这些患者可以通过咨询心理健康顾问获益，从而更好地完善基因检测的准备。此外，评估家庭沟通模式可能有助于发现信息传递的障碍及患者的需要，以促进亲属之间的沟通。

传统肿瘤遗传咨询和替代医疗模式的局限性和障碍

在过去5～10年里，遗传性肿瘤的咨询和检测领域发生了重大变化，一些关键事件使需求迅速增长。推动需求增长的关键事件包括更快、更便宜的基因工程检测技术，针对安吉丽娜·朱莉女士基于遗传咨询的结果预防性切除乳腺手术的评论，以及美国最高法院推翻专属 BRCA1/2 独家专利的决定[33]。提高检测意识和可及性的措施、基因检测更高的接受度（包括DTC检测）、在多基因组合时代患者倾向"更新检测"，以及美国FDA批准针对 BRCA 相关肿瘤的靶向疗法（如PARP抑制剂）等举措也促进了需求的增长[33]。最近对遗传顾问进行的一项调查显示，该领域的这些变化已经影响到"传统模式"咨询的组成成分，包括遗传顾问以深度换取广度，并花费更多时间就不确定性进行咨询[34]。

随着需求的增加，该领域的专家提出了获取遗传性肿瘤遗传咨询的各种阻碍。最常被提及的阻碍是专业人员是否充足，包括接受过肿瘤遗传学培训的专业人员有限，尤其是满足语言和文化多元化的专家，以及农村地区专业人员匮乏[35, 36]。其他的阻碍与医疗人员未能正确识别和转诊患者有关，包括时间限制，未能获得更全面、更新的家族史，缺乏对转诊对象和（或）如何转诊的认识，以及可能阻碍转诊的错误观念［如歧视和（或）对成本的担忧］[35]。医疗费用及保险缺失或覆盖不足也可能是一些患者的障碍[35, 36]。

本章的大部分内容回顾了传统肿瘤遗传咨询过程的关键要素。这些传统的肿瘤遗传咨询模式和原则是基于研究方案计划的检测，以及医疗科研机构的传统儿科/产前/亨廷顿病咨询和检测模式[36]。这些传统模式出现在基因检测选择有限且代价昂贵的时代，需要通过收集详细信息从而鉴别诊断，并要求进行必要的阶梯式检测[36]。然而，随着基因检测技术有了更低的成本、更广泛的应用范围和多样化的检测选择（如多基因组合、WES），使得对广泛鉴别诊断和阶梯式检测的预测试的重视和需求减少[36]。这些转变，伴随着越来越多认识到传统遗传咨询模式存在的障碍，使各种替代医疗模式被提出并实施。本章描述的"传统肿瘤遗传咨询流程"的许多要素仍是替代医疗模式的关键，但顺序、重要性、提供方法、提供者，以及识别和转诊患者的方法会有所不同[37]。

一些医疗模式仍然让遗传顾问直接参与预测试的咨询过程，但采用了提供医疗咨询的替代方法，包括使用电话、远程医疗/远程遗传咨询会（视频会议）、网络和团体咨询[33]。通过对电话、远程医疗和团体遗传咨询模式的研究，结果表明，在增加患者知识、患者满意度和心理社会措施方面，这些模式与传统面对面、一对一的遗传咨询相当。有研究还发现这些替代模式更具成本效益且节约时间[33]。然而，一些情况下相当一部分患者拒绝电话或团体咨询，而更倾向于当面进行个人咨询[33]。

没有遗传顾问直接参与预测试的模式研究得较少。这些模型通常是首先测试得到广泛同意的模型，然后由非遗传学专业人员进行综合检测[38]。这些模式可能是基于合作关系建立的，包括能提供直接医疗和申请检测的非遗传学专业人员，和教育、信息和资源中心或病例审查咨询中心的遗传学专业人员[38]。在检测结果出来后，可对所有患者或特定患者［例如，具有突变和（或）阳性结果或有强烈家族史的患者］收集额外信息，并转诊给遗传学专业人员进行进一步咨询[33]。这些模式几乎肯定能改善患者获得基因检测的机会，同时患者有机会留在当地社区。而且一些研究表明，该模式下患者的满意度和接受度很高。

在这些替代模式的实施和（或）改善遗传咨询服务获得方面仍然存在很大的障碍。可以肯定的是，尤其对传统的面对面、一对一医疗模式之外提供遗传基因咨询专业服务的机构来说，修订补偿政策对收回服务成本至关重要[38]。尽管美国通过了该国的GINA，但对其保护措施的认识不足及保护措施的局限性［如军事医疗保险（TRICARE）、人寿保险、残疾保险］可能仍然是患者寻求遗传咨询和检测服务的障碍[38]。因此，有必要努力提高公众对GINA的认识，并努力填补GINA提供的保护方面存在空白，以进一步提高遗传检测的可及性和普及性[38]。

■ 总结

遗传性肿瘤的基因检测已经变得越来越普及，并且对许多肿瘤的治疗、筛查和预防决策至关重要。如本章所述，肿瘤遗传咨询和风险评估的传统方法包括收集详细的个人史和家族史、风险评估、知情同意和心理社会评估。然而，随着基因检测的需求迅速增长，以及存在对获得遗传咨询和检测的担忧，多种替代的医疗模式已被提出并开始实施。这些替代模式与本章描述的传统肿瘤遗传咨询和风险评估过程的基本要素可能有所不同，包括顺序、重要性、提供方式和提供者等。虽然遗传性肿瘤风险评估和遗传咨询的医疗模式在不断发展，但本章中描述的各个关键要素对基因检测结果的解释、风险评估、适当的医疗管理和促进患者适应仍然很重要，这些关键要素将确保最终实现个性化医疗的愿景。

（罗忠光　沈煜如　译）

参考文献

[1] National Cancer Institute. The Genetics of Cancer. https://www.cancer.gov/about-cancer/causes-prevention/genetics. Updated October 12, 2017. Accessed August 12, 2020.

[2] Schneider KA. *Counseling about Cancer: Strategies for Genetic Counseling*. 3rd ed. Hoboken, NJ: John Wiley & Sons; 2011.

[3] Shannon KM, Patel D. Principles of cancer genetic counseling and genetic testing. In *Principles of Clinical Cancer Genetics: A Handbook from the Massachusetts General Hospital*. Boston, MA: Springer US; 2010: 23–40.

[4] Lewis KM. Identifying hereditary cancer: genetic counseling and cancer risk assessment. *Curr Probl Cancer*. 2014; 38(6): 216–225.

[5] PDQ Cancer Genetics Editorial Board. Cancer Genetics Risk Assessment and Counseling (PDQ®): Health Professional Version. 2019 Sep 27. In: PDQ Cancer Information Summaries [Internet]. Bethesda (MD): National Cancer Institute (US); 2002-. https://www.ncbi.nlm.nih.gov/books/NBK65817/. Access date October 2019.

[6] Bennett RL, French KS, Resta RG, et al. Standardized human pedigree nomenclature: update and assessment of the recommendations of the National Society of Genetic Counselors. *J Genet Couns*. 2008; 17(5): 424–433.

[7] Veach PMC, LeRoy B, Callanan NP. *Facilitating the Genetic Counseling Process: Practice-Based Skills*. Cham, Switzerland: Springer; 2018.

[8] Robson ME, Storm CD, Weitzel J, et al. American Society of Clinical Oncology Policy Statement Update: genetic and genomic testing for cancer susceptibility. *I Clin Oncol*. 2010; 28(5): 893–901.

[9] Genetic Alliance, Genetics and Public Policy Center at Johns Hopkins University, & National Coalition for Health Professional Education in Genetics. Genetic. http://www.ginahelp.org/GINAhelp.pdf. Published May 2010. Accessed October 2019.

[10] Hudson KL, Holohan M, Collins FS. Keeping pace with the times — The Genetic Information Nondiscrimination Act of 2008. *New Engl J Med*. 2008; 358(25): 2661–2663.

[11] Munroe M, Kolesar J. Olaparib for the treatment of BRCA-mutated advanced ovarian cancer. *Am J Health Syst Pharm*. 2016; 73(14): 1037–1041.

[12] National Society of Genetic Counselors. Genetic Testing of Minors for Adult-Onset Conditions. www.nsgc.org/p/bl/et/blogaid=860. Published February 15, 2017. Updated April 12, 2018. Accessed August 12, 2020.

[13] Vasen HFA, Moslein G, Alonso A, et al. Guidelines for the clinical management of familial adenomatous polyposis (FAP). *Gut*. 2008; 57(5): 704–713.

[14] Syngal S, Brand RE, Church JM, et al. ACG Clinical Guideline: genetic testing and management of hereditary gastrointestinal cancer syndromes. *Am J Gastroenterol*. 2015; 110(2): 223–263.

[15] Larsen Haidle J, Howe JR. Juvenile Polyposis Syndrome. GeneReviews. https://www.ncbi.nlm.nih.gov/books/NBK1469/. Published May 13, 2003. Updated March 9, 2017. Accessed August 12, 2020.

[16] Schneider K, Zelley K, Nichols KE, et al. Li-Fraumeni Syndrome. GeneReviews. https://www.ncbi.nlm.nih. gov/books/NBK1311/. Published January 19, 1999. Updated November 21, 2019. Accessed August 12, 2020.

[17] Nielsen M, Infante E, Brand R. MUTYH Polyposis. GeneReviews. https://www.ncbi.nlm.nih.gov/books/NBK107219/. Published October 4, 2012. Updated October 10, 2019. Accessed August 12, 2020.

[18] Jones N, Vogt S, Nielsen M, et al. Increased colorectal cancer incidence in obligate carriers of heterozygous mutations in MUTYH. *Gastroenterology*. 2009; 137(2): 489–494.

[19] *Association for Molecular Pathology v. Myriad Genetics, Inc*. 569 I.S. (2013). United States Supreme Court.

[20] Tung N, Domchek SM, Stadler Z, et al. Counselling framework for moderate-penetrance cancer-susceptibility mutations. *Nat Rev Clin Oncol*. 2016; 13: 581–588.

[21] Lincoln SE, Kobayashi Y, Anderson M, et al. A systematic comparison of traditional and multigene panel testing for hereditary breast and ovarian cancer genes in more than 1000 patients. *J Mol Diagn*. 2015; 17(5): 533–544.

[22] Ricker C, Culver JO, Lowstuter K, et al. Increased yield of actionable mutations using multi-gene panels to assess hereditary cancer susceptibility in an ethnically diverse clinical cohort. *Cancer Genet*. 2016; 209: 130–137.

[23] Slavin TP, Maxwell KN, Lilyquist J, et al. The contribution of pathogenic variants in breast cancer susceptibility genes to familial breast cancer risk. *NPJ Breast Cancer*. 2017; 3: 22.

[24] Couch F, Shimelis H, Hu C, et al. Associations between cancer predisposition testing panel genes and breast cancer. *JAMA Oncol*. 2017; 3(9): 1190–1196.

[25] National Comprehensive Cancer Network. Genetic/Familial High-Risk Assessment: Breast, Ovarian, and Pancreatic (Version 1.2020).

[26] Raza S, Hall A. Genomic medicine and data sharing. *Br Med Bull*. 2017; 123(1): 35–45.

[27] Easton DF, Pharoah PDP, Antoniou AC, et al. Gene-panel sequencing and the prediction of breast-cancer risk. *New Engl J Med*. 2015; 372: 2243–2257.

[28] Hall MJ, Forman AD, Pilarksi R, et al. Gene panel testing for inherited cancer risk. *J Natl Compr Canc Netw*. 2014; 12(9).

[29] National Comprehensive Cancer Network. Gastric Cancer (Version 3.2019).

[30] Kalia S, Adelman K, Bale S, et al. Recommendations for reporting of secondary findings in clinical exome and genome sequencing, 2016 update (ACMG SF v2.0): a Policy statement of the American College of Medical Genetics and Genomics. *Genet Med*. 2017; 19: 249–255.

[31] Trepanier A, Ahrens M, McKinnon W, et al. Genetic cancer risk assessment and counseling: recommendations of the National Society of Genetic Counselors. *J Genet Counsel*. 2004; 13: 83–114.

[32] Riley BD, Culver JO, Skrzynia C, et al. Essential elements of genetic cancer risk assessment, counseling, and testing: updated recommendations of the National Society of Genetic Counselors. *J Genet Counsel*. 2012; 21: 151–161.

[33] McCuaig J, Armel S, Care M, et al. Next-generation service delivery: a scoping review of patient outcomes associated with alternative models of genetic counseling and genetic testing for hereditary cancer. *Cancers*. 2018; 10(11): 435.

[34] Hooker GW, Clemens KR, Quillin J, et al. Cancer genetic counseling and testing in an era of rapid change. *J Genet Counsel*. 2017; 26: 1244–1253.

[35] Weitzel JN, Blazer KR, MacDonald DJ, et al. Genetics, genomics, and cancer risk assessment. *CA*. 2011; 61: 327–359.

[36]　Trepanier AM, Allain DC. Models of service delivery for cancer genetic risk assessment and counseling. *J Genet Counsel*. 2014; 23: 239−253.

[37]　Cohen SA, Gustafson SL, Marvin ML, et al. Report from the National Society of Genetic Counselors Service Delivery Model Task Force: a proposal to define models, components, and modes of referral. *J Genet Counsel*. 2012; 21: 645−651.

[38]　Radford C, Prince A, Lewis K, et al. Factors which impact the delivery of genetic risk assessment services focused on inherited cancer genomics: expanding the role and reach of certified genetics professionals. *J Genet Counsel*. 2014; 23: 522−530.

第4章

肿瘤基因检测实验方法

Rosa M Xicola and Allen Bale

随着技术的变革，对遗传背景下驱动肿瘤发生发展的基因研究也取得了长足的进步。在新的时代背景下，基因检测公司不断发现与遗传性疾病相关的基因事件。

调控细胞重要功能的基因发生缺陷会促进肿瘤的发生发展。因此，遗传性肿瘤综合征会根据主要的细胞功能缺陷分为以下2类。

（1）DNA修复通路：如遗传性乳腺癌卵巢癌综合征22（*BRCA1/2*、*PALB2*）、Lynch综合征（*MLH1*、*MSH2*、*MSH6*、*PMS2*）、息肉病综合征（*MUTYH*、*NTHL1*）、Li-Fraumeni综合征（*TP53*）、共济失调毛细血管扩张症（*ATM*）、范科尼贫血（*FANCD*）和*DICER*综合征（*DICER*）。

（2）细胞增殖和信号通路：如家族性腺瘤性息肉病（*APC*）、Ⅰ型神经纤维瘤病（*NF1*）、家族性视网膜母细胞瘤（*RB*）、多发性内分泌腺瘤病1/2型（*MEN1/2*），多发性错构瘤综合征（Cowden综合征，*PTEN*）、Peutz-Jeghers综合征（*STK11*）、遗传性弥漫性胃癌综合征（*CDH1*）、Carney综合征（*PRKAR1A*）和幼年性息肉病综合征（*BMPRIA*、*SMAD4*）。

下面将探讨导致上述综合征发生的基因缺陷类型及识别基因缺陷方法学的最新研究进展。

■ 肿瘤相关的基因突变类型、易感基因

短链核苷酸突变

在单基因水平上，改变核苷酸序列的突变主要有两种类型：单碱基核苷酸突变和小片段插入突变/缺失突变，单碱基核苷酸突变是最有可能改变单基因编码的蛋白质的一种突变类型，其包括错义突变（编码的氨基酸改变）、无义突变（插入提前终止密码子）、丢失起始密码子、丢失终止密码子及外显子外侧内含子碱基的剪接位点突变（图4.1A）。有时同义突变虽然不会改变编码的氨基酸序列，但是会通过剪接作用改变基因功能。剪接位点位于外显子与内含子连接边界。这些序列发生剪接突变会干扰核糖核酸（RNA）的剪接作用，导致外显子缺失或内含子保留。短链核苷酸的插入或缺失会造成移码突变或整码突变。移码突变几乎总是会导致终止密码子及产生类似无义突变的效果。

长链核苷酸突变

结构突变包括缺失、重复、倒置和移码突变（图4.1B）并且出现在能够改变同一个基因或多个基因的多个外显子的染色体序列之间及较大的染色体区域。

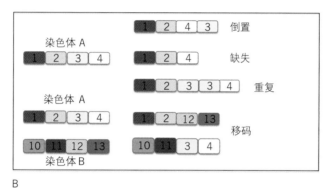

WT DNA   ATG TAT CAT CCT AAG GTA AAA gtgagt
蛋白质   Met Tyr His Pro Lys Val Lys 内含子

错义突变：氨基酸改变
ATG TAT CAT CGT AAG GTA AAA gtgagt
Met Tyr His Arg Lys Val Lys 内含子

无义突变：提前引入终止密码子
ATG TAA CAT CGT AAG GTA AAA gtgagt
Met 终止 …   …   …   …   …

失去起始密码子
ATT TAT CAT CCT AAG GTA AAA gtgagt
Iso

剪接位点改变
ATG TAT CAT CCT AAG GTA AAA ttgagt
Met Tyr His Pro Lys Val Lys 内含子

移码突变，几乎总是导致提前出现终止密码子
ATG TAT C_TC CTA CTA AA gtgagt
Met Tyr Leu Leu Arg Stop

整码突变，密码子的插入或缺失密码子
ATG TAT CAT CGT CCT AAG GTA AAA gtgagt
Met Tyr His Arg Pro Lys Val Lys 内含子

A

B

图4.1 A. 核苷酸突变；B. 染色体突变

检测基因突变的实验方法

二代测序技术（NGS）

二代测序技术革新了分子检测方法并成为当代肿瘤基因检测的金标准。遗传性肿瘤综合征通常是通过检测受试者血白细胞或唾液中提取的胚系DNA序列来诊断。唾液中的DNA序列主要是白细胞中DNA序列及少量口腔黏膜细胞DNA序列，几乎不含有口腔定植菌群的DNA序列。白血病患者或其他造血系统恶性肿瘤患者进行基因检测时，皮肤活检分离培养的成纤维细胞由于不存在肿瘤细胞克隆中的体细胞肿瘤相关突变，所以成为胚系基因检测的可靠样本。同样地，接受过异体骨髓移植的患者进行二代测序检测时一定不能选取血液或唾液标本。

RNA测序有时作为DNA测序的辅助技术，主要是因为前者能够检测出异常剪接体，异常剪接体可能导致内含子DNA突变干扰正常RNA剪接过程并减少或终止等位基因的蛋白质翻译合成。

　　靶向测序 *vs.* 全景测序　二代测序仪被设计用来进行全基因组测序，这也是该技术被研发应用的最初目的。尽管DNA和RNA测序成本一降再降，但临床全基因组测序仍对医疗系统有限的经费形成压力。此外，人类基因组学中大多数临床信息相关序列集中在基因的编码区和调控区——两者仅占整个基因组的1%～2%，因此，选择特定序列进行测序能够有效节约成本。

　　全外显子组测序（WES）是对基因组相关序列进行测序的一种常用方法。在测序之前，人类DNA要先与外显子芯片杂交，并且只有与芯片结合的DNA片段才能进行测序。被捕获的DNA包括外显子、外显子与内含子交界区，以及包含调控元件的上下游序列。

　　更为严格地讲，个体化捕获文库能够获取感兴趣的基因特定序列，如特定疾病的候选基因集合。许多类似的基因集合被设计用于遗传性肿瘤综合征检测，并且个体化捕获方法已经广泛应用于临床实验室开展的多基因检测技术（MGPT）。

　　测序方法学　高通量测序存在两种基本策略：边合成边测序和纳米孔测序法。边合成边测序与传统的Sanger（一代）测序相似，但是能够高度微型化与大规模并行处理。例如，最先进的一代测序仪可以同时分析96个DNA序列，每天读取275万个碱基。最先进的高通量测序设备可以同时测序200亿个DNA分子，并且每天读取超过1万亿个碱基。

　　基本的方法学原理是DNA聚合酶分子复制单链核酸序列模板。当模板被复制时，测序仪器能够识别每一个结合的核苷酸。Illumina和Ion torrent是目前最常用的两种测序设备，能够利用扩增的DNA序列作为模板，并且提供200个碱基范围内的短序列信息。太平洋生物科学公司（Pacific Biosciences）测序平台能够实时分析单个DNA分子序列，并且提供长达几千个碱基长度的序列信息。因为太平洋生物科学公司使用的聚合酶能够结合在甲基化碱基位点，该技术能够同时评估DNA序列和DNA甲基化水平。

　　纳米孔测序的工作原理在于利用纳米孔，将纳米孔蛋白固定在电阻膜上面并将DNA双链解链成为单链，并牵引DNA单链穿过纳米孔，由于不同碱基含有不同电荷，通过纳米孔时会导致电阻膜上电流的变化，设备通过捕获电流变化来识别碱基。纳米孔DNA测序技术实现了不依赖样品扩增的无标记单分子测序。纳米孔测序的优势在于检测长序列碱基及识别并解析修饰后碱基和未修饰碱基。并且纳米孔测序可以在分析序列的同时通过检测5-甲基胞嘧啶来进行序列的甲基化分析。

　　生物信息学　当测序仪分析完样品生成测序文件后，需要依靠生物信息学技术分析基因突变情况。

　　标准的生物信息学分析流程是为了识别单个核苷酸突变和短片段插入/缺失突变，其分析过程由3个重要的连续流程构成[1]，分别是碱基识别、序列比对和识别变体。每一个步骤都会生成3个NGS文件：FASTQ、BAM（二进制序列比对文件）和VCF（图4.2）。FASTQ文件是用ASCII码表示阅读序列的文本文件，并且每个碱基都有质量评分[2]。BAM文件是二进制版的SAM文件。序列比对图文件（SAM）是一个比对参考基因组序列后的阅读序列文本文件[3]。NGS数据可以使用BAM文件查看（图4.3）。

　　NGS的最终结果是生成一个突变识别格式（VCF）文件。VCF文件的主体部分前面有抬头注释部分，后面是8个指令性信息栏。文件每一行代表测序分析中识别的突变信息。每一个突变信息都包括序列名称、突变位置、参考序列碱基、突变碱基和质量值[4]。

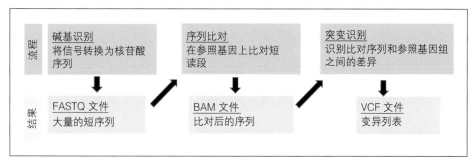

图4.2   NGS 生物信息学流程示意图

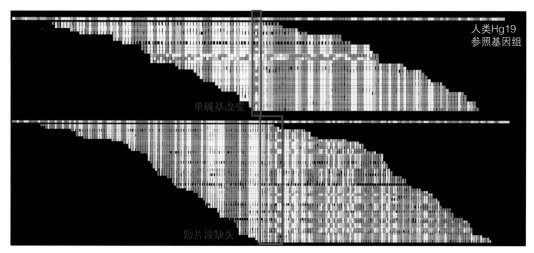

图4.3   使用比对的 BAM 文件显示测序序列

当检测序列与参考序列不匹配时，NGS 还可以识别结构突变。有 4 种方法：Read-count、Read-pair、Split-read 和 De novo assembly。每种方法都有自己的算法[5]。

Read-count 方法基于覆盖的深度。覆盖深度是指重建序列中特定碱基的特定读段的数量。假定测序过程是标准一致的，与区域比对的序列遵循泊松分布，并且预计与在 DNA 样本中该区域出现的次数成正比：与正常 DNA 中相同区域相比，被删减的基因区域中能比对上的序列更少。同样地，重复区域会比正常 DNA 中相同区域有更多的序列[6]。

Read-pair 方法通过定位多组不一致序列来识别结构突变。该方法通过比对参考序列中预期序列长度和实际测序序列长度获得平均插入序列长度。在双端测序中，DNA 片段被认为会在插入序列中有特定的分布位置。该方法检测了与预期文库中插入片段不同的序列（检测了不同长度序列的结构突变图谱）[7]。

Split-read 方法利用了双端测序的优势。切割有断点的结构突变序列。识别的序列，一端与参考基因序列一致，而另外一端不能准确比对参考序列时，可以被解析为存在结构突变或插入缺失断点[8]。

De novo assembly 方法是在检测序列长度足够并且准确时将不依赖于序列之间的不匹配检测而是在碱基水平上直接检测结构突变断点。这样可以不通过比对参考基因序列，直接利用 De novo assembly 方法分析个体基因序列[9]。

基于DNA诊断的其他技术方法

其他检测DNA缺失和重复的传统检测方法包括多重连接探针扩增（MLPA）法和基于微阵列的基因组杂交比对（aCGH）法。这些技术不依赖NGS技术，但仍被广泛使用。

MLPA，一个荷兰MRC公司注册的商标设备，被用于检测单基因或多基因中所有外显子的拷贝数，来识别存在的任何拷贝数突变情况。

每个探针与DNA靶区互补，所有探针具有相同的聚合酶链反应（PCR）引物结合序列。其中一个探针含有荧光标记的PCR正向引物序列，另一个配对的探针含有PCR反向引物序列和填充序列。不同探针的填充序列大小亦不相同，因此PCR的扩增产物长度会有所不同（图4.4A）。然后连接酶会将两个探针连接在一起继续扩增。然而，如果存在任何类型的错配，那么连接酶将不能连接探针，进而不会有扩增产物（图4.4B和图4.4C）。探针连接产物的数量可以计算样品中靶标序列的数量。最后扩增完的产物将会按照片段大小通过毛细管电泳进行分离，并且会记录荧光信号（图4.4D）。将每个产物与参考值进行比较可以得到每个峰值的比率信号。当比率 < 0.5时，则检出了一个缺失突变，如果比率 > 1.5，代表检出重复突变。

微阵列的比较基因组杂交（aCGH）[10]是一种基于将患者标记的DNA和参考DNA与一组根据参考基因设计的探针杂交的技术。每个DNA标记有不同的荧光，并且患者基因与参考信号的相对杂交强度与检测序列和参考基因的相对拷贝数成比例。aCGH也有许多检测的局限性，它只能识别影响拷贝数目的不对称结构突变，而不能识别诸如倒置或易位的对称突变。

单位点检测用于检测家族成员中已经识别的已知突变。使用相同类型的胚系DNA样本，通过Sanger测序识别特定突变。然而，Sanger测序现在销声匿迹，是因为它不能检测出第二代测序技术识别的突变。

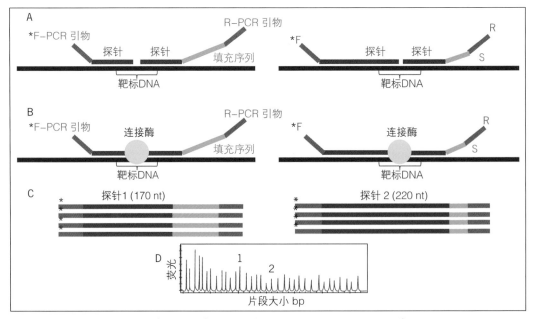

图4.4 MLPA步骤。A. 杂交；B. 连接反应；C. 扩增；D. 毛细管凝胶电泳

突变分类

当突变报告完成后，会对突变进行生物信息学注释，后者通常包括种总体频率等参数，人类何种表型与突变基因有关（如 OMIM 数据库中相关疾病），特定基因突变是否被证实或预测与人类疾病致病性有关（如保守性评分、Polyphen、SIFT 或其他模型/算法等）。等位基因频率信息通常来自基因组聚合数据库（https://gnomad.broadinstitute.org/），数据库收录了超过 100 000 个个体信息，并收录了几个旧数据库的数据。先前关于患者中特定基因突变报告信息主要来自 ClinVar[14]，一个由美国国家卫生研究院（NIH）资助的档案数据库，数据库收录了基因突变与人类健康的相关性信息。ClinGen[11] 是美国国家卫生研究院的资助的一个相关项目，为 ClinVar 中的条目提供专家管理维护。人类基因突变数据库是一种类似 ClinVar 的大型专业数据库，数据是通过 Qiagen 公司的商业来源收集的。

生物信息学分析提供的详细注释信息有助于确定基因突变导致患者表型的可能性[11, 14]。例如，肿瘤易感综合征总是发病率极低的罕见疾病，而对照人群中突变频率远高于几个百分点的等位基因突变与致病性的突变基因是不一致的。在数据库中超过 5% 的人群有等位基因突变会被认为是非致病基因的有力支持[12]。相比之下，在 ClinVar 数据库中报告为致病性的基因突变在普通人群中出现频率低于 1/100 000 几乎肯定会导致疾病。

肿瘤易感基因的罕见突变被认为是潜在的疾病相关基因。已经发现了 114 个肿瘤易感基因。这些突变会带来高或中等的肿瘤风险（＞2 倍的相对风险），并且拥有相关基因突变的人群中至少有 5% 的会罹患肿瘤[13]。

海量的数据提供了丰富的信息，将 NGS 纳入临床实验室的常规检测，可以识别出以前从未报道过的基因突变。因此，需要根据突变基因对蛋白质功能的潜在影响和与疾病的关联对突变基因进行合理的评估和分类。

因此，临床实验室正在研发准确辨析新基因突变的项目。为了协助推进这个项目，美国医学遗传学和基因组学学院（ACMG）和分子病理学协会（AMP）发布了一套编译基因序列突变的标准和指南[12]。该指南建议根据基因突变与疾病发展之间的关联程度及基因突变分类的准确性对基因突变进行分类。该建议为临床实验室将基因突变从良性到致病性分为 5 个等级（图 4.5）。

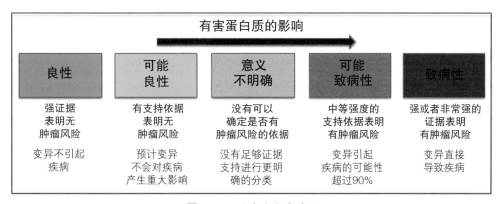

图 4.5　五层突变分类系统

基因检测结果报告解读

基因检测报告有4个主要部分：结果汇总部分、识别突变的解析和描述、检测方法的详细信息及基于结果的临床决策建议。

结果汇总部分解释和描述检测结果。包括以下内容：

（1）致病基因突变：符合基于科学和医学证据的严格标准，是一种致病性基因突变。尽管如此，基因检测应尽可能与其他临床信息结合分析。

（2）可能致病的基因突变：需要结合诊断疾病的其他证据（如支持性的生化检查证据、影像学结果或体格检查证据）时，基因检测结果才能够充分支撑临床决策。

（3）意义不明的基因突变（VUS）：当前信息不足以确定致病性的基因突变。当有其他证据来支持诊断时，大多数VUS被证明是良性的。VUS目前不应该用于临床决策。仍需要解决基因突变是致病性突变还是良性突变的问题。

（4）无基因突变报告：被检测基因没有发现与标准人类基因组参考序列的差异，或者只发现了已知为良性多态性的基因突变，或者只发现了对基因功能影响尚未知晓的沉默突变或深内含子突变。

（5）偶然性的基因突变：除了与患者检测疾病相关的基因突变，当全外显子组或全基因组测序用于检测肿瘤相关基因时，会偶然发现非预期的疾病相关基因突变。美国医学遗传学和基因组学学院（ACMG）发布了一份关于报告偶然性基因突变处理标准的指南[16]。在60个被认为是"有致病功能的"并因此报告的基因中，也就是说，它们是重大或危及生命的疾病的原因，而这些疾病已经有了完善的治疗策略或预防手段，这些基因近一半属于肿瘤易感基因类别。其余大部分基因与心脏疾病有关。ACMG就全基因组测序或全外显子分析的知情同意发表了争议性的声明，但在近期的声明中建议患者应该能够"选择退出"接受二次检测[14]。然而，应该指出的是，临床实验室检测的知情同意并不符合医疗实践中的医疗标准，"遗传例外论"并未被基因检测从业者普遍接受[15]。与外显子组或基因组测序相比，高度的偶然发现事件在影像学检查中更为常见，如计算机断层扫描（CT）扫描和磁共振成像（MRI），案例法为放射科医师做出来明确的规定，有责任报告未经患者同意的偶然发现事件[16]。

对偶然发生事件的解释和描述将汇总使用临床实验室用于描述先前4类基因突变的依据信息。在本节中，临床实验室将参考能够使用的任何资源来进行分类。

检测方法信息部分将包括对所进行的检测的详细说明，以及用于分析的具体方法。本节将描述使用其序列ID分析的基因，并将提及在试验中使用的技术。

最后，每一份报告都将以一个临床信息来总结，描述与所鉴定的基因突变相关的临床表型。本节也包括与基因相关的肿瘤风险描述和临床决策建议信息。

基因检测规章制度

随着基因组学领域的发展，基因和基因组检测变得越来越普遍，但今天大多数基因检测并不直接受美国FDA的监管。

医疗保险和医疗补助服务中心（CMS）通过临床实验室改进修正案（CLIA）管理美国所有进行人类样本检测（包括基因检测）的实验室。CLIA法案的目的是保证良好的实验室操作规范，包括进入实验室的样本正确标记，在整个实验过程中追踪样本信息以避免样本混乱，试剂和设备的质量控制，标准的操作流程，对实验室人员进行规范的培训和资质认证，并采用合适的方法验证新检测技术和监测现有检测技术的性能。CLIA 并不专门监测基因检测的分析有效性或临床应用。

大多数肿瘤易感基因检测归类为复杂的实验室自建项目（LDT），这种检测由 CLIA 认证的实验室开发而且不依赖美国 FDA 批准的商业试剂盒。到目前为止，美国 FDA 允许 LDT 自由裁决。这意味着 LDT 可以在临床实践中在未经美国 FDA 对其分析有效性和临床有效性进行评估的情况下使用。然而，美国 FDA 已经起草了新的指南来介绍规范 NGS 基因检测，并验证其分析和临床有效性的方法。因为它们尚处于草案形式，所以仍未被实施。事实上，管理规范需要根据基因检测的市场变化做出更新。

▥ 直接面向消费者的基因检测

新一轮检测浪潮以直接面向消费者的基因检测形式涌现。很显然，公众对获取个人基因信息很感兴趣[17]。基因检测公司正从最初的疾病标志物和家系基因转向对疾病有影响的基因的实际检测[18]。由于开始面向消费者提供基因检测服务，最近美国 FDA 授权 23andMe 公司可以检测 *BRCA1/2* 基因中 3 种常见的德裔犹太人突变。然而，该测试并未分析整个基因，并且测试的基因突变几乎只在特定种族中出现。在德裔犹太人中，2.5% 的人携带这三种基因突变中的一种[19]。然而，在其余种族中，*BRCA1/2* 中所有类型基因突变的总体频率约为 0.25%[20]。因此，对非德裔犹太人检测这三种基因突变并不能提供有意义的信息。

一种新的混合模式正在获得市场的认可，即由医师代替患者选择基因检测方案并由患者买单。这种模式允许消费者自己的医师来选择基因检测服务或检测机构提供独立的医师给消费者。医师会在订购基因检测服务之前回顾每一个患者的病例情况。然而，通常情况下，消费者与医师并没有直接接触。这一点也被业内许多专家诟病。Veritas、Helix 和 Color Genomics 公司使用此订购模式。这些公司会根据消费者个人基因组成来提供血缘关系、疾病风险评估或基于个人基因图谱评估治疗效果。Veritas 还提供全基因组测序。

NGS 在临床上的应用已经从仅限于学术和研究机构的技术转变为在私人企业中广泛使用的工具。美国 FDA 已经打开了将该技术应用于直接面向消费者的检测的大门，该检测绕过了用于检测前咨询和检测后医学解释测序结果的传统的医疗基础设施。随着综合肿瘤检测的成本持续降低，检测公司正在研究新的可扩展性基因咨询服务模式，并且正在探索直接面向消费者的医学基因检测的受益和风险。

▥ 体细胞组织检测

遗传病检测的重点是分析胚系 DNA。然而，在精准医学和靶向治疗的背景下，也提供了肿瘤组织中体细胞突变的基因分析。通常通过配对的胚系基因和肿瘤基因检测来检测体细胞突变，这可以识别遗传的胚系致病基因突变及体细胞突变。体细胞肿瘤检测发现未预料到的遗传易感性基因并不少见，因为许多肿瘤综合征并非 100% 发病（基因携带者可能没有罹患疾病），特别是在人数少的家族中，可能没有明显的肿瘤家族史。遗传咨询通常不会在体细胞肿瘤基因检测之前进行，但应告知患者该检测可能会发现遗传疾病。

在错配基因修复缺陷的情况下，肿瘤分析可以识别：① 微卫星不稳定性，反映患者对免疫治疗的应答[21, 22]；② *BRAF* V600E 突变，与较差的预后和不同的治疗效果相关[23]；③ *MLH1* 甲基化，表明肿瘤是散发性的，不是由 Lynch 综合征引起的；④ 当分析包括配对样本的胚系基因检测时，错配修复基因突变确认 Lynch 综合征。最近，错配修复基因中仅体细胞突变的鉴定与称为 Lynch 样综合征的肿瘤亚型有关[24, 25]。其中一些 Lynch 样综合征肿瘤与其他 DNA 修复基因的胚系突变有关[26-29]。

最后，配对测试将识别同源重组修复基因中的胚系和体细胞突变，这将识别：① 患乳腺癌、卵巢癌和其他肿瘤风险增加的患者；② 得益于聚腺苷酸二磷酸核糖基聚合酶（PARP）抑制剂治疗潜在获益的肿瘤患者[30-32]。

（王超　罗方秀　译）

参考文献

[1] Roy S, Coldren C, Karunamurthy A, et al. Standards and guidelines for validating next-generation sequencing bioinformatics pipelines: a joint recommendation of the Association for Molecular Pathology and the College of American Pathologists. *J Mol Diagn*. 2018; 20(1): 4−27.

[2] Cock PJ, Fields CJ, Goto N, et al. The Sanger FASTQ file format for sequences with quality scores, and the Solexa/Illumina FASTQ variants. *Nucleic Acids Res*. 2010; 38(6): 1767−1771.

[3] Li H, Handsaker B, Wysoker A, et al. The Sequence Alignment/Map format and SAM tools. *Bioinformatics*. 2009; 25(16): 2078−2079.

[4] Danecek P, Auton A, Abecasis G, et al. The variant call format and VCF tools. *Bioinformatics*. 2011; 27(15): 2156−2158.

[5] Tattini L, D'Aurizio R, Magi A. Detection of genomic structural variants from next-generation sequencing data. *Front Bioeng Biotechnol*. 2015; 3: 92.

[6] Magi A, Tattini L, Pippucci T, et al. Read count approach for DNA copy number variants detection. *Bioinformatics*. 2012; 28(4): 470−478.

[7] Korbel JO, Urban AE, Affourtit JP, et al. Paired-end mapping reveals extensive structural variation in the human genome. *Science*. 2007; 318(5849): 420−426.

[8] Karakoc E, Alkan C, O'Roak BJ, et al. Detection of structural variants and indels within exome data. *Nat Methods*. 2011; 9(2): 176−178.

[9] Nijkamp JF, van den Broek MA, Geertman JM, et al. De novo detection of copy number variation by co-assembly. *Bioinformatics*. 2012; 28(24): 3195−3202.

[10] Pinkel D, Albertson DG. Comparative genomic hybridization. *Annu Rev Genomics Hum Genet*. 2005; 6: 331−354.

[11] Rehm HL, Berg JS, Brooks LD, et al. ClinGen−the Clinical Genome Resource. *N Engl J Med*. 2015; 372(23): 2235−2242.

[12] Richards S, Aziz N, Bale S, et al. Standards and guidelines for the interpretation of sequence variants: a joint consensus recommendation of the American College of Medical Genetics and Genomics and the Association for Molecular Pathology. *Genet Med*. 2015; 17(5): 405−424.

[13] Rahman N. Realizing the promise of cancer predisposition genes. *Nature*. 2014; 505(7483): 302−308.

[14] Kalia SS, Adelman K, Bale SJ, et al. Recommendations for reporting of secondary findings in clinical exome and genome sequencing, 2016 update (ACMG SF v2.0): a policy statement of the American College of Medical Genetics and Genomics. *Genet Med*. 2017; 19(2): 249−255.

[15] Evans JP, Burke W. Genetic exceptionalism. Too much of a good thing? *Genet Med*. 2008; 10(7): 500−501.

[16] Clayton EW, Haga S, Kuszler P, et al. Managing incidental genomic findings: legal obligations of clinicians. *Genet Med*. 2013; 15(8): 624−629.

[17] Roberts JS, Gornick MC, Carere DA, et al. Direct-to-consumer genetic testing: user motivations, decision making, and perceived utility of results. *Public Health Genomics*. 2017; 20(1): 36−45.

[18] Check Hayden E. The rise and fall and rise again of 23andMe. *Nature*. 2017; 550(7675): 174−177.

[19] Roa BB, Boyd AA, Volcik K, et al. Ashkenazi Jewish population frequencies for common mutations in BRCA1 and BRCA2. *Nat Genet*. 1996; 14(2): 185−187.

[20] McClain MR, Palomaki GE, Nathanson KL, et al. Adjusting the estimated proportion of breast cancer cases associated with BRCA1 and BRCA2 mutations: public health implications. *Genet Med*. 2005; 7(1): 28−33.

[21] Le DT, Uram JN, Wang H, et al. PD-1 Blockade in tumors with mismatch-repair deficiency. *N Engl J Med*. 2015; 372(26): 2509−2520.

[22]　Le DT, Durham JN, Smith KN, et al. Mismatch repair deficiency predicts response of solid tumors to PD-1 blockade. *Science*. 2017; 357(6349): 409−413.

[23]　Caputo F, Santini C, Bardasi C, et al. BRAF-mutated colorectal cancer: clinical and molecular insights. *Int J Mol Sci*. 2019; 20(21): 5369.

[24]　Mensenkamp AR, Vogelaar IP, van Zelst-Stams WA, et al. Somatic mutations in MLH1 and MSH2 are a frequent cause of mismatch-repair deficiency in Lynch syndrome-like tumors. *Gastroenterology*. 2014; 146(3): 643−646.e8.

[25]　Geurts-Giele WR, Leenen CH, Dubbink HJ, et al. Somatic aberrations of mismatch repair genes as a cause of microsatellite-unstable cancers. *J Pathol*. 2014; 234(4): 548−559.

[26]　Xicola RM, Clark JR, Carroll T, et al. Implication of DNA repair genes in Lynch-like syndrome. *Familial Cancer*. 2019; 18(3): 331−342.

[27]　Xavier A, Olsen MF, Lavik LA, et al. Comprehensive mismatch repair gene panel identifies variants in patients with Lynch-like syndrome. *Mol Genet Genomic Med*. 2019; 7(8): e850.

[28]　Castillejo A, Vargas G, Castillejo MI, et al. Prevalence of germline MUTYH mutations among Lynch-like syndrome patients. *Eur J Cancer*. 2014; 50(13): 2241−2250.

[29]　Jansen AM, van Wezel T, van den Akker BE, et al. Combined mismatch repair and POLE/POLD1 defects explain unresolved suspected Lynch syndrome cancers. *Eur J Hum Genet*. 2016; 24(7): 1089−1092.

[30]　Fong PC, Boss DS, Yap TA, et al. Inhibition of poly(ADP-ribose) polymerase in tumors from BRCA mutation carriers. *N Engl J Med*. 2009; 361(2): 123−134.

[31]　Mateo J, Carreira S, Sandhu S, et al. DNA-repair defects and olaparib in metastatic prostate cancer. *N Engl J Med*. 2015; 373(18): 1697−1708.

[32]　Mirza MR, Monk BJ, Herrstedt J, et al. Niraparib maintenance therapy in platinum-sensitive, recurrent ovarian cancer. *N Engl J Med*. 2016; 375(22): 2154−2164.

第5章

乳腺癌

Juliana Costa, Mariya Rozenblit, Julia Foldi, Erin W. Hofstatter

■ 引言

乳腺癌是女性最常见的恶性肿瘤，仅2020年美国就有近276 500例病例确诊[1]。过去30年，乳腺癌的治疗有了显著改善，包括全身系统治疗、外科手术、放疗、分子分型、影像技术和设备革新等。尽管取得了巨大的进步，乳腺癌仍然是美国女性癌症死亡的第二大病因，2020年造成超过42 000人死亡。

随着乳腺癌的发病率和死亡率的提高，亟待对乳腺癌高危人群进行早期筛查及疾病预防。现有的乳腺癌筛查和预防策略包括基因检测、乳腺磁共振成像检查、化学预防性药物和降低肿瘤发病风险的预防性手术。但由于缺乏对诊疗高危患者的医疗机构人员进行有效培训，以上预防措施并未获广泛应用。

本章旨在介绍目前对乳腺癌高危人群的风险评估、基因检测和风险管理。具体包括乳腺癌的危险因素、家族史风险模型、基因检测的参考标准和结果判读，对具有家族遗传性乳腺癌综合征或家族史的高危人群的临床管理，以及家族遗传背景对乳腺癌治疗的影响进行探讨。

■ 乳腺癌风险评估

乳腺癌风险评估的目的是根据个人史或家族史确定高风险人群，尤其是确定需要接受遗传咨询和严密监测的人群。确立高风险人群能够有针对性地提供控制肿瘤发病风险的措施，如加强筛查、预防性手术及药物干预。此外，基于风险评估，可以通过合理的筛查方法和生活方式改善来降低基因突变携带或非携带者罹患乳腺癌等肿瘤的风险。

乳腺癌的风险因素

乳腺癌的风险因素大致被分为六大类，即人口学特征、家族/遗传因素、生育/激素因素、生活方式、个人史和其他风险因素。本章将详细探讨上述每个分类并总结于表5.1。

需要指出的是，风险因素与乳腺癌发生之间的关联程度不尽相同。乳腺癌的主要风险因素包括年龄、女性性别、高外显性基因突变、乳腺癌家族史、胸部射线暴露、既往有乳腺癌史和乳腺不典型增生史[2]。在进行正式的乳腺癌风险评估时，这些特定因素均应纳入。

对个体而言，任何特定风险因素本身不会直接导致肿瘤发生；相反，肿瘤发生和发展通常被认为是多因素协同作用的结果，包括特定基因与特定的环境暴露、生活习惯的相互作用，最终导致某类细胞中DNA复制错误概率超过肿瘤发展的阈值，从而诱发癌

表 5.1　乳腺癌风险因素					
人口学特征	家族 / 遗传	生育 / 激素	生活方式	个人史	其他
*性别 *年龄 　种族	*家族史 *遗传倾向	初潮年龄 首次足月妊娠年龄 母乳喂养 口服避孕药 绝经时间 激素替代治疗	肥胖 体重增加 体育锻炼 饮食 饮酒 吸烟	*乳腺癌病史 *乳腺密度 *乳腺不典型病变 *胸部射线暴露	己烯雌酚 长期夜班工作

*主要 / 强风险因素（相对风险＞3）

症[2]。乳腺癌的发展同样非常复杂，无法通过单一因素解释为何个体会罹患乳腺癌。普遍观点认为，乳腺癌的发生是基于个体基因背景并在长期外界打击下累积形成的。

进行乳腺癌风险评估时应该认识到有些风险因素是固定不变的，比如年龄、性别等人口学特征[2]；而有些是可变的，比如生活方式和体重等[3]，但那些主要风险因素通常是不可调整的。由于乳腺癌的发展是由多因素共同作用的，应建议女性注意可改善的风险因素，从而最大限度地降低乳腺癌的发生风险[3]。

人口学特征

性别和年龄：性别和年龄是导致乳腺癌发生的两个最强风险因素，据估计，2020 年美国新增乳腺癌 271 000 例，其中男性约 2 620 例，女性发病率为男性的 150 倍[1]。乳腺癌的发病率随着年龄增长而增加，这和大多数上皮源性肿瘤类似，其中位诊断年龄约为 62 岁[1]。美国女性乳腺癌的终生发病风险为 12.4%，相当于每 8 名女性中就有 1 名乳腺癌患者。自 20 世纪 70 年代以来，其终生发病风险从 1/11 一直缓慢上升。这一上升归因于多种因素：预期寿命的提高、生育模式的变化、绝经后激素的应用、肥胖比例的提升，以及钼靶筛查的普及[4]。

美国男性乳腺癌占比不到 1%，据估计男性的终生发病风险约为千分之一[5]。与女性相比，男性乳腺癌在诊断时通常会出现更晚的疾病分期，这可能归咎于男性对乳腺癌认识缺乏，从而导致诊断延迟。男性乳腺癌的发病率同样随年龄而增加，最常见的确诊年龄在 60 ~ 70 岁[5]。一些其他因素会增加男性乳腺癌的风险，包括辐射暴露、BRCA1/2 突变、乳腺癌家族史，以及由 Klinefelter 综合征、男性乳房发育、饮酒、肝硬化、肥胖等疾病诱发的高雌激素状态[5]。

种族：如果按种族和出生率划分，乳腺癌发病率和死亡率存在差异，非西班牙裔白种人和非西班牙裔黑种人女性的发病率高于其他种族[6]。虽然非西班牙裔白种人女性在 65 ~ 84 岁发病率较高，但非西班牙裔黑种人女性在 40 岁前的发病率较高，并在各个年龄段都更容易死于乳腺癌[6]。这些结果需要更多、更深入的研究去探讨其生物学和社会因素的本质。

家族 / 遗传因素

家族史：乳腺癌家族史与男性和女性乳腺癌风险增加均有关[7]。当一级亲属（即父母、子女或兄弟姐妹）罹患乳腺癌时，风险增加程度最高[7]。与没有家族史的女性相比，有一个女性一级亲属患乳腺癌，风险将高出约 2 倍；如果有一位以上一级亲属患乳腺癌，风险高出 3 ~ 4 倍[7]，如果一级亲属在年轻时确诊或者为双乳癌，则风险更高。值得注意的是，大多数乳腺癌患者并没有家族史，仅15%～20%的乳腺癌与家族史有关[7]。

遗传易感性：遗传易感性和遗传性肿瘤综合征是非常强的乳腺癌风险因素之一，但仅占所有乳腺癌患者的约10%[7]。不同基因突变的相关风险不尽相同，*BRCA1/2*、*TP53*和*PALB2*等高外显性突变者罹患乳腺癌的终生风险接近50%～85%[7]。其他已知的遗传性乳腺癌突变，如*ATM*和*CHEK2*，具有中等或较低的外显风险，所致终生发病风险接近20%～40%[7]。该部分内容将在本章进行更详尽的讨论。

生育/激素因素　总体而言，月经期的长短，尤其是首次足月妊娠前的月经期长短，对女性乳腺癌的终生发病风险有重大影响。女性一生中初潮年龄、初产年龄和绝经年龄，均与乳腺癌风险变化相关[8]。改变激素水平的其他因素，如激素替代疗法、避孕药和母乳喂养，也会影响乳腺癌风险[9]。

初潮年龄：美国女性初潮的平均年龄为12～13岁。12岁之前初潮的女性被认为一生中患乳腺癌的风险略有增加，而月经初潮较晚者似乎风险有所降低[10]。

首次足月妊娠的年龄：与生育年龄较大或未产妇相比，35岁或以下首次足月产的妇女，终生罹患乳腺癌的风险似乎较低[11]。一项研究显示，与20岁前生育的女性相比，35岁以后生育的女性患乳腺癌的风险高出40%[11]，多次妊娠似乎也降低了乳腺癌的发病风险[11]。然而在足月产后的第一个10年内，乳腺癌发病风险似乎有短暂的小幅度增加，尤其是头胎年龄较大的妇女，但这种风险会随着时间推移而逐渐下降[11]。

绝经年龄：美国女性的平均绝经年龄约为52岁。绝经期较晚（即55岁以后）已被证实会增加患乳腺癌风险[12]，而较早绝经可以起到保护作用。一项研究表明，绝经时间早于中位年龄（52岁）10年，可将乳腺癌终生风险降低约35%[12]。

母乳喂养：大量研究结果表明，母乳喂养一年或更长时间会略微降低女性终生乳腺癌的风险，喂养时间越长风险下降越多[13]。据估计，母乳喂养每12个月的风险降低约为4%，这可能是因母乳喂养会抑制月经或哺乳期乳房结构发生变化，但确切机制目前仍不清楚[13]。

口服避孕药：早期的研究结果显示，避孕药与乳腺癌风险增加有关，但近期越来越多的研究却报道了不同的结果[14]。最近一项大型观察性队列研究评估了避孕药使用与乳腺癌风险之间的关系，发现使用激素避孕药的女性患乳腺癌的风险在统计学上高于从未使用激素避孕药的女性[14]。在使用仅含孕激素的宫内节育器（IUD）的女性中也发现风险增加[14]。然而，值得注意的是，在最近使用激素类避孕药的数据中，乳腺癌的绝对增长约为每年13/10万，即每年在7 690名使用避孕药的人群中会增加1名乳腺癌患者[14]。重要的是，在停用避孕药5年后风险不再增加，即使长期应用避孕药的女性也是如此。其他研究还没有显示停用激素避孕药后持续存在风险的证据。因此，虽然最初对高风险女性通常推荐非激素避孕方法，但口服避孕药不是禁忌，应结合临床指征合理使用。

激素替代疗法：绝经后接受雌孕激素联合的激素替代疗法（HRT）可能增加乳腺癌风险，但观察到的绝对风险增加不大。停止治疗后风险会有所降低，但依旧持续存在。然而单纯雌激素的HRT似乎不会像雌孕激素联合那样增加乳腺癌风险，一些研究甚至显示出降低风险的趋势[15, 16]。但是绝经后使用单纯雌激素进行HRT与子宫内膜癌的发病率增加有关，因此这种方案在全子宫切除术后的妇女中应用更为安全[2]。

生活方式　肥胖、饮食习惯和体育活动等属于可以改变的危险因素，近年来在乳腺癌流行病学中也越来越受到关注。

肥胖：与瘦长型女性相比，超重女性绝经后罹患乳腺癌的风险高出约1.5倍，而肥胖女性高出约2倍，最可能原因是肥胖导致脂肪组织产生更高的雌激素水平[17]。此外，肥胖与2型糖尿病有关，2型糖尿病最近被证实可能增加绝经后乳腺癌的风险[18]。相比之下，肥胖似乎可以预防40～49岁绝经前女性的乳腺癌，其机制尚不清楚，但似乎仅限于激素受体（HR）阳性乳腺癌的预防[19]。

体重增加：体重增加本身也与乳腺癌有关。一项大型荟萃分析结果显示，成年人体重每增加5 kg，绝经后乳腺癌的风险就会增加约11%[20]。体重减轻与乳腺癌风险的降低没有类似的关系，这可能与体重减轻并非持续性有关。

体育锻炼：有规律的体育锻炼可以降低包括乳腺癌在内的多种肿瘤风险，其保护作用与体重指数（BMI）无关。美国癌症协会推荐的体育活动包括每周至少150 min的中等强度运动[21]。

饮食：饮食与乳腺癌的关系一直存在争议，也是一个热点研究领域。有证据表明大量食用水果和（或）蔬菜可能会降低HR阴性乳腺癌的风险，这可能与水果蔬菜中的类胡萝卜素和微量营养素较高有关[22]。美国癌症协会提出的其他具体饮食建议还包括：以植物为主的饮食、限制红肉和加工肉类，以及增加全谷物的摄入[21]。非专业人士普遍认为，摄入大豆会增加患乳腺癌的风险，但迄今为止尚未有研究结果确定大豆与乳腺癌风险之间存在明确联系[23]。

酒精：大量研究表明，平均每天摄入10 g酒精（约一种标准酒精饮料），会增加女性7%～10%的乳腺癌发病风险[21]。关于饮酒程度并无定论[24]。

烟草：一些研究发现吸烟会增加乳腺癌风险，特别是在首次妊娠前开始吸烟及长期重度吸烟者中更明显，但也有一些研究并未发现吸烟的风险[25]。鉴于烟草和酒精的双重作用报道较多，单纯烟草与乳腺癌风险的关联没有明确定论。

个人史

既往乳腺癌病史：既往患有乳腺癌也会影响乳腺癌再次发病的风险。曾罹患乳腺癌的女性，尤其是40岁之前确诊的人群，患对侧乳腺癌的风险更高。导管原位癌（ductal carcinoma in situ，DCIS）被认为是浸润性乳腺癌的前驱病变，并与新发浸润性癌的风险相关。与没有DCIS病史的女性相比，患有DCIS的女性罹患浸润性癌的风险可能性高出10倍左右[25]。乳腺癌诊断后，第二原发乳腺癌的风险通常以每年0.5%～1%的增幅累积增加[26]。

乳腺不典型病变：小叶原位癌（lobular carcinoma in situ，LCIS）并不是浸润性癌的前驱病变，而是发生乳腺癌的重要危险因素[27]。患有LCIS的女性任一乳房发生浸润性癌的可能性是没有LCI的女性的7～12倍[26]，每年有1%～2%的浸润性癌发生风险[26]。非典型性病变如非典型导管增生（atypical ductal hyperplasia，ADH）和非典型小叶增生（atypical lobular hyperplasia，ALH）的存在提示乳腺癌风险增加4～5倍[28]。ADH和ALH的具体风险可以用乳腺癌风险评估工具（breast cancer risk assessment tool，BCRAT），也称为Gail模型进行评估，本章后文会进行介绍[29]。普通增生性病变和非增生性病变，如纤维腺瘤和纤维囊性病变，不会增加乳腺癌风险。

乳腺腺体致密：钼靶提示乳腺腺体致密的女性终生患乳腺癌的风险更高[29, 30]。乳腺组织的致密度只能通过钼靶检查来确定[30]。当＞50%的乳房区域为纤维或腺体组织，而非脂肪组织时，则被视为乳腺腺体致密。年龄40～74岁的女性中约43%拥有致密乳腺[31]。乳腺致密可分为"不均质致密"（约40%）或"极度致密"（约10%）两类[31]。就发病风险而言，"极度致密"的女性风险比腺体含脂肪比例高的女性多出4倍[31]。乳腺密度增加者发病风险的具体病因学机制尚不明确，但可以明确它是乳腺癌的独立风险因素，而不仅仅因为其影响钼靶对乳腺肿瘤的筛查[32]。乳房密度受多种因素影响，口服避孕药（OCP）和HRT均可能增加腺体密度，而衰老和化学预防则可以降低腺体密度[33]。

辐射暴露：在10～30岁接受高剂量胸部放疗（如霍奇金淋巴瘤）的女性，其终生乳腺癌风险增加2倍[29]。当辐射暴露发生于青春期、乳房组织开始发育时，风险似乎最大[29]。乳腺癌风险的增加多起始于辐射暴露约8年后，并在之后30多年的中持续升高[29]。

其他乳腺癌风险因素

己烯雌酚：己烯雌酚（DES）在20世纪40—60年代用于降低孕妇的流产风险。现在人们认识到，服用DES可增加乳腺癌发病风险约30%[34]。此外，母亲在妊娠期间如服用DES，女儿患乳腺癌的风险也可能略高[34]。

长期夜班工作：长期夜班可能略微增加乳腺癌发病风险，特别是对刚成年的人群影响比较明显[35]。这一现象被认为与夜间的光线暴露导致褪黑素产生中断有关，因为褪黑素除了调节睡眠，还可能抑制微小肿瘤生长，防止新肿瘤的形成[35]。这一关联仍需要更多的研究来证实。

与乳腺癌相关的未知因素　有些因素可能被认为与乳腺癌有关，但并没有得到循证证实。例如，早期研究显示堕胎与乳腺癌风险增加有关，但此后大量证据推翻了这一观点[36]。也没有证据表明隆胸与乳腺癌风险之间存在关联[37]。染发剂、止汗剂、手机使用、文胸和糖摄入等，都没有证据显示会增加乳腺癌风险[38]。

乳腺癌风险评估的实践

为了使风险评估更加个体化，应尽可能完整收集风险因素信息并转化为个人风险评估。这可以通过：① 确认和诊断遗传性肿瘤综合征（已知乳腺癌终生发病风险估计值）；② 在未发现遗传性综合征的患者中使用已经被验证的风险模型，如IBIS风险模型。

对遗传性乳腺癌综合征和基因检测适应证的确认　美国国家综合癌症网络（NCCN）制订了全面的指南，帮助筛选可能受遗传性乳腺癌综合征影响的人群。除进行全面的病史、手术史询问和体检以外，应特别注意发育异常或皮肤病变，并收集患者详细的家族史（包括母系和父系三代谱系及种族）[29]。每个家庭成员的肿瘤类型、是否为双侧肿瘤、诊断年龄等信息均应包括在内[29]。还应确定家族中是否有人接受过基因检测及检测时间[29]。

家族史有时会误导乳腺癌风险评估，导致高估或低估[29]。如果家庭成员接受了化学预防或预防性手术、家族史未知、一二级亲属中女性少于2人时，家族性致病性突变的风险就可能被低估[7]。而有些家族似乎患有多种癌症，但事实上可能与家族成员暴露于吸烟、饮酒、肥胖等共有的肿瘤风险因素有关，而非携带遗传性致癌基因，这时候可能导致高估[27]。

遗传性乳腺癌综合征"危险信号"：基因检测的适应证　当遇到以下"危险信号"时，应将患者转诊遗传咨询专家。NCCN和其他指南已详细概述了这些"危险信号"[7]，汇总在表5.2中。一般而言，对于遗传咨询和检测最重要的危险信号包括以下个人史或家族史：

• 患者或家庭成员中存在已知的遗传致病突变。

- 犹太裔种族，有乳腺癌、卵巢癌、胰腺癌、前列腺癌的个人史或家族史。
- 50 岁之前确诊乳腺癌。
- 单纯母系或单纯父系中多个家族成员（2 个或 2 个以上）罹患乳腺癌，特别是有 50 岁前确诊的成员。
- 单个家族成员同时患有多种恶性肿瘤，如双乳癌或乳腺癌并发卵巢癌。
- 60 岁前确诊为"三阴性"（雌激素受体、孕激素受体和 HER-2 阴性）乳腺癌。
- 任何年龄的卵巢癌。
- 任何年龄的男性乳腺癌。
- 任何年龄的胰腺癌。
- 高级别（Gleason 评分大于 7 分）或转移性前列腺癌。
- 过时的检测（2013 年前完成的基因检测，应参考新的判读标准）。

如果发现一个或多个"危险信号"，应立即转诊给遗传咨询顾问。

　　基因检测　所有接受基因检测者在检测前都应接受特定的科普宣教，以了解基因检测需要提供哪些信息，以及可能的获益和风险。遗传检测及咨询的基本内容请参阅本书第 4 章。简而言之，患者应了解基因检测的几个关键特征，包括检测类型、可能的结果、检测前的准备；测试完成后应对测试结果进行咨询。接下来重点介绍基因咨询和检测的几个关键要素。

　　多基因检测：二代测序技术可同时检测与多种肿瘤相关的多组基因，通常称为

表 5.2　遗传性乳腺癌综合征"危险信号"

家族致病突变	患者或家庭成员中存在已知的遗传致病突变	
过时的检测	符合任何其他标准但进行有限/单基因检测的个体（2013 年前）	
个人乳腺癌病史加上个人史或家族史	45 岁之前诊断的乳腺癌	60 岁前诊断的三阴性乳腺癌
	46～50 岁诊断的乳腺癌，伴有以下任意情况： a）家族史未知 b）任何年龄段的第二原发乳腺癌 c）≥1 名患有乳腺癌、卵巢癌、胰腺癌或前列腺癌的血缘亲属	在任何年龄段发生乳腺癌，伴有以下情况： a）德裔犹太人血统 b）≥1 名血缘亲属在 ≤50 岁时罹患卵巢癌、胰腺癌或前列腺癌 c）近亲中 ≥3 例乳腺癌患者的诊断
	任何年龄段的男性乳腺癌	任何年龄段的上皮性卵巢癌
	任何年龄段的胰腺内分泌癌	任何年龄段的转移性或导管内前列腺癌
	高级别（≥7 分）前列腺癌伴有： a）德裔犹太人血统 b）≥1 名血缘亲属在 ≤50 岁时罹患卵巢癌、胰腺癌或前列腺癌 c）≥2 名患有乳腺癌或前列腺癌的近亲（不论年龄、级别）	转移性乳腺癌有助于系统治疗决策（如 PARP 抑制剂）
肿瘤家族史	一级或二级血缘亲属符合任何相关标准的受影响或未受影响个体	受影响或未受影响的个人，不符合上述列出的标准，但有可能 ≥5% 的基于概率模型的 *BRCA1/2* 致病性突变（Tyler Cuzick、BRCAPro 等）

"panel检测"或"多基因检测"。大多数接受基因检测的患者都会进行多基因检测，因为这是用于诊断遗传综合征性价比最高的方法。多基因检测的规模从几个到几百甚至更多特定基因不等。患者应该被告知，目前对基因检测panel中的许多基因的功能及肿瘤相关风险的了解仍属有限。

意义不明的基因突变：随着基因检测技术的发展，尤其是在同时检测多个基因的情况下，越来越多的意义不明的基因突变（VUS）被发现[7]。事实上，VUS非常常见，在多基因检测结果中VUS的出现率高达30%～40%[39]。VUS与肿瘤风险无关，临床上可予忽略[7]。但有时会让患者感到困惑，因此测试之前应向患者充分告知可能出现的此类情况。

阴性检测结果的解读：检测结果可能解释也可能无法解释肿瘤家族史。换句话说，阴性基因检测结果并不能完全排除有乳腺癌家族史者罹患乳腺癌的风险，并且大多数接受检测的女性都可能得到阴性结果[7]。因此，检测前后的遗传咨询有助于解读和应用基因检测结果，也有助于让患者了解，阴性结果依然存在风险[7]。

歧视和隐私保护：美国的联邦法律《遗传信息非歧视法》（GINA 2008）保护患者免受医疗保险和就业歧视[40]。但是目前并没有针对人寿保险或长期治疗保险的法律保护，所以患者最好在接受基因检测前，了解好相关法律法规。

直接面向消费者的基因检测*：直接面向消费者（DTC）的基因检测在过去20年中应用日益广泛。必须明确，所有用于诊断的检测都应在经过临床实验室改进修正案（clinical laboratory improvement amendments，CLIA）认证的实验室中进行。从商业化的检测机构得到的结果，如23andMe或ancestry.com等，通常基于单核苷酸多态性（SNP）微阵列检测获得，并未完全经过临床研究验证，其错误率可能较高[41, 42]。当然也有一些是准确性较高的情况，比如23andMe公司所检测的德裔犹太人中较高出现3种*BRCA1/2*基因突变检测结果[41]。即便这种检测结果可靠，但从DTC公司获得的基因检测结果还是可能会是误导医患，因为有数百种已知的*BRCA*突变和其他几种肿瘤相关遗传基因并不包括在这些商业化的DTC检测范围内。因此，医师应始终根据指南推荐的标准确定患者风险，指导遗传咨询[42]。如果根据传统标准怀疑患者遗传风险增加，应由基因咨询师再次确认所有DTC结果，无论是阳性还是阴性结果。

肿瘤测序：乳腺癌或其他肿瘤患者可能会通过对肿瘤组织的基因测序寻找治疗靶点。对肿瘤的测序通常提供体细胞突变，而并非胚系突变；这也意味着大多数针对肿瘤组织的测序可能会遗漏或低估胚系突变[43]。相反，*TP53*等一些常见的体细胞突变可能是肿瘤细胞特有的，而不存在于胚系中[44]。因此，在确认肿瘤风险时，肿瘤测序分析不能也不应取代传统的胚系检测[44]。

家族性乳腺癌的风险模型 如上文所述，所有具有强乳腺癌家族史的女性都应接受基因检测。但多数情况是基因测试无法识别所有遗传性肿瘤综合征。因此应专门设计用于预测家族风险的风险评估模型。已有多个旨在根据家族史评估乳腺癌风险的模型被开发，包括IBIS风险模型、Claus模型和BOADICEA模型等。下文将详细讨论这些风险评

---

* 译者注：美国FDA批准23andMe公司可开展直接面向消费者（DTC）的肿瘤风险基因测试，即公司可以在没有医师处方的情况下，直接向消费者提供他们的BRCA1和BRCA2基因上是否存在3种特定基因变异的信息。尽管携带这些基因变异者罹患乳腺癌、卵巢癌和前列腺癌的风险显著提高，但很多携带BRCA1或BRCA2基因变异者的直系亲属中并无肿瘤家族史。在这种情况下，这些人不会被建议接受肿瘤遗传风险检测。

估模型。

　　IBIS 风险模型：也被称为 Tyrer–Cuzick 模型，最初是为高危患者创建的，现在已被应用于全面评估所有可提供家族史信息者罹患乳腺癌风险[2]。IBIS 模型是目前临床上最常用家族风险模型之一。该模型可以通过网络链接免费在线访问，该模型最新版本的链接为http://www.ems-trials.org/riskevaluator/.

　　IBIS 模型旨在估算 5～10 年内患乳腺癌的风险，以及 85 岁前患乳腺癌的风险，是早期将遗传风险因素和非遗传风险因素共同纳入评分的模型之一[45, 46]。该模型允许建立一个简单的三代谱系，包括已知的乳腺癌和卵巢癌病史、犹太人种族、患者和家族内 *BRCA1/2* 基因突变情况。模型中非遗传性风险因素包括：当前年龄、初潮年龄、绝经年龄、初产年龄、身高/体重（BMI）、HRT 史和不典型增生或 LCIS 史[46]。乳房腺体致密度最近也被添加到了 IBIS 模型中。IBIS 风险模型输入及其输出界面如图 5.1 所示[46]。

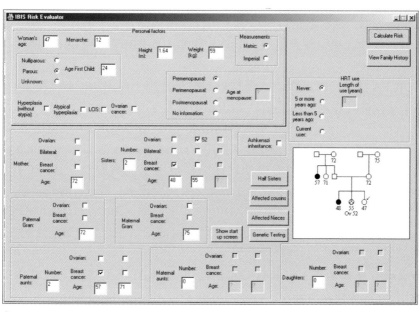

A

按"计算风险"按钮后　　　　　　　　　按"打印预览"后

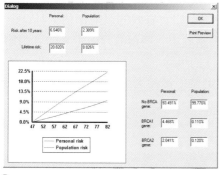
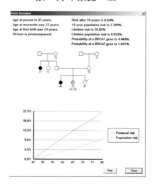

B

图 5.1　IBIS 风险模型样本数据输入和输出。A. 样本数据输入；B. 样本输出。数据来自 Kurian AW, Hughes E, Bernhisel R, et al. Performance of the IBIS/Tyrer-Cuzick(TC) Model by race/ethnicity in the Women's Health Iniative, J Clin Oncol. 2020; May 20; 38 (15 Suppl): 1503

需要认识到没有一个风险模型是100%准确的，基于相关信息不同模型计算出的风险可能会有很大差别。需要注意的是，风险评估的目的是为临床提供建议，所以需要临床判断来解释每一个体的风险，以避免高估风险可能导致的过度检测和治疗。已知IBIS模型在某些情况下可能高估风险，特别是对西班牙裔、乳腺组织致密及LCIS或乳腺异型性患者[47]。存在上述因素时，应谨慎解释模型结果，并考虑使用其他替代模型，以避免高估风险。

同样需要注意的是，肿瘤风险会随着女性年龄的增加和其他因素的变化而变化。年轻女性的终生患癌风险始终大于老年人，因为其当前年龄与预期寿命间的时间跨度更大[46]。因此，随着年龄增长和风险因素的变化，风险评分应每隔几年更新一次。

Claus模型：Claus模型是早期被用于评估家族性乳腺癌风险的模型之一。虽然该模型考虑了家庭中父系和母系亲属的数量、程度及乳腺癌患者的确诊年龄[2]，但该模型没有考虑任何其他风险因素。此外，该模型风险的推导是基于20世纪80年代 *BRCA1/2* 被发现之前的数据，这些数据可能高估了阴性基因检测背景下的家族风险。尽管Claus模型已被引入各种乳腺癌筛查指南，但其他模型（如IBIS模型）能提供更准确、更个体化的评估。

BOADICEA模型：BOADICEA模型最初被设计用于预测 *BRCA1/2* 突变的概率，但现在常用于家族性乳腺癌风险评估[2]。该模型顾及了更广泛的家族史，包括乳腺癌和卵巢癌史，较之于其他模型覆盖了更多基因因素[48-50]。BOADICEA模型还纳入了生活方式和激素等风险因素。该模型可在线免费使用：https://ccge.medschl.cam.ac.uk/boadicea/.

BRCAPRO模型：BRCAPRO模型设计同样是用于预测 *BRCA1* 或 *BRCA2* 携带者罹患乳腺癌的风险。BRCAPRO模型结合了 *BRCA1/2* 突变频率、携带者的外显率，以及一二级亲属确诊年龄[2]。与IBIS模型和BOADICEA模型不同，BRCAPRO模型不考虑非遗传风险因素或任何其他遗传信息[2]。因此，该模型可能低估伴有其他致病性突变、多基因成分、非遗传因素所导致的肿瘤风险[2]。

乳腺癌风险评估工具（BCRAT/Gail模型）：BCRAT模型也称为改良版Gail模型，最初由美国国家癌症研究所开发，旨在评估35岁以上女性5年内和终生罹患乳腺癌的风险[2]。BCRAT模型包含特定的乳腺癌风险因素，如当前年龄、初潮年龄、初产年龄、患乳腺癌的一级亲属人数、良性活检次数、不典型增生及种族[51]。该模型可在线免费使用：http://www.cancer.gov/bcrisktool.

BCRAT模型被认为是伴有乳腺不典型增生妇女有效的风险评估工具，但它严重低估了 *BRCA1/2* 突变、其他基因突变、乳腺癌家族史、胸部放疗所带来的乳腺癌风险[52]。BCRAT模型也可能高估或低估非白种人女性的风险[52]。尽管目前正在进行研究以提高BCRAT模型的准确性，但该模型最适合的定位应该是无强烈家族史和（或）患有ADH或ALH女性的一般评估。

■ 遗传性乳腺癌综合征患者的处理

对有遗传倾向和明确家族史的女性，乳腺癌风险管理的具体内容应包括制订筛查和预防策略。美国国家综合癌症网络（NCCN）为不同的遗传性肿瘤综合征制订了详细的管理指南，并每年进行更新，最新的内容可以在nccn.org上找到，本章节所涉内容汇总于表5.3[7]。

表 5.3　遗传性肿瘤风险管理				
	乳腺癌风险和管理	卵巢癌风险和管理	其他肿瘤风险和管理	备注 #
ATM	• 风险：中度增加 • 钼靶检查：40岁开始，每年一次 • MRI：40岁开始，考虑每年一次 • RRM：证据不足，根据FH进行管理	• 风险：可能增加 • RRSO：证据不足，根据FH进行管理	• 胰腺癌：可能增加；考虑根据FH进行筛查	• c.7271T＞G位点突变可能具有更高的乳腺癌风险 • 为后代患常染色体隐性疾病的风险提供咨询 • 如果临床上有放疗指征，无须避免
BARD1	• 风险：可能增加；根据FH进行管理	• 风险：增加的证据不足	• 其他肿瘤风险的证据不足	
BRCA1	• 风险：高度增加 • 钼靶检查：30岁开始，每年一次 • MRI：25岁开始，每年一次 • RRM：讨论选择	• 风险：增加 • RRSO：考虑在35～40岁进行	• 胰腺癌：风险可能增加；考虑根据FH进行筛查 • 前列腺癌：考虑从49岁开始筛查 • 黑色素瘤：考虑每年进行皮肤和眼科检查	
BRCA2	• 风险：高度增加 • 钼靶检查：每年一次，从30岁开始 • MRI：每年一次，从25岁开始 • RRM：讨论选择	• 风险：增加 • RRSO：考虑在40～45岁进行	• 胰腺癌：风险可能增加；考虑根据FH进行筛查 • 前列腺癌：考虑从40岁开始筛查 • 黑色素瘤：考虑每年进行皮肤和眼科检查	• 为后代患常染色体隐性疾病的风险提供咨询
BRIP1	• 风险：可能增加；根据FH进行管理	• 风险：增加 • RRSO：考虑在45～50岁进行	• 其他肿瘤风险的证据不足	• 为后代患常染色体隐性疾病的风险提供咨询
CDH1	• 风险：高度增加 • 钼靶检查：30岁开始，每年一次 • MRI：30岁开始，每年一次 • RRM：证据不足，根据FH进行管理	• 不增加风险	• 弥漫性胃癌：风险高度增加，以降低胃癌风险为目标的胃切除术的推荐年龄为18～40岁	• 对无胃癌FH的患者，与积极筛查和定期活检相比，胃切除术有较大争议
CHEK2	• 风险：中度增加 • 钼靶检查：40岁开始，每年一次 • MRI：40岁开始，每年一次 • RRM：证据不足，根据FH进行管理	• 不增加风险	• 结肠癌：风险可能增加；考虑从40岁开始进行结肠镜筛查，间隔时间为5年	• c.I157T变异体可能会降低患乳腺癌的风险

	乳腺癌风险和管理	卵巢癌风险和管理	其他肿瘤风险和管理	备注 [#]
NBN	<ul><li>风险：仅657del5突变者增加</li><li>钼靶检查：40岁开始，每年一次</li><li>MRI：40岁开始，考虑每年一次</li><li>RRM：证据不足，根据FH进行管理</li></ul>	<ul><li>风险：可能增加</li><li>RRSO：证据不足，根据FH进行管理</li></ul>	<ul><li>其他肿瘤风险的证据不足</li></ul>	<ul><li>为后代患常染色体隐性疾病的风险提供咨询</li></ul>
NF1	<ul><li>风险：仅在50岁之前增加</li><li>钼靶检查：30岁开始，每年一次</li><li>MRI：30 ～ 50岁进行，考虑每年一次</li><li>RRM：证据不足，根据FH进行管理</li></ul>	<ul><li>不增加风险</li></ul>	<ul><li>恶性周围神经鞘瘤，GIST，其他</li></ul>	<ul><li>推荐转诊至NF1专家进行管理</li></ul>
PALB2	<ul><li>风险：根据FH，中度增加至高度增加</li><li>钼靶检查：40岁开始，每年一次</li><li>MRI：30岁开始，考虑每年一次</li><li>RRM：证据不足，根据FH进行管理</li></ul>	<ul><li>风险：可能增加</li><li>RRSO：证据不足，根据FH进行管理</li></ul>	<ul><li>胰腺癌：风险增加；根据FH进行筛查</li></ul>	<ul><li>为后代患常染色体隐性疾病的风险提供咨询</li></ul>
PTEN	<ul><li>风险：高度增加</li><li>钼靶检查：30岁开始，每年一次</li><li>MRI：30岁开始，考虑每年一次</li><li>RRM：讨论选择</li></ul>	<ul><li>不增加风险</li></ul>	<ul><li>子宫内膜癌：考虑在35岁之前进行筛查；可在生育完成后行子宫切除术</li><li>甲状腺癌：从7岁开始每年一次超声检查</li><li>结肠癌：35岁前进行筛查，每5年一次</li><li>肾细胞癌：40岁开始每1 ～ 2年进行一次超声检查</li><li>黑色素瘤：每年一次皮肤检查</li><li>脑肿瘤：不需要常规筛查，除非有症状</li></ul>	
RAD51C/D	<ul><li>风险：可能增加；根据FH进行管理</li></ul>	<ul><li>风险：增加</li><li>RRSO：考虑在45 ～ 50岁进行</li></ul>	<ul><li>其他肿瘤风险证据不足</li></ul>	<ul><li>为后代患常染色体隐性疾病的风险提供咨询（RAD51C）</li></ul>

续　表

	乳腺癌风险和管理	卵巢癌风险和管理	其他肿瘤风险和管理	备注 #
STK11	• 风险：高度增加 • 钼靶检查：30岁开始，每年一次 • MRI：25岁开始，每年一次 • RRM：证据不足，根据FH进行管理	• 风险：增加 • RRSO：证据不足，根据FH进行管理	• 胃肠道肿瘤：从青少年开始每2～3年接受一次结肠镜检和上消化道内镜检查；在8岁时（基线）接受小肠检查，在18岁开始每2～3年检查一次 • 胰腺癌：30～35岁开始筛查 • 妇科肿瘤：从18岁起每年接受PAP；考虑30岁时进行卵巢和子宫内膜筛查 • 良性泌尿生殖系统疾病：评估性早熟；10岁开始接受每年一次睾丸检查 • 肺癌：戒烟咨询	
TP53	• 风险：高度增加 • 钼靶检查：30岁开始，每年一次 • MRI：20岁开始，考虑每年一次 • RRM：讨论选择	• 不增加风险	• 多种肿瘤风险：软组织肉瘤、骨肉瘤、结肠癌、胃癌、中枢神经系统肿瘤、肾上腺皮质癌、白血病等 • Toronto/NCCN的筛查建议： – 每6～12个月进行一次CPE，包括神经系统检查 – 从25岁开始，每2～5年接受一次结肠镜检和上消化道内镜检查 – 18岁起每年一次皮肤检查 – 每年一次全身MRI – 每年一次脑部MRI – 考虑每年一次腹部和盆腔超声	

开始筛查的年龄可以根据家族史（通常比家族中最年轻确诊者的诊断年龄提前5～10年，但不晚于表中所述）或特定基因变异进行调整。RRM，以降低风险为目标的预防性乳腺切除术；RRSO，以降低风险为目标的卵巢及输卵管切除术；FH，家族史；CPE，全面的体格检查。数据来源：Daly M B, Pilarski R, Yurgelun M B, et al. NCCN guidelines insights: genetic/familial high-risk assessment: breast, ovarian, and pancreatic, version 1.2020, J Natl Compr Canc Netw, 2020, 18(4): 380-391

乳腺癌筛查，一般基于患者风险度来选择筛查方式和检测频率，包括钼靶、超声、MRI和（或）临床体检等筛查方式[29]。筛查还应基于遗传综合征或家族史的具体情况，对其他系统或器官进行筛查[7]。对患者而言，重要的是理解筛查虽然能有效地发现早期肿瘤，但不能阻止肿瘤的发生和发展。

应与患者一起探讨和制订降低风险的策略，具体方案应根据遗传综合征和家族史有所差异，但基本要素应包括3方面：① 手术方案；② 降低风险的药物；③ 生活方式的改变[2]。患者还应根据需要接受心理社会支持，并了解遗传综合征对后代及其他家庭成员的影响。

遗传性乳腺癌的管理不应该是"一刀切"。首先，不同类型的遗传综合征具有不同的乳腺癌风险，例如，*BRCA1/2*等高外显率基因突变具有相当高的终生患癌风险，而中等外显率基因携带者的风险则相对较小（图5.2）。此外，即使基因突变相同，家庭成员和不同家庭之间的个体肿瘤风险也各不相同[7]。制订风险管理计划时，应考虑的因素包括患者年龄、特定基因突变、家族史、其他疾病风险、患者对肿瘤风险的理解及短期目标。我们注意到，患者的目标和价值观会随时间的推移而改变；如生育的愿望与20～30岁的*BRCA*携带者密切相关，但与年过40岁的携带者不再相关。因此，预防性乳房切除术和卵巢切除的实施时机也因人而异。总体而言，不存在唯一"正确"方法对遗传性乳腺癌综合征患者进行风险管理；相反，需要个体化的平衡患者最大获益与风险，在她们人生特定时期，制订"最适合"的策略。

高外显率遗传综合征

BRCA1/2　遗传性乳腺癌中约50%是由*BRCA1/2*基因突变引起的。*BRCA1*和*BRCA2*是常染色体显性基因，参与编码抑癌蛋白。*BRCA1*位于17号染色体，参与DNA修复和细胞周期检查点的调节以应对DNA损伤[53]。*BRCA2*位于13号染色体，参与复制介导双链DNA断裂的修复[54]。

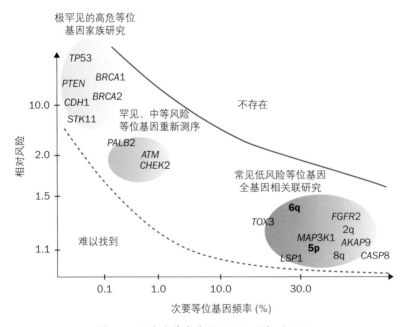

图5.2　乳腺癌易感基因的位点及相对风险

在每一个基因中，都发现了数百种致病性突变或可能致病的突变。普通人群中约每200人中就有1人存在BRCA1/2突变，并平均分布在男女性之间[7]。由于长期的社会和地理的隔离，德裔犹太人的突变率更高，约为1/40[7]。

尽管BRCA致病性突变被认为具有高度的外显性，但即使在相同突变的家系中罹患乳腺癌的概率也不尽相同。BRCA致病性突变女性乳腺癌的终生累积风险为40%～85%，卵巢癌累积风险为15%～60%[7, 55]。BRCA1携带者更容易患三阴性乳腺癌（60%～70%）[53]，而BRCA2携带者更易发展为激素阳性乳腺癌[54]。BRCA突变尤其是BRCA2突变（相比BRCA1突变）也增加了胰腺癌（终生5%）、男性乳腺癌（终生<10%）、前列腺癌（终生30%）和黑色素瘤（终生5%）的发病风险（表5.4）[7, 55]。

进行BRCA1/2携带者及其他遗传性肿瘤综合征风险评估时，很重要的一点是携带者的风险因年龄而异[56]，详见表5.5。就终生风险而言，通常引用BRCA突变高达50%～85%风险的30岁女性，从30岁到80岁患乳腺癌的终生累积概率。剩余的终生风险将随着时间的推移而下降，因此65岁或70岁尚未发病的携带者，其终生罹患乳腺癌的风险要小得多，仅15%左右。就短期风险而言，年龄也是关键因素：20岁的BRCA1携带者至30岁时10年风险仅为1.8%，但40岁的BRCA1携带者未来10年风险就要高得多，而至50岁的10年风险为20%。因此，关注特定患者的短期和长期风险，对决定是否接受预防性手术及何时接受手术，都很有帮助。

BRCA1/2突变患者的管理应包括乳腺癌筛查和预防计划的制订，还应该考虑其他肿瘤风险，包括卵巢癌、胰腺癌、黑色素瘤和前列腺癌等。

乳腺癌风险管理

筛查：存在BRCA致病或可能致病突变的女性，通常从25岁开始接受筛查，当然也可结合家族史的具体情况酌情提前[29]。鼓励所有年龄的携带者定期乳房自检，发现任何异常应就诊进行明确。25岁以上的女性，建议每6～12个月进行一次临床乳房检查[6, 29]。25～29岁的女性，建议每年接受一次乳房增强MRI检查，检查的最佳时间是在月经周期的第7～15天[57]。年轻人群接受钼靶检查，理论上讲辐射暴露的影响更大，所以30岁前以MRI检查作为携带者筛查的首选手段[57]。30～75岁的携带者，除

表 5.4 *BRCA1/2* 相关的终生肿瘤风险			
肿瘤类别	总人口	*BRCA1*	*BRCA2*
乳腺癌	12%～13%	50%～85%	40%～70%
第二原发乳腺癌	5年内3.5%最高11%	20年时高达40%～65%	20年时高达40%～50%
卵巢癌	1%～2%	15%～60%	15%～40%
男性乳腺癌	0.1%	1%～2%	5%～10%
前列腺癌	15%～20%	＜30%	＜39%
胰腺癌	0.5%	1%～3%	2%～7%
黑色素瘤	1.6%	N.S.	最高5%

N.S.，无意义。数据来源：Adam M P, Ardinger H H, Pagon R A, et al. Gene Reviews. Seattle, WA: University of Washington, 1993

表 5.5　尚未发病的 *BRCA1/2* 突变携带者的预期平均肿瘤风险

目前年龄	按年龄划分的患癌风险（%）									
	30～39 岁		40～49 岁		50～59 岁		60～69 岁		70～79 岁	
	均数	95% CI	均数	95% CI	均数	95% CI	均数	95% CI	均数	95% CI
乳腺癌：*BRCA1*										
20 岁	1.8	1.4～2.2	12	9.5～14	29	24～35	44	37～52	54	46～63
30 岁	—		10	8.2～13	28	23～24	44	36～52	54	45～63
40 岁	—		—		20	16～25	38	31～45	49	41～58
50 岁	—		—		—		22	18～27	37	30～44
60 岁	—		—		—		—		19	15～24
乳腺癌：*BRCA2*										
20 岁	1	0.78～1.4	7.5	5.8～9.8	21	17～26	35	28～42	45	38～53
30 岁	—		6.6	5.1～8.6	20	16～26	35	28～42	45	38～53
40 岁	—		—		15	12～19	30	24～36	42	34～49
50 岁	—		—		—		18	15～22	32	26～38
60 岁	—		—		—		—		17	14～20
卵巢癌：*BRCA1*										
20 岁	1	0.68～1.8	3.2	2.3～5.1	9.5	7.3～13	23	18～28	39	34～44
30 岁	—		2.2	1.6～3.4	8.7	6.7～12	22	18～27	39	34～43
40 岁	—		—		6.7	5.2～8.9	20	17～24	38	33～41
50 岁	—		—		—		15	12～17	34	29～36
60 岁	—		—		—		—		22	20～23
卵巢癌：*BRCA2*										
20 岁	0.19	0.09～0.47	0.7	0.37～1.5	2.6	1.5～4.5	7.5	5.1～11	16	12～20
30 岁	—		0.52	0.28～1	2.4	1.5～4.2	7.4	5.1～11	16	12～20
40 岁	—		—		1.9	1.2～3.2	7	4.8～10	16	12～20
50 岁	—		—		—		5.2	3.7～7.2	14	11～17
60 岁	—		—		—		—		9.8	7.8～11

CI 是为平均风险提供的，而不是风险本身。经许可数据转载自 Chen S, Parmigiani G. Meta-analysis of *BRCA1* and *BRCA2* penetrance. J Clin Oncol, 2007 Apr 10; 25(11): 1329-1333

每年乳腺 MRI 筛查外，还应每年接受一次钼靶检查[6, 29]。通常钼靶和 MRI 筛查应错开 6 个月，以便在一年内获得多次检查机会，但这种方式是否带来获益还存在争议[58]。在钼靶和 MRI 的基础上再增加超声筛查是有争议的，不过超声可能对钼靶不敏感的腺体致密群体有效[6]。对 75 岁以上的女性应进行个体化的筛查管理，这一人群通常不再接受 MRI 检查，但仍保留每年一次的钼靶筛查，直到比预期寿命小 5 ～ 10 岁的年龄[29]。

降低罹患乳腺癌风险的预防性手术：降低风险的预防性乳腺切除术（risk-reducing mastectomy，RRM）不是所有患者都适合，但仍需要对 RRM 的必要性和基因突变携带者进行探讨[2]。数项研究结果显示，RRM 能显著降低乳腺癌发生的风险，使其终生风险 < 5%[59, 60]。但重要的一点是，虽然 RRM 能最有效地预防乳腺癌的发生，但它能否降低死亡率尚未明确[2]。这可能是因为 *BRCA* 携带者接受了更为积极的筛查，通常乳腺癌被发现时 95% 处于 0 期（DCIS）或Ⅰ期这类高度可治愈的状态[2]。因此，对于 RRM 的咨询应更着眼于提高生活质量、简化筛查流程、避免未来的治疗风险等潜在益处，而非以延长预期寿命为主要目标[2]。RRM 的咨询还应考虑患者个体的短期及终生罹患乳腺癌风险，以便权衡风险和获益。RRM 带来的最主要风险包括大型手术的风险、进行乳房再造需要 4 ～ 6 周的恢复时间、皮肤和乳头感觉丧失、无法母乳喂养，以及对性生活和外观的影响[2]。

还应提醒患者，尽管乳腺切除术后的重建技术虽好，但如果期望值过高可能会造成失望的结果[2, 61]。患者应该了解乳房重建是一个漫长的过程，有时可能需要 6 ～ 12 个月才能完成[2]。无论是通过植入物重建还是自体组织重建，乳房都可能留下可见的瘢痕；保留乳头乳晕的手术通常比较安全并有助保留乳房重建的自然外观[61]。

还有一些已确诊卵巢癌的 *BRCA* 携带者也是考虑 RRM 的潜在人群。但以下两类患者不适合立即接受 RRM：① 低于预期的乳腺癌风险；② 处于卵巢癌术后 5 年内高复发风险期[7]。有趣的是，最近研究表明，接受卵巢癌治疗的女性发生乳腺癌的风险显著低于未受治疗的同龄人，并且在未来 10 年内风险仅为 5%[62]；风险降低的确切原因尚不确定，可能与接受铂类和其他化疗药物有关，这些药物对乳腺癌同样有效，并同时消除了乳腺癌干细胞，否则未来几年这些干细胞可能发展为乳腺癌。卵巢癌确诊后的 5 年内仍有较高的复发风险，了解这点对医患都很重要[7]，这一阶段进行 RRM 不符合大多数患者的利益。因此，患者应在确诊后的前 5 年内优先考虑卵巢癌的治疗和康复，之后再考虑 RRM 更为稳妥。

药物干预：多种药物可以降低乳腺癌的风险，包括他莫昔芬（TAM）、雷洛昔芬和芳香化酶抑制剂（AI）。这些药物已被证明可将高风险女性罹患 HR 阳性乳腺癌的相对风险降低约 50%[2]。关于使用这些药物的细节将在本章后面进行更详细的讨论，但 *BRCA* 携带者服用这些药物相应的数据非常少。有限的回顾性研究表明，TAM 对 *BRCA2* 携带者有潜在益处，但研究中的此类患者样本量很少[63]。*BRCA* 携带者中目前没有雷洛昔芬或 AI 进行化学预防的数据。*BRCA1* 携带者易患 HR 阴性乳腺癌，使 TAM 预防价值变低，但考虑到 *BRCA* 携带者增加的风险，进行 TAM 的化学预防是合理的[64]，但应提醒患者研究数据是有限。还应考虑 *BRCA* 突变携带者使用 OCP 和 HRT 的益处；这些药物被推荐用于降低卵巢癌风险和缓解更年期症状，不能与 TAM 同时使用。关于 OCP 和 HRT 的相关问题，后文将进一步讨论。

生活方式：建议 *BRCA* 携带者像其他高风险人群一样接受健康的生活方式，但生活方式对*BRCA*携带人群的具体影响目前尚不确切[65]。患者应接受有关饮食、锻炼、体重管理、限制饮酒和避免吸烟的咨询。

卵巢癌风险管理：遗传性卵巢癌风险的管理将在第9章进行详细讨论。

筛查：卵巢癌筛查对于早期发现疾病及改善预后的效果不尽如人意。一般认为应该与*BRCA*携带者讨论卵巢癌筛查的风险和获益，可以从30岁开始接受卵巢癌筛查[7]。筛查通常需要每6～12个月进行一次经阴道盆腔超声，每6～12个月进行一次CA-125肿瘤标志物检测[7]。但筛查效果仍存在争议，应由患者和咨询专家个体化决定。

手术：预防性卵巢和输卵管切除术（risk-reducing salpingo-oophorectomy，RRSO）是降低卵巢癌和输卵管癌风险最有效的方法，尤其现阶段还缺乏可靠的早期筛查手段。一项针对*BRCA1/2*突变女性的大型前瞻性研究显示，RRSO手术相比于单纯临床观察3年内降低妇科肿瘤风险85%（HR 0.15，CI 0.04～0.56）[66]。卵巢切除后雌激素水平下降使全因死亡率降低77%[67]，乳腺癌风险降低43%～56%[68]。

通常推荐*BRCA1*携带者在35～40岁且完成生育后接受RRSO。对*BRCA2*携带者中建议在40～45岁且完成生育后接受RRSO。*BRCA2*携带者的手术年龄推迟是因为该人群比*BRCA1*携带者晚8～10年罹患卵巢癌[67]。*BRCA1*携带者患浆液性子宫癌的风险也会增加，但数据有限且绝对风险增加并不高[69]。可以和*BRCA1*携带者讨论RRSO时同期接受子宫切除术的风险和获益，但目前数据有限且NCCN指南尚未推荐。绝经前*BRCA*携带者如果采用HRT，在RRSO时同期全子宫切除将具有潜在优势，但仅限于雌孕激素联合HRT，而不会降低单纯雌激素的HRT的肿瘤风险[2]。

药物：OCP类药物已被证明可以降低*BRCA*携带者患卵巢癌的风险[70]，使用OCP 5年后，卵巢癌风险降低高达60%，而使用OCP 8年或更长时间后，风险降低接近80%[70]。同时OCP的使用并未显示出对*BRCA*携带者患乳腺癌的风险有显著影响[70]。总的来说，基于OCP对卵巢癌风险降低的效果，可以推荐使用。

考虑到手术卵巢去势对女性健康和生活质量在短期和长期内都有显著影响，所以通过RRSO提前绝经的妇女应接受HRT治疗。研究表明，HRT不会影响乳腺癌风险控制的效果也不会增加乳腺癌的发生风险[71]。

其他肿瘤风险管理

黑色素瘤：男性和女性如携带*BRCA*基因突变，患黑色素瘤的风险可能略有增加[7, 72]。患者可考虑每年进行皮肤检查和眼科检查以筛查黑色素瘤。应向患者提供预防皮肤癌的建议，如使用防晒霜和避免晒伤[7]。

胰腺癌：男性和女性*BRCA*携带者患胰腺癌的风险可能略有增加，尤其是在有胰腺癌家族史的人群中[7]。虽然目前没有公开推荐的NCNN筛查指南，但家族性胰腺癌史的人群可以考虑行腹部MRI和内镜超声检查。理想情况下，如患者能参加相关肿瘤筛查的临床试验，如CAPS5等研究*，将是更好的选择[73]。患者应改变生活方式降低胰腺癌风险，如戒烟限酒。

前列腺癌：建议对*BRCA2*携带者从40岁开始进行前列腺癌筛查，也可考虑对*BRCA1*携带者进行筛查[7]。可采用直肠指检和每年前列腺特异性抗原（PSA）的检查。

---

* 译者注：CAPS5是美国约翰-霍普金斯医院领衔的一项多中心胰腺癌筛查项目（Multicenter Cancer of Pancreas Screening-5）。

男性乳腺癌：*BRCA1/2* 检测呈阳性的男性，应从 35 岁开始接受乳腺自检科普，并每年接受一次临床乳房检查[7]。目前尚无数据支持进行每年钼靶筛查。

其他注意事项：除特定肿瘤的筛查和预防建议外，还应为 *BRCA* 和其他遗传性肿瘤综合征患者提供以下信息，针对这些问题，本书会在不同章节进行详细阐述。

- 心理社会支持：许多得知遗传性肿瘤综合征的患者经历了巨大的痛苦和恐惧。有必要让患者了解风险的可能性并使其正常化，并根据需要提供必要的社会支持和转诊方案。
- 生育计划：育龄妇女可能希望通过胚胎基因检测筛选进行体外受精（invitro fertilization，IVF），通常称为植入前基因诊断。这一过程使夫妇有机会选择一个不携带已知有害突变的胚胎，不会将其遗传给后代。尽管这一过程具有重大的潜在法律和道德影响，而且美国的医疗保险并不普遍涵盖，但如果患者有意愿进行植入前基因诊断，则给予他们了解这种选择的机会。
- 具有已知 *BRCA2* 突变的患者，其后代发生范科尼贫血的风险可能会增加，应考虑对育龄患者进行产前遗传咨询并讨论生育选择。患有范科尼贫血的儿童患骨髓衰竭、白血病和其他肿瘤的风险均会增加，还会表现出发育异常如拇指变化、颅骨变小和身材矮小。出于这些原因，处于育龄的 *BRCA2* 突变的患者可能希望伴侣在妊娠前也接受 *BRCA2* 突变检测。如果父母双方都有 *BRCA2* 突变，孩子患范科尼贫血的风险为 25%。
- 告知家属：应提醒患者其近亲有必要接受已知基因突变的检测，如果不知道是母系遗传还是父系遗传，家庭双方的成员都应该接受检测。

Li-Fraumeni（*TP53*）　Li-Fraumeni 综合征（LFS）是一种罕见的常染色体显性遗传的疾病，与约 1% 的遗传性乳腺癌有关[7, 74]，*TP53* 胚系突变具有高度外显性，并与 100% 的终生肿瘤发生风险相关[7, 75]。LFS 通常与软组织肉瘤、骨肉瘤、乳腺癌、结肠癌、胃癌、中枢神经系统（CNS）肿瘤和肾上腺皮质癌的风险增加相关[7]。

除本章前面阐述的"危险信号"测试标准外，对存在软组织肉瘤、骨肉瘤、中枢神经系统肿瘤和乳腺癌或有这些肿瘤家族史的个体，尤其是在低龄发病的情况下，LFS 应被特殊考虑[7]。在任何年龄发生的胚胎间变性亚型的肾上腺皮质癌、脑脉络丛癌或横纹肌肉瘤也应被及时检测[7, 76]。尽管历史上经典的 LFS 和 Chompret 标准都曾被用于指导 LFS 的检测[7, 76]，但技术的最新进展允许将 *TP53* 与其他遗传性肿瘤综合征一起纳入测试列表中[77]。

由于罹患肿瘤风险极高，理想情况下，被诊断为 LFS 的患者应该被转诊到遗传性肿瘤专科中。NCCN 提供了 LFS 的监测和管理指南（表 5.3）。最近更新的多伦多指南也被证明对这一人群非常有效，下文将对其进行概述[78]。

乳腺癌风险管理：对 LFS 检测呈阳性的女性，建议从 18 岁开始定期进行乳房自检[7]。从 20 岁开始，建议每 6 ～ 12 个月进行临床乳房检查，并每年进行一次乳房增强 MRI 检查[7]。30 ～ 75 岁，建议每年进行一次乳房 MRI 和钼靶检查[7]。

考虑与前面所述的 *BRCA* 携带者情况的相似性，以降低乳腺癌风险为目标的乳腺切除术应该被探讨[7]。没有专门针对 LFS 中预防药物使用的数据。在可能的情况下，应避免治疗性辐射，尽量少用计算机断层扫描（CT）[7]。

TP53 携带者应该与任何乳腺癌风险增加的患者一样，接受健康生活方式改变方面的

咨询，尽管尚无明确数据显示这种干预对遗传性肿瘤综合征患者降低肿瘤风险的获益[79]。患者应接受有关饮食、锻炼、实现健康体重、限制饮酒和避免吸烟的建议和指导。

其他肿瘤风险管理：如前所述，LFS患者罹患软组织肉瘤、骨肉瘤、结肠癌、胃癌、中枢神经系统肿瘤和肾上腺皮质癌的风险也很高，此外，还可能患有第二恶性肿瘤和其他罕见肿瘤。因此，NCCN建议对18岁以上的成年人进行几种筛查干预[7]。

- 建议每6 ~ 12个月进行一次全面体检，包括神经系统检查。
- 建议从25岁或家族中最早的结肠癌发生年龄提前5年（以最低发病年龄为准）开始，每2 ~ 5年进行一次结肠镜检和上消化道内镜检查。
- 皮肤科医师建议从18岁开始每年进行全身皮肤检查。
- 每年一次全身MRI成像。一项对TP53突变携带者进行每年一次全身MRI的前瞻性观察试验显示，在11年的随访中，84%接受监测的患者存活，而选择退出的患者存活率为49%[78]。
- 每年一次脑部MRI（可作为全身MRI的一部分）。

多伦多指南还建议每年进行一次腹部和盆腔超声检查[78]。对于LFS儿童，多伦多指南建议从出生时开始积极筛查，包括每3 ~ 4个月进行一次腹部和盆腔超声检查，每年进行一次脑部和身体MRI检查，以及定期体检[78]。

PTEN PTEN基因突变可导致发生至少两种重叠的遗传性肿瘤综合征，称为Cowden综合征和Bannayan–Riley–Ruvalcaba综合征（BRRS），有时统称为PTEN错构瘤综合征（PHTS）。

PHTS是一种罕见的常染色体显性遗传疾病，典型特征为：错构瘤；发育障碍；大头畸形；多种肿瘤风险增加，包括乳腺癌、甲状腺癌、子宫内膜癌、结直肠癌、皮肤癌（尤其是黑色素瘤）和肾细胞癌[7, 80]。PTEN突变对肿瘤易感性具有很高的外显率，估计为80%[7, 81]。据估计，这些女性患乳腺癌的终生风险为25% ~ 50%，平均诊断年龄为38 ~ 50岁[7, 82]。良性（非癌性）肿瘤也见于PHTS家族，即乳腺、甲状腺、子宫、结肠、皮肤、黏膜（口腔和鼻腔内壁）的良性肿瘤，有时也可见于大脑[7, 80]。

Cowden综合征和BRRS可在单个家庭内或多个家庭间出现，生理和病理表现的差异很大[7, 80]。因此即使在同一个家庭中，也无法预测受影响的成员会出现哪些典型的临床表现。除遗传性乳腺癌综合征的经典"危险信号"标准（表5.3）外，PHT的进一步考虑因素还包括之前列出的任何PTEN相关肿瘤的个人或家族史，尤其是伴有以下一种或多种良性疾病：小脑肿瘤、自闭症谱系障碍、巨头症、毛囊瘤、多发性胃肠道（GI）错构瘤或神经节神经瘤、阴茎头黄斑色素沉着、黏膜皮肤病变（毛滴虫瘤、掌跖角化病、口腔乳头状瘤病、面部疣状丘疹）、食管糖原性棘皮瘤、脂肪瘤、良性甲状腺病变、睾丸脂肪瘤病和血管异常等[83]。

乳腺癌风险管理：对于PTEN突变的女性，建议从18岁开始定期进行乳腺自检。从25岁开始，每6 ~ 12个月进行一次临床乳腺检查[7]；在30 ~ 35岁或家族已知最早乳腺癌发病年龄提前5 ~ 10年，接受每年一次钼靶片和乳腺MRI对比筛查[7]。

考虑与前面所述的BRCA携带者情况的相似风险，可以与携带者探讨预防性乳腺切除术的必要性[7]。没有专门针对PHTS中预防性药物使用的数据。现有数据很难准确定义降低风险的影响程度，但建议健康的生活方式，包括向患者提供有关饮食、锻炼、实现健康体重、限制饮酒和避免吸烟的建议[65]。

其他肿瘤风险管理

子宫内膜癌：可以考虑每年进行子宫内膜活检筛查，伴或不伴每年一次的超声检查。绝经前妇女的经阴道超声检查存在争议，因为在整个正常月经周期中子宫内膜厚度变化范围很大，而绝经后妇女的经阴道超声检查尚未显示出敏感性或特异性[7]。PTEN突变的女性应密切关注阴道异常出血或月经周期不规律的情况[7]。在生育完成后可考虑选择子宫切除术。

甲状腺癌：建议从18岁开始每年进行一次全面体检，尤其要注意甲状腺的情况。此外，建议每年进行一次甲状腺超声检查，包括已知PTEN突变的儿童[7]。

结肠癌：结肠镜检查建议在35岁或家族已知最早的结肠癌发生年龄前5～10年开始，并至少每5年重复一次，根据检查结果可增加频率[7]。

肾细胞癌：肾脏超声检查可考虑从40岁开始，每1～2年重复一次[7]。

皮肤癌/黑色素瘤：建议每年进行一次皮肤病检查[7]。

脑肿瘤：不建议对脑肿瘤常规筛查，但出现症状时应进行脑部MRI检查[7]。建议考虑对PTEN突变的儿童进行精神运动评估[7]。

CDH1　遗传性弥漫性胃癌综合征（heriditary diffuse gastric cancer syndrome，HDGC）是由CDH1基因突变引起的，该基因与罹患弥漫性胃癌和乳腺癌风险的显著增加有关[7, 84, 85]。CDH1突变以常染色体显性方式遗传，但在普通人群中很少见。CDH1基因位于17号染色体上，负责产生上皮细胞中的细胞黏附蛋白——E钙黏蛋白[86]。细胞结合的破坏会导致受累器官中异常组织的生长[87]。

伴有CDH1突变的弥漫性胃癌（diffuse gastric cancer，DGC）的终生风险为56%～70%，且男性风险高于女性[7]。DGC（也被称为印戒癌或孤立细胞型癌）的典型生长位置位于胃黏膜下方，可以多点发生，而非明显的孤立肿块。CDH1突变个体中的大多数的DGC发生在40岁之前。

CDH1突变的女性一生中患乳腺癌的风险为39%～52%，尤其是患有小叶癌（lobular-type breast cancer，LBC）。LBC占所有乳腺癌的10%～15%，由于其典型的"蜘蛛样"生长模式，在钼靶片上很难发现[88]。重要的是，近年来越来越多的研究通过较广泛的基因测试发现，在没有胃癌家族史的LBC患者中也发现了CDH1突变[88]。因此，尚不清楚CDH1的外显率是否可能因突变而异，因为它与胃癌和乳腺癌都有关，有必要开展进一步的研究，以阐明其风险和管理建议。

CDH1突变的个体也可能增加患结肠癌的风险，但确切的风险目前尚不清楚。需要更多的研究来证实这种关联。

除了遗传性乳腺癌综合征的经典"危险信号"标准（表5.3），检测CDH1突变的进一步考虑因素还包括[7]：

- 2个或2个以上的家庭成员在任何年龄被诊断为DGC，且至少一个被确诊为DGC。
- 40岁前被诊断为DGC。
- DGC和LBC的家族史，尤其是有一个或多个家庭成员在50岁前被诊断。
- 双侧LBC。

乳腺癌风险管理：对于CDH1突变的女性，建议从18岁开始定期进行自我乳腺检查，从25岁开始每6～12个月进行临床乳腺检查[7]，从30岁或家族最早乳腺癌发病年龄提前5～10年开始，每年接受一次钼靶检查和乳腺MRI对比筛查[7]。考虑到钼靶检出LBC较为困难，可考虑增加超声辅助，特别是在乳房腺体较为致密的情况[7]。

考虑与前面所述的*BRCA*携带者风险的相似性，也应该和携带者讨论RRM的可行性。在*CDH1*携带者中，伴有一些特殊情况可能更适合RRM，在这些情况包括伴有先兆乳腺不典型增生（使LBC的风险增加5倍）、伴有LBC家族史、患者有强烈的意愿接受预防性手术[87]。

目前还没有专门针对*CDH1*携带者使用预防性药物的数据，很难准确评估药物对降低肿瘤风险的影响，但*CDH1*携带者应与任何乳腺癌高风险患者一样，进行健康生活方式的调整，包括提供饮食、锻炼、体重管理、限酒戒烟的建议[65]。

其他肿瘤风险管理

胃癌：尚未有足够的临床数据显示，弥漫性胃癌可通过胃镜下活检得到早期诊断。因此，建议*CDH1*携带者在18～40岁接受降低肿瘤风险的胃切除术，尤其是在家庭成员曾患有胃癌的情况下。在没有DGC家族史的*CDH1*携带者中，如何降低胃癌的风险存在争议。但最近研究表明，大多数具有*CDH1*突变的个体在胃切除术后的标本中发现许多癌前病变，这些病变很难通过内镜筛查而发现[89]。

内镜检查联合随机活检有助于寻找胃内微小病变，可以成为拒绝或推迟胃切除术者的一种选择。但早期胃癌或癌前病变，包括印戒细胞，有可能不被内镜检查发现，患者应该意识到内镜检查的敏感性有限。如继续进行该检查，应在具备*CDH1*专业知识的医疗中心进行。

STK11 *STK11*突变发生在30%～70%的Peutz-Jeghers综合征（PJS）病例中，PJS是一种罕见的常染色体显性遗传病，特征是胃肠道内形成错构瘤性息肉[7, 90]。*STK11*位于19号染色体上，其基因产物是一种名为丝氨酸/苏氨酸激酶Ⅰ的抑癌基因[90]。丝氨酸/苏氨酸激酶Ⅰ有助于细胞的极化和凋亡，并调节细胞内的能量消耗[90]。

大多数PJS患者的多发性胃肠道息肉风险会增加，特别是一种称为Peutz-Jeghers型错构瘤性息肉的非癌性增生[91]。这类息肉最常见于小肠，也可在胃、结肠、直肠和身体其他部位出现，息肉会逐渐增大并导致健康问题，包括腹痛、肠套叠、肠梗阻、直肠出血和贫血[91]。PJS患者常常在口腔、眼睛、鼻孔、肛内或肛周出现色素沉着的斑点（深蓝色或棕色斑点，看起来像雀斑）；斑点偶尔也会出现在嘴唇、手指及生殖器上[91]。这些症状通常在儿童时期出现并会随着时间逐渐消失（尤其在成年后消失）[91]。

PJS患者终生罹患肿瘤的风险也会增加。女性患乳腺癌的终生风险接近54%[7]。其他肿瘤风险包括结直肠癌（39%终生风险）、胃癌（29%）、胰腺癌（11%～36%）、小肠癌（13%）和肺癌（7%～17%）风险均增高。患PJS的女性患卵巢癌（21%终生风险）、子宫内膜癌（9%）和宫颈癌（10%风险，尤其是一种罕见的侵袭性宫颈癌，称为恶性腺瘤）的风险增高[91]。患PJS的男性和女性患卵巢和睾丸良性肿瘤的风险也会增加[91]。

除遗传性乳腺癌综合征的经典"危险信号"标准（表5.3）和前面列出的肿瘤评估方法外，*STK11*突变检测的额外风险因素包括患有2个以上错构瘤性息肉和黏膜皮肤色素沉着的个人或家族史[7]。

乳腺癌风险管理：*STK11*突变的女性从18岁应开始定期进行乳腺自检。从25岁开始，建议每6～12个月进行临床乳腺检查[7]，以及每年一次MRI筛查，30岁开始增加每年一次钼靶检查。

RRM 的可行性和生活方式的改变也应该让患者了解，考虑因素与前面描述的 *BRCA* 携带者类似。目前尚无专门针对 *STK11* 携带者使用预防性药物的数据。

其他肿瘤风险管理：应密切监测被诊断患有 PJS 个体的所有肿瘤类型，并应转诊至专业团队。

胃肠道肿瘤：从青春期开始，建议每 2 ~ 3 年进行一次结肠镜和上消化道内镜筛查。建议 8 岁时使用 CT 或 MRI 小肠造影或视频胶囊内镜对小肠进行可视化检查，在 18 岁之前每 2 ~ 3 年重复一次。如果出现报道的症状则进行重复的可视化检查。

胰腺癌：尽管筛查仍然存在争议，但 *STK11* 患者可以考虑从 30 ~ 35 岁开始每 1 ~ 2 年进行增强磁共振胰胆管造影（MRCP）或者进行超声内镜检查。胰腺癌筛查最好在有经验的消化科医师处进行。

妇科肿瘤：患有 PJS 的女性可以选择宫颈癌、卵巢癌和子宫内膜癌筛查。宫颈癌筛查包括从 18 岁开始一年一次的巴氏涂片和体检。虽然子宫内膜癌和卵巢癌筛查的效果还未被证实，但仍可考虑在 30 岁之前进行，包括经阴道超声、CA-125 肿瘤标志物筛查、子宫内膜活检及妇科体检。患有 PJS 的女性应了解子宫癌和卵巢癌的症状和体征，如绝经后出血、骨盆或腹痛、腹胀、腹围增大、腹胀或尿频。目前没有指南建议进行预防性卵巢输卵管切除术或子宫切除术。

良性卵巢和睾丸肿瘤：患者应从 8 岁开始定期筛查性早熟症状。男性从 10 岁开始每年接受一次睾丸检查，观察是否有异常女性化的迹象。

肺癌：目前没有 PJS 患者肺癌筛查的指南，但应该告知患者不要吸烟。

PALB2　*PALB2* 是 *BRCA2* 的协同和定位基因，与 *BRCA2* 协同工作定位修复 DNA。1% ~ 3% 的乳腺癌患者存在 *PALB2* 突变[7]。尽管 *PALB2* 既往被定义为是中等外显率的基因，但越来越多证据显示将其归类为高外显率基因更为合适，尤其是在有家族史的人群中，其外显率似乎接近 *BRCA2*[92]。具体来说，有 *PALB2* 突变且无乳腺癌一级亲属的个体，终生乳腺癌风险为 35%[92]。但如果一个人有 2 个一级亲属患有乳腺癌，这个风险会增加到 58%[92]。具有 *PALB2* 突变的女性患第二原发性乳腺癌的风险可能高于普通人群，但还需要进一步的研究来证实[92]。

PALB2 携带者患胰腺癌的风险也可能增加[7]，该风险与 *BRCA1/2* 携带者一样高，尤其是在有家族史的情况下，但需要更多研究来证实[93]。*PALB2* 携带者患卵巢癌的风险仍不确定，不建议对 *PALB2* 携带者进行降低肿瘤风险为目标的卵巢输卵管切除术[94]。对于男性来说患前列腺癌的风险也可能会增加，但其风险目前尚不清楚[7]。

育龄期已知 *PALB2* 突变的个体应考虑进行产前遗传咨询和生育选择，因为后代患 N 型范科尼贫血的风险可能增加[7]。患有范科尼贫血的儿童可能患骨髓衰竭、白血病和其他肿瘤，还会产生拇指改变、颅骨变小和身材矮小等身体异常[95]。因此，生育年龄的 *PALB2* 突变人群可能需要考虑其配偶在妊娠前接受 *PALB2* 基因测试[7]，因为父母双方都有 *PALB2* 突变的后代将有 25% 的风险患有 N 型范科尼贫血[96]。

乳腺癌风险管理：对于 *PALB2* 突变的女性从 30 岁开始进行一年一次的钼靶检查和一年一次的 MRI，因为从这个年龄开始，乳腺癌患病风险每年会增加 1% 以上[7]。

还应该对 RRM 和生活方式的改变进行探讨，相关考虑因素与前面所描述的 *BRCA* 携带者类似[7]。目前尚无专门针对 *PALB2* 携带者使用预防药物的数据。

其他肿瘤风险管理

胰腺癌：男性和女性*PALB2*携带者患胰腺癌的风险可能略有增加，尤其是在有胰腺癌家族史的情况下。虽然目前没有公开推荐的NCNN筛查指南，但是有明确胰腺癌家族史的患者可以考虑行腹部MRI和内镜超声检查。理想情况下，参加临床试验（如CAPS5筛查研究，如前述）将是一种替代方法。应建议患者改变生活方式以降低患胰腺癌的风险，如避免饮酒和吸烟。

卵巢癌：由于关于*PALB2*与卵巢癌之间有因果关系的证据尚不充足，所以目前还没有明确对*PALB2*携带者进行RRSO的建议。然而，进行风险管理和RRSO的选择都应基于卵巢癌家族史。

中等外显率遗传综合征

由于多基因检测技术的发展，中等外显率基因突变越来越多地被发现，可在2%～5%接受基因检测的患者中发现[97]。高外显率基因突变通常会带来50%或更高的乳腺癌终生风险，而中等外显率突变的终生风险较低，通常在25%～40%[7]，而乳腺癌的平均风险为12%～13%（图5.2）。因此，对于这些中等外显率基因突变的管理建议，往往不同于高外显率基因。

在管理中等外显率基因突变时，有两个重要的注意事项，即避免高估风险或低估风险。关于高估风险，用针对高外显率基因的指导方针治疗中等外显率基因携带者最终可能会对携带者造成伤害。积极的预防措施，如预防性乳房切除术或预防性卵巢切除术，对中等外显率突变者而言通常是不必要的，并且与这些基因所赋予的风险水平不成比例。这些举措会对突变基因携带者造成痛苦，并对生活质量产生重大影响。此外，许多被认为具有潜在中度风险的基因尚未确定其风险参数，也缺乏具体的管理指南。因此，携带者在接受检测和做出重大管理决策之前，接受遗传咨询机构的科普教育和指导是十分重要的。

关于低估风险，如果家族中有很明确的乳腺癌家族史和已知的中等外显率基因突变（如*ATM*或*CHEK2*），即使个体中检测出家族已知中等外显率基因突变为阴性也不一定会降低乳腺癌风险[39]。与高外显率基因中的"真阴性"概念不同，缺乏已知的家族性中等外显率基因突变并不排除个体因家族史而增加的风险，应根据乳腺癌家族史对风险进行管理。对这一观察结果的一种解释是，对*ATM*和*CHEK2*等中等外显率基因，在一个家庭中看到的乳腺癌风险不仅与基因突变有关，而且还受到其他修饰基因、共同暴露和环境因素的影响[39]。

高等和中等外显率基因突变的风险估计和管理指南将随着时间的推移继续演变。为遗传性乳腺癌综合征患者提供咨询的临床医师必须不断地更新知识，了解指南推荐。有许多资源可以帮助这一过程，比如可参照学习NCCN遗传/家族高风险评估指南和ASCO指南。

ATM *ATM*（共济失调毛细血管扩张症基因）编码一种丝氨酸/苏氨酸激酶，当DNA双链断裂时激活并参与激活DNA损伤检查点，如细胞周期阻滞、DNA修复和凋亡[98]。一项纳入19项研究的荟萃分析表明，*ATM*携带者在50岁和80岁时的乳腺癌累积风险分别为6%和33%[99]。乳腺癌患者中*ATM*突变的发生率约为1%，但*ATM*突变在年轻乳腺癌患者中更为常见[7]。*ATM*特定位点如c.7271T＞G错义突变，可能导致高达69%的乳腺癌终生风险[100]。*ATM*的其他肿瘤风险尚不明确，但可能包括胰腺癌、卵巢

癌和前列腺癌风险的增加[7]。

此外，已知的有ATM突变的育龄人群应考虑产前遗传咨询和生育选择，因为后代的共济失调毛细血管扩张症（ataxia telangiectasia，AT）的风险会增加[101]。AT是一种罕见的儿童综合征，特征是在1～4岁开始出现渐进性的小脑共济失调、眼部血管扩张（称为毛细血管扩张症）及免疫缺陷，还会增加罹患白血病和淋巴瘤的风险[101]。因此，育龄的ATM突变个体需要考虑其配偶在妊娠前进行ATM基因的突变测试。

乳腺癌风险管理：建议对携带ATM突变的女性从40岁开始进行一年一次钼靶检查，并考虑进行一年一次乳腺MRI检查，可根据家族病史提早开始筛查时间[7]。临床乳腺检查应每6～12个月进行一次[7]。

目前还没有关于ATM携带者接受RRM带来获益的数据，但有明确家族史背景的群体与BRCA携带者考虑RRM的因素类似[7]。没有专门针对ATM携带者化学预防性的数据。与其他高风险人群一样，生活方式的调整是可行的。值得一提的是，对伴有ATM突变乳腺癌患者，目前没有高级别的证据表明应避免治疗性的放疗[7]。

其他肿瘤风险管理

胰腺癌：男性和女性携带ATM时患胰腺癌的风险可能略有增加，尤其是有胰腺癌家族史的人群。目前没有公开推荐的NCNN筛查指南，但是有强烈胰腺癌家族史的携带者可考虑腹部MRI和内镜超声检查。推荐患者积极参加临床试验（如CAPS5筛查研究）将是一种替代方法。应建议患者改变生活方式以降低罹患胰腺癌的风险，如避免饮酒和吸烟。

卵巢癌：鉴于ATM和卵巢癌之间的因果关系证据仍然不足，目前还没有明确推荐进行RRSO。然而，进行风险管理和RRSO的选择都应基于卵巢癌家族史。

CHEK2 CHEK2（细胞周期检查点激酶2）是一种抑癌基因，参与DNA修复、细胞周期阻滞和DNA损伤后的细胞凋亡[7,102]。CHEK2基因突变与乳腺癌的中度风险有关，无乳腺癌家族史携带者的终生风险为20%，有严重家族史携带者的终身风险为44%[103]。乳腺癌患者中CHEK2突变的发生率约为1%，在北欧和东欧人群更为常见[7,104,105]。关于CHEK2突变肿瘤风险的大部分已知信息主要基于特定的常见突变1100delC[7,104,105]。其他类型的CHEK2突变似乎也有较低的肿瘤风险，如错义突变I157T[104]。因此在遗传咨询时，了解特定的CHEK2突变类型对于避免高估风险非常重要。CHEK2突变的其他肿瘤风险包括结肠癌风险的增加[103]。

乳腺癌风险管理：对于出现CHEK2突变的女性，建议从40岁开始或根据家族史可能更早开始进行一年一次的钼靶检查，并考虑进行一年一次乳腺MRI检查[7]。鉴于其相关风险较低，对于具有CHEK2 I157T突变的患者可能不需要乳腺MRI检查。临床乳腺检查应每6～12个月进行一次[7]。

尚无关于CHEK2突变的女性接受RRM后有临床获益的数据，应根据家族史进行风险管理[7]。没有专门针对CHEK2携带者使用预防性药物的数据。与其他乳腺癌风险增加的患者一样，生活方式的改变也应该被探讨。

其他肿瘤风险管理：考虑到与CHEK2突变相关的结肠癌风险略微升高，NCCN指南建议从40岁开始进行结肠镜筛查，筛查间隔不超过5年[7]。

其他中等外显率基因 目前正在研究的数个可能增加乳腺癌风险的基因突变包括BARD1、BRIP1、NBN、RAD51C和RAD51D、NBN、NF1和Lynch综合征基因（MLH1、

MSH2、*MSH6*、*PMS2*、*EPCAM*）等[7]。没有足够针对这些基因的风险管理的建议，应根据其家族史[7]（表5.3）对具有有害突变的患者进行风险的随访。由于乳腺癌风险评估可能会随着时间的推移而变化，管理指南也会逐年更新，临床医师必须及时了解最新的管理指南。

除乳腺癌外，其他肿瘤风险的增加已经在其中一些基因中得到了证实。例如，患有Lynch综合征的女性同时伴有罹患结肠癌、子宫内膜癌、卵巢癌和其他肿瘤的风险[106]。*BRIP1*、*RAD51C*和*RAD51D*已被证明与卵巢癌风险有关[107]。特定肿瘤的风险管理可在本书其他章节找到，并总结于表5.3。

低外显率遗传综合征

低外显率遗传综合征被认为是由一些微小的基因改变组成的，通常被称为SNP[108]。任何单个SNP的改变都不会导致显著的乳腺癌风险。但目前的研究正在探索多个SNP的影响，尤其是在关键基因位点的是否可以预测更高的乳腺癌发病率[108]。

这些用于乳腺癌风险测定的SNP模型通常被称为多基因风险评分[109]。到目前为止，全基因组关联研究（genome-wide association studies，GWAS）已经确定了约170个相关的SNP。一些基因检测的商业公司推出的乳腺癌发生风险的SNP模型尚未获广泛验证，在解读时也应格外谨慎。SNP衍生的风险评分都基于欧洲人群的遗传背景，与非洲、亚洲或土著后裔女性的基因特征存在差异，在非欧裔女性的适用性亦受到质疑[110]。尽管多基因风险评分的发展前景很被看好，但NCCN目前尚未推荐在临床中使用SNP和多基因风险评分来确定乳腺癌风险。

▓ 伴有乳腺癌家族史的人群管理

伴有乳腺癌家族史的患者进行基因检测时，大概率不会检测到任何有害的突变，但即使检测结果呈阴性者，罹患乳腺癌风险依然会增加。在没有可识别的遗传性肿瘤综合征时，应采用IBIS风险模型或其他基于家族史的风险模型，对家族性乳腺癌患者进行风险评估。风险增加通常被定义为大于20%～25%的终生累积风险，这个风险值是基于家族风险模型所定义的[2]。对于基因检测呈阴性的患者，应尽可能准确地定义乳腺癌风险，以便为下一步的风险管理提供指导。随着时间的推移，应定期进行风险评估更新，以考虑年龄和其他风险因素，包括家族史的任何变化。对有强烈家族史患者的风险管理，应包括筛查和预防策略的制订。为此NCCN制订了详细的降低乳腺癌风险的管理指南[2]（可在其网站上检索到相关内容）。

遗传性乳腺癌综合征患者的筛查，应根据风险程度选择不同的筛查方式和频率，包括钼靶、超声、乳腺MRI和（或）乳腺临床检查的方案制订[2]。患者应该被告知：筛查可以有效地发现早期肿瘤，但不能预防肿瘤的发生。应结合患者家族史的强度，与患者共同制订风险降低和预防的策略，三方面内容应包含其中：① 手术；② 降低风险的药物；③ 生活方式的调整。很多患者会因为家族史带来的潜在风险感到焦虑，所以必要时还应结合患者需求，给予心理社会支持。

乳腺癌筛查

钼靶筛查　美国放射学会建议，对有家族史的患者，应在近亲确诊年龄提前5～10年开始接受每年一次的钼靶检查[6]。通常不建议30岁前接受钼靶检查，因为乳腺组织仍处于持续发育状态，应避免接受X线。每年一次的钼靶检查应持续到该患者预期寿命前 5 ～ 7 年[6]。3D 断层合成钼靶日益成为标准检测手段[29]。无论采用何种乳腺癌筛查方式，其最佳筛查时间都是月经周期的第 7 ～ 15 天[29]。

乳腺 MRI 筛查　NCCN 指南建议将每年一次 MRI 作为以下两类患者钼靶筛查的补充[29]：

- 亲属为已知基因突变携带者，但患者本人未接受过基因检测。
- 基于家族史模型（如 IBIS 风险模型）定义的终生风险等于或大于 20% ～ 25% 者。

这两种情况应首选对患者本人或一级亲属进行基因检测。如果高危患者拒绝基因检测或没有检出相关基因突变，则每年一次的乳腺 MRI 检查是合理的[6]。如果患者伴有 LCIS 或 ALH/ADH 等风险因素，也可以基于患者的个体需求考虑进行接受 MRI 筛查[6, 29]。

乳腺 MRI 筛查有更高的敏感性，可增加风险人群的检出率[6]。但其特异性低于钼靶，并可能增加假阳性和不必要的活检[29]。一些人对 MRI 所采用的钆造影剂对人体是否有伤害存在担忧，尽管并未得到证实[29]。因此在考虑 MRI 筛查的使用时，平衡益处和风险是十分必要的。

为了避免 MRI 的过度使用，指南通常建议终生风险大于 25% 的患者接受 MRI 筛查[31]。从临床角度来看使用 20% ～ 25% 的阈值也合理，因为风险模型（如 IBIS）对年龄增加往往非常敏感。需要注意，如果适合钼靶筛查（即家族中最早诊断年龄之前的 5 ～ 10 年）不应评估考虑乳腺 MRI 筛查[29]。乳房 MRI 也可以作为钼靶检查的替代方法用于 30 岁高风险人群，以避免 X 线的辐射暴露[29]。同样，MRI 筛查的最佳时间也是月经周期的第 7 ～ 15 天[29, 111]。

乳腺超声筛查　超声检查已被证实能在钼靶基础上进一步提升高危女性的乳腺癌检出率，但目前没有指南明确建议超声作为高危人群筛查的手段[6]。乳腺腺体致密的女性如果不适合或不愿意接受 MRI 检查，应考虑接受超声检查[6]。

特别注意事项——妊娠和哺乳　妊娠期间应暂停钼靶和 MRI 筛查[112]，可以在分娩后 3 ～ 6 个月后恢复筛查，即使她们正在进行哺乳。接受任何类型的筛查之前，患者应进行哺乳或乳汁泵吸以减少乳汁蓄积[113]。如果接受钼靶检查，需要注意的是，哺乳期的乳腺组织非常密集且呈腺体型，这类人群可能更适合 3D 钼靶并在当天补充超声检查[112]。使用乳腺 MRI 筛查哺乳期女性是有益的，但考虑到钆造影剂的暴露，可以在终止母乳喂养 3 个月后开始 MRI 筛查[113]。但对存在极高风险的女性或计划哺乳超过平均水平（超过 6 个月），则不宜长时间推迟[112]。

高危人群的预防

预防性手术　不常规建议单纯基于家族史，对高风险女性采用 RRM 形式的预防性手术干预[2]。通常 RRM 只适用于高外显率基因突变阳性的人群，因为该人群罹患乳腺癌的风险显著增高[7]。但如果患者有非常强的乳腺癌家族史，且基因突变检测阴性，仍然可以考虑有选择地进行预防性乳腺组织切除[2]。

双侧输卵管卵巢切除术（bilateral salpingo-oophorectomy，BSO）不常规推荐用于有乳腺癌家族史的女性。虽然 *BRCA1/2*[113] 等基因突变与乳腺癌和卵巢癌风险增加有关，但在没有确定基因突变的情况下，仅有乳腺癌家族史的女性罹患卵巢癌的风险未见明显增加[114]。BSO 是一种有创性手术，会导致绝经和一系列近期和远期的伴随症状风险的增加，包括骨质疏松症、心血管疾病、潜在的认知障碍和更年期症状等[2]。因此，BSO 仅推荐用于已知基因突变的患者，并可考虑用于有特定卵巢癌家族史的患者[2]。

化学预防 有家族史的女性可考虑使用预防性的药物治疗，通常称作"化学预防"[2]。这些药物可以将IBIS模型或BCRAT模型所定义的高风险女性的乳腺癌风险降低至少50%[2]。预防性药物所适用的所谓"风险增加"对象，定义为5年风险为1.7%或更高[2]。

对发生风险达到或超过阈值的患者，可考虑四种化学预防性药物。他莫昔芬（TAM）和雷洛昔芬属选择性雌激素受体调节剂（SERM），依西美坦和阿那曲唑属于芳香化酶抑制剂（AI）。所有这些药物都被证实能显著降低乳腺癌发病率，但目前没有一种药物被证实能降低死亡率。NCCN指南对如何选择化学预防制剂做了具体建议[2]。

三苯氧胺： 1992年以来，三苯氧胺（TAM）已在多项随机临床研究中被用于降低绝经前和绝经后妇女乳腺癌的发生风险[115-117]。研究结果显示，5年内每天服用20 mg TAM，能将所有年龄组女性发生乳腺癌的风险降低一半[116]。此外，这种保护效应在停药后可持续10年，也就是带来总计15年或更长的保护[117]。

三苯氧胺是唯一可同时用于绝经前和绝经后妇女的化学预防药物[2]。除降低乳腺癌风险外，三苯氧胺对绝经期后女性的另一个益处是骨密度保护[2]。但患者依然可能伴随表现出有症状的不良反应如潮热、腿部痉挛和易怒等[2]。较罕见的不良反应包括血栓形成、肺栓塞、卒中和子宫癌等，因此在开处方时应谨慎考量不良反应，尤其是对老年患者[2]。此外，对白内障进行监测也是必要的。

鉴于TAM已知的获益和风险，有研究在探索降低TAM剂量的可行性。TAM-001研究的初步结果显示，低剂量TAM可能与标准剂量具有相同的疗效。该研究中，导管原位癌（DCIS）和不典型增生的患者每天服用5 mg TAM持续3年[118]。尽管目前缺乏长期随访结果，但NCCN支持对符合化学预防条件，但不能耐受标准剂量或其他药物的患者使用低剂量的TAM[2]。

雷洛昔芬： 雷洛昔芬也是一种SERM类药物，被批准用于绝经后女性治疗骨质疏松和降低乳腺癌风险[2]。STAR研究结果显示，雷洛昔芬的疗效略低于TAM[119]，但考量到部分患者对TAM的耐受性和其他风险，雷洛昔芬可作为TAM的替代。雷洛昔芬用于预防乳腺癌的剂量为每天60 mg，为期5年，但如考量骨保护，患者可选择继续服用5年以上[2]。雷洛昔芬停药后，其保护作用会随着时间而减弱[120]。临床研究显示，在完成最初的5年治疗后，额外的21个月的随访中，雷洛昔芬的疗效仅为TAM的76%[120]。

总体而言，雷洛昔芬产生的潮热症状较TAM更轻[2]，但有更高比例的阴道干燥症状[2]。雷洛昔芬也存在血栓形成、肺栓塞和卒中等罕见的不良反应，但频率低于TAM。与TAM不同，雷洛昔芬与子宫内膜癌的增加无相关性，可安全地用于绝经后妇女的化学预防。

芳香化酶抑制剂（依西美坦和阿那曲唑）： 第二类化学预防是AI，包括2种药物——依西美坦和阿那曲唑。这两种AI有相似的疗效和不良反应，应用5年可将浸润性乳腺癌的风险降低50%～65%[121, 122]。依西美坦和阿那曲唑尚未被FDA批准用于降低乳腺癌风险，但在临床上依然有较为广泛的应用。

与雷洛昔芬一样，AI也仅适用于绝经后女性[2]。目前还没有足够数据来证实AI治疗结束后依然有持续的保护作用。

虽然AI在降低乳腺癌风险方面具有益处，但相关不良反应可能引起药物中断，特别是潮热、盗汗、阴道干燥、肌肉酸痛和骨质丢失[2]，所以AI化学预防期间均应进行骨密度监测。AI 的应用与子宫内膜癌风险或血栓疾病风险没有相关性，所以具体选用 SERM 还是 AI 应基于患者对不良反应的耐受性[2]。

化学预防的决策[2]：对符合化学预防的患者，应基于以下因素进行治疗决策的制订。

- 患者是绝经前还是绝经后？
- 骨密度的增减是否会对患者造成影响？
- 患者是否存在子宫内膜癌风险？
- 患者对不良反应的耐受程度如何，如潮热或肌肉关节疼痛？

通常建议适合化学预防的患者应至少尝试一种药物，如果耐受性差可以调整为替代药或终止用药。接受 TAM、雷洛昔芬或 AI 化学预防的患者，不应同时接受 OCP 或 HRT。

健康生活方式的建议

正如前文提到的，生活方式的改变可以限制或降低罹患乳腺癌的风险。美国癌症协会对此建议如下[21, 123]。

- 保持健康的体重。18 岁后体重增加 25 kg 或以上的女性发生乳腺癌的风险更高。
- 进行充分的锻炼，通常定义为每周进行 75 ～ 150 min 中强程度的运动。几项大型研究均显示，每天 60 min 以上的锻炼可以降低乳腺癌的发生风险。
- 任何年龄都应保证健康的饮食。不仅因为饮食带来的健康的 BMI 与风险降低有关，还因为摄入水果和蔬菜本身可能降低乳腺癌发生风险。
- 限制饮酒。NCCN 建议每天最多可以喝一杯酒，但不含酒精的生活方式应该会更好。

其他生活方式方面的考量还包括，避免吸烟和限制激素替代疗法[2, 124, 125]。但如果更年期症状严重影响生活质量，可以使用 HRT 但尽可能短期使用。

■ 遗传性乳腺癌综合征背景下的乳腺癌管理

对存在遗传基因突变的患者，目前的治疗存在一定的误区，具体包括：

- 治疗需要与其他乳腺癌患者采用截然不同的方法。
- 此类乳腺癌比非基因突变患者具有更强的侵袭性和更差的预后。
- 任何情况下都需要或建议进行双乳切除术。
- 在任何情况下都必须避免辐射。
- 全身治疗包括化疗的选择应不同于标准治疗。

因此，治疗方案的制订应该基于患者的风险和预后因素等的综合考量。通常，基因突变患者诊断与非突变患者的诊断标准一致。接下来将讨论遗传性乳腺癌综合征背景下乳腺癌治疗的细微差别。

乳腺癌预后

基因突变携带患者发生特定型乳腺癌的风险更高，但与相同分期的非突变携带患者的预后是一致的。尽管 *BRCA1* 等突变与侵袭性较高的分子分型（如三阴性乳腺癌）有关[104]，但相同分子亚型中携带者的进展方式与同期别的非携带者相同[126]。在基因携带者和非携带者中，乳腺癌的长期治愈率和生存率相似[126]。

对突变携带者预后较差的误解源于携带者可能不知道自己存在基因突变状态，因此这类高危人群未能接受密切的监测，可能在更晚期才发现乳腺癌[127]。尽管已知*BRCA1/2*突变携带患者对侧乳腺癌的发生风险更高，但多项研究表明这类患者的总体生存率与非突变携带患者没有差异[128]。

在一项小型研究中，Kirova等对伴有家族史的*BRCA1/2*胚系突变患者与非突变携带患者之间进行了比较[127]。研究发现胚系突变携带者更有可能发生Ⅲ期乳腺癌，但即使随访13.4年，他们也没有表现出更高的同侧肿瘤发生风险[128]。但胚系突变携带者对侧肿瘤发生风险是非携带者的2倍，但两组间总生存率没有显著差异[129, 130]。同样，Valachis等的一项荟萃分析比较了526例*BRCA1/2*胚系突变患者与2 320例非突变患者的特征[131]，发现胚系突变携带患者对侧乳腺癌风险更高，但没有总生存的显著差异[131]。

手术方式的选择

诊断为遗传性乳腺癌的女性的手术选择包括：乳房肿块切除术联合放疗、单侧乳腺切除术伴或不伴对侧RRM[2]。携带致病基因突变患者接受保乳联合放疗与乳房全切具有同等效果[132]。对侧预防性RRM需考量更多因素，包括患者同侧乳腺癌复发风险、发病年龄及合并症，以及第二原发性乳腺癌的风险评估[2, 131]。

保乳手术　在致病基因突变携带患者中，保乳手术（breast-conserving therapy，BCT，即肿块扩大切除联合放疗）有时被医者忽视而倾向选择乳房切除。但事实是，突变携带患者接受BCT具有与乳房切除术相似总生存率[133]。具体而言，BCT在致病基因携带患者中的预后和复发率与非携带者相似[134]。

对伴有*BRCA1/2*、*ATM*或其他致病突变携带的患者，放疗不会显著增加同侧乳腺癌的风险[130]，但*TP53*是个特例，*TP53*突变患者应避免任何治疗性的放射治疗[104]。根据美国临床肿瘤学会（ASCO）和NCCN的建议，对于基因突变的患者应遵循与非携带者相同的放疗标准[2]。因此，无论患者是否携带致病基因突变，BCT都应该是一种可行的治疗选择，应结合患者偏好、期望的外观美学效果和伴随疾病，给予手术方式的咨询[130, 132, 133]。

乳房切除术和RRM　许多已知遗传基因突变的患者确诊时会选择双乳切除术。如前所述，乳腺切除术无疑是合理的治疗选择，其潜在优势是患者不是必须接受放疗，尤其肿瘤较小、无淋巴结转移时[132]。相比保乳手术，乳房切除术是一种更大、更复杂的手术，即便对年龄较大者亦然[132]。尽管如此，患者还是应该被告知，乳腺切除术的治愈率和生存率与BCT相当[132]，以免让患者错误地认为"更大的手术"就是"更好的手术"。

对侧RRM旨在预防第二原发性乳腺癌的发生，因此被视为针对对侧新发乳腺的预防性治疗。患者必须了解，尽管对侧RRM可降低新发乳腺癌的风险，但尚未证实能延长预期寿命[132]。因此，预防性RRM的考量应更多关注提高生存率以外的因素，如乳腺癌复发风险、当前年龄和合并症，以及在预期余生内发生第二原发性乳腺癌的风险[134]。例如，已知年轻*BRCA*携带者患对侧乳腺癌的风险更高，可接近30%，但老年*BRCA*携带患者对侧乳腺癌的风险可能极低，尤其是60岁以上的女性[135]。

没有突变携带但有强烈乳腺癌家族史的女性，其患对侧乳腺癌的风险也较高，仅略低于突变携带者。在一项对1 521例对侧乳腺癌的研究中，Reiner等发现没有已知基因突变但与乳腺癌有一级亲属关系的女性，患对侧乳腺癌的10年绝对风险为8.1%。如果一级亲属在40岁之前被诊断，这种风险接近*BRCA1/2*携带者的风险率（非携带者14.1%

vs. 携带者 18.4%）[129]。尽管对该人群实施预防性双乳切除术未被任何指南公开推荐，但结合风险仍可以考虑给予 RRM。

全身系统治疗

目前美国临床肿瘤学会（ASCO）和美国国家综合癌症网络（NCCN）推荐的系统治疗最佳方案是对突变携带者实施与非携带者相同的治疗标准。但越来越多研究表明，对于基因突变携带者，可能很快就会有更精准、更有针对性的治疗方法。

铂类为基础的化疗方案 关于 *BRCA* 携带者对含铂化疗是否敏感，现有的研究数据存在矛盾。在一项小样本试验中，*BRCA1* 突变患者接受每 3 周一次顺铂（75 mg/m^2）化疗共 4 个周期，61% 的患者达到病理完全缓解[136]。但最近的 INFORM 研究比较了在 *BRCA* 突变患者中单药顺铂或阿霉素/环磷酰胺的新辅助化疗疗效，未观察到铂类药物的优势[137]。因此，含铂方案在成为 *BRCA1/2* 相关乳腺癌标准方案之前，还需要更多研究数据的支持。

关于转移性乳腺癌患者使用铂制剂的数据也不尽相同[138, 139]。但 NCCN 已将顺铂和卡铂作为 *BRCA* 相关转移性乳腺癌患者的标准治疗纳入指南[139]。

PARP 抑制剂 聚 ADP 核糖聚合酶（PARP）抑制剂，包括奥拉帕尼和他拉唑帕尼，最近已被美国 FDA 批准用于 *BRCA* 突变的转移性 HER-2 阴性乳腺癌患者的治疗[140, 141]。其中最具有里程碑意义的是 OlympiAD 研究，Robson 等开展的该研究结果发现，与医师选择的标准化疗相比，奥拉帕尼能使转移性 *BRCA* 携带患者的无进展生存（progression-free survival，PFS）延长 2.8 个月[142]。另一项随机对照研究 EMBRACA 研究则纳入了 400 多例携带 *BRCA* 突变的转移性乳腺癌，结果显示他拉唑帕尼相比标准化疗可延长 PFS 约 3 个月[143]。基于以上数据，PARP 抑制剂已成为 *BRCA* 突变转移性乳腺癌的标准治疗方案。

其他 PARP 抑制剂如雅培维利帕尼和尼拉帕尼的研究也正在进行中。此外，关于 PARP 抑制剂在辅助和新辅助治疗及在 *BRCA* 以外的基因突变中的作用，目前也正在开展相应的研究。

（范蕾 张文娟 隋辛怡 译）

参考文献

[1] U.S. Breast Cancer Statistics. Breast Cancer.org. https://www.breastcancer.org/symptoms/understand_bc/statistics. Published June 25, 2020. Accessed September 11, 2020.

[2] National Comprehensive Cancer Network. Breast Cancer Risk Reduction (Version 1.2020). NCCN.org. August 18, 2020.

[3] Bevers TB, Helvie M, Bonaccio E, et al. Breast Cancer Screening and Diagnosis, Version 3.2018, NCCN Clinical Practice Guidelines in Oncology. *J Natl Compr Canc Netw.* 2018; 16(11): 1362−1389.

[4] Fuller MS, Lee CI, Elmore JG. Breast cancer screening: an evidence-based update. *Med Clin North Am.* 2015; 99(3): 451−468.

[5] Gucalp A, Traina TA, Eisner JR, et al. Male breast cancer: a disease distinct from female breast cancer. *Breast Cancer Res Treat.* 2019; 173(1): 37−48.

[6] Monticciolo DL, Newell MS, Moy L, Niell B, Monsees B, Sickles EA. Breast cancer screening in women at higher-than-average risk: recommendations from the ACR. *J Am Coll Radiol.* 2018; 15(3 Pt A): 408−414.

[7] National Comprehensive Cancer Network. Genetic/Familial High-Risk Assessment: Breast, Ovarian, and Pancreatic (Version 1.2020). https://doi.org/10.6004/jnccn.2020.0017. Accessed August 18, 2020.

[8] Kelsey JL, Gammon MD, John EM. Reproductive factors and breast cancer. *Epidemiol Rev.* 1993; 15(1): 36−47.

[9] Colditz GA, Rosner B. Cumulative risk of breast cancer to age 70 years according to risk factor status: data from the Nurses' Health Study. *Am J Epidemiol.* 2000; 152(10): 950−964.

[10] Ritte R, Lukanova A, Tjønneland A, et al. Height, age at menarche and risk of hormone receptor-positive and — negative breast cancer: a cohort study. *Int J Cancer*. 2013; 132(11): 2619–2629.

[11] Ewertz M, Duffy SW, Adami HO, et al. Age at first birth, parity and risk of breast cancer: a meta-analysis of 8 studies from the Nordic countries. *Int J Cancer*. 1990; 46(4): 597–603.

[12] Hsieh CC, Trichopoulos D, Katsouyanni K, Yuasa S. Age at menarche, age at menopause, height and obesity as risk factors for breast cancer: associations and interactions in an international case-control study. *Int J Cancer*. 1990; 46(5): 796–800.

[13] Collaborative Group on Hormonal Factors in Breast Cancer. Breast cancer and breastfeeding: collaborative reanalysis of individual data from 47 epidemiological studies in 30 countries, including 50302 women with breast cancer and 96973 women without the disease. *Lancet*. 2002; 360(9328): 187–195.

[14] Mørch LS, Skovlund CW, Hannaford PC, et al. Contemporary hormonal contraception and the risk of breast cancer. *N Engl J Med*. 2017; 377(2017): 2228–2239.

[15] Nelson HD, Walker M, Zakher B, Mitchell J. Menopausal hormone therapy for the primary prevention of chronic conditions: a systematic review to update the U.S. Preventive Services Task Force recommendations. *Ann Intern Med*. 2012; 157: 104–113.

[16] Bakken K, Fournier A, Lund E, et al. Menopausal hormone therapy and breast cancer risk: impact of different treatments. The European Prospective Investigation into Cancer and Nutrition. *Int J Cancer*. 2011; 128: 144–156.

[17] The Premenopausal Breast Cancer Collaborative Group. Association of body mass index and age with subsequent breast cancer risk in premenopausal women. *JAMA Oncol*. 2018; 4(11): e181771.

[18] Kang C, LeRoith D, Gallagher EJ. Diabetes, obesity, and breast cancer. *Endocrinology*. 2018; 159(11): 3801–3812.

[19] Picon-Ruiz M, Morata-Tarifa C, Valle-Goffin JJ, et al. Obesity and adverse breast cancer risk and outcome: mechanistic insights and strategies for intervention. *CA Cancer J Clin*. 2017; 67(5): 378–397.

[20] Keum N, Greenwood DC, Lee DH, et al. Adult weight gain and adiposity-related cancers: a dose-response meta-analysis of prospective observational studies. *J Natl Cancer Inst*. 2015; 107: 107–121.

[21] Kushi LH, Doyle C, McCullough, et al. American Cancer Society guidelines on nutrition and physical activity for cancer prevention. *CA: A Cancer Journal for Clinicians*. 2012; 62: 30–67.

[22] De Cicco P, Catani MV, Gasperi V, et al. Nutrition and breast cancer: a literature review on prevention, treatment and recurrence. *Nutrients*. 2019; 11(7): 1514.

[23] Wei Y, Lv J, Guo Y, et al. Soy intake and breast cancer risk: a prospective study of 300, 000 Chinese women and a dose-response meta-analysis. *Eur J Epidemiol*. 2020; 35(6): 567–578.

[24] Chen WY, Rosner B, Hankinson SE, et al. Moderate alcohol consumption during adult life, drinking patterns, and breast cancer risk. *JAMA*. 2011; 306(17): 1884–1890.

[25] Jones ME, Schoemaker MJ, Wright LB, et al. Smoking and risk of breast cancer in the Generations Study cohort. *Breast Cancer Res*. 2017; 19(1): 118.

[26] Lopez-Garcia MA, Geyer FC, Lacroix-Triki M, et al. Breast cancer precursors revisited: molecular features and progression pathways. *Histopathology*. 2010; 57: 171–192.

[27] King TA, Pilewskie M, Muhsen S, et al. Lobular carcinoma in situ: a 29-year longitudinal experience evaluating clinicopathologic features and breast cancer risk. *J Clin Oncol*. 2015; 33: 3945–3952.

[28] Morrow M, Schnitt SJ, Norton L. Current management of lesions associated with an increased risk of breast cancer. *Nat Rev Clin Oncol*. 2015; 12: 227–238.

[29] National Comprehensive Cancer Network. Breast Cancer Screening and Diagnosis (Version 1.2019). NCCN. org. Accessed August 18, 2020.

[30] Freer PE, Slanetz PJ. Breast density and screening for breast cancer. UpToDate. https://www.uptodate. com/contents/ breast-density-and-screening-for-breast-cancer?sectionName=Average%20or%20low%20 risk%20(%3C15%20 percent%20lifetime%20risk)&topicRef=7564&anchor=H16928812&source=see_ link#H16928812 Accessed August 30, 2020.

[31] Vourtsis A, Berg WA. Breast density implications and supplemental screening. *Eur Radiol*. 2019; 29(4): 1762–1777.

[32] Seely JM, Alhassan T. Screening for breast cancer in 2018-what should we be doing today? *Curr Oncol*. 2018; 25(Suppl 1): S115–S124.

[33] Lee CI, Chen LE, Elmore JG. Risk-based breast cancer screening: implications of breast density. *Med Clin North Am*. 2017; 101(4): 725–741.

[34] Troisi R, Hatch EE, Titus L, et al. Prenatal diethylstilbestrol exposure and cancer risk in women. *Environ Mol Mutagen*. 2019; 60(5): 395–403.

[35] Pham TT, Lee ES, Kong SY, et al. Night-shift work, circadian and melatonin pathway related genes and their interaction on breast cancer risk: evidence from a case-control study in Korean women. *Sci Rep*. 2019; 9(1): 10982.

[36] Deng Y, Xu H, Zeng X. Induced abortion and breast cancer: An updated meta-analysis. *Medicine (Baltimore)*. 2018; 97(3): e9613.

[37] Noels EC, Lapid O, Lindeman JH, et al. Breast implants and the risk of breast cancer: a meta-analysis of cohort studies. *Aesthet Surg J*. 2015; 35(1): 55–62.

[38] Factors That Do Not Increase Breast Cancer Risk. https://ww5.komen.org/BreastCancer/FactorsThat

DoNotIncreaseRisk.html. Updated February 14, 2020. Accessed September 13, 2020.

[39] Richards S, Aziz N, Bale S, et al. Standards and guidelines for the interpretation of sequence variants: a joint consensus recommendation of the American College of Medical Genetics and Genomics and the Association for Molecular Pathology. *Genet Med.* 2015; 17: 405−423.

[40] Prince AE, Roche MI. Genetic information, non-discrimination, and privacy protections in genetic counseling practice. *J Genet Couns.* 2014; 23(6): 891−902.

[41] Oh B. Direct-to-consumer genetic testing: advantages and pitfalls. *Genomics Inform.* 2019; 17(3): e33.

[42] Covolo L, Rubinelli S, Ceretti E, et al. Internet-based direct-to-consumer genetic testing: a systematic review. *J Med Internet Res.* 2015; 17(12): e279.

[43] Frey MK, Kim SH, Bassett RY, et al. Rescreening for genetic mutations using multi-gene panel testing in patients who previously underwent non-informative genetic screening. *Gynecol Oncol.* 2015; 139(2): 211−215.

[44] Tischler J, Crew KD, Chung WK. Cases in precision medicine: the role of tumor and germline genetic testing in breast cancer management. *Ann Intern Med.* 2019; 171(12): 925−930.

[45] Tyrer J. Duffy SW, Cuzick J. A breast cancer prediction model incorporating familial and personal risk factors. *Stat Med.* 2004; 23: 1111−1130.

[46] Cuzick J, Brentnall A. Models for assessment of breast cancer risk. *DI Europe.* 2016; 32(5): 54−55.

[47] Kurian, AW, Hughes, E., Bernhisel R, et al. Performance of the IBIS/Tyrer-Cuzick (TC) Model by race/ethnicity in the Women's Health Initative. *J Clin Oncol.* 2020; 38(Suppl): abstr 1503.

[48] Evans DG, Howell A. Breast cancer risk-assessment. *Breast Cancer Res.* 2007; 9: 213−221.

[49] Parmigiani G, Berry D, Aguiliar O. Determining carrier probabilities for breast cancer-susceptibility genes BRCA1 and BRCA2. *Am J Hum Genet.* 1998; 62(1): 145−158.

[50] Antoniou AC, Pharoah PP, Smith P et al. The BOADICEA model of genetic susceptibility to breast and ovarian cancer. *Br J Cancer.* 2004; 91: 1580−1590.

[51] Pankratz VS, Hartmann LC, Degnim AC, et al. Assessment of the accuracy of the Gail model in women with atypical hyperplasia. *J Clin Oncol.* 2008; 26: 5374−5379.

[52] Spiegelman D, Colditz GA, Hunter D, et al. Validation of the Gail et al. model for predicting individual breast cancer risk. *J Natl Cancer Inst.* 1994; 86: 600−607.

[53] Yun MH, Hiom K. Understanding the functions of BRCA1 in the DNA-damage response. *Biochem Soc Trans.* 2009; 37: 597−604.

[54] Cipak L, Watanbe N, Bessho T. The role of BRCA2 in replication-coupled DNA interstrand cross-link repair in vitro. *Nat Struct Mol Biol.* 2006; 13: 729−733

[55] Petrucelli N, Daly MB, Feldman GL. BRCA1 and BRCA2 hereditary breast and ovarian cancer. In: Adam MP, Ardinger HH, Pagon RA, et al. (eds.). GeneReviews. Seattle, WA: University of Washington; 1993−2021.

[56] Chen S, Parmigiani G. Meta-analysis of BRCA1 and BRCA2 penetrance. *J Clin Oncol.* 2007; 25: 1329−1333.

[57] American College of Radiology. ACR Practice Parameter for The Performance of Contrast-Enhanced Magnetic Resonance Imaging (MRI) Of The Breast. https://www.acr.org/-/media/ACR/Files/Practice-Parameters/mr-contrast-breast.pdf. Published 2018. Accessed August 30, 2020.

[58] Elmore JG. UpToDate. https://www.uptodate.com/contents/screening-for-breast-cancer-strategies-and-recommendations?csi=19b23d56-fcaa-4471-9ad4-8d6fa8156ae5&source=contentShare#topicContent. Published July 17, 2020. Accessed August 28, 2020.

[59] Li X, You R, Wang X, et al. Effectiveness of prophylactic surgeries in BRCA1 and BRCA2 mutation carriers: a meta-analysis and systematic review. *Clin Cancer Res.* 2016; 22: 3971−3981.

[60] Hartmann LC, Schaid DJ, Woods JE, et al. Efficacy of bilateral prophylactic mastectomy in women with a family history of breast cancer. *N Engl J Med.* 1999; 340: 77−84.

[61] Chiesa F, Sacchini VS. Risk-reducing mastectomy. *Minerva Ginecol.* 2016; 68(5): 544−547.

[62] Domchek SM, Jhaveri K, Patil S, et al. Risk of metachronous breast cancer after BRCA mutation−associated ovarian cancer. *Cancer.* 2013; 119: 1344−1348.

[63] Fisher B, Costantino JP, Wickerham DL, et al. Tamoxifen for prevention of breast cancer: report of the National Surgical Adjuvant Breast and Bowel Project P-1 Study. *J Natl Cancer Inst.* 1998; 90(18): 1371−1388.

[64] Cuzick J, Sestak I, Forbes JF, et al. Anastrozole for prevention of breast cancer in high-risk postmenopausal women (IBIS−II): an international, double-blind, randomized placebo-controlled trial. *Lancet.* 2014; 383: 1041−1048.

[65] Kiechle M, Engel C, Berling A, et al. Lifestyle intervention in BRCA1/2 mutation carriers: study protocol for a prospective, randomized, controlled clinical feasibility trial (LIBRE-1 study). *Pilot Feasibility Stud.* 2016; 2: 74.

[66] Kauff ND, Domcheck SM, Friebal TM et al. Risk-reducing salpingo-oophorectomy for the prevention of BRCA1 and BRCA2 associated breast and gynecological cancer: a multicenter prospective study. *J Clin Oncol.* 2008; 26: 1331−1337.

[67] Finch AP, Lubinski J, Moller P, et al. Impact of oophorectomy on cancer incidence and mortality in women with a BRCA1 or BRCA2 mutation. *J Clin Oncol.* 2014; 32: 1547−1553.

[68] Rebbeck TR, Lynch HT, Neuhausen SL, et al. Prophylactic oophorectomy in carriers of BRCA1 or BRCA2 mutations. *N Engl J Med.* 2002; 346: 1616−1622.

[69] Shu CA, Pike MC, Jotwani AR, et al. Uterine cancer after risk-reducing salpingo-oophorectomy without hysterectomy in women with BRCA mutations. *JAMA Oncol*. 2016; 2(11): 1434−1440.

[70] Schrijver LH, Olsson H, Phillips KA, et al. Oral contraceptive use and breast cancer risk: retrospective and prospective analyses from a BRCA1 and BRCA2 mutation carrier cohort study [published correction appears in JNCI Cancer Spectr. 2018 Aug 17; 2(3): pky041]. *JNCI Cancer Spectr*. 2018; 2(2): pky023.

[71] Marchetti C, De Felice F, Boccia S, et al. Hormone replacement therapy after prophylactic risk-reducing salpingo-oophorectomy and breast cancer risk in BRCA1 and BRCA2 mutation carriers: a meta-analysis. *Crit Rev Oncol Hematol*. 2018; 132: 111−115.

[72] Moran A, O'Hara C, Khan S, et al. Risk of cancer other than breast or ovarian in individuals with BRCA1 and BRCA2 mutations. *Fam Cancer*. 2012; 11(2): 235−242.

[73] https://clinicaltrials.gov/ct2/show/NCT02000089. Updated June 22, 2020. Accessed September 12, 2020.

[74] Sidransky D, Tokino T, Helzlsouer K, et al. Inherited p53 gene mutations in breast cancer. *Cancer Res*. 1992; 52(10): 2984−2986.

[75] Mai PL, Best AF, Peters JA, et al. Risks of first and subsequent cancers among TP53 mutation carriers in the National Cancer Institute Li-Fraumeni syndrome cohort. *Cancer*. 2016; 122(23): 3673−3681.

[76] Chompret A, Abel A, Stoppa-Lyonnet D, et al. Sensitivity and predictive value of criteria for p53 germline mutation screening. *J Med Genet*. 2001; 38(1): 43−47.

[77] Gonzalez KD, Noltner KA, Buzin CH, et al. Beyond Li Fraumeni syndrome: clinical characteristics of families with p53 germline mutations. *J Clin Oncol*. 2009; 27: 1250−1256.

[78] Villani A, Shore A, Wasserman JD, et al. Biochemical and imaging surveillance in germline TP53 mutation carriers with Li-Fraumeni syndrome: 11 year follow-up of a prospective observational study. *Lancet Oncol*. 2016; 17(9): 1295−1305.

[79] Schneider K, Zelley K, Nichols K, et al. Li-Fraumeni syndrome. In Adam MP, Ardinger HH, Pagon RA et al., eds. *GeneReviews*. Seattle, WA: University of Washington; 1993−2021.

[80] Pilarski R. PTEN Hamartoma tumor syndrome: a clinical overview. *Cancers (Basel)*. 2019; 11(6): 844.

[81] Hobert JA, Eng C. PTEN hamartoma tumor syndrome: an overview. *Genet Med*. 2009; 11(10): 687−694.

[82] Pilarski R, Burt R, Kohlman W, et al. Cowden syndrome and the PTEN hamartoma tumor syndrome: systematic review and revised diagnostic criteria. *J Natl Cancer Inst*. 2013; 105: 1607−1616.

[83] Eng C. Will the real Cowden syndrome please stand up: revised diagnostic criteria. *J Med Genet*. 2000; 37: 828−830.

[84] Kaurah P, MacMillan A, Boyd N, et al. Founder and recurrent CDH1 mutations in families with hereditary diffuse gastric cancer. *JAMA*. 2007; 297(21): 2360−2372.

[85] Pharoah PD, Guilford P, Caldas C; International Gastric Cancer Linkage Consortium. Incidence of gastric cancer and breast cancer in CDH1 (E-cadherin) mutation carriers from hereditary diffuse gastric cancer families. *Gastroenterology*. 2001; 121(6): 1348−1353.

[86] CHD1 Gene. MedlinePlus. https://medlineplus.gov/genetics/gene/cdh1/#conditions. Updated August 18, 2020. Accessed October 16, 2020.

[87] Mirandola S, Pellini F, Granuzzo E, et al. Multidisciplinary management of CDH1 germinal mutation and prophylactic management hereditary lobular breast cancer: a case report. *Int J Surg Case Rep*. 2019; 58: 92−95.

[88] Corso G, Intra M, Trentin C, et al. CDH1 germline mutations and hereditary lobular breast cancer. *Fam Cancer*. 2016; 15(2): 215−219.

[89] Jacobs MF, Dust H, Koeppe E, et al. Outcomes of endoscopic surveillance in individuals with genetic predisposition to hereditary diffuse gastric cancer. *Gastroenterology*. 2019; 157(1): 87−96.

[90] STK11 Gene. MedlinePlus. https://medlineplus.gov/genetics/gene/stk11/#conditions. Updated August 18, 2020. Accessed October 16, 2020.

[91] McGarrity TJ, Amos CI, Baker MJ. Peutz-Jeghers syndrome. In Adam MP, Ardinger HH, Pagon RA, et al., eds. *GeneReviews*. Seattle, WA: University of Washington; 2001.

[92] Antoniou AC, Casadei S, Heikkinen T, et al. Breast-cancer risk in families with mutations in PALB2. *N Engl J Med*. 2014; 371(6): 497−506.

[93] Ngamruengphong S, Canto MI. Screening for pancreatic cancer. *Surg Clin North Am*. 2016; 96(6): 1223−1233.

[94] National Comprehensive Cancer Network. Genetic/Familial High-Risk Assessment: Breast and Ovarian. (Version 3.2019). NCCN.org. 2019.

[95] Nepal M, Che R, Zhang J, et al. Fanconi anemia signaling and cancer. *Trends Cancer*. 2017; 3(12): 840−856.

[96] Mehta PA, Tolar J. Fanconi anemia. In Adam MP, Ardinger HH, Pagon RA, et al. eds. GeneReviews. Seattle, WA: University of Washington; 1993−2020.

[97] Tung N, Domchek SM, Stadler Z, et al. Counselling framework for moderate-penetrance cancer-susceptibility mutations. *Nat Rev Clin Oncol*. 2016; 13(9): 581−588.

[98] Heikkinen K, Rapakko K, Karppinen SM, et al. Association of common ATM polymorphism with bilateral breast cancer. *Int J Cancer*. 2005; 116(1): 69−72.

[99] Marabelli M, Cheng SC, Parmigiani G. Penetrance of ATM gene mutations in breast cancer: a meta-analysis of different measures of risk. *Genet Epidemiol*. 2016; 40: 425−431.

[100] Southey MC, Goldgar DE, Winqvist R, et al. PALB2, CHEK2 and ATM rare variants and cancer risk: data from COGS. *J Med Genet*. 2016; 53(12): 800−811.

[101] Taylor AM, Lam Z, Last JI, Byrd PJ. Ataxia telangiectasia: more variation at clinical and cellular levels. *Clin Genet*. 2015; 87(3): 199−208.

[102] CHEK2 Breast Cancer Case-Control Consortium. CHEK2*1100delC and susceptibility to breast cancer: a collaborative analysis involving 10, 860 breast cancer cases and 9, 065 controls from 10 studies. *Am J Hum Genet*. 2004; 74(6): 1175−1182.

[103] Cybulski C, Wokołorczyk D, Jakubowska A, et al. Risk of breast cancer in women with a CHEK2 mutation with and without a family history of breast cancer. *J Clin Oncol*. 2011; 29(28): 3747−3752.

[104] Apostolou P, Fostira F. Hereditary breast cancer: the era of new susceptibility genes. *Biomed Res Int*. 2013; 2013: 747318.

[105] Iniesta MD, Gorin MA, Chien LC, et al. Absence of CHEK2*1100delC mutation in families with hereditary breast cancer in North America. *Cancer Genet Cytogenet*. 2010; 202(2): 136−140.

[106] Watson P, Vasen HF, Mecklin JP, et al. The risk of extra-colonic, extra-endometrial cancer in the Lynch syndrome. *Int J Cancer*. 2008; 123: 444−449.

[107] Loveday C, Turnbull C, Ruark E, et al. Germline RAD51C mutations confer susceptibility to ovarian cancer. *Nat Genet*. 2012; 44: 475−476.

[108] Deng N, Zhou H, Fan H, Yuan Y. Single nucleotide polymorphisms and cancer susceptibility. *Oncotarget*. 2017; 8(66): 110635−110649.

[109] Mavaddat N, Michailidou K, Dennis J, et al. Polygenic risk scores for prediction of breast cancer and breast cancer subtypes. *Am J Hum Genet*. 2019; 104(1): 21−34.

[110] Shieh Y, Fejerman L, Lott PC, et al. A polygenic risk score for breast cancer in US Latinas and Latin American women. *J Natl Cancer Inst*. 2020; 112(6): 590−598.

[111] ACR Practice Parameter for the Performance of Contrast-Enhanced Magnetic Resonance Imaging (MRI) of the Breast. American Academy of Radiology. https://www.acr.org/-/media/ACR/Files/Practice-Parameters/mr-contrast-breast.pdf. Updated 2018. Accessed September 12, 2020.

[112] diFlorio-Alexander RM, Slanetz, PJ, Vincoff NS, et al. ACR Appropriateness criteria breast imaging of pregnant and lactating women. *J Am Coll Rad*. 2018; 15(11): S263−S274.

[113] Metcalfe K, Lynch HT, Foulkes WD, et al. Effect of oophorectomy on survival after breast cancer in BRCA1 and BRCA2 mutation carriers. *JAMA Oncol*. 2015; 1(3): 306−313.

[114] Sherman ME, Piedmonte M, Mai PL, et al. Pathologic findings at risk-reducing salpingo-oophorectomy: primary results from Gynecologic Oncology Group Trial GOG-0199. *J Clin Oncol*. 2014; 32(29): 3275−3283.

[115] Fisher B, Costantino JP, Wickerham DL, et al. Tamoxifen for prevention of breast cancer: report of the National Surgical Adjuvant Breast and Bowel Project P-1 Study. *J Natl Cancer Inst*. 1998; 90(18): 1371−1388.

[116] Cuzick J, Powles T, Veronesi U, et al. Overview of the main outcomes in breast-cancer prevention trials. *Lancet*. 2003; 361(9354): 296−300.

[117] Cuzick J, Forbes J, Edwards R, et al. First results from the International Breast Cancer Intervention Study (IBIS-I): a randomized prevention trial. *Lancet*. 2002; 360(9336): 817−824.

[118] San Antonio Breast Cancer Symposium. Low-Dose Tamoxifen Was Safe and Effective at Reducing Recurrence and New Breast Disease for Patients With DCIS, LCIS, and ADH. https://www.sabcs.org/sabcs/2018/pressreleases/3_74ytz7j4nvug_Low-Dose%20Tamoxifen%20Was%20Safe%20and%20Effective%20at%20Reducing%20Recurrence%20and%20New%20Breast%20Disease%20for%20Patients%20With%20DCIS, %2-0LCIS, %20and%20ADH.pdf. Published December 6, 2018. Accessed September 2, 2020.

[119] Wickerham DL, Costantino JP, Vogel VG, et al. The use of tamoxifen and raloxifene for the prevention of breast cancer. *Recent Results Cancer Res*. 2009; 181: 113−119.

[120] Vogel VG, Costantino JP, Wickerham DL, et al. Update of the National Surgical Adjuvant Breast and Bowel Project Study of Tamoxifen and Raloxifene (STAR) P-2 Trial: preventing breast cancer. *Cancer Prev Res (Phila)*. 2010; 3(6): 696−706.

[121] Goss PE, Ingle JN, Alés-Martínez JE, et al. Exemestane for breast-cancer prevention in postmenopausal women [published correction appears in N Engl J Med. 2011 Oct 6; 365(14): 1361]. *N Engl J Med*. 2011; 364(25): 2381−2391.

[122] Cuzick J, Sestak I, Forbes JF, et al. Use of anastrozole for breast cancer prevention (IBIS-II): long-term results of a randomized controlled trial [published correction appears in Lancet. 2020 Feb 15; 395(10223): 496]. *Lancet*. 2020; 395(10218): 117−122.

[123] Runowicz CD, Leach CR, Henry NL, et al. American Cancer Society/American Society of Clinical Oncology Breast Cancer Survivorship Care Guideline. *CA Cancer J Clin*. 2016; 66(1): 43−73.

[124] Jones ME, Schoemaker MJ, Wright LB, et al. Smoking and risk of breast cancer in the Generations Study cohort. *Breast Cancer Res*. 2017; 19(1): 118.

[125] Johnson KC, Hu J, Mao Y. Passive and active smoking and breast cancer risk in Canada, 1994−97. *Cancer Causes Control*. 2000; 11: 211−221.

[126] Chen H, Wu J, Zhang Z, et al. Association between BRCA status and triple-negative breast cancer: a meta-analysis. *Front Pharmacol*. 2018; 9: 909.

[127] Kirova YM, Savignoni A, Sigal-Zafrani B, et al. Is the breast-conserving treatment with radiotherapy appropriate in BRCA1/2 mutation carriers? Long-term results and review of the literature. *Breast Cancer Res Treat*. 2010; 120(1): 119−126.

[128] Graeser MK, Engel C, Rhiem K, et al. Contralateral breast cancer risk in BRCA1 and BRCA2 mutation carriers. *J Clin Oncol*. 2009; 27(35): 5887−5892.

[129] Reiner AS, Sisti J, John EM, et al. Breast cancer family history and contralateral breast cancer risk in young women: an update from the Women's Environmental Cancer and Radiation Epidemiology Study. *J Clin Oncol*. 2018; 36(15): 1513−1520.

[130] Lee A, Moon BI, Kim TH. BRCA1/BRCA2 pathogenic variant breast cancer: treatment and prevention strategies. *Ann Lab Med*. 2020; 40(2): 114−121.

[131] Valachis A, Nearchou AD, Lind P. Surgical management of breast cancer in BRCA-mutation carriers: a systematic review and meta-analysis. *Breast Cancer Res Treat*. 2014; 144(3): 443−455.

[132] Moo TA, Sanford R, Dang C, et al. Overview of breast cancer therapy. *PET Clin*. 2018; 13(3): 339−354.

[133] Yamauchi H, Takei J. Management of hereditary breast and ovarian cancer. *Intl J Clin Oncol*. 2018; 23(1): 45−51.

[134] Warrier S, Tapia G, Goltsman D, et al. An update in breast cancer screening and management. *Womens Health (Lond)*. 2016; 12(2): 229−239.

[135] Franceschini G, Di Leone A, Terribile D, et al. Bilateral prophylactic mastectomy in BRCA mutation carriers: what surgeons need to know. *Ann Ital Chir*. 2019; 90: 1−2.

[136] Byrski T, Huzarski T, Dent R, et al. Pathologic complete response to neoadjuvant cisplatin in BRCA1-positive breast cancer patients. *Breast Cancer Res Treat*. 2014; 147(2): 401−405.

[137] Tung N, Arun B, Hacker MR, et al. TBCRC 031: randomized phase ii study of neoadjuvant cisplatin versus doxorubicin-cyclophosphamide in germline BRCA carriers with HER2-negative breast cancer (the INFORM trial). *J Clin Oncol*. 2020; 38(14): 1539−1548.

[138] Tutt A, Tovey H, Cheang MCU, et al. Carboplatin in BRCA1/2-mutated and triple-negative breast cancer BRCAness subgroups: the TNT Trial. *Nat Med*. 2018; 24(5): 628−637.

[139] Gradishar WJ, Anderson BO, Abraham J, et al. Breast Cancer. Version 3.2020, NCCN Clinical Practice Guidelines in Oncology. *J Natl Compr Canc Netw*. 2020; 18(4): 452−478.

[140] FDA Approves Olaparib for Germline BRCA-Mutated Metastatic Breast Cancer. FDA. https://www.fda.gov/drugs/resources-information-approved-drugs/fda-approves-olaparib-germline-brca-mutated-metastatic-breast-cancer. Updated January 12, 2020. Accessed September 30, 2020.

[141] FDA Approves Talazoparib for gBRCAm HER2-Negative Locally Advanced or Metastatic Breast Cancer. FDA. https://www.fda.gov/drugs/drug-approvals-and-databases/fda-approves-talazoparib-gbrcam-her2-negativelocally-advanced-or-metastatic-breast-cancer. Updated December 14, 2018. Accessed September 30, 2020.

[142] Robson M, Im SA, Senkus E, et al. Olaparib for metastatic breast cancer in patients with a germline BRCA mutation [published correction appears in N Engl J Med. 2017 Oct 26; 377(17): 1700]. *N Engl J Med*. 2017; 377(6): 523−533.

[143] Litton JK, Rugo HS, Ettl J, et al. Talazoparib in patients with advanced breast cancer and a germline BRCA mutation. *N Engl J Med*. 2018; 379(8): 753−763.

第 **6** 章

胃肠道息肉病综合征

Marcia Cruz-Correa and Veroushka Ballester

胃肠道息肉病综合征，是一系列以结直肠腺癌和肠外恶性肿瘤的患病风险增加的疾病。通常根据组织学（腺瘤、错构瘤和锯齿状）和临床表型对其进行分类。诊断标准包括：息肉在消化道的分布、息肉数量、消化道外症状、消化道外恶性肿瘤及家族史。相关致病基因的鉴定有助于提高对某些特定类型息肉病的认识，包括其表型特征和相关肿瘤风险。对于罹患 10 个或以上的结肠息肉、消化道其他部位息肉、有息肉病家族史的年轻息肉患者，应考虑诊断为息肉病并行胚系基因检测。这些综合征的临床特征与其遗传性有关。特异性的突变基因测试可检测息肉病患者家庭成员的相关致病基因，有助于制订个体化的随访及干预策略，以预防后续肿瘤发生。

▨ 腺瘤性息肉病综合征

家族性腺瘤性息肉病

家族性腺瘤性息肉病（familial adenomatous polyposis，FAP）是定义非常明确的息肉病综合征之一，是一种具有接近完全外显性的常染色体显性遗传病，由定位于染色体 5q21 上的 *APC* 基因胚系突变引起。*APC* 是一种抑癌基因，其缺失是染色体不稳定性结直肠癌通路中早期发生的事件之一。据已报道数据，该基因缺失率在新生儿中为 1/22 000 ～ 1/7 000[1]。多达 1/3 的新发病例不属于先前确诊的家系，而是新发生的胚系突变或嵌合体。

FAP 的典型表现以成百上千的结肠腺瘤性息肉为特征，通常在患者 10 岁后开始陆续出现。同样由 *APC* 突变引起的轻症型（attenuated FAP，AFAP）发生的息肉数通常少于 100 个。FAP 患者在 50 岁时患结直肠癌的风险接近 100%，因此建议 FAP 患者从青春期起，每年进行乙状结肠镜检查或结肠镜检查；同时建议在青年期或息肉数太大而无法进行内镜治疗时，进行预防性结肠切除术。

除结肠腺瘤的高风险外，FAP 还具有各种结肠外表现，包括上消化道腺瘤和腺癌、胃底腺息肉、非上皮良性肿瘤（骨瘤、表皮囊肿、牙畸形）、硬纤维瘤、先天性视网膜色素上皮肥大症、恶性肿瘤（甲状腺癌、髓母细胞瘤和肝母细胞癌）（表 6.1）。早前，Gardner 综合征是指 FAP 患者同时患有结直肠息肉病、骨瘤和软组织肿瘤。但 Gardner 综合征在遗传上已被证实是 FAP 的一种表型，因此目前临床上已不再使用加德纳综合征这一术语[1]。

临床表型

结肠腺瘤与结直肠癌 遗传了 *APC* 基因致病性变异的个体发生结肠腺瘤的风险超

表 6.1	家族性腺瘤性息肉病结肠外肿瘤癌变风险	
恶性肿瘤	相对风险	绝对终身风险（%）
硬纤维瘤	852.0	15.0
十二指肠癌	330.8	5.0 ～ 12.0
甲状腺癌	7.6	2.0
脑癌	7.0	2.0
壶腹部癌	123.7	1.7
胰腺癌	4.5	1.7
肝母细胞癌	847.0	1.6
胃癌	未明	0.6

经允许转载自 Galiatsatos P, Foulkes W D. Familial adenomatous polyposis. Am J Gastroenterol 2006 Feb; 101(2): 385-398

过90%[4, 5]。10岁时，15%的*APC*胚系变异携带者患有腺瘤；20岁时，腺瘤发生率增加到75%；30岁时，90%将出现FAP表现[3-6]。出现症状的年龄、结肠息肉密度与*APC*基因突变的位点相关。在AFAP（参见"轻型家族性腺瘤性息肉病"部分）中腺瘤较少，且主要位于右半结肠，这与基因突变位置位于*APC*基因远端或近端远处相关。具有相同*APC*致病性变异的个体之间疾病表型存在差异，究其原因，发现其他因素亦可影响息肉形成和发生频率。Dejea等评估了微生物组对FAP患者的致癌作用，他们在早期出现息肉的FAP患者的结肠黏膜中发现了主要来自大肠埃希菌和脆弱拟杆菌的片状细菌生物膜，提示结肠早期成瘤与致瘤细菌之间可能存在相关性[7]。

若不对FAP患者进行干预，发生结肠腺癌是其必然结果。大多数FAP患者将在40岁前患结直肠癌（CRC）[3-5]。因此，对于这些患者，筛查和监测指南建议从青春期开始进行每年一次结肠镜检查。

结肠外表现

胃部肿瘤：与FAP相关的最常见的胃息肉是胃底腺息肉，其发病率高达60%[8-10]。这种类型的息肉在组织学上表现为紊乱的胃底腺、微囊内的胃底上皮细胞或中央凹内黏液细胞[11, 12]。尽管胃底腺息肉是一种非肿瘤性的改变，但在FAP患者的胃底腺息肉中，存在局灶性不典型增生病变[12]。

大约10%的FAP患者会发生胃内的腺瘤性息肉，通常局限于胃窦，偶尔也见于胃底体部。如果发现高级别不典型增生的息肉，建议切除息肉，并在随后的3 ～ 6个月内进行内镜随访[13]。

十二指肠与小肠肿瘤：对于已接受预防性结肠切除术的FAP患者，十二指肠腺癌是其主要的死亡原因之一。多达90%的FAP患者均发现患有十二指肠腺瘤，多数位于十二指肠的第一部分和第二部分，尤其是壶腹部周围区域[14, 15]。FAP患者发生十二指肠腺癌的终生发病率为4% ～ 12%[16-18]。尽管十二指肠息肉的治疗较为困难，但仍可以通过内镜治疗，同时也存在一些潜在的并发症，主要是胰腺炎、出血和十二指肠穿孔[19, 20]。基于十二指肠腺癌的发生风险与不典型增生的大小、数量和严重程度的相关

息　肉	1 分	2 分	3 分
数量	1～4 个	5～20 个	＞20 个
大小	1～4 mm	5～10 mm	＞10 mm
组织学	管状	管状绒毛状	绒毛状
不典型增生	轻度	中度	重度

表 6.2　Spigelman 分类[21]

Ⅰ期，1～4 分；Ⅱ期，5～6 分；Ⅲ期，7～8 分；Ⅳ期，9～12 分

性，Spigelman 分类评估系统可用于判断 FAP 患者的十二指肠腺癌风险[21]（表 6.2）。根据该分类系统，Spigelman Ⅳ期患者发生十二指肠腺癌的风险增加至 36%[18]。

　　硬纤维瘤：硬纤维瘤是一类可能源于肌肉腱膜组织的局部浸润性纤维瘤。硬纤维瘤在人群中较为罕见，但约 10% 的 FAP 患者可发生硬纤维瘤[22]，其最常见于 FAP 患者的肠系膜和腹壁。硬纤维瘤的发生率随 APC 基因中致病变异的位点而变化。发生在密码子 1 445 和 1 578 之间的 APC 致病性变异与硬纤维瘤的发病率增加相关[22, 23]。硬纤维瘤的 APC 易感基因型，包括 3′ 端或密码子 1 445 的 APC 突变，在术后具有更高的硬纤维瘤发生风险[24, 25]。硬纤维瘤是进行预防性结肠切除术的 FAP 患者发病及死亡的常见原因之一。硬纤维瘤风险因素包括性别、结肠外表现、家族史和基因型，上述因素可用于鉴别易感人群[26]。硬纤维瘤不会转移，但可浸润邻近组织结构导致肠梗阻、肠梗死和输尿管梗阻[27]。硬纤维瘤的自然病程并不相同，大约 10% 的硬纤维瘤进展迅速，同时也有大约 10% 可能会消退[24]。其最常见的症状是腹痛，可见于约 1/3 的腹部硬纤维瘤。在某些患者和家系中，硬纤维瘤可能是 FAP 的首发表现。此外，也有某些 APC 突变的家系以硬纤维瘤作为其唯一疾病表现。

　　先天性视网膜色素上皮肥大：多发性或双侧的先天性视网膜色素上皮肥大（congenital hypertrophy of the retinal pigment epithelium，CHRPE），也称为色素性眼底病变，是 FAP 的常见表现，存在于大约 75% 的 FAP 患者中[28, 29]。这些病变可以表现为离散的、深色、圆形、椭圆形或肾形，通常在出生时或幼儿期出现。CHRPE 与 APC 基因特定区域的突变密切相关。CHRPE 伴结肠息肉对诊断 FAP 具有高度特异性（92%），但仅有中度敏感（76%）[28]。CHRPE 存在良性变异型（经典型 CHRPE 和视网膜色素沉着的系列病变），而这些病变的相似性常导致误诊及不必要的筛查。因为它是一个常见的早期病变，尤其与新发 APC 突变的相关联时，更能提示侵袭性腺癌的高患病风险，故早期发现与鉴别 FAP 相关的 CHRPE 至关重要[30]。

　　骨瘤：多发性骨瘤是首个与 FAP 相关联的结肠外病变。多发性骨瘤属于骨质的良性增生，最常见于颅骨和下颌骨，也可发生于全身的其他骨骼上。在全口腔 X 线片上表现明显。在有 FAP 风险的儿童中骨瘤可能发生在结肠息肉之前，且可能终生持续发生。其无恶变潜能，除了影响外貌，不会引起其他临床问题。

　　其他肿瘤

　　肾上腺腺瘤：有报道称，FAP 患者可患有肾上腺腺瘤。两项研究发现其发生率显著高于普通人群，分别为 7% 和 13%，而非 FAP 人群的患病率为 0.6%～3.4%[31, 32]。在这

些系列研究里有少部分病例为功能性肾上腺腺瘤和肾上腺癌，但这些进展期的病变与FAP的关联尚不明晰。

甲状腺乳头状癌：1%～2%的FAP患者可发生甲状腺乳头状癌[33]，其平均诊断年龄为28岁，女性为主，组织学类型主要是乳头状癌，常伴有筛状型。已观察到家族聚集性。基因突变分析发现，患甲状腺癌的FAP患者的大多数突变都在突变簇区域之外[28]。

肝母细胞瘤：肝母细胞瘤是一种致死性的恶性肿瘤，常发生5岁之前。如果病变局限于肝脏，可以通过根治性手术切除达到治愈。在多个病例中均发现APC基因致病性变异。10%的肝母细胞瘤儿童同时患有FAP[34-36]。

脑肿瘤：以前将同时患有结直肠肿瘤和脑肿瘤的患者诊断为Turcot综合征。研究表明，结肠息肉病和髓母细胞瘤均与APC基因致病变异有关，因此，两者均与FAP有关。髓母细胞瘤主要发生在儿童中，其中约80%患者伴发FAP[37]。

胆囊、胆管及胰腺：FAP患者的胆囊、胆管和胰腺中均有腺瘤和癌变的报道。良性及恶性病变均能引起胆管、胰管梗阻。

轻症型家族息肉病

轻症型家族息肉病（AFAP）与特定的APC基因致病性变异相关，包括：① APC基因5′端和4号外显子的致病性变异，患者可出现2个到多于500个腺瘤；② 3′区域的致病性变异，患者表现为少于50个腺瘤；③ 9号外显子相关表型，患者可能有1～150个腺瘤而没有上消化道表现[38, 39]。AFAP患者的结肠腺瘤主要位于近端结肠，数量少于经典型FAP患者。其腺瘤的首发年龄可能在25～29岁[40]。该病的平均诊断年龄为56岁，较晚于经典型FAP[38, 41, 42]。AFAP患者的结肠外表现与典型FAP类似，包括胃底腺息肉、十二指肠腺瘤、十二指肠腺癌、骨瘤、表皮样囊肿和硬纤维瘤。AFAP的诊断依赖于基因检测。APC基因检测是评估该类患者的关键，且具有较广泛的鉴别诊断范围，包括MUTYH、Lynch综合征、双等位基因错配修复缺陷（BMMRD）和聚合酶校正相关息肉病（POLD1和POLE）。

FAP的基因检测

具有FAP临床表型的患者可进行基因检测。多基因检测能发现基于患者的临床表型和家族史无法发现的胚系突变，因此成为推荐的检测手段。此外，也可以鉴定出具有遗传异质性和重叠表型综合征的胚系突变基因。

此外，建议对有患病风险的家系成员进行已知致病性变异基因的级联基因检测。这有助于制订筛查和监测策略，并对相关高风险的亲属进行更积极的筛查。多数FAP的家系具有常染色体显性遗传特性。然而，大约25%的FAP患者的APC基因有新发致病性变异[43]。是否需要从青春期开始筛查仍具有争议，除非能证实基因检测对患者是带来获益的，否则不支持对未成年人进行基因检测，例如具有已知APC基因致病性变异的家系[44]。若高风险的未成年人未行基因检测，则建议他们从10～15岁开始进行乙状结肠镜检查[45]。

筛查和监测

筛查和监测的主要目标是预防肿瘤。鉴于FAP中发生结肠癌和结肠外肿瘤的高风险，基于这些风险和肿瘤发生的可能年龄制订了经验性筛查指南（表6.3）。

结肠筛查 应对具有患FAP风险或已知APC基因致病性变异的个体进行结肠筛查。指南建议，经典型FAP应从10～15岁开始，每年通过乙状结肠镜或全结肠镜检查来评

肿瘤	起始筛查年龄	筛查间隔	筛查措施
结肠	10～12岁 AFAP患者17岁后	1年	乙状结肠镜或结肠镜
十二指肠或壶腹部周围	20～25岁	1～3年	上消化道内镜检查，同时用侧视镜观察十二指肠乳头
胰腺	—		—
甲状腺	10～12岁	1年	查体，超声
胃	20～25岁	1～3年	上消化道内镜
硬纤维瘤	—		CT/MRI*
中枢神经系统，通常是小脑髓母细胞瘤（Turcot综合征）	10岁前	1年	每年行查体，如情况许可，在患病家系中行定期MRI检查
肝母细胞瘤	6月龄	3～6个月	10岁前行肝脏触诊、肝脏超声、AFP检查

表 6.3　家族性腺瘤性息肉病筛查推荐

*如果有家族史或症状，检查周期根据情况决定，无明确检查周期性[46]

估息肉病的发病情况[45]。结肠镜检查是首选的筛查工具，尤其是AFAP息肉主要分布在近端结肠。一旦出现息肉，预防性外科手术治疗可以提高生存率[47]。然而，对于高龄和息肉较少的AFAP患者，若未见异型增生改变、或可通过内镜切除息肉，则可以推迟外科手术。对AFAP患者的筛查起始时间可以推迟到17～25岁，每1～2年进行一次。对已知家族致病性基因变异检测为阴性的患者，无须遵循FAP高频次的内镜监测，建议其接受常规的风险筛查[45]。

上消化道筛查　上消化道筛查建议：从25～30岁开始的首次内镜检查应包括侧视内窥镜，以观察十二指肠乳头[48]，但也有部分建议在初始诊断时进行首次检查，尤其是家系中有成员在年轻时就发生晚期十二指肠病变者，应在更早开始首次检查。推荐的监测间隔时间根据内镜检查结果，并基于Spigelman分类，推荐间隔时间如下：① 0期，每4年一次；② Ⅰ期，每2～3年一次；③ Ⅱ期，每1～3年一次；④ Ⅲ期，每6～12个月一次；⑤ Ⅳ期，需考虑外科手术评估（表6.2）。基于专家意见，0～Ⅱ期的监测间隔建议基于荷兰/斯堪的纳维亚十二指肠监测临床试验的数据[49]。内镜检查范围应包括胃部，需关注息肉的大小、数量及形态，并进行活检。胃腺瘤的治疗应根据不典型增生的程度及息肉的大小进行个体化的调整。

其他恶性肿瘤与硬纤维瘤的筛查　携带*APC*基因致病性胚系变异的患者罹患其他恶性肿瘤的风险增加，包括甲状腺癌、硬纤维瘤、肝母细胞瘤和髓母细胞瘤。鉴于检查的风险和便利性，共识意见建议从10～12岁开始每年进行甲状腺触诊。同时推荐每年进行一次甲状腺超声检查。对硬纤维瘤不进行筛查，但对可触及的肿块或症状应行进一步评估。如果家系中存在硬纤维瘤家族史，则应考虑定期腹部影像学检查，但除此之外，通常并不推荐对硬纤维瘤的常规筛查。不推荐对无症状患者进行常规影像学检查以监测有无髓母细胞瘤。对有中枢神经系统（central nervous system，CNS）症状的患者，即使未发生息肉，也应进行仔细评估，因为超过半数的FAP患者可能在发现息肉之前出现脑肿瘤[37]。有中枢神经系统恶性肿瘤家族史的患者也应着重评估，因为可能存在家族聚集性发病。由于缺乏证据，对肝母细胞瘤的筛查价值仍存争议。共识意见推荐：7岁之前的患儿每3～6个月进行一次肝脏触诊、肝脏超声和血清甲胎蛋白检测。仅对有异常实验室检查结果或特异症状的患者进行特定的胆道评估。

结肠切除术后回肠袋和直肠筛查 在全直肠结肠切除联合回肠袋肛门吻合术（ileal pouch anal anastomosis，IPAA）后，腺瘤可能在回肠袋或肛门过渡区发生。因此，需要终生内镜监测。应每年对回肠袋和肛门过渡区进行检查。当行结肠切除术联合回直肠吻合术（ileorectal anastomosis，IRA）时，直肠癌风险仍然存在，需每年进行一次直肠镜检查。当直肠腺瘤数量众多或直肠高级别腺瘤发生时，需要从IRA转换为IPAA。

临床治疗

结直肠手术 当息肉在组织学上进展到高级别或息肉负荷过大难以通过内镜治疗时，降低风险的外科手术是预防结肠癌的标准治疗方法。适当时机的结肠切除术仍是FAP结肠癌预防的基础。外科手术的时机通常取决于息肉的数量、大小、组织学和症状[50]。FAP患者的术式包括直肠结肠切除术联合IPAA、全结肠切除联合IRA或全直肠结肠切除术联合回肠造口术（TPC）。FAP直肠息肉负荷可能决定术式的选择，是应用直肠结肠切除术联合IPAA还是IRA。全结肠切除联合IRA是一种单期手术，其并发症发病率略低于IPAA手术，但直肠癌风险仍然存在，需要每年进行监测。直肠保留手术可作为直肠结肠切除术联合IPAA的替代方案，适用于保留直肠区域息肉少于20个的患者，同时这类患者应具有较强的依从性，遵循监测要求，并且能够理解定期监测也不能根除罹患直肠癌的风险[51]。当直肠腺瘤数量众多或直肠高级别腺瘤发生时，需要从IRA转换为IPAA。手术可能引起的并发症包括：排便频率增加、大小便失禁、部分女性生育能力丧失，以及部分男性性功能丧失。APC基因突变位点可预测直肠息肉病的严重程度和未来直肠切除术的可能性，并已被建议作为手术方式选择的参考因素。据报道，致病性变异增加了在IRA术后直肠癌风险，最终需行直肠切除术，包括15号外显子1 250密码子、15号外显子1 309和1 328密码子，以及15号外显子1 250和1 464密码子等之间的变异[52-54]。目前腹腔镜已成为实施上述术式最常用的手段。回肠袋发生腺瘤的风险是随时间累积的，因此接受IPAA的患者应持续每年对回肠袋进行监测。虽然很少见，但在接受了直肠结肠切除术后的FAP患者仍有肛门过渡区癌变的病例报道[55]。

AFAP患者通常通过结肠镜下息肉切除术治疗，且可能终身无须接受预防性外科手术。当出现大量息肉或高级别腺瘤而需要手术治疗时，结肠切除术联合IRA是首选方式。AFAP患者的直肠保留区罕见息肉，几乎无须直肠结肠切除术联合IPAA。

上消化道 Spigelman Ⅰ、Ⅱ期的FAP患者肿瘤风险较低，可行定期监测和选择性内镜治疗。Spigelman Ⅲ、Ⅳ期需要内镜或外科手术治疗。根据Spigelman分类，Ⅳ期患者的十二指肠腺癌风险增加到36%；因此这些患者需要更积极的治疗[18]。在选择十二指肠腺瘤治疗应用内镜或外科手术时需综合考虑多种因素，包括合并症、高级别不典型增生及是否配备经专业训练的医师。治疗方式包括内镜切除或消融、局部手术切除或标准手术切除，其中包括胰十二指肠切除术（Whipple手术）、保留胰腺的十二指肠切除术或节段性十二指肠切除术。经内镜切除治疗的FAP患者十二指肠腺瘤复发的风险仍然很高[56]。内镜切除的并发症包括穿孔、出血和胰腺炎。对于壶腹病变，通常应行超声内镜以评估胰腺、胆管是否受累，并且可能需要支架植入以预防可能的胰腺炎和狭窄。壶腹部切除术、十二指肠息肉手术切除术或黏膜切除术也是可选择的方案[57]，但也具有局部复发的高风险。胰十二指肠切除术、保留胰腺的十二指肠切除术和节段性十二指肠切除术显著降低了发生壶腹周围腺癌的风险，也是最有希望根除息肉的方式[57-60]。Johnson 等发现 Spigelman Ⅲ期和Ⅳ期 FAP 患者接受标准手术治疗后，在平均随访44个月后局部复发率为9%，显著低于内镜切除或局部手术切除[56]。治疗方法必须仔细权衡，应同时考虑并发症和肿瘤预防效果。对 Spigelman 分期较晚的患者，建议转诊至有经验的医疗中心。胃腺瘤的治疗应根据不典型增生的程度及息肉的大小进行个体化的调整。

　　硬纤维瘤　对硬纤维瘤的评估和治疗策略制订，需综合考虑症状、功能丧失或邻近结构的损伤风险等多个因素。多种疗法对硬纤维瘤效果不佳，包括抗雌激素疗法、非甾体抗炎药（NSAID）、化疗和放疗。由于高发病率和复发率，在腹腔硬纤维瘤中手术治疗仍具争议。尽管药物治疗优于手术治疗，但在特定病例中手术仍然是一个重要的可选择方式。由于腹内硬纤维瘤通常累及肠系膜或包裹血管或器官，因此通常首选药物治疗。腹壁硬纤维瘤可以通过手术切除治疗，但复发率很高。

　　几项研究评估了雷洛昔芬、他莫昔芬或雷洛昔芬和舒林酸联合用药的反应[61, 62]。Tonelli 等对13例腹内硬纤维瘤患者进行了一项小型研究，评估每日120 mg雷洛昔芬对硬纤维瘤和肠系膜纤维瘤病的作用。结果发现，雷洛昔芬可减少硬纤维瘤和肠系膜纤维瘤的大小和症状，且未观察到毒副作用[61]。Hansmann 等的另一项研究纳入了13例FAP相关硬纤维瘤患者，接受每日120 mg他莫昔芬或每日120 mg雷洛昔芬联合300 mg舒林酸，结果表明联合用药组可有效减缓硬纤维瘤的生长[62]。还有一些报道发现，应用吡非尼酮和甲磺酸伊马替尼能使部分硬纤维瘤出现退缩[63, 64]。目前，对于硬纤维瘤的治疗，推荐采用多学科和多模式的综合治疗。

　　化学预防　已有大量的研究关注FAP中结肠和十二指肠息肉的化学预防。目前尚无FDA批准的可用于FAP化学预防的药物。塞来昔布［特异性环氧合酶2（COX-2）抑制剂］和舒林酸（非特异性COX-2抑制剂）的应用可能与息肉大小、数量的消退具有相关性。鉴于使用舒林酸预防肿瘤的不确定性，尚不能替代结肠切除术，但其可显著减少在定期内镜检查时需要切除的腺瘤数量。塞来昔布似乎对结肠和直肠腺瘤的作用较小，但对十二指肠腺瘤消退可起部分作用。塞来昔布在美国被批准用于FAP已有数年之久，但该适应证现已被删除。考虑到长期使用COX-2抑制剂的心血管不良反应，该药物在FAP中使用也减少了。研究表明，非甾体抗炎药和其他药物的化学预防有望推迟结肠切除术。

　　新的一些研究表明，低剂量阿司匹林在FAP和Lynch综合征患者中能够延缓腺瘤的发生发展[65]。姜黄素、二氟甲基鸟氨酸（DFMO）和XAV939（端锚聚合酶的药理学选择性抑制剂）[66]等一系列药物也是近期研究的热点。

　　姜黄素能够抑制COX活性，因此也被认为可以替代其他抗炎药起到化学预防的作用。然而，一项随机安慰剂对照临床试验未能证明口服姜黄素在减少或预防FAP患者发生结直肠/回肠腺瘤的作用[67]。目前也有研究采用姜黄素与治疗结肠癌的传统化疗药物氟尿嘧啶联合方案，并评估其增强化疗效果或降低耐药性的作用[68]。

DFMO是一种有效的酶激活的不可逆鸟氨酸脱羧酶（ODC）抑制剂，该酶参与了多胺合成的首个步骤，其酶活性在具有胚系*APC*基因突变的患者出现症状前已显著升高[69]。研究表明，DFMO能够通过影响胸苷合成而发挥抗结肠癌作用。然而，这种化合物的临床应用存在一定的局限性，如高剂量使用时的毒副作用，包括听力损伤、腹泻、腹痛、呕吐、贫血、白细胞减少和血小板减少。

其他非*APC*基因相关的腺瘤息肉病

*MUTYH*相关性息肉病（*MUTYH*-associated polyposis，MAP） 是一种常染色体隐性轻型息肉病综合征，由*MUTYH*中的双等位基因胚系变异引起，*MUTYH*是一种参与DNA氧化损伤修复的基因，位于染色体1p34.3-32.1上[70]。MAP的特点是多发性腺瘤性息肉（20～100个，少部分病例会更多），增加35%～75%的结肠癌患病风险[71, 72]。建议对没有*APC*基因致病性变异的息肉病患者进行*MUTYH*的全基因测序。鉴于MAP的常染色体隐性遗传特性，确诊患者的兄弟姐妹有25%的机会携带*MUTYH*致病性变异等位基因，应进行基因检测。在北欧血统的高加索人中，两个变异Y179C和G396D，占MAP患者双等位基因致病性变异的70%[73]。然而，这些变异的流行病学分布因种族而异，同时也有其他的致病变异被报道。在7%（95% CI 6%～8%）的腺瘤数量为20～99个的腺瘤患者和7%（95% CI 6%～8%）腺瘤数量为100～999个的腺瘤患者中存在*MUTYH*双等位基因致病性变异[74]。

*MUTYH*中单等位基因致病性变异也常被发现。1%～2%的普通人群携带*MUTYH*致病性变异[75]。在无结直肠癌家族史的人群中，*MUTYH*单等位致病性变异对结直肠癌患病风险没有太大影响（比值比1.15，95% CI 0.98～1.36）[76]。而在有结直肠癌家族史的人群中，*MUTYH*单等位致病性变异携带者患结直肠癌的风险约为普通人群的2倍[72]。与普通人群相比，*MUTYH*杂合子且一级亲属患结直肠癌的患者，与早于50岁患结直肠癌患者的一级亲属相似，需要更密集的监测[72, 77]。

临床表现与自然病程

结肠表型 MAP的结肠表型很难与多发性腺瘤、AFAP或FAP区分开来。MAP通常类似于AFAP，表现为较少的腺瘤。虽然主要息肉类型是腺瘤，但锯齿状腺瘤和增生性息肉也可见于MAP患者[78]。与MAP相关的结直肠癌主要位于右半结肠，可能出现同步病变，较散发性结直肠癌预后更好[70]。推荐MAP患者从18～30岁起，以每1～3年一次的频率进行结肠监测[45, 71]。

结肠外表型 MAP的结肠外症状的发生率低于FAP和AFAP[79, 80]。MAP结肠外肿瘤的终生风险没有结直肠表型那么明确。MAP可能患有多种结肠外癌，包括胃癌、小肠癌、子宫内膜癌、肝癌、卵巢癌、膀胱癌、甲状腺癌、皮肤癌（黑色素瘤、鳞状细胞癌和基底细胞癌）和乳腺癌[81-83]。虽然罕见，MAP患者也可发生其他类型肿瘤包括皮脂腺腺瘤、上皮瘤、脂肪瘤、CHRPE、骨瘤、硬纤维瘤、表皮样囊肿和毛母质瘤。

MAP通常会发生十二指肠腺瘤，并且具有患十二指肠癌的风险，但其十二指肠息肉的发生率和十二指肠癌的风险均低于FAP。MAP中十二指肠癌的终生风险约为4%[82]。尽管在MAP患者中发现了胃部病变，但目前缺乏支持胃癌风险增加的证据。与FAP相比，MAP中的十二指肠息肉发生率不高，且发病年龄较晚。因此，上消化道内镜筛查应从25～30岁时开始[45]。

临床治疗

针对MAP中的结肠管理，指南推荐从25～30岁开始，以每1～3年一次的频率进行结肠镜检查[71, 83]。若息肉负荷太大难以通过内镜治疗或存在高级别病变的组织学证据，则建议行全结肠切除联合回直肠吻合术或结肠次全切除术[71, 84]。与AFAP和FAP类似，在密切结肠镜监测下，结肠次全切除术可能是患者保留直肠的最佳选择。如果直肠严重受累，则需补救性直肠结肠切除术。鉴于MAP的十二指肠癌风险，应考虑从25～30岁开始进行上消化道内镜检查，并根据Spigelman标准确定监测频率[83]。

其他息肉病相关综合征

AFAP或MUTYH相关息肉病的表型也与POLE和POLD1基因有关。影响POLE和POLD1基因校对域的胚系突变会导致多发性腺瘤和早发性结直肠癌的共同发生，统称为聚合酶校对相关息肉病（polymerase proofreading-associated polyposis，PPAP）[85]。POLD1变异也与子宫内膜肿瘤有关。这种显性遗传疾病的发病率、结肠外表型和基因检测指南仍有待商榷。关于POLE和POLD1胚系致病性变异个体的最佳监测方法的数据很少。部分指南支持早期和频繁的结肠镜检查，但缺乏共识，因此，PPAP患者应进行临床管理。

遗传性混合性息肉病综合征（hereditary mixed polyposis syndrome，HMPS）是一种由GREM1基因（一种骨形态发生蛋白拮抗剂）的致病变异引起的罕见综合征。该综合征与德裔犹太人中的GREM1基因致病变异有关。HMPS以少息肉为特征，包括多种组织学类型，如腺瘤、锯齿状腺瘤、非典型幼年性息肉和增生性息肉。同时以早发性结直肠癌为特征。息肉数量、组织学和发病年龄存在高度可变性。少数致病基因携带者观察到结肠外恶性肿瘤的发生。

NTHL1基因与常染色体隐性腺瘤性息肉病表型相关，伴有结直肠癌风险增加。NTHL1基因双等位致病变异的携带者可患结肠外恶性肿瘤，包括子宫内膜癌[86]。目前，对于携带NTHL1基因单等位胚系致病变异的个体尚无已知的肿瘤风险。累积肿瘤风险并不确定，关于最佳监测方法的研究数据较少。

锯齿状息肉病综合征（serrated polyposis syndrome，SPS），以前称为增生性息肉病综合征（hyperplastic polyposis syndrome，HPS），其特征是易患无蒂锯齿状息肉。SPS是根据临床标准诊断的，因为遗传病因仍然未知。极少数的SPS家系可发现携带有RNF43基因的胚系致病性变异[87, 88]。世界卫生组织（World Health Organization，WHO）对SPS的诊断标准包括以下任何一项：① 乙状结肠近端至少5个锯齿状息肉，其中2个或更多直径大于10 mm；② 一级亲属患有SPS的个体在乙状结肠近端有任意数量的锯齿状息肉；③ 全结肠超过20个任意大小的锯齿状息肉。2019年，WHO更新了诊断标准，删除了标准②，并将其他两个标准更新为，① 直肠近端至少5个锯齿状息肉，均≥5 mm，至少2个≥10 mm；② 全结肠超过20个任意大小的锯齿状息肉，其中至少5个位于直肠近端。约半数的SPS病例有结直肠癌家族史[89]。在符合SPS诊断标准的患者中，结直肠癌患病率为50%或更多[89]。关于结肠外息肉或肿瘤是否与SPS相关的数据非常有限。SPS患者的管理包括结肠镜检查和息肉切除术。清除所有息肉是首选，但并不总是可行的。结肠镜检查应每1～3年重复一次，检查频率取决于检出的锯齿状和腺瘤性息肉的数量和大小。如内镜治疗不能控制息肉病或组织学提示高级别息肉、结肠癌，应考虑结肠次全切除联合回直肠吻合术。目前数据不支持结肠外肿瘤筛查。在SPS家系的高危家庭成员中开始结肠镜检查的年龄和频率尚不明确。美国国家综合癌症网络（NCCN）建议，一级亲属应在以下情况中选择最早的时间进行结肠镜检查：① 40岁；② 家族中最小的SPS诊断年龄；③ 家系中SPS患者确诊结直肠癌的前10年[45]。进一步的工作仍在进行，以更好地确定先证者及其亲属的肿瘤风险，以便制订更准确的风险分层和筛查建议。

结构性错配修复缺陷综合征

结构性错配修复缺陷综合征（constitutional mismatch repair deficiency syndrome，CMMRDS）是一种罕见的常染色体隐性遗传综合征，由错配修复（mismatch repair，MMR）基因中的纯合致病性变异引起[90]。*PMS2*基因在CMMRDS病例中的比例极高。该综合征的特点是幼儿期出现恶性肿瘤，可累及血液系统、脑部、小肠、结直肠和输尿管；肉瘤及神经纤维瘤病*NF1*的特征，最显著的是牛奶咖啡斑[91]。胃肠道表现包括结肠息肉病，主要是腺瘤和结直肠癌，通常在20岁之前发生[90]。涉及MMR基因纯合致病性变异的CMMRDS更常见于近亲结合。尚无CMMRDS监测指南共识。国际BMMRD联盟和欧洲CMMRDS护理联盟建议在10岁前开始每年进行一次结肠镜检查、胃镜（EGD）和胶囊内镜检查[9, 92]。也有其他的指南推荐起始年龄为6～8岁[90]。推荐从成年开始筛查Lynch综合征其他部位肿瘤，如子宫内膜癌[92]。

▇ 错构瘤性息肉病综合征

Peutz-Jeghers 综合征

定义、流行病学及临床特征　Peutz-Jeghers综合征（PJS）是一种常染色体显性遗传综合征，特征包括组织学上独特的胃肠道错构瘤性息肉，以及嘴唇、口周和颊部区域的特征性黑色素细胞斑，其随着年龄的增长而消退[93, 94]。超过95%的病例可见皮肤黏膜黑色素斑点。已在PJS患者中鉴定出染色体19p13.3处*STK11*基因的胚系致病性变异[21, 33, 95, 96]。其具有胃肠道和非胃肠道肿瘤的高风险，包括结肠、胃、胰腺、乳腺和卵巢的恶性肿瘤。乳腺癌的累积风险为32%～54%，卵巢癌的累积风险为21%[97]。胰腺癌的风险比普通人群高100倍以上[97]。表6.4显示了各部位肿瘤的个体风险。女性特有的肿瘤包括一种罕见的侵袭性宫颈腺癌——恶性宫颈腺瘤[98]，以及具有环状小管的卵巢性索肿瘤，这是一种良性肿瘤，但可引起与雌激素增加相关的症状。男性PJS患者易患睾丸支持细胞瘤[99]。有些人会考虑在育龄后进行预防性乳房切除术，以及预防性子宫双侧附件切除术。

超过88%的患者会出现胃肠道息肉，消化道各部位发病率分别是胃24%、小肠96%、结肠27%和直肠24%[100, 101]。息肉在10岁前开始生长，但患者通常要到20～30岁才会出现症状[102, 103]。较大的息肉可能会引起梗阻、溃疡、出血等症状并导致肠梗阻和肠套叠。PJS息肉在组织学表现独特，属于非不典型增生，具有发生部位胃肠道的特异正常覆盖上皮，并呈现分叉式生长，从黏膜肌层延伸到息肉分叶中。上皮内折叠可能导致假性浸润，可能导致肿瘤的误诊。PJS息肉中可能发生腺瘤和癌症[101]。该进展被称为错构瘤-腺瘤-癌三部曲。

诊断、监测与治疗　诊断基于下述任何一项标准：① 2个或以上组织学证实的PJS息肉；② 在有PJS家族史的近亲中检测到任意数量的PJS息肉；③ 有PJS家族史近亲发现特征性皮肤和黏膜色素沉着；④ 具有特征性皮肤和黏膜色素沉着伴有任意数量的PJS息肉[105]。

表 6.4　Peutz-Jeghers 综合征的肿瘤风险及监测推荐（数据源于参考文献［104］、［105］）

肿　瘤	64 岁时肿瘤风险	平均确诊年龄（岁）	起始监测年龄（岁）	监测间隔时间（年）	监测过程及注释
结肠	39%	46	8, 18[a]	3	结肠镜[a]
胃	29%	30	8, 18[a]	3	上消化道内镜[a]
小肠	13%	42	8, 18[a]	3	胶囊内镜[a]
胰腺	36%	41	30	1 ~ 2	超声内镜，筛查有效性不确定
乳腺	54%	37	25	1	18 岁起每年自检，25 岁起每年行 MRI 和（或）乳房 X 线
卵巢	21%	28	25	1	盆腔检查和盆腔或经阴道超声检查，CA-125 可能意义不大
子宫	9%	37	25	1	盆腔检查和盆腔或经阴道超声检查
宫颈（恶性腺瘤）	10%	34	25	1	宫颈巴氏涂片
SCTAT	20%	40	25	1	同子宫和卵巢；几乎所有女性都会患上 SCTAT，但 20% 会变成恶性
睾丸支持细胞瘤	9%	9	出生至青少年	1	睾丸检查，如触诊异常或出现女性化，则行超声检查；10% ~ 20% 的良性支持细胞肿瘤会恶变
肺	15%	51	—	—	无推荐

[a] 从 8 岁开始。如果存在息肉，每 3 年重复一次；如果没有息肉，则在 18 岁时重复，然后每 3 年重复一次，如果出现症状则更早开始。SCTAT（sex cord tumors with annular tubules），具有环状小管的性索肿瘤

除了这些标准，基因检测已成为标准临床实践的一部分，且已进入市场。对于患病父母的无症状子女自 3 岁起提供基因检测，对于有症状患儿应更早开始基因检测[105]。

监测是 PJS 的管理的首要部分，指南的监测方案如表 6.4 中所述。PJS 的监测指南是基于胃肠道并发症和肿瘤风险得到的经验性的建议。专家组建议从 8 岁开始进行上消化道内镜检查和结肠镜检查[104]。若发现息肉，则应每 3 年重复检查。若未发现息肉，则应在 18 岁时进行第二次基线检查，此后每 3 年进行一次。同样，通过胶囊内镜（video capsule endoscopy，VCE）对小肠的监测应从 8 岁开始，若存在息肉，则每 3 年复查一次。

PJS 的治疗包括内镜切除息肉，若结肠息肉负荷过大无法通过内镜治疗或组织学显示肿瘤性变化，则需行结肠切除术。肠套叠是小肠息肉的主要并发症，起病年龄从年轻时开始持续终生。对小肠的监测和治疗在很大程度上是为了预防肠套叠的发生。当发生小肠套叠时，通常需要进行手术，术中应仔细检查整个小肠。应行术中小肠镜检查以切除其余发生 PJS 息肉的小肠[105]。减少 PJS 息肉负荷的化学预防方法目前正在研究中。PJS 息肉表现出 COX-2 的过表达，提示 COX-2 抑制剂可能作为潜在的化学预防药物，降低 PJS 患者息肉负荷[106]。迄今为止，并不推荐将化学预防或药物治疗措施用于 PJS。

幼年性息肉病综合征

定义、流行病学及临床特征　幼年性息肉病综合征（juvenile polyposis syndrome，JPS）是一种罕见的常染色体显性遗传病，其特征是全胃肠道的错构瘤性息肉病，可发生于儿童至青年期。JPS由*SMAD4*基因（也称为*MADH4/DPC4*）的胚系致病性变异引起的，占15%～60%[107]，而编码骨形态发生蛋白受体1A的基因（*BMPR1A*）的致病性变异引起者占25%～40%[108, 109]。当满足以下一项或多项标准时，即可诊断JPS：① 结肠或直肠中存在超过5个幼年性息肉；② 胃肠道其他部位的幼年性息肉；③ 已知幼年性息肉家族史患者中存在任何数量的幼年性息肉[110]。还必须排除其他表现出JPS胃肠道表型的遗传综合征，包括Cowden综合征（CS）、Bannayan-Riley-Ruvalcaba（BRR）综合征和Gorlin综合征。大约25%的新发病例是散发性的，具有新发突变，而75%的病例有家族史[100]。

多发幼年性息肉可发生于结直肠（98%）、胃（14%）、空肠和回肠（7%）及十二指肠（7%）[100, 107, 111, 112]。息肉多发生于10岁之前。直肠出血伴贫血是最常见的症状。在JPS中，结直肠癌的终生患病风险为39%[113]。罹患胃癌的风险也会增加，尤其在患胃息肉的个体中可高达29%[100, 107]。在*SMAD4*基因致病性变异的患者中可发生严重的胃息肉病和胃癌，但对*BMPR1A*致病性变异的患者极其罕见[107, 114]。JPS发生胰腺癌和壶腹周围癌的病例也有相关报道[111]。

婴儿JPS是一种罕见且致命的JPS分型，发生于出生后几年。临床表现包括胃肠道出血、腹泻、蛋白丢失性肠病和相关的发育迟缓。其可能由两个连续基因*PTEN*和*BMPR1A*的杂合突变引起，部分解释了临床表现的严重性[115]。具有*SMAD4*致病性变异的JPS患者可能出现遗传性出血性毛细血管扩张症（hereditary hemorrhagic telangiectasia，HHT）的体征和症状，如主动脉瘤、皮肤黏膜毛细血管扩张、动静脉畸形和杵状指[116]。在同时具有JPS和HHT特征的患者中，致病性变异位于*SMAD4*基因中。HHT也可能由除*SMAD4*之外的其他基因突变引起，包括*ENG*和*ACVRL1*。

诊断、筛查和治疗　JPS患者需从12岁开始进行结肠镜检查，并根据息肉负荷每1～3年重复一次[107]。同样，应从12岁开始每1～3年进行一次上消化道内镜检查，若在此之前即出现症状则应提早检查时间。若存在十二指肠息肉病或不明原因的贫血、蛋白丢失性肠病或其他小肠症状，则应行小肠检查。若存在*SMAD4*突变，筛查还应包括每年行全血细胞计数、心血管检查和HHT评估[107]。

对于结肠息肉负荷大、贫血和（或）蛋白丢失性肠病、息肉伴高级别不典型增生或存在浸润性腺癌的患者，根据直肠息肉的数量，选择行结肠切除术联合IRA或补救性直肠结肠切除术[100, 107]。对于高级别不典型增生、胃癌，或内镜无法有效控制的大量胃息肉患者，需要行全胃或部分胃切除术[100, 111]。

*PTEN*错构瘤综合征

定义、流行病学及临床特征　*PTEN*错构瘤综合征（PHTS）包括几种由*PTEN*基因突变引起的常染色体显性遗传疾病。这些疾病的临床表型有很大重叠，可被认为是同一疾病的症状谱系。PHTS包括CS、BRRS和成人发病的小脑发育不良神经节细胞瘤（Lhermitte-Duclos病）。约85%CS患者和约60%BRRS患者的*PTEN*基因存在致病性变异[117]。主要特征包括皮肤、黏膜、胃肠道和其他器官的多发性错构瘤，以及多部位的肿瘤风险增高。大样本的数据库数据显示，PHTS相关恶性肿瘤的终生风险为：乳腺

85%，甲状腺 35%，子宫内膜 28%，结肠 9%，肾脏 34%，黑色素瘤 6%；年龄标准化发生率比（95% CI）显著增加：乳腺 25.4（19.8～32.0）；甲状腺 51.1（38.1～67.1），子宫内膜 42.9（28.1～62.8），结肠 10.3（5.6～17.4），肾 30.6（17.8～49.4），黑色素瘤 8.5（4.1～15.6）[118, 119]。在 *PTEN* 基因 5′ 端或 PTEN 磷酸核心区内具有变异的个体通常表现出多器官系统受累[120]。

　　NCCN 指南已更新 PHTS 的检测标准[121]。对具有下述疾病个人史或其一级亲属者推荐遗传咨询，例如：① 成人发病的 Lhermitte-Duclos 病；② 符合任意三条主要诊断标准或次要诊断标准以确诊 CS（参见下文）[122]。该综合征的标志是存在多个面部毛膜瘤，表现为面部和四肢的疣状皮肤病变，以及牙龈、舌和颊黏膜的鹅卵石样过度角化性丘疹。该疾病的其他常见表现包括大头畸形、龟头黄斑色素沉着、泛自闭症障碍、弥漫性食管糖原性棘皮病、多发性皮肤脂肪瘤、甲状腺腺瘤和多结节性甲状腺肿、肾细胞癌、睾丸脂肪瘤和血管异常（包括多发性颅内静脉发育异常）。

　　高达 93% 的 *PTEN* 基因致病性变异个体中发现结肠息肉[118]。增生性息肉是最常见的组织类型[118]。此外，也可见腺瘤和增生性、错构瘤性和无蒂锯齿状息肉。最近的研究表明，*PTEN* 致病性突变者发生早发性结直肠癌的风险增加。一项多中心研究发现，13% *PTEN* 基因突变携带者患有结肠癌，且年龄均小于 50 岁[123]。目前的数据表明，大肠癌的终生风险为 9%～16%[118, 124, 125]。基于专家意见和相关癌症的筛查指南，并根据 PHTS 所观察到的恶性肿瘤风险进行了调整，推荐开始筛查的年龄及随后的监测可能有所变化。

NCCN 指南推荐 *PTEN* 错构瘤综合征基因检测标准
- 来自具有已知 *PTEN* 突变的家系的个体。
- 符合 CS 临床诊断标准的个体。
- 具有以下任何个人史的个体：BRRS，成人 Lhermitte-Duclos 病，泛自闭症障碍和大头畸形，2 个及以上活检证实的毛膜瘤，2 项及以上主要标准（一个必须是大头畸形），3 项主要诊断标准（无大头畸形），1 项主要诊断标准和 3 项及以上的次要诊断标准，4 项及以上次要诊断标准。
- 具有 1 项主要或 2 项次要诊断标准的高危个体和确诊患者的亲属尚未进行基因检测的 CS 或 BRRS。

主要诊断标准：如下。
- 乳腺癌。
- 子宫内膜癌。
- 滤泡状甲状腺癌。
- 多发性胃肠道错构瘤或神经节神经瘤。
- 大头畸形（大头畸形，≥97%）。
- 龟头黄斑色素沉着。
- 单独的皮肤黏膜病变：一次活检证实的毛膜瘤，或多发性掌跖角化病，或多灶性或广泛性口腔黏膜乳头状瘤病，或多发性面部皮肤丘疹（通常为疣状）。

次要诊断标准：如下。
- 泛自闭症障碍。
- 结肠癌。

- 食管糖原性棘皮病（≥3）。
- 脂肪瘤。
- 智力低下（即智商≤75）。
- 乳头状甲状腺癌或滤泡型乳头状甲状腺癌。
- 甲状腺结构性病变（如腺瘤、结节、甲状腺肿）。
- 肾细胞癌。
- 单一胃肠道错构瘤或神经节神经瘤。
- 睾丸脂肪瘤。
- 血管异常（包括多发性颅内发育性静脉异常）。

如果个体有2个或2个以上的主要诊断标准，如乳腺癌和非髓样甲状腺癌，但没有大头畸形，则可以将主要标准之一作为满足基因检测条件的三个次要标准之一。

来源：改编自参考文献［121］。

相关的综合征

Lhermitte-Duclos病　小脑皮质罕见的神经节细胞良性错构瘤性过度生长（称为小脑发育不良性神经节细胞瘤）被称为 Lhermitte-Duclos病（LDD）。绝大多数成人LDD病例属于PHTS的一部分[126]。

Bannayan-Riley-Ruvalcaba综合征　BRRS是一种罕见的先天性疾病，其特征是大头畸形、肠道错构瘤性息肉、精神运动发育迟缓、脂肪瘤病、血管瘤病和龟头色素斑[43]。BRRS现在被认为是PHTS的一部分[44]。

▓ 其他罕见的息肉病综合征

Cronkhite-Canada综合征

Cronkhite-Canada 综合征（CCS）是一种获得性疾病，其特征是全胃肠道息肉病、皮肤色素过度沉着、脱发和指甲萎缩[127-129]。平均发病年龄为59岁，范围为31～86岁。暂无观察到家族性事件，CCS的病因仍未明。

除食管外，CCS的息肉可遍布整个胃肠道[130]。在显微镜下，其息肉几乎与幼年性息肉相同。然而，与JPS相比，CCS息肉之间的黏膜在组织学上也存在异常，表现为固有层水肿、充血和炎症及局灶性腺体扩张。高达71%的病例发生腺瘤性息肉，高达25%的病例发生结肠癌[127]。据报道，CCS也可能发生胃癌。

几乎所有CCS患者都观察到许多肠外外胚层表现。手指甲和脚趾甲表现出不同程度的营养不良，包括变薄、分裂和与甲床部分分离（即甲剥离）。脱发发生在头皮、眉毛、面部、腋窝、阴部和四肢。色素过度沉着出现在上肢、下肢、面部、手掌、脚底、颈部、背部、胸部和头皮上，呈暗褐色斑点。指甲、头发和色素沉着异常等病变在疾病缓解后都是可逆的。该疾病常表现急性发作和快速进展的过程。重度腹泻和蛋白丢失性肠病，导致严重的营养不良。营养不良的并发症是该综合征发病和死亡的主要原因。

该疾病可能会在数月内致命，但若患者对治疗有反应或自发缓解，则生存期更长。在CCS病例中有许多自发缓解现象，部分或完全缓解可能由几种不同的干预措施引起的。治疗包括糖皮质类激素、免疫抑制剂、抗生素、结肠切除术、肠外营养，以及这些治疗的不同组合，每种疗法的疗效各有所侧重。对于长期生存者，需要定期检查结肠和胃，以筛查腺瘤样变和结肠癌。

（郑万威　译）

参考文献

[1] Campbell WJ, Spence RA, Parks TG. Familial adenomatous polyposis. *Br J Surg*. 1994; 81(12): 1722−1733.
[2] Galiatsatos P, Foulkes WD. Familial adenomatous polyposis. *Am J Gastroenterol*. 2006; 101(2): 385−398.
[3] Herrera L. Familial Adenomatous Polyposis. New York, NY: A.R. Liss; 1990.
[4] Bulow S. Familial polyposis coli. *Dan Med Bull*. 1987; 34(1): 1−15.
[5] Bussey H. *Familial Polyposis Coli. Family Studies, Histopathology, Differential Diagnosis, and Results of Treatment*. Baltimore, MD: The Johns Hopkins University Press; 1975.
[6] Berk T, Cohen Z, Bapat B, Gallinger S. Negative genetic test result in familial adenomatous polyposis: clinical screening implications. *Dis Colon Rectum*. 1999; 42(3): 307−310; discussion 310−302.
[7] Dejea CM, Fathi P, Craig JM, et al. Patients with familial adenomatous polyposis harbor colonic biofilms containing tumorigenic bacteria. *Science*. 2018; 359(6375): 592−597.
[8] Watanabe H, Enjoji M, Yao T, Ohsato K. Gastric lesions in familial adenomatosis coli: their incidence and histologic analysis. *Hum Pathol*. 1978; 9(3): 269−283.
[9] Weston BR, Helper DJ, Rex DK. Positive predictive value of endoscopic features deemed typical of gastric fundic gland polyps. *J Clin Gastroenterol*. 2003; 36(5): 399−402.
[10] Abraham SC, Nobukawa B, Giardiello FM, Hamilton SR, Wu TT. Fundic gland polyps in familial adenomatous polyposis: neoplasms with frequent somatic adenomatous polyposis coli gene alterations. *Am J Pathol*. 2000; 157(3): 747−754.
[11] Odze RD, Marcial MA, Antonioli D. Gastric fundic gland polyps: a morphological study including mucin histochemistry, stereometry, and MIB-1 immunohistochemistry. *Hum Pathol*. 1996; 27(9): 896−903.
[12] Wu TT, Kornacki S, Rashid A, Yardley JH, Hamilton SR. Dysplasia and dysregulation of proliferation in foveolar and surface epithelia of fundic gland polyps from patients with familial adenomatous polyposis. *Am J Surg Pathol*. 1998; 22(3): 293−298.
[13] Bianchi LK, Burke CA, Bennett AE, et al. Fundic gland polyp dysplasia is common in familial adenomatous polyposis. *Clin Gastroenterol Hepatol*. 2008; 6(2): 180−185.
[14] Church JM, McGannon E, Hull-Boiner S, et al. Gastroduodenal polyps in patients with familial adenomatous polyposis. *Dis Colon Rectum*. 1992; 35(12): 1170−1173.
[15] Ranzi T, Castagnone D, Velio P, Bianchi P, Polli EE. Gastric and duodenal polyps in familial polyposis coli. *Gut*. 1981; 22(5): 363−367.
[16] Offerhaus GJ, Giardiello FM, Krush AJ, et al. The risk of upper gastrointestinal cancer in familial polyposis. *Gastroenterology*. 1992; 102(6): 1980−1982.
[17] Vasen HF, Bulow S, Myrhoj T, et al. Decision analysis in the management of duodenal adenomatosis in familial adenomatous polyposis. *Gut*. 1997; 40(6): 716−719.
[18] Groves CJ, Saunders BP, Spigelman AD, Phillips RK. Duodenal cancer in patients with familial adenomatous polyposis (FAP): results of a 10 year prospective study. *Gut*. 2002; 50(5): 636−641.
[19] Norton ID, Gostout CJ. Management of periampullary adenoma. *Dig Dis*. 1998; 16(5): 266−273.
[20] Norton ID, Gostout CJ, Baron TH, et al. Safety and outcome of endoscopic snare excision of the major duodenal papilla. *Gastrointest Endosc*. 2002; 56(2): 239−243.
[21] Jenne DE, Reimann H, Nezu J, et al. Peutz-Jeghers syndrome is caused by mutations in a novel serine threonine kinase. *Nat Genet*. 1998; 18(1): 38−43.
[22] Bertario L, Russo A, Sala P, et al. Genotype and phenotype factors as determinants of desmoid tumors in patients with familial adenomatous polyposis. *Int J Cancer*. 2001; 95(2): 102−107.
[23] Bertario L, Russo A, Sala P, et al. Multiple approach to the exploration of genotype-phenotype correlations in familial adenomatous polyposis. *J Clin Oncol*. 2003; 21(9): 1698−1707.
[24] Hodgson SV ME. *Gastrointestinal System*. 2nd ed. New York, NY: Cambridge University Press; 1999.
[25] Parc Y, Piquard A, Dozois RR, Parc R, Tiret E. Long-term outcome of familial adenomatous polyposis patients after restorative coloproctectomy. *Ann Surg*. 2004; 239(3): 378−382.
[26] Elayi E, Manilich E, Church J. Polishing the crystal ball: knowing genotype improves ability to predict desmoid disease in patients with familial adenomatous polyposis. *Dis Colon Rectum*. 2009; 52(10): 1762−1766.
[27] Scott RJ, Froggatt NJ, Trembath RC, et al. Familial infiltrative fibromatosis (desmoid tumours) (MIM135290) caused by a recurrent 3′ APC gene mutation. *Hum Mol Genet*. 1996; 5(12): 1921−1924.
[28] Nusliha A, Dalpatadu U, Amarasinghe B, Chandrasinghe PC, Deen KI. Congenital hypertrophy of retinal pigment epithelium (CHRPE) in patients with familial adenomatous polyposis (FAP); a polyposis registry experience. *BMC Res Notes*. 2014; 7: 734.
[29] Chen CS, Phillips KD, Grist S, et al. Congenital hypertrophy of the retinal pigment epithelium (CHRPE) in familial

colorectal cancer. *Fam Cancer*. 2006; 5(4): 397−404.

[30] Deibert B, Ferris L, Sanchez N, Weishaar P. The link between colon cancer and congenital hypertrophy of the retinal pigment epithelium (CHRPE). *Am J Ophthalmol Case Rep*. 2019; 15: 100524.

[31] Marchesa P, Fazio VW, Church JM, McGannon E. Adrenal masses in patients with familial adenomatous polyposis. *Dis Colon Rectum*. 1997; 40(9): 1023−1028.

[32] Smith TG, Clark SK, Katz DE, Reznek RH, Phillips RK. Adrenal masses are associated with familial adenomatous polyposis. *Dis Colon Rectum*. 2000; 43(12): 1739−1742.

[33] Boudeau J, Kieloch A, Alessi DR, et al. Functional analysis of LKB1/STK11 mutants and two aberrant isoforms found in Peutz-Jeghers Syndrome patients. *Hum Mutat*. 2003; 21(2): 172.

[34] Aretz S, Koch A, Uhlhaas S, et al. Should children at risk for familial adenomatous polyposis be screened for hepatoblastoma and children with apparently sporadic hepatoblastoma be screened for APC germline mutations? *Pediatr Blood Cancer*. 2006; 47(6): 811−818.

[35] Hirschman BA, Pollock BH, Tomlinson GE. The spectrum of APC mutations in children with hepatoblastoma from familial adenomatous polyposis kindreds. *J Pediatr*. 2005; 147(2): 263−266.

[36] Sanders RP, Furman WL. Familial adenomatous polyposis in two brothers with hepatoblastoma: implications for diagnosis and screening. *Pediatr Blood Cancer*. 2006; 47(6): 851−854.

[37] PDQ Cancer Genetics Editorial Board. *Genetics of Colorectal Cancer (PDQ®): Health Professional Version*. Bethesda, MD: National Cancer Institute; 2002−2020.

[38] Spirio L, Olschwang S, Groden J, et al. Alleles of the APC gene: an attenuated form of familial polyposis. *Cell*. 1993; 75(5): 951−957.

[39] Soravia C, Berk T, Madlensky L, et al. Genotype-phenotype correlations in attenuated adenomatous polyposis coli. *Am J Hum Genet*. 1998; 62(6): 1290−1301.

[40] Burt RW. Gastric fundic gland polyps. *Gastroenterology*. 2003; 125(5): 1462−1469.

[41] Brensinger JD, Laken SJ, Luce MC, et al. Variable phenotype of familial adenomatous polyposis in pedigrees with 3' mutation in the APC gene. *Gut*. 1998; 43(4): 548−552.

[42] Giardiello FM, Brensinger JD, Luce MC, et al. Phenotypic expression of disease in families that have mutations in the 5' region of the adenomatous polyposis coli gene. *Ann Intern Med*. 1997; 126(7): 514−519.

[43] Gorlin RJ, Cohen MM Jr., Condon LM, Burke BA. Bannayan-Riley-Ruvalcaba syndrome. *Am J Med Genet*. 1992; 44(3): 307−314.

[44] Lachlan KL, Lucassen AM, Bunyan D, Temple IK. Cowden syndrome and Bannayan Riley Ruvalcaba syndrome represent one condition with variable expression and age-related penetrance: results of a clinical study of PTEN mutation carriers. *J Med Genet*. 2007; 44(9): 579−585.

[45] National Comprehensive Cancer Network. NCCN Clinical Practice Guidelines in Oncology: Genetic/Familial High-Risk Assessment: Colorectal. https://www.nccn.org/professionals/physician_gls/default. aspx-genetics_colon. Accessed May 6, 2020.

[46] Stjepanovic N, Moreira L, Carneiro F, et al. Hereditary gastrointestinal cancers: ESMO Clinical Practice Guidelines for diagnosis, treatment and follow-updagger. *Ann Oncol*. 2019; 30(10): 1558−1571.

[47] Nugent KP, Spigelman AD, Phillips RK. Life expectancy after colectomy and ileorectal anastomosis for familial adenomatous polyposis. *Dis Colon Rectum*. 1993; 36(11): 1059−1062.

[48] Brosens LA, Keller JJ, Offerhaus GJ, Goggins M, Giardiello FM. Prevention and management of duodenal polyps in familial adenomatous polyposis. *Gut*. 2005; 54(7): 1034−1043.

[49] Bulow S, Bjork J, Christensen IJ, et al. Duodenal adenomatosis in familial adenomatous polyposis. *Gut*. 2004; 53(3): 381−386.

[50] Petersen GM. Genetic testing and counseling in familial adenomatous polyposis. *Oncology (Williston Park)*. 1996; 10(1): 89−94; discussion 97−88.

[51] Guillem JG, Wood WC, Moley JF, et al. ASCO/SSO review of current role of risk-reducing surgery in common hereditary cancer syndromes. *Ann Surg Oncol*. 2006; 13(10): 1296−1321.

[52] Bertario L, Russo A, Radice P, et al. Genotype and phenotype factors as determinants for rectal stump cancer in patients with familial adenomatous polyposis. Hereditary Colorectal Tumors Registry. *Ann Surg*. 2000; 231(4): 538−543.

[53] Vasen HF, van der Luijt RB, Slors JF, et al. Molecular genetic tests as a guide to surgical management of familial adenomatous polyposis. *Lancet*. 1996; 348(9025): 433−435.

[54] Nieuwenhuis MH, Mathus-Vliegen LM, Slors FJ, et al. Genotype-phenotype correlations as a guide in the management of familial adenomatous polyposis. *Clin Gastroenterol Hepatol*. 2007; 5(3): 374−378.

[55] Ooi BS, Remzi FH, Gramlich T, et al. Anal transitional zone cancer after restorative proctocolectomy and ileoanal anastomosis in familial adenomatous polyposis: report of two cases. *Dis Colon Rectum*. 2003; 46(10): 1418−1423; discussion 1422−1413.

[56] Johnson MD, Mackey R, Brown N, et al. Outcome based on management for duodenal adenomas: sporadic versus familial disease. *J Gastrointest Surg*. 2010; 14(2): 229−235.

[57] Heiskanen I, Kellokumpu I, Jarvinen H. Management of duodenal adenomas in 98 patients with familial adenomatous

polyposis. *Endoscopy*. 1999; 31(6): 412−416.

[58]　de Vos tot Nederveen Cappel WH, Jarvinen HJ, Bjork J, et al. Worldwide survey among polyposis registries of surgical management of severe duodenal adenomatosis in familial adenomatous polyposis. *Br J Surg*. 2003; 90(6): 705−710.

[59]　Penna C, Phillips RK, Tiret E, Spigelman AD. Surgical polypectomy of duodenal adenomas in familial adenomatous polyposis: experience of two European centres. *Br J Surg*. 1993; 80(8): 1027−1029.

[60]　Mackey R, Walsh RM, Chung R, et al. Pancreas-sparing duodenectomy is effective management for familial adenomatous polyposis. *J Gastrointest Surg*. 2005; 9(8): 1088−1093; discussion 1093.

[61]　Tonelli F, Ficari F, Valanzano R, Brandi ML. Treatment of desmoids and mesenteric fibromatosis in familial adenomatous polyposis with raloxifene. *Tumori*. 2003; 89(4): 391−396.

[62]　Hansmann A, Adolph C, Vogel T, Unger A, Moeslein G. High-dose tamoxifen and sulindac as first-line treatment for desmoid tumors. *Cancer*. 2004; 100(3): 612−620.

[63]　Lindor NM, Dozois R, Nelson H, et al. Desmoid tumors in familial adenomatous polyposis: a pilot project evaluating efficacy of treatment with pirfenidone. *Am J Gastroenterol*. 2003; 98(8): 1868−1874.

[64]　Mace J, Sybil Biermann J, Sondak V, et al. Response of extraabdominal desmoid tumors to therapy with imatinib mesylate. *Cancer*. 2002; 95(11): 2373−2379.

[65]　Ishikawa H, Wakabayashi K, Suzuki S, et al. Preventive effects of low-dose aspirin on colorectal adenoma growth in patients with familial adenomatous polyposis: double-blind, randomized clinical trial. *Cancer Med*. 2013; 2(1): 50−56.

[66]　Siraj AK, Kumar Parvathareddy S, Pratheeshkumar P, et al. APC truncating mutations in Middle Eastern Population: Tankyrase inhibitor is an effective strategy to sensitize APC mutant CRC To 5-FU chemotherapy. *Biomed Pharmacother*. 2020; 121: 109572.

[67]　Cruz-Correa M, Hylind LM, Marrero JH, et al. Efficacy and safety of curcumin in treatment of intestinal adenomas in patients with familial adenomatous polyposis. *Gastroenterology*. 2018; 155(3): 668−673.

[68]　Willenbacher E, Khan SZ, Mujica SCA, et al. Curcumin: new insights into an ancient ingredient against cancer. *Int J Mol Sci*. 2019; 20(8): E1808.

[69]　Barnett RM., Borras EN, Samadder J, Vilar E. *Chemoprevention in Hereditary Colorectal Cancer Syndromes*. Cham: Springer; 2018.

[70]　Nielsen M, Morreau H, Vasen HF, Hes FJ. MUTYH-associated polyposis (MAP). *Crit Rev Oncol Hematol*. 2011; 79(1): 1−16.

[71]　Nieuwenhuis MH, Vogt S, Jones N, et al. Evidence for accelerated colorectal adenoma-carcinoma progression in MUTYH-associated polyposis? *Gut*. 2012; 61(5): 734−738.

[72]　Win AK, Dowty JG, Cleary SP, et al. Risk of colorectal cancer for carriers of mutations in MUTYH, with and without a family history of cancer. *Gastroenterology*. 2014; 146(5): 1208−1211, e1201−1205.

[73]　Nielsen M, Joerink-van de Beld MC, Jones N, et al. Analysis of MUTYH genotypes and colorectal phenotypes in patients with MUTYH-associated polyposis. *Gastroenterology*. 2009; 136(2): 471−476.

[74]　Grover S, Kastrinos F, Steyerberg EW, et al. Prevalence and phenotypes of APC and MUTYH mutations in patients with multiple colorectal adenomas. *JAMA*. 2012; 308(5): 485−492.

[75]　Sieber OM, Lipton L, Crabtree M, et al. Multiple colorectal adenomas, classic adenomatous polyposis, and germ-line mutations in MYH. *N Engl J Med*. 2003; 348(9): 791−799.

[76]　Morak M, Laner A, Bacher U, Keiling C, Holinski-Feder E. MUTYH-associated polyposis-variability of the clinical phenotype in patients with biallelic and monoallelic MUTYH mutations and report on novel mutations. *Clin Genet*. 2010; 78(4): 353−363.

[77]　Jones N, Vogt S, Nielsen M, et al. Increased colorectal cancer incidence in obligate carriers of heterozygous mutations in MUTYH. *Gastroenterology*. 2009; 137(2): 489−494, 494, e481; quiz 725−486.

[78]　Boparai KS, Dekker E, Van Eeden S, et al. Hyperplastic polyps and sessile serrated adenomas as a phenotypic expression of MYH-associated polyposis. *Gastroenterology*. 2008; 135(6): 2014−2018.

[79]　Poulsen ML, Bisgaard ML. MUTYH associated polyposis (MAP). *Curr Genomics*. 2008; 9(6): 420−435.

[80]　Goodenberger M, Lindor NM. Lynch syndrome and MYH-associated polyposis: review and testing strategy. *J Clin Gastroenterol*. 2011; 45(6): 488−500.

[81]　Win AK, Cleary SP, Dowty JG, et al. Cancer risks for monoallelic MUTYH mutation carriers with a family history of colorectal cancer. *Int J Cancer*. 2011; 129(9): 2256−2262.

[82]　Vogt S, Jones N, Christian D, et al. Expanded extracolonic tumor spectrum in MUTYH-associated polyposis. *Gastroenterology*. 2009; 137(6): 1976−1985, e1910−1971.

[83]　Wasielewski M, Out AA, Vermeulen J, et al. Increased MUTYH mutation frequency among Dutch families with breast cancer and colorectal cancer. *Breast Cancer Res Treat*. 2010; 124(3): 635−641.

[84]　Nascimbeni R, Pucciarelli S, Di Lorenzo D, et al. Rectum-sparing surgery may be appropriate for biallelic MutYH-associated polyposis. *Dis Colon Rectum*. 2010; 53(12): 1670−1675.

[85]　Elsayed FA, Kets CM, Ruano D, et al. Germline variants in POLE are associated with early onset mismatch repair deficient colorectal cancer. *Eur J Hum Genet*. 2015; 23(8): 1080−1084.

[86]　Weren RD, Ligtenberg MJ, Kets CM, et al. A germline homozygous mutation in the base-excision repair gene NTHL1

causes adenomatous polyposis and colorectal cancer. *Nat Genet*. 2015; 47(6): 668–671.

[87] Quintana I, Mejias-Luque R, Terradas M, et al. Evidence suggests that germline RNF43 mutations are a rare cause of serrated polyposis. *Gut*. 2018; 67(12): 2230–2232.

[88] Taupin D, Lam W, Rangiah D, et al. A deleterious RNF43 germline mutation in a severely affected serrated polyposis kindred. *Hum Genome Var*. 2015; 2: 15013.

[89] Chow E, Lipton L, Lynch E, et al. Hyperplastic polyposis syndrome: phenotypic presentations and the role of MBD4 and MYH. *Gastroenterology*. 2006; 131(1): 30–39.

[90] Herkert JC, Niessen RC, Olderode-Berends MJ, et al. Paediatric intestinal cancer and polyposis due to bi-allelic PMS2 mutations: case series, review and follow-up guidelines. *Eur J Cancer*. 2011; 47(7): 965–982.

[91] Wimmer K, Etzler J. Constitutional mismatch repair-deficiency syndrome: have we so far seen only the tip of an iceberg? *Hum Genet*. 2008; 124(2): 105–122.

[92] Durno CA, Aronson M, Tabori U, Malkin D, Gallinger S, Chan HS. Oncologic surveillance for subjects with biallelic mismatch repair gene mutations: 10 year follow-up of a kindred. *Pediatr Blood Cancer*. 2012; 59(4): 652–656.

[93] Jeghers H, Mc KV, Katz KH. Generalized intestinal polyposis and melanin spots of the oral mucosa, lips and digits; a syndrome of diagnostic significance. *N Engl J Med*. 1949; 241(26): 1031–1036.

[94] Spigelman AD, Williams CB, Talbot IC, Domizio P, Phillips RK. Upper gastrointestinal cancer in patients with familial adenomatous polyposis. *Lancet*. 1989; 2(8666): 783–785.

[95] Aretz S, Stienen D, Uhlhaas S, et al. High proportion of large genomic STK11 deletions in Peutz-Jeghers syndrome. *Hum Mutat*. 2005; 26(6): 513–519.

[96] Lim W, Hearle N, Shah B, et al. Further observations on LKB1/STK11 status and cancer risk in Peutz-Jeghers syndrome. *Br J Cancer*. 2003; 89(2): 308–313.

[97] Giardiello FM, Brensinger JD, Tersmette AC, et al. Very high risk of cancer in familial Peutz-Jeghers syndrome. *Gastroenterology*. 2000; 119(6): 1447–1453.

[98] Srivatsa PJ, Keeney GL, Podratz KC. Disseminated cervical adenoma malignum and bilateral ovarian sex cord tumors with annular tubules associated with Peutz-Jeghers syndrome. *Gynecol Oncol*. 1994; 53(2): 256–264.

[99] Scully RE. Sex cord tumor with annular tubules a distinctive ovarian tumor of the Peutz-Jeghers syndrome. *Cancer*. 1970; 25(5): 1107–1121.

[100] Schreibman IR, Baker M, Amos C, McGarrity TJ. The hamartomatous polyposis syndromes: a clinical and molecular review. *Am J Gastroenterol*. 2005; 100(2): 476–490.

[101] McGarrity TJ, Kulin HE, Zaino RJ. Peutz-Jeghers syndrome. *Am J Gastroenterol*. 2000; 95(3): 596–604.

[102] Amos CI, Keitheri-Cheteri MB, Sabripour M, et al. Genotype-phenotype correlations in Peutz-Jeghers syndrome. *J Med Genet*. 2004; 41(5): 327–333.

[103] van Lier MG, Mathus-Vliegen EM, Wagner A, van Leerdam ME, Kuipers EJ. High cumulative risk of intussusception in patients with Peutz-Jeghers syndrome: time to update surveillance guidelines? *Am J Gastroenterol*. 2011; 106(5): 940–945.

[104] Beggs AD, Latchford AR, Vasen HF, et al. Peutz-Jeghers syndrome: a systematic review and recommendations for management. *Gut*. 2010; 59(7): 975–986.

[105] Latchford A, Cohen S, Auth M, et al. Management of Peutz-Jeghers syndrome in children and adolescents: a position paper from the ESPGHAN Polyposis Working Group. *J Pediatr Gastroenterol Nutr*. 2019; 68(3): 442–452.

[106] Udd L, Katajisto P, Rossi DJ, et al. Suppression of Peutz-Jeghers polyposis by inhibition of cyclooxygenase-2. *Gastroenterology*. 2004; 127(4): 1030–1037.

[107] Latchford AR, Neale K, Phillips RK, Clark SK. Juvenile polyposis syndrome: a study of genotype, phenotype, and long-term outcome. *Dis Colon Rectum*. 2012; 55(10): 1038–1043.

[108] Howe JR, Bair JL, Sayed MG, et al. Germline mutations of the gene encoding bone morphogenetic protein receptor 1A in juvenile polyposis. *Nat Genet*. 2001; 28(2): 184–187.

[109] Zhou XP, Woodford-Richens K, Lehtonen R, et al. Germline mutations in BMPR1A/ALK3 cause a subset of cases of juvenile polyposis syndrome and of Cowden and Bannayan-Riley-Ruvalcaba syndromes. *Am J Hum Genet*. 2001; 69(4): 704–711.

[110] Jass JR, Williams CB, Bussey HJ, Morson BC. Juvenile polyposis – a precancerous condition. *Histopathology*. 1988; 13(6): 619–630.

[111] Chow E, Macrae F. A review of juvenile polyposis syndrome. *J Gastroenterol Hepatol*. 2005; 20(11): 1634–1640.

[112] Boardman LA. Heritable colorectal cancer syndromes: recognition and preventive management. *Gastroenterol Clin North Am*. 2002; 31(4): 1107–1131.

[113] Brosens LA, van Hattem A, Hylind LM, et al. Risk of colorectal cancer in juvenile polyposis. *Gut*. 2007; 56(7): 965–967.

[114] Aretz S, Stienen D, Uhlhaas S, et al. High proportion of large genomic deletions and a genotype phenotype update in 80 unrelated families with juvenile polyposis syndrome. *J Med Genet*. 2007; 44(11): 702–709.

[115] Dahdaleh FS, Carr JC, Calva D, Howe JR. Juvenile polyposis and other intestinal polyposis syndromes with microdeletions of chromosome 10q22–23. *Clin Genet*. 2012; 81(2): 110–116.

[116] Gallione CJ, Repetto GM, Legius E, et al. A combined syndrome of juvenile polyposis and hereditary haemorrhagic

telangiectasia associated with mutations in MADH4 (SMAD4). *Lancet*. 2004; 363(9412): 852−859.

[117] Zhou XP, Waite KA, Pilarski R, et al. Germline PTEN promoter mutations and deletions in Cowden/Bannayan-Riley-Ruvalcaba syndrome result in aberrant PTEN protein and dysregulation of the phosphoinositol-3-kinase/Akt pathway. *Am J Hum Genet*. 2003; 73(2): 404−411.

[118] Tan MH, Mester JL, Ngeow J, et al. Lifetime cancer risks in individuals with germline PTEN mutations. *Clin Cancer Res*. 2012; 18(2): 400−407.

[119] Eng C. Will the real Cowden syndrome please stand up: revised diagnostic criteria. *J Med Genet*. 2000; 37(11): 828−830.

[120] Marsh DJ, Kum JB, Lunetta KL, et al. PTEN mutation spectrum and genotype-phenotype correlations in Bannayan-Riley-Ruvalcaba syndrome suggest a single entity with Cowden syndrome. *Hum Mol Genet*. 1999; 8(8): 1461−1472.

[121] National Comprehensive Cancer Network, NCCN Clinical Practice Guidelines in Oncology: Genetic/Familial High-Risk Assessment: Breast, Ovarian, and Pancreatic. Version 1.2020. https://www.nccn.org/professionals/physician_gls/default.aspx-genetics_screening. Accessed May 7, 2020.

[122] Hampel H, Bennett RL, Buchanan A, et al. A practice guideline from the American College of Medical Genetics and Genomics and the National Society of Genetic Counselors: referral indications for cancer predisposition assessment. *Genet Med*. 2015; 17(1): 70−87.

[123] Heald B, Mester J, Rybicki L, Orloff MS, Burke CA, Eng C. Frequent gastrointestinal polyps and colorectal adenocarcinomas in a prospective series of PTEN mutation carriers. *Gastroenterology*. 2010; 139(6): 1927−1933.

[124] Stanich PP, Owens VL, Sweetser S, et al. Colonic polyposis and neoplasia in Cowden syndrome. *Mayo Clin Proc*. 2011; 86(6): 489−492.

[125] Riegert-Johnson DL, Gleeson FC, Roberts M, et al. Cancer and Lhermitte-Duclos disease are common in Cowden syndrome patients. *Hered Cancer Clin Pract*. 2010; 8(1): 6.

[126] Robinson S, Cohen AR. Cowden disease and Lhermitte-Duclos disease: an update. Case report and review of the literature. *Neurosurg Focus*. 2006; 20(1): E6.

[127] Sweetser S, Ahlquist DA, Osborn NK, et al. Clinicopathologic features and treatment outcomes in Cronkhite-Canada syndrome: support for autoimmunity. *Dig Dis Sci*. 2012; 57(2): 496−502.

[128] Seshadri D, Karagiorgos N, Hyser MJ. A case of cronkhite-Canada syndrome and a review of gastrointestinal polyposis syndromes. *Gastroenterol Hepatol (N Y)*. 2012; 8(3): 197−201.

[129] Sweetser S, Boardman LA. Cronkhite-Canada syndrome: an acquired condition of gastrointestinal polyposis and dermatologic abnormalities. *Gastroenterol Hepatol (N Y)*. 2012; 8(3): 201−203.

[130] Samoha S, Arber N. Cronkhite-Canada syndrome. *Digestion*. 2005; 71(4): 199−200.

第7章
遗传性非息肉病性结直肠癌

Christina Dimopoulos, Xavier Llor

■ 疾病特异性肿瘤的流行病学

遗传性结直肠癌包括息肉病和非息肉病，一般由于高外显率胚系基因突变（如导致 Lynch综合征的错配修复基因）、中度外显率基因突变（如 *CHEK2* 或 *APC* I1307突变），以及低外显率等位基因突变导致。然而，在很多高度疑似为遗传性肿瘤的病例中，在已知的致病基因中均未发现致病突变。

遗传性非息肉病性结直肠癌（HNPCC）占所有结直肠癌的5% ~ 10%。HNPCC包括Lynch综合征，通常伴有微卫星不稳定，由DNA错配修复系统的缺陷引起；微卫星稳定型HNPCC（MSS-HNPCC），也称为X型家族性结直肠癌，不伴有DNA错配修复系统的缺陷。此外，还包括Lynch样综合征，不伴有错配修复基因的胚胚系突变，但可能与许多低易感性等位基因相关。

Lynch综合征

Lynch综合征是一种常染色体显性肿瘤，由 *MMR* 基因胚系突变引起，包括 *MLH1*、*MSH2*、*MSH6* 和 *PMS2* 等。EPCAM也有助于Lynch综合征的发生，因为EPCAM 3′端的缺失会导致 *MSH2* 启动子区域的高甲基化。这种高甲基化会导致 *MSH2* 的表观遗传沉默，并随后导致 *MSH2* 表达缺失[1]。每279人中就有1人（占总人口的0.36%）患有Lynch综合征，因此，Lynch综合征也是常见的肿瘤综合征之一。在整体人群中，最常见的突变基因是 *PMS2*（1/714）和 *MSH6*（1/758）。*MLH1*（1/1 946）和 *MSH2*（1/2 841）则不常见[2]。然而，*MLH1* 和 *MSH2* 的突变在Lynch综合征相关肿瘤中占60%以上，也就是说它们的肿瘤外显率高于 *MSH6* 和 *PMS2*[3]。大约3%的结直肠癌与Lynch综合征有关。除了上面提到的，不同 *MMR* 基因之间也存在与诊断年龄相关的重要差异。因此，*MLH1* 和 *MSH2*（包括 *EPCAM*）突变患者的结直肠癌诊断平均年龄为44岁，之后是 *MSH6*（42 ~ 69岁）及 *PMS2*（61 ~ 66岁）[4]。除了罹患结直肠癌风险明显升高，Lynch综合征患者罹患结肠外肿瘤风险也有所提高。因此，2%的子宫内膜癌与Lynch综合征有关。许多遗传性胃癌也是由Lynch综合征引起的。其他Lynch综合征相关肿瘤还包括胆道、尿路上皮和肾脏，以及中枢神经系统等[5]。相较于散发的结直肠癌，Lynch综合征相关的结直肠癌在位置上更常见于右半结肠或脾曲近端。此外，Lynch综合征中异时性结直肠癌的风险也显著升高，30%的病例在初次诊断结直肠癌10年后会再次患结直肠癌[6]。肿瘤患者的亲属，如果本身不是携带者，那患结直肠癌及肠外肿瘤的风险都不会升高[7]。

MSS-HNPCC（X型家族性结直肠癌）

MSS-HNPCC是微卫星稳定的肿瘤，没有任何胚系MMR基因突变。导致MSS-HNPCC的基因突变目前尚不明确，但肿瘤表型被认为是由单一高外显率基因、多个低外显率基因和散发结直肠癌病例综合的结果。由于没有常见的遗传缺陷，因此很难准确评估其对一般人群的影响。在一项基于人群的研究中，使用阿姆斯特丹标准[8]作为结直肠癌富集家系的筛选标准，结果发现这种表型和Lynch综合征一样常见[9]。据估计，约一半符合阿姆斯特丹标准的结直肠癌家系为MSS-HNPCC。这些家系成员一生中患结直肠癌的风险增加约2倍，而这种风险比*MLH1*、*MSH2*突变的Lynch综合征家族相比较低[3]。与Lynch综合征不同的是，MSS-HNPCC中结直肠癌的诊断年龄在50～60岁（与*MSH6*和*PMS2*突变Lynch综合征患者的平均诊断年龄相似）[10]。在肿瘤部位方面，MSS-HNPCC相关肿瘤更倾向于发生在直肠和乙状结肠，这一点与散发性结直肠癌相似[6, 9, 11]。大多数研究都未报道MSS-HNPCC家系发生结肠外肿瘤的风险[3, 9]。近期有一项基于丹麦国家注册中心的研究发现，这些患者罹患胃、胰腺、泌尿系统疾病的风险增加。不过，该研究中的病例都是根据阿姆斯特丹标准和MMR情况筛选所得，并未报道基因数据[12]。关于组织学，MSS-HNPCC肿瘤多表现为中分化，同时不伴有淋巴细胞浸润，而Lynch综合征的组织学倾向于表现为低分化，同时伴有淋巴细胞浸润。与散发性MSI肿瘤不同，MSS-HNPCC和MSI-HNPCC肿瘤的黏蛋白表达率较低[9]。

中等外显率基因和低易感性等位基因

检查点激酶2（*CHEK2*）是一种参与细胞周期阻滞的蛋白激酶。*CHEK2*突变以常染色体显性模式遗传，并通过导致激酶缺陷的截断突变和导致无法结合和磷酸化而引起结直肠癌[13]。*CHEK2*被认为是低至中等外显率等位基因，占所有结直肠癌的不到1%。据估计，每100人中就有1～2人是*CHEK2*突变携带者，这一人群终生罹患结直肠癌的风险为5%～10%[14]。这种风险很可能仅限于欧洲人群中最常见的两种突变：I157T和1100delC[15, 16]。

*APC*基因与家族性腺瘤性息肉病（FAP）有关，其特征是成百上千的结肠息肉和结直肠癌。*APC* I1307K变体不会引起典型的息肉病，但它是结直肠癌的低易感性等位基因。这种特殊的致病性突变在犹太人中更常见，尤其是德裔犹太人。据报道，后者的患病率为6%～7%[17]。一项对以色列结直肠癌患者的研究在11.2%的德裔犹太人、2.7%的非德裔犹太人和3.1%的阿拉伯血统人群中发现了这种突变[18]。

*MUTYH*是一种碱基切除修复基因，可导致*MUTYH*相关息肉病（MAP）。MAP是一种常染色体隐性综合征，只有在两个*MUTYH*拷贝中都存在胚系突变时才会出现。双等位基因突变应该有更高的外显率，但存在有相互矛盾的研究数据显示*MUTYH*基因杂合突变发生结直肠癌的风险更高。杂合子突变至多表现为中等外显率，导致1.5～2倍的结直肠癌患病风险[3]。在整体人群中，约有2.2%的*MUTYH*杂合子突变和0.012%*MUTYH*纯合子突变[2]。

全基因组关联研究（GWAS）已确定了约100个低外显率等位基因与结直肠癌风险增加相关[19]。一些数据表明，10%的遗传性结直肠癌的发生可以用这些位点来解释[20]。每个位点都仅仅导致患病风险的小幅提高，为了理解这些突变的综合作用，需要更好的叠加算法或工具[21]。有研究表明，与携带中位数量的突变个体相比，携带大量突变的个体，罹患结直肠癌的风险提高3倍[20]。

有一项评估个体罹患结直肠癌风险的研究，方法是使用40 000例个体数据创建一个关于年龄、性别、家族史和10个基因位点综合影响的算法。该算法无法计算个体结直肠癌风险，然而，当应用于人群时，它能够进行风险分层。这可能为风险分层机制打开大门，并提出更多建议针对高危人群的、严谨的结直肠癌筛查方法[22]。

一些历来认为与结直肠癌无关的基因也值得讨论，如BRCA1/2和p53。0.7% ～ 1.3%的结直肠癌患者携带BRCA1/2突变。最近的一项荟萃分析显示BRCA1/2突变携带者的结直肠癌风险为普通人群的1.22倍（其中BRCA1为1.48倍，但BRCA2没有增加风险）。BRCA基因在结直肠癌中的作用存在争议，人们认为这可能来自突变或多向性引起的总体患病率（一种基因变体作为多表型）。到目前为止，现有的研究结果均支持之前的解释。一项研究对比了病因不明的早发性结直肠癌患者和对照组中的100多个遗传性肿瘤基因，BRCA1/2和p53未见差异。另一项研究发现，BRCA（和其他非经典的与结直肠癌相关的DNA修复基因）在病因不明的结直肠癌患者与非结直肠癌患者之间也没有差异[3]。

Lynch样综合征

Lynch样综合征是指MSI肿瘤，但没有胚系MMR突变（如Lynch综合征）和MLH1启动子超甲基化（如散发性结直肠癌）[23]。相反，Lynch样综合征患者通常，但并不总是，具有双等位体细胞MMR突变。Lynch样综合征可能是异质性的，但可能包括一些有遗传基础的病例，一项研究表明Lynch样综合征至少有1位一级亲属（first-degree relative，FDR）患有实体恶性肿瘤及1.8位FDR患有恶性肿瘤。相较而言，前瞻性临床研究招募的结直肠癌患者平均只有0.8位FDR患有恶性实体肿瘤。在人口统计学方面，一项研究发现，Lynch样综合征的结直肠癌患者发病的中位年龄为65岁，散发性结直肠癌患者则为76岁（P=0.04）[23]。另一项研究结果则显示，随着年龄的增加，发病时间提前。Lynch样综合征和Lynch综合征的首次诊断年龄分别为53.7岁和48.5岁[24]。鉴于此，一些专家建议患有Lynch样综合征的患者接受结直肠癌筛查的时间间隔与Lynch综合征患者相似[25]，但这并没有被广泛接受。无论如何，考虑到目前数据尚不充分，应重点考虑具体的个人史和家族史，以便设计监控策略。

早发性结直肠癌 早发性结直肠癌定义为50岁之前出现的结直肠癌。过去30年中，在美国和其他一些西方国家，20 ～ 49岁年龄段结直肠癌发病率增加了1倍，超过12%的新发结直肠癌病例发生在这个年龄组。据预测，2030年，11%的结肠癌和23%的直肠癌将发生在50岁以下的成年人。这一事件与总体人口中的结直肠癌形成鲜明对比，结直肠癌的发病率自20世纪90年代以来已经下降了35%。而据报道，非西班牙裔黑种人在早发性结直肠癌患者中占16%，只有9%的早发性结直肠癌在非西班牙裔白种人患者身上[14]。最新数据显示，在美国不同种族人群之间早发性结直肠癌发病率的差异在大幅缩小[26]。与年龄较大的结直肠癌患者相比，早发的结直肠癌诊断时分期更晚，转移的发生率也较高。年轻患者更常见近端结肠肿瘤，而远端结肠和直肠肿瘤通常见于老年患者。组织病理学方面，年轻患者往往表现为低分化、印戒细胞癌或有淋巴血管及神经周围浸润。

通常根据年龄和家族史等因素对结直肠癌患者进行风险分层。然而，只有少数早发性结直肠癌患者有家族史或者易患结直肠癌的情况。相反，17% ～ 35%的年轻患者有致病性胚系变异，其发生率是老年结直肠癌患者的2倍。对35岁以下的患者，大约23%

的结直肠癌由胚系 MMR 突变引起，9% 由息肉病基因引起（包括 *APC*、*MUTYH*），2% 有其他变异（包括 *BRCA1/2*、*TP53*、*CHEK2*），65% 没有可识别的胚系突变。对于 50 岁以下的患者，细分为 10% 胚系 MMR 突变、3% 息肉病基因、5% 其他变异，以及 80% 无可识别的突变。最后，对于 50 岁以上的患者，分布有 3% 的胚系 MMR 突变、< 1% 的息肉病基因、6% 的其他变异、90% 无可识别的胚系突变。这些统计数据表明，患者在诊断结直肠癌时的年龄越小，遗传性肿瘤综合征的可能性越大[14]。

除了与遗传性肿瘤综合征有关的已知基因，低易感性等位基因似乎在早发性结直肠癌中具有重要意义。最近的一项研究，根据通过大规模 GWAS 所鉴定的 95 个结直肠癌相关单核苷酸多态性，开发了多基因风险评分（polygenic risk score，PRS）[27]。PRS 得分最高者与最低者相比，早发性结直肠癌的总体风险高出 3.7 倍，老年结直肠癌则是 2.9 倍。更进一步分析了无家族史的患者，早期发病者和老年患者之间的差异发病率甚至更高，分别为 4.3 倍和 2.9 倍。该研究在分析时剔除了 Lynch 综合征患者，但纳入了与其他更罕见的与遗传性肿瘤综合征相关的基因突变。PRS 是基于欧洲人群开发的，还需要在其他人群中开发和验证。将 PRS 与生活方式和环境风险相结合，这些因素可以更准确地确定哪些患者会从早期筛查中受益。

疾病特异的风险评估、咨询和检测

Lynch 综合征

临床诊断标准　美国基于人群的研究结果显示，每 279 ～ 300 人中有 1 个 Lynch 综合征，然而，这些患者中的大多数没有被诊断。因此，需要开发能够可靠识别这些患者的方法[28]。随着时间的推移，人们根据患者的个人史和家族史制定了不同的 Lynch 综合征筛选标准，比如阿姆斯特丹标准[26] 和贝塞斯达指南[29]。阿姆斯特丹标准建议对以下患者进行 MMR 突变检测：两级亲属内有 3 个或 3 个以上者患有 Lynch 综合征，同时这些患者中至少有 1 位在 50 岁之前确诊。阿姆斯特丹标准的敏感性非常低，已不再推荐使用。事实上，40% 的有 MMR 突变的家庭不符合阿姆斯特丹标准，50% 的符合标准但没有 MMR 突变[1]。

贝塞斯达指南和修改后的贝塞斯达指南是分步制订的，利用了大多数与 Lynch 综合征相关的结直肠癌是 MMR 缺失这一特点。该标准主要通过微卫星不稳定性检测或通过免疫组织化学染色技术评估错配修复蛋白表达两种方法，以筛选可疑的患者。具有 MMR 蛋白表达缺陷的肿瘤患者，将推荐进行胚系突变检测。该标准的敏感性比阿姆斯特丹标准高得多，但特异性较低，仅有 25%。然而，即使遵循这些指南，仍有高达 28% 的 MMR 突变患者被遗漏[1]。

目前，已经开发并验证了几个预测模型，以进一步帮助确定应接受 Lynch 综合征基因检测的个体[1]。现有的 3 个预测模型分别为 MMRpredict、MMRpro 和 PREMM5。

- MMRpredict：用于估计 55 岁之前被诊断为结直肠癌的患者携带 *MLH1*、*MSH2* 或 *MSH6* 突变的可能性。得分 > 5% 的患者将被建议接受 Lynch 综合征的基因检测[30]。该预测模型的主要特点包括：① 风险评估基于结直肠癌诊断时的年龄、性别、肿瘤位于结肠近端或远端，以及结直肠癌和（或）子宫内膜癌的家族史；② 不适用于结肠外癌；③ 未经证实对老年患者有用，但在年轻患者中得到了证实。
- MMRpro：用于估计携带 *MLH1*、*MSH2* 或 *MSH6* 突变的概率，以及基因特异性概率。评分＞5%的患者建议接受Lynch综合征的基因检测[31]。该预测模型的主要特点包括：① 患者及其一级和二级亲属考虑以下因素：结直肠癌诊断年龄、最后随访年龄、分子测试结果；② 不适用于结肠外癌（类似于MMRpredict）；③ 最好在有遗传顾问的肿瘤诊所完成，因为这需要完整家族谱系（包括未受影响的家庭成员）[1]。

- PREMM5：预测患者携带 *MLH1*、*MSH2*、*MSH6*、*PMS2*、*EPCAM*突变的可能性之前的模型（PREMM1，2，6）未将*PMS2*或*EPCAM*纳入风险评估中。分数＞2.5%的患者将被建议进行Lynch综合征的基因检测[4, 32]。该预测模型的主要特点包括：① 能筛查所有Lynch综合征相关肿瘤，而不仅仅是结直肠癌；② 风险评估基于年龄、性别、个人史和家族肿瘤史。更容易填写，因此缺乏遗传顾问并不是限制（与MMRpro相比）；③ 相较于*PMS2*，该模型在预测*MLH1*、*MSH2*、*MSH6*或*EPCAM*的突变风险上更加准确（由于*PSM2*外显率较低）。

因此，MMR胚系检测的标准也在不断发展，扩大基因检测的应用也日益广泛。其中包括建议对所有结直肠癌和子宫内膜癌进行MMR缺失检测。最近，一些指南将该建议扩展到包括检测所有小肠腺癌、胃腺癌、胰腺、胆道、脑、膀胱、尿路上皮和肾上腺，而且不限制诊断年龄[4]。

NCCN指南建议患者应在以下情况下评估Lynch综合征：

- 该家族中存在已知的Lynch综合征致病突变。
- 患者在任何年龄有MMR缺陷肿瘤的个人病史，并被免疫组织化学（IHC）、聚合酶链反应（PCR）或二代测序（NGS）等方法确认。
- 患者有Lynch综合征相关肿瘤的个人病史，包括结直肠、子宫内膜、胃、卵巢、胰腺、尿路上皮、胶质母细胞瘤、胆道、小肠、皮脂腺腺瘤和癌、角化棘皮瘤。
- 患有结直肠癌或子宫内膜癌及以下任何一种疾病的个体：① 50岁之前诊断；② 同步或异时诊断为另一种Lynch综合征相关的肿瘤（包括胃、卵巢、胰腺、尿路上皮、胶质母细胞瘤、胆道、小肠、皮脂腺腺瘤和癌、角化棘皮瘤）；③ 1名一级或二级亲属在50岁之前被诊断患有Lynch综合征相关肿瘤；④ 2名或2名以上一级或二级亲属患有Lynch综合征相关肿瘤。
- 1名或多名在50岁之前确诊结直肠癌或子宫内膜癌一级亲属的家族史。
- 1名或多名结直肠癌或子宫内膜癌及另一种与Lynch综合征相关的同步或异时肿瘤的一级亲属的家族史。
- 2名或2名以上患有Lynch综合征的一级或二级亲属的家族史，其中至少1例在50岁之前诊断。
- 3名或3名以上患有Lynch综合征的一级或二级亲属的家族史。
- 基于预测模型PREMM5，MMR基因致病风险大于或等于2.5%的个体。
- 基于预测模型MMRpro或MMRpredict[4]，MMR基因致病风险大于或等于5%的个体。

如果家族中存在已知的Lynch综合征突变，则应行基因检测。结果显示家族变异阴性者可被视为平均风险个体。如果没有已知的家族综合征的致病性突变，则可通过NGS进行检测。对于有大于1名相关肿瘤患者的家庭，诊断时最年轻的、诊断为多原发性恶性肿瘤、诊断为结直肠或子宫内膜癌者，应优先进行多基因检测[4]。

筛选 **Lynch 综合征的胚系基因检测** 多年来，肿瘤检测已经成为 Lynch 综合征诊断策略的组成部分。这些都建立在 Lynch 综合征相关肿瘤的具体特征。以下这些方法对于 Lynch 综合征相关瘤检测相关有重要定义。

- IHC：免疫组织化学染色（IHC）技术是通过一种抗体（通常为荧光）结合对应抗原后，对肿瘤组织进行染色的方法；错配修复蛋白的 IHC 染色过程中检测的是 MLH1、MSH2、MSH6 或 PMS2 蛋白。异常表现为其中一种蛋白质在肿瘤组织中未被检测到，但在非肿瘤组织中可以检测到，表明该组织中存在致病性变异相关基因。

- 微卫星不稳定性（MSI）分析：微卫星被定义为带有重复核苷酸（单核苷酸，如 GGGG；或双核苷酸，如 CTCTCT）序列的 DNA 区域。MSI 分析可比较健康人和肿瘤患者组织的微卫星重复数，并确定两个组织中重复的次数是否相同。如果是的话，肿瘤为微卫星稳定型（microsatellite stable，MSS）；如果不同，肿瘤被归类为微卫星不稳定或 MSI。MSI 被归类为有 30% 或更多变异的微卫星序列。微卫星不稳定性是 MMR 活性丧失的替代物[1]。

- *MLH1* 甲基化：*MLH1* 启动子区域的高甲基化使基因沉默转录，产生 MSI 肿瘤表型。然而，*MLH1* 仍然完好无损，没有胚系突变；因此，具有 *MLH1* 表观遗传修饰的肿瘤通过甲基化是偶发的，不是由 Lynch 综合征引起的。

- *BRAF* V600E：BRAF 是一种丝氨酸-苏氨酸激酶，它是参与细胞增殖的 MAPK 信号级联中的激活分子。最常见的突变为 *BRAF* V600E，即原第 600 位点编码的缬氨酸（valine）被谷氨酸（glutamic acid）所替代。突变导致 BRAF 的持续激活，导致细胞增殖和肿瘤发生。*BRAF* 突变与许多肿瘤有关，包括散发性结直肠癌。如果肿瘤显示 *MLH1* 缺失，且该肿瘤具有上述 *BRAF* 突变，肿瘤几乎肯定是散发性的，并与 *MLH1* 基因甲基化有关。

NCCN 对所有结直肠癌和子宫内膜癌患者进行 MMR 缺乏筛查，包括小肠、胃、胰腺、胆道、脑、膀胱、尿路上皮和肾上腺肿瘤。如果肿瘤显示 MMR 蛋白表达缺失，则需要对 Lynch 综合征进行基因检测。将基于肿瘤的体细胞突变检测结合胚系检测联合，也是一种选择[4]。在无法对肿瘤进行检测的情况下，传统上使用贝塞斯达标准来确定哪些人应该直接进行基因检测[4]。无论如何，正如前面提到的，只有更广泛的基因检测方法才能发现几乎所有 Lynch 综合征患者。这需要相关基因检测的可及性和可承受性的进一步提高。

在诊断 Lynch 综合征时，MMR 蛋白表达缺失检测（如 IHC）和 MSI 表型检测（如 PCR），这两种方法可以单独使用，也可以联合使用。这些都是有效的筛查方法，因为超过 90% 的 Lynch 综合征肿瘤缺乏至少一种 MMR 蛋白表达或者表现为 MSI。使用结直肠肿瘤样本时，MMR-IHC 的敏感性为 92%～94%，特异性为 88%～100%。MSI 检测的假阴性率为 5%～15%[4]，当通过 PCR 检测 MSI 时，单核苷酸标记比双核苷酸标记更可靠。一项研究比较了结直肠腺癌中的两种 panel：一组包括 2 个单核苷酸标志物和 3 个双核苷酸标志物（NCI panel），另一组由 5 个单核苷酸标志组成（pentaplex panel）。该研究发现，pentaplex panel 的敏感性和阳性预测值为 95.8%（95% CI 89%～103%）和 88.5%（95% CI 79%～98%）。相比之下，NCI panel 的灵敏度和阳性预测值为 76.5%（95% CI 为 61%～92%）和 65%（95% CI 49%～81%）。该研究还发现两个单核苷酸重复标记 BAT26 和 NR24 与 pentaplex panel 具有相同的阳性预测值。双核苷酸标志物在筛查 MMR 缺陷方面不太可靠[33]。MSI 也可以通过 NGS 进行检测。这种分析需要生物信息学分析，其测定 MSI 的敏感性和特异性有待进一步研究[4]。

关于 IHC，Lynch 综合征中的肿瘤通常在第二个等位基因失活后发生，因为第一个等位基因已经由于 MMR 基因的致病突变而失去活性。这导致肿瘤组织中相应蛋白质的表达缺失，因此可以由 IHC 进行评估。MMR 蛋白以异二聚体的形式发挥作用，其中 MLH1 和 MSH2 是形成异二聚体的固定组分。MSH2 主要与 MSH6 形成异二聚体，而 MLH1 主要与 PMS2 形成异二聚体。蛋白质表达缺失大多数情况下涉及异源二聚体对，但也有仅一种蛋白质缺失的情况。如肿瘤中发现 MSH2、MSH6 或 PMS2 表达缺失，最有可能是胚系突变导致的。但是，MLH1 或两个 MLH1/PMS2 的缺失在大约 2/3 的病例中，是 *MLH1* 基因 5′ 非翻译区的高甲基化造成基因失活，进而形成的一种表观遗传事件。这种超甲基化沉默了基因转录，产生 MSI 肿瘤表型。

事实上，大约 10% 的散发性结直肠癌[4]和 20% 的散发性子宫内膜腺癌[34]表现为继发于 *MLH1* 高甲基化的异常 IHC 和 PCR 检测结果。因此，如果 IHC 显示 MLH1 表达缺失，分析肿瘤中的 *MLH1* 启动子甲基化有助于识别绝大多数散发肿瘤。在这种情况下，基因检测只能用于 *MLH1* 无甲基化的情况，或者结直肠癌中 MLH1 蛋白质表达缺失但同时有 *BRAF* V600E 突变。这一发现几乎无一例外地与 *MLH1* 启动子高甲基化有关，因此与散发性肿瘤有关。后者并不像 *MLH1* 甲基化分析那样敏感，但在可供检测的肿瘤数量有限时是可考虑的方法。无论如何，没有 *BRAF* V600E 突变并不能排除 *MLH1* 甲基化，因为只有 69% 的甲基化改变的大肠癌细胞中包含 *BRAF* V600E 突变。鉴于此，甲基化分析也可以考虑在无 *BRAF* 突变的 MSI 肿瘤中排除 Lynch 综合征。总之，三种情况是与散发性肿瘤相关而与 Lynch 综合征互斥：*MLH1* 启动子高甲基化、*BRAF* V600E 突变和异常 *BRAF* V600E 高表达。如果肿瘤中 MLH1 蛋白质表达缺失，但没有 *MLH1* 启动子甲基化和（或）野生型 *BRAF*（或正常 *BRAF* 表达）则应继续进行种系遗传学研究评估 Lynch 综合征[4]。不幸的是，*BRAF* V600E 突变与 MMR 蛋白质表达缺失型子宫内膜腺癌无关，因此，在这些病例中该方法作用有限[35]。

免疫组织化学染色（IHC）有 5% ～ 10% 的假阴性率。这在很大程度上是由于蛋白质表达不活跃或不稳定，而这些蛋白可以被抗体结合，而呈现为 MMR 蛋白未缺失的假阴性结果。这在 *MSH6* 和 *PMS2* 突变携带者中更常见，在携带这些突变的肿瘤中相当大比例的 IHC 蛋白表达正常[36]。在这些情况下，如果临床怀疑存在 Lynch 综合征，但 IHC 正常的，则应该进行基因测试[1]。

关于 Lynch 综合征相关的结直肠腺瘤，70% ～ 79% 的患者表现为 MMR 蛋白表达缺失。这一比例也随着腺瘤的增大和去分化而增加。然而，考虑到较低的灵敏度，对 MMR 蛋白正常表达的腺瘤，并不能完全排除 Lynch 综合征。

在某些特殊类型的直肠癌病例中，因恶性肿瘤而接受新辅助化疗和放疗的患者可能出现免疫组化染色结果的假阳性。在这些情况下，不建议继续进行 IHC；建议进行基因检测。

如前所述，NCCN 指南最近扩大了建议筛查的范围，建议对小肠、胃、胰腺、胆道、脑、膀胱、尿路上皮、肾上腺和皮脂腺恶性肿瘤等进行 MMR-IHC 或者 MSI-PCR 检查，对其中异常病例需进行 Lynch 综合征基因检测。但是这方面的经验仍然不够充分。一项纳入50多种癌症的大型研究结果显示，小肠腺癌的MMR蛋白缺失率高达30%，胃癌为6.2%，尿路上皮癌为5.8%，而MMR蛋白缺失型肿瘤中Lynch综合征的发病率分别为12%、15%和37.5%[36]。关于这些肿瘤中*MLH1*启动子甲基化率或*BRAF* V600E突变的存在，目前还没有太多信息可供参考；该文作者还发现MSI-PCR检测和MMR-IHC之间有98.2%的一致性；因此，这两种方法似乎都适合。而50%的Lynch综合征患者患有非结直肠或子宫内膜恶性肿瘤的微卫星不稳定肿瘤。在这些非经典肿瘤（Lynch综合征和MSI）的患者中，45%不符合基于家族或个人病史和基因检测的诊断标准。这些数据有力地证明，为显著增加Lynch综合征的诊断准确率，需要扩展检测方法。事实上，这种针对MMR缺陷的肿瘤检测扩展并不仅仅是为了Lynch综合征的诊断，最近批准的免疫检查点抑制剂（如帕博利珠单抗等）可用于所有MMR蛋白缺失或高度微卫星不稳定的恶性实体瘤[37]。

虽然大多数Lynch综合征患者会罹患MSI肿瘤，但仍有36%的患者肿瘤呈MSS型。这些MSS肿瘤主要是结肠外和子宫内膜外的肿瘤，其中78.4%有低外显率*MSH6*或*PMS2*突变（$P < 0.001$）。此外，89.2%的MSS肿瘤没有MMR蛋白缺失特征（$P < 0.001$）。在这些同时存在MSS和MMR缺失的肿瘤中，种系MMR突变可能是偶然发现，而不是恶性肿瘤的原因。

对于皮脂腺肿瘤，IHC检测的敏感性为85%，而特异性48%，假阳性率为56%[38]。已有临床评分系统用于确定这些皮脂腺肿瘤患者中应该如何选择需要进一步筛查Lynch综合征患者。而NCCN指南则建议所有这些肿瘤均应接受检测[4]。如果原发肿瘤标本无法获取，可以对转移组织进行IHC和MSI检测[4]。

▨ 遗传性肿瘤综合征：临床特征和基于基因缺陷的风险评估

Lynch综合征

既往制订的高选择性标准通常只能筛选出有广泛肿瘤病史的家庭，这在Lynch综合征相关肿瘤的风险筛查中可能造成显著偏差。随着基因检测变得越来越可及和普及，评估MMR缺陷的肿瘤分析应用日益广泛，关于肿瘤风险和发病年龄的研究正在兴起。随着研究能够捕捉到更常见但外显性较低的基因缺陷，尤其是*PMS2*的突变，进一步降低了漏诊风险[39]。因此，Lynch综合征仍然是一种异质性疾病，比以往的认识要更为复杂，也因此更需要有针对性的治疗方法。

一项基于大样本*MLH1*、*MSH2*和*MSH6*突变携带者的研究发现，除了结直肠腺癌和子宫内膜腺癌，在这些个体中标准化发病率（standardized incident ratio，SIR）最高的是小肠癌（男性为251，女性为112）和尿路上皮癌（女性为112）。最早诊断的平均年龄为小肠癌（46岁）和卵巢癌（44岁）。患者在30岁之前诊断出的唯一非结肠、非子宫内膜癌包括胃癌、小肠癌，还有卵巢癌。终生风险最高的恶性肿瘤在男性中是小肠癌（12%）；而女性一生中患胃癌的风险最低（2.6%）[40]。

表7.1和表7.2总结了每个Lynch综合征基因的肿瘤风险和平均诊断年龄。

MLH1 *MLH1*在80岁之前的累积结直肠癌风险是最高的，为46% ~ 61%，而普通人群为4.2%。平均诊断年龄为44岁。相比之下，它还具有34% ~ 54%的高累积子宫内膜癌风险，而普通人群为3.1%。卵巢癌的风险排在第三位，为4% ~ 20%，而普通人群为1.3%。子宫内膜癌和卵巢癌的平均发病年龄分别为49岁和46岁。

肿瘤部位	MLH1	MSH2	MSH6	PMS2	
	80 岁前累积风险	80 岁前累积风险	80 岁前累积风险	80 岁前累积风险	全人群累积风险
结直肠	46%～61%	33%～52%	10%～44%	8.7%～20%	4.2%
子宫内膜	34%～54%	21%～57%	16%～49%	13%～26%	3.1%
卵巢	4%～20%	8%～38%	≤1%～13%	3%	1.3%
肾盂和输尿管	0.2%～5%	2.2%～28%	0.7%～5.5%	≤1%～3.7%	—
膀胱	2%～7%	4.4%～12.8%	1.0%～8.2%	≤1%～2.4%	2.4%
胃	5%～7%	0.2%～9.0%	≤1%～7.9%	数据不足	0.9%
小肠	0.4%～11%	1.1%～10%	≤1%～4%	0.1%～0.3%	0.3%
胰腺	6.20%	0.5%～1.6%	1.4%～1.6%	≤1%～1.6%	1.6%
胆道	1.9%～3.7%	0.02%～1.7%	0.2%～≤1%	0.2%～≤1%	0.2%
前列腺	4.4%～11.6%	3.9%～15.9%	2.5%～11.6%	4.6%～11.6%	11.6%
乳腺（女性）	10.6%～18.6%	1.5%～12.8%	11.1%～12.8%	8.1%～12.8%	12.8%
脑	0.7%～1.7%	2.5%～7.7%	0.8%～1.8%	0.6%～≤1%	0.6%

表 7.1　基因相关的肿瘤患病累积风险

数据来自 NCCN guidelines. Genetic/Familial high-risk Assessment: Colorectal v.1 2020

表 7.2　肿瘤平均患病年龄

肿瘤部位	MLH1	MSH2	MSH6	PMS2
	估计平均患病年龄	估计平均患病年龄	估计平均患病年龄	估计平均患病年龄
结直肠	44 岁	44 岁	42～69 岁	61～66 岁
子宫内膜	49 岁	47～48 岁	53～55 岁	49～50 岁
卵巢	46 岁	43 岁	46 岁	51～59 岁
肾盂和输尿管	59～60 岁	54～61 岁	65～69 岁	无数据
膀胱	59 岁	59 岁	71 岁	71 岁
胃	52 岁	52 岁	2例，45 岁和81 岁	数据不足
小肠	47 岁	48 岁	54 岁	1例，59 岁
胰腺	无数据	无数据	无数据	无数据
胆道	50 岁	57 岁	无数据	无数据
前列腺	63 岁	59～63 岁	63 岁	无数据
乳腺（女性）	无数据	无数据	无数据	无数据
脑	无数据	无数据	43～54 岁	40 岁

数据来自 NCCN guidelines. Genetic/Familial high-risk Assessment: Colorectal v.1 2020

与 *MSH2* 一样，*MLH1* 突变携带者患胃癌的风险最高，为 5%～7%，而普通人群为 0.9%（平均年龄 52 岁）；小肠为 0.4%～11%，而普通人群为 0.3%（平均年龄 47 岁）。胰腺癌为 6.2%，而普通人群为 1.6%（平均年龄不清楚）。相比之下，膀胱癌的发病率为 2%～7%，而普通人群为 2.4%（平均年龄 59 岁），肾盂和（或）输尿管的发病率为 0.2%～5%（平均年龄 59～60 岁），脑癌风险为 0.7%～1.7%，而普通人群为 0.6%（平均年龄不清）。前列腺癌和乳腺癌的发病率似乎未见增加，前者的发病率范围有所扩大（4.4%～11.6%），与普通人群的 11.6% 相似，乳腺癌 10.6%～18.6%，而普通人群为 12.8%[4]。然而，一项研究表明 MLH1 患者在 50 岁之前患乳腺癌的风险为 6.5%，普通人群 2%[41]。首次诊断为乳腺癌的年龄较低（与普通人群相比）与另一项研究证实了这一点，该研究显示平均年龄为 52 岁[40]。

就性别差异而言，携带 *MLH1* 突变的男性比女性更容易患结直肠癌、胃癌、小肠癌、胆管癌、胆囊癌和胰腺癌[42]。

MSH2* 和 *EPCAM *MSH2* 和 *EPCAM*（通过启动子甲基化使 *MSH2* 基因失活）在 80 岁之前的累积尿路上皮癌风险最高，膀胱癌风险在 4.4%～12.8%，肾盂和（或）输尿管介于 2.2%～28%[4, 40]。上尿路（肾盂和膀胱）癌的发生存在性别差异，*MSH2* 和 *EPCAM* 携带者中，男性患输尿管癌的风险为 28%，女性则为 12%[43]。就妇科肿瘤而言，卵巢癌的风险是所有 MMR 基因中最高的，为 8%～38%（平均年龄 43 岁）；子宫内膜癌的风险为 21%～57%（平均年龄 47～48 岁）。*MSH2* 还具有第二高的累积结直肠癌风险，33%～52%（平均年龄 44 岁）。就其他胃肠道肿瘤而言，胃癌是仅次于 *MLH1* 的第二大肿瘤，发病率为 0.2%～9%（平均年龄 52 岁）。小肠占 1.1%～10%（平均年龄 48 岁），胰腺为 0.5%～1.6%（平均年龄不清），胆道 0.02%～1.7%（平均年龄 57 岁）。据估计，患脑癌的风险为 2.5%～7.7%。乳腺癌风险在 1.5%～12.8%，与普通人群风险相似[4]。一项针对 *MLH1*、*MSH2* 和 *MSH6* 中结肠外癌的研究发现，*MSH2* 具有最高的前列腺癌风险，SIR 为 2.5[40]。然而，目前还不清楚 *MSH2* 突变与前列腺癌之间是否存在实际关联，而且报道的肿瘤风险范围为 3.9%～15.9%。

MSH6 *MSH6* 在 80 岁之前有 10%～44% 的累积结直肠癌风险，16%～49% 的子宫内膜癌风险，卵巢癌风险为 1%～13%。关于确诊时的平均年龄，结直肠癌的估计值差异很大（42～69 岁）。子宫内膜癌为 53～55 岁，卵巢癌为 46 岁。对于结肠外的胃肠道癌，小肠癌占 1%～4%（平均年龄 54 岁），胃癌占 1%～7.9%，胰腺占 1.4%～1.6%，胆道为 0.2%～1%。目前还没有关于后三种肿瘤平均年龄的数据。对尿路癌而言，膀胱癌的风险在 1%～8.2%，肾癌和输尿管癌的风险在 0.7%～5.5%（平均年龄分别为 71 岁和 65～69 岁）。脑癌累积风险为 0.8%～1.8%（平均年龄 43～45 岁）。前列腺癌和乳腺癌风险估计数在散发病例范围内[4]。一项对 841 例 *MSH6* 携带者的研究结果显示，与 *MLH1* 和 *MSH2* 突变携带者相比，携带 *MSH6* 的男性和女性的结直肠癌发病率均较低（在 75 岁之前分别为 18.2% 和 20.3%），较之于 *MSH6* 女性的子宫内膜癌和卵巢癌风险（在 75 岁之前分别为 41.1% 和 10.8%），以上数据形成了强烈反差[42]。

PMS2 虽然 *PMS2* 突变是所有 Lynch 综合征致病基因中最常见的，但在所有 MMR 基因中，*PMS2* 的累积肿瘤风险最低，结直肠癌的累积风险为 8.7%～20%，子宫内膜癌为 13%～26%，卵巢癌风险为 3%。平均发病年龄也较晚，结直肠癌的发病年龄为 61～66 岁，子宫内膜癌为 49～50 岁，卵巢癌为 51～59 岁。目前尚不清楚是否有任

何风险增加结肠外胃肠道癌，以及膀胱癌、肾盂/输尿管癌和脑癌等其他肿瘤。一项针对407例*PMS2*患者的研究发现，无论男性还是女性均没有在50岁之前诊断为结直肠癌、子宫内膜癌、卵巢癌或尿路癌。50岁以后，这些肿瘤的风险增加，但这一发现在统计学上并不显著[42]。前列腺癌和乳腺癌风险分别为4.6%～11.6%和9.1%～12.8%，与一般人口水平一致[4]。

■ 其他潜在基因缺陷

有研究表明，某些基因变异与患Lynch综合征相关肿瘤风险的高低有关。这方面的一个例子是*hTERT* rs2075786，它缩短了端粒并导致Lynch综合征，在45岁之前出现的相关肿瘤（RR 2.90，95% CI 1.02～8.26）[44]。另两种已识别的突变包括rs16892766（8q23.3）和rs3802842（11q23.1）。rs16892766定位于基因*EIF3H*，是一种可导致细胞生长改变的翻译因子。rs3802842的作用尚不清，但已知它位于一个microRNA结合位点附近[45]。rs16892766C等位基因纯合者（CC）的结直肠癌风险增加2.16倍。对于rs3802842，这种效应仅见于女性患者：纯合CC者的危险比（HR）为3.08，而杂合子（AC）携带者的HR为1.49[46]。一项随访研究发现rs16892766（8q23.3）和rs3802842（11q23.1）存在类似关联，但仅在*MLH1*携带者。rs16892766杂合子携带者（AC）与纯合野生型（AA）者相比，其结直肠癌的发病时间早12年（*P*=0.002）。对于rs3802842，如患者是CC而非AA纯合子，则他们在10年前出现结直肠癌，风险HR为2.67（95% CI 1.35～5.26，*P*=0.005）。女性携带*MLH1*和rs3802842中C等位基因纯合子患结直肠癌的风险最高（HR 3.19；95% CI 1.46～7.01，*P*=0.004）[45]。

显然，在这些信息能够用于确定更多的个性化肿瘤监测方法之前，需要更多关于Lynch综合征的基因变异对肿瘤风险的潜在影响的信息。

MSS-HNPCC或X型家族性结直肠癌

如前所述，MSS-HNPCC的特点是表现为微卫星稳定，患者没有胚系MMR基因突变。一些与MSS有关的胚系突变在HNPCC仍可被发现，并可通过遗传连锁分析和全基因组测序技术分析和鉴定。目前发现的基因可以被分为4类：蛋白质糖基化（*GALT12*）、核糖体生物合成（*RPS20*和*BRF1*）、DNA修复（*FAN1*；*WRN*和*ERCC6*；*POT1*、*POLE2*和*MRE11*；*FAF1*；*OGG1*、*MUTYH*和*NUDT1*）和其他（*SEMA4A*和*BMPR1A*）。这些基因中的每一个都是在一些MSS-HNPCC家族中被发现，但迄今尚未发现像Lynch综合征那样的"主要"易感基因[10]。

*GALT12*是一种负责蛋白质糖基化的基因。具体而言，它编码N乙酰半乳糖氨基转移酶，对黏蛋白型聚糖进行O连接糖基化。糖基化修饰错误见于大多数结直肠癌，而*GALT12*的胚系错义突变见于2%～3%的结直肠癌患者[47, 48]。然而，在一项针对103个符合阿姆斯丹标准的Lynch综合征家系的研究中，竟无一例有*GALNT12*突变[49]。根据这些数据，*GALNT12*被认为是一个MSS-HNPCC的中等水平外显易感基因[10]。

*RPS20*编码40S核糖体的部分亚单位，在核糖体生物合成中发挥作用。p53激活导致的核糖体生物合成错误与肿瘤有关[50]。在芬兰家系及在英国国家结直肠癌遗传学研究中登记的家系和犹他州的一个家系中报道了结直肠癌*RPS20*的种系错义和截断突变。*RPS20*被认为是MSS-HNPCC的高外显易感性基因[51]。另一个参与核糖体生物合成的基因是*BRF1*。*BRF1*编码的蛋白质是转录因子TFⅢB的一部分，TFⅢB是由RNA聚合酶

Ⅲ启动转录的复合物的一部分。RNA 聚合酶Ⅲ为 5S 亚单位（60S 核糖体亚单位的关键分子）生成 RNA[52]。对 503 个结直肠癌家系的验证系列发现其中 10 个存在影响 *BRF1* 表达或功能的胚系突变[53]。*BRF1* 也被归类为 MSS-HNPCC 的高外显易感性基因。

FAN1 编码 FANCD2/FANCI 相关核酸酶 1，该酶负责 DNA 链间转移交叉连接修复。一项西班牙开展的研究结果显示，一种 *FAN1* 的胚系无义突变占 MSS-HNPCC 家系的 3%[54]。然而，*FAN1* 在 MSS-HNPCC 中的作用机制需要进一步探索。英国国家癌症研究所的一项结直肠癌遗传学研究发现，与对照组相比致病性 FAN1 突变检出率并未见增加[55]。另两个与 DNA 修复有关的基因，一个是参与 DNA 双链断裂（DSB）修复的 *WRN*，另一个是一种执行核苷酸切除修复的 *ERCC6*。在某些家族性结直肠癌患者中发现 *WRN* 和 *ERCC6* 的杂合变体[56]。另一个相关基因是 *FAF1*，它是一种肿瘤抑制因子。错义 *FAF1* 突变已被证明能促进细胞增殖，并对抗细胞程序性死亡。一项外显子组测序研究中，发现这些已鉴定的错义突变占结直肠癌家族的 0.4%（513 人中有 2 人）[57]。因此，需要更多数据来充分了解 *FAF1* 在 MSS-HNPCC 中的作用。

通过对早发肿瘤患者的外显子测序，在家族性结直肠癌病例与健康对照组的比较中发现了 3 个罕见但外显的等位基因。分别为：*POT1*（参与端粒维持）、*POLE2*（DNA 聚合酶的一部分 ε 复合体）、*MRE11*（在 DNA 双链断裂修复、同源重组和端粒维持中发挥作用）。这 3 个基因的胚系突变在肿瘤组的检出率高于对照组[58]。

OGG1、*MUTYH* 和 *NUDT1* 参与碱基切除修复，后者是修复氧化性 DNA 损伤的主要途径。*OGG1* 修复 8- 氧胍 DNA 糖基化酶，后者是一种专司去除活性氧（ROS）导致突变碱基的酶。*MUTYH* 利用其腺嘌呤糖基化酶活性修复颠换突变，以嘌呤取代嘧啶，反之亦然。*NUDT1* 水解氧化嘌呤，阻止它们整合到 DNA 中。这些基因中任何一个基因的缺陷都会使转基因突变不受控，从而导致肿瘤发生。一项研究调查了这些基因的哪些突变在 MSS-HNPCC 中起作用，发现 *MUTYH*-G382D 和 *OGG1*-R46Q 与大肠癌风险增加有关。与健康对照组相比，携带有变异型 *NUDT1*-D142D 的 MSS-HNPCC 患者罹患结直肠癌的风险增加（OR=2.23；95% CI 1.35～3.66，*P*=0.003）。这种突变纯合子的患者出现结直肠癌的平均年龄比杂合子者早 9 年（*P*=0.036）[59]。

SEMA4A 是信号素 4A 的基因，信号素 4A 是一种在细胞增殖中起作用的膜蛋白。在奥地利、德国和美国的结直肠癌家系中发现了 *SEMA4A* 的胚系错义突变[60]。此外，*SEMA4A* 的单核苷酸多态性：p.Pro682 Ser 与 6% 的 MSS-HNPCC 病例相关，与 1% 的对照组相关（*P*=0.000 8）。但后续也有报道称，MSS-HNPCC 家系（16%）中的 *SEMA4A* 突变与对照组（14%）相比没有显著差异[61]。因此，需要更多研究来进一步阐明 *SEMA4A* 在 MSS-HNPCC 中的作用。

BMPR1A 基因编码一种Ⅰ型骨形态发生蛋白受体，属丝氨酸/苏氨酸激酶家族。对芬兰 18 个家系进行的全基因组研究中发现了该基因的框内和截断剪接突变[62]。然而，一项基于纽芬兰 22 个家系的调查结果显示，这些家庭中有 MSS-HNPCC，但未检测到 *BMPR1A* 胚系突变[63]，故还需更多研究以了解 *BMPR1A* 和 MSS-HNPCC 之间的关系。

TGFBR1 基因通过其 miRNA 结合位点在结直肠癌中发挥作用。miRNA 与特定的靶 mRNA 转录本结合，并负责翻译抑制及 mRNA 降解。*TGFBR1* 有一个 let-7 miRNA 的位点，两者紧密结合后 *TGFBR1* 表达增加了结直肠癌风险。SNP rs67687202 与 rs868（一种在基因的 let-7 miRNA 结合位点发现的单核苷酸多态性）存在连锁不平衡。*TGFBR1*

与MSS-HNPCC在两项研究中均存在显著相关性，两项研究的病例数分别为27例MSS-HNPCC病例和85例对照（$P=0.002$），以及87例MSS-HNPCC病例和338例对照（$P=0.041$）[64]。

Lynch样综合征

Lynch样综合征包括MSI但不具有胚系MMR突变或$MLH1$启动子高甲基化的肿瘤。相反，许多Lynch样综合征患者存在体细胞双等位基因突变。一项研究试图确定哪些基因与Lynch样综合征有关，发现DNA修复基因WRN、$MCPH1$、$BARD1$和$REV3L$可能会发挥作用。这些突变在普通人群中并不常见，等位基因频率小于5×10^{-4}，表明这些基因可能参与发病机制[23]。另一项研究表明，对Lynch样综合征患者，70岁前的结直肠癌发生率为21%（95% CI为9.9% ～ 41.3%）～ 40.9%（95% CI为28.3% ～ 56.4%）[65]。另一项研究使用标准化发病率（SIR）为指标。SIR是一种用于确定特定肿瘤的发病率是否符合预期的工具。SIR为1表示发病率观察病例数与预期病例数相符。该研究发现，Lynch样综合征的结直肠癌的SIR为2.12，而Lynch综合征的SIR则高达6.04[24]。

目前尚不清楚Lynch样综合征是否有发生结肠外肿瘤的风险。有研究表明，Lynch样综合征者在70岁前的患任何肿瘤的风险为27.3%（95% CI为14.5% ～ 47.8%），而Lynch综合征者则为63.7%（95% CI为48.5% ～ 78.8%）。与普通人群相比，Lynch样综合征者罹患结直肠、胃、尿路上皮和子宫内膜癌的风险更高[65]。也有报道称，与Lynch样综合征患者相比，Lynch综合征患者罹患非结直肠癌的患病风险未见显著增加[24]。

CMMRD综合征

该综合征是由MMR基因中的致病性纯合突变引起的。与Lynch综合征不同，CMMRD可能是由$MSH3$[66]和$MLH3$[67]基因双等位基因胚系变异引起，与Lynch综合征相反，这些患者的结肠表型可以从几个息肉到典型的FAP样表现。这类患者的数量很少，最常见的相关基因是$PMS2$和$MSH6$，这也反映了MMR基因中这些遗传缺陷导致的更高患病率[68]。除了所描述的息肉，该综合征的特征是儿童肿瘤，尤其是血液病、脑瘤和结直肠癌。患者也经常出现1型神经纤维瘤病症状，如咖啡牛奶斑[69]。因为两个等位基因都是在胚系水平突变后，相应的蛋白质在肿瘤和正常组织中均缺失，这与Lynch综合征形成对比。Lynch综合征的表达保留在正常组织中，但在肿瘤组织中缺失，因为这是第2个等位基因体细胞失活的结果。美国多社会结直肠癌工作组的共识小组（multisociety task force on colorectal cancer）提出了CMMRD的筛选标准和监测建议方案[70]。

■ 高危患者的临床处理

随访

Lynch综合征：基因特异性方法 大多数Lynch综合征肿瘤预防监测推荐源于NCCN 2A类证据。因此，这些通常是低水平的证据，但对特定干预措施的适当性有统一的认识。此外，随着我们通过特定基因对不同肿瘤风险和不同肿瘤发病年龄的了解越来越深入，有更多学者试图根据这些证据来定制推荐意见。

大肠癌的主要监测策略是高质量的结肠镜检查。$MLH1$和$MSH2$携带者的建议筛查年龄在20 ～ 25岁，$MSH6$和$PMS2$携带者在30 ～ 35岁；然后每1 ～ 2年复查一次。在$MLH1$和$MSH2$突变的家系中，如果受影响的家庭成员在25岁之前患上结直肠癌，开始筛查年龄要在最早发病年龄提前2 ～ 5年。对$MSH6$和$PMS2$家系，开始筛查年龄要在

30岁之前。以下患者强烈建议每年进行肠镜检查，包括个人有腺瘤或结直肠病史的患者、携带 *MLH1* 和 *MSH2* 突变者、40岁以上和男性个体[4]。

此外，结肠镜检查的研究结果也为后续随访提供了依据。肠镜检查无异常发现或者有内镜下可切除腺瘤的患者，应保持1~2年一次的随访间隔。结肠腺癌或不能内镜下切除的腺瘤患者应行节段或扩大结肠切除术；接受节段性结肠切除的患者，需要每1~2年复查结肠镜[4]。对于携带 *MLH1* 和 *MSH2* 突变的患者，行结肠段切除术后终生累积异时性结直肠癌患病风险高达43%。鉴于这些数据，需要手术的 *MLH1* 或 *MSH2* 突变结直肠癌患者应考虑扩大结肠切除术[4]。*MSH6* 突变者的风险可能更低，因此可考虑较为保守的方法。*PMS2* 突变者在这方面的数据有限，但尚无此类患者罹患异时性结直肠癌风险显著增加的文献报道。因此，对于 *PMS2* 突变的患者，酌情考虑节段性结肠切除术。

只要患者充分了解了每隔1~2年进行一次内镜监测的重要性，预防性结肠切除术是不必要的[1]。

直肠腺癌患者需要接受直肠切除术或全直肠切除术，最终手术方式取决于突变位点、肿瘤到肛门括约肌的距离，以及预期的盆腔放疗需求[4]。

结肠镜对结直肠癌的保护作用在一项前瞻性研究中得到证实。芬兰学者于2000年发表了一项研究结果，研究对象是已知患有Lynch综合征的家庭；受试者分为实验组和对照组，前者接受每3年一次结肠镜检查，而对照组不接受任何结肠镜检查。在为期15年的观察中，接受定期结肠镜检查者的发病率降低62%，死亡率降低65%[71]。这表明Lynch综合征相关的结直肠癌都遵循腺瘤到癌的发展过程，可通过定期结肠镜检查进行监测[72]。然而，在最佳筛查间隔时间方面，仍然没有明确结论。

有研究发现，每3年进行一次结肠镜检查，相关的结肠癌风险为10%；将频率间隔降低到1~2年，可降低风险6%。此外，随着检查间隔时间的缩短，90%检测到的肿瘤处于早期阶段[73]。然而，另一项研究却得出相反结果。该研究比较了3个不同国家的筛查间隔：德国，每年筛查一次；荷兰，每1~2年进行筛查一次；芬兰每2~3年筛查一次。其目的是观察筛查间隔的缩短是否与结直肠癌发病率及早期诊断相关。所有纳入的患者均已知有 *MLH1*、*MSH2* 或 *MSH6* 的胚系突变；无论他们之前是否有诊断为结直肠癌。这3个国家之间的首次或异时性结直肠癌累积发病率未见显著差异，在通过性别、MMR突变、首次结肠镜检查时的年龄，以及首次结肠镜检查时是否存在腺瘤等因素校正后仍然未发现差异。此外，在校正上述因素后，平均结肠镜检查间隔和结直肠癌风险之间也未见显著关联。在接受随访者中，14%被诊断为Ⅲ~Ⅳ期结直肠癌；这一结果在3个国家之间无显著差异，也与末次肠镜后的间隔时间无关[72]。有两个因素可能解释上述结果。第一，Lynch综合征的MMR突变是固有的，其导致的恶性肿瘤将以更快的速度发展；每年一次的筛查频率可能尚不足以在腺瘤恶变之前发现之[74]。第二，Lynch综合征相关的结直肠癌可能自黏膜下组织发生，因此在结肠镜筛查很难被发现[72, 75]。

子宫内膜癌是与Lynch相关的最常见的结肠外恶性肿瘤。子宫内膜活检和（或）经阴道超声检查有助于早期诊断的支持数据有限。在绝经后患者中，子宫内膜癌常因出现相关症状方被发现。因此，通过患者教育、及时观察和报告异常子宫出血是预防的关键。有异常子宫出血者建议行子宫内膜活检。然而，在Lynch综合征中，许多患者可能会在绝经前出现子宫内膜癌。在这些情况下，很难依靠症状作出诊断。鉴于此，临床医生可以考虑从30～35岁开始子宫内膜活检，每1～2年一次。关于经阴道超声，它既不敏感也不特异，尚不足以帮助筛查绝经后妇女的子宫内膜癌。考虑到子宫内膜条纹厚度的周期性生理变化，经阴道超声检查不推荐用于绝经前妇女。子宫切除术虽然不能降低死亡率，但可以降低子宫癌的发病率，但手术时机需要综合考虑，考虑因素包括MMR突变状态及生育需求等[4]。

另一种在Lynch综合征中风险增加的妇科恶性肿瘤是卵巢癌。卵巢癌筛查工具有限，无论是经阴道超声还是血清CA-125在检测卵巢恶性肿瘤方面都不具足够的敏感性和特异性。与子宫内膜癌类似，要对患者进行卵巢癌相关症状的宣教，并鼓励在出现症状时尽早就医。这些症状包括腹胀、腹围增大、早饱、便秘或尿频。就手术方式而言，双侧输卵管卵巢切除术（bilateral salpingo-oophorectomy，BSO）可降低卵巢癌的发生率。与子宫切除术类似，BSO的时机取决于MMR突变基因、生育需求及患者是否绝经[4]。妇科肿瘤预防的方法在第8章和第9章中有详细解释。

除妇科恶性肿瘤外，还有其他各种与Lynch综合征有关的结肠外肿瘤，这些肿瘤的监测指南参见后文。

对胃、十二指肠和远端小肠癌，尚无推荐进行针对性监测。然而，对有风险因素的患者，如男性、老年人、胚系 MLH1 或 MSH2 突变、有患这些肿瘤的亲属、来自胃癌和慢性自身免疫性胃炎高发国家的移民、胃肠化生或胃腺瘤等，可考虑40岁开始进行内镜监测，每3～5年一次（同时进行结肠镜检查）。内镜检查时应进行活检，以评估幽门螺杆菌感染状况、自身免疫性胃炎和肠化生情况。如检测到幽门螺杆菌感染，应进行治疗[4]。

对携带 MLH1 突变，或有一个以上的一级或二级亲属患外分泌型胰腺癌者而言，建议每年进行一次增强磁共振/MRCP和（或）超声内镜检查（EUS），可在50岁或比最年轻患病的亲属发病年龄早10年开始。目前尚不清楚 MSH2、MSH6 和 PMS2 突变携带者是否增加罹患胰腺癌的风险。无论如何，患者应考虑接受筛查，尤其是家族中曾出现胰腺癌者[4]。第10章详细解释了预防胰腺癌的方法。

虽然仍缺乏明确的证据表明筛查对尿路上皮癌有获益，但已有多个策略被提出并普遍使用。筛查年龄建议从30～35岁开始，或者比最年轻患病的亲属发病年龄早5年开始。对患者进行血尿等尿路上皮癌症状的宣教也很关键，这样患者就可以及早发现并求医。Lynch综合征患者的监测策略可能会根据不同的风险定制，其分类如下：

- 低风险：无尿路上皮癌个人或家族史，或无 MSH2 突变。
- 中等风险：有尿路上皮癌家族史或携带 MSH2 突变。
- 高风险：个人尿路上皮癌病史。

低风险患者可以接受每年一次的尿常规和脱落细胞学检查，甚至NMP22监测[43]。NMP22是一种核基质蛋白，与尿液细胞学检查相比，它提高了检测尿路上皮癌的敏感性（55.7% *vs.* 15.8%）[76]。中等风险患者可以接受每年一次的尿常规、脱落细胞学检查和NMP22监测，以及每年一次的泌尿系统超声检查。高风险患者可接受与低风险患者相同的监测，并每年进行一次增强CT检查和软管膀胱镜检查。使用膀胱镜检查有助于发现源自肾盂或输尿管癌转移形成的膀胱肿瘤[43]。

可考虑从25～30岁开始，每年进行一次神经系统检查筛查，以早期发现中枢神经系统恶性肿瘤。

根据之前关于基因特异性肿瘤风险的讨论，关于 Lynch 综合征可能增加的乳腺癌风险仍存争议。研究发现 *MLH1* 突变患者的风险增加，建议女性 *MLH1* 突变携带者比其他 MMR 突变类型的携带者更早开始接受乳房 X 线检查。在英国，对一般风险的女性，每年的乳房 X 线检查从 47 ～ 50 岁开始。对携带 *MLH1* 突变患者，建议在 40 岁时开始筛查。在美国，钼靶筛查的起始年龄正在重新确定。然而，对携带 *MLH1* 突变的女性，有学者认为应从 30 岁开始，每次检查的间隔时间应短于 1 年。此外，超声和（或）MRI 可被视为筛查方式，既因为年轻患者的乳腺组织密度高，又可以避免让她们过多暴露在 X 线下[41]。在任何情况下，由于目前尚不清楚 Lynch 综合征是否真的有可能增加乳腺癌的发生风险，大多数指南不建议加强对这种肿瘤的筛查。患者应该对目前的指南所指出的恶性肿瘤进行常规筛查。以上推荐同样适用于男性前列腺癌的筛查[2]。

基因特异性方法

如前所述，四种 MMR 基因突变中的每一种类型所导致的结直肠癌和结肠外癌发生风险各不相同，故这些风险差异可用于为每个人量身定制监控策略和筛查间隔。

MLH1　对结直肠癌、子宫内膜癌、卵巢癌、尿路上皮癌和脑癌，如前所述。对胃癌、十二指肠癌和远端小肠癌，*MLH1* 突变携带者可考虑从 40 岁开始，每 3 ～ 5 年进行一次食管胃十二指肠镜检查（esophagastroduodenoscopy，EGD）。随机活检可用于评估幽门螺杆菌、自身免疫性胃炎和肠化生；如检测到幽门螺杆菌感染，应进行治疗[77, 78]。

对胰腺癌，若患者家族中有不止一位患有外分泌型胰腺癌的一级或二级亲属，可在 50 岁或比最年轻患病的亲属发病年龄早 5 年开始筛查。筛查可每年进行一次增强 MRI/MRCP 和（或）EUS；如发现异常，间隔可以缩短[4]。

MSH2 和 EPCAM　对结肠直肠癌、子宫内膜癌、卵巢癌和脑癌的预防，如前所述。

在所有 Lynch 综合征患者中，*MSH2* 和 *EPCAM* 突变携带者是罹患尿路上皮癌，包括膀胱、输尿管和肾盂等风险最高的。因此，建议每年进行尿检、细胞学检查，甚至 NMP22 检测，以及从 30 ～ 35 岁或更高年龄段开始的每年一次的泌尿系统超声检查，如有家庭成员在 40 岁之前患有尿路上皮癌，则在诊断时最年轻的年龄之前 5 年开始[43]。

对胃癌、十二指肠癌和远端小肠癌，*MSH2* 和 *EPCAM* 突变携带者可考虑从 40 岁开始每 3 ～ 5 年进行一次 EGD 监测。随机活检可用于评估幽门螺杆菌感染状态、自身免疫性胃炎和肠上皮化生等情况；如果检测到幽门螺杆菌感染，应进行治疗[77, 78]。

对于胰腺癌，目前的数据并不支持 *MSH2* 和 *EPCAM* 突变携带者的患病风险增加。然而，NCCN 指南建议对有胰腺癌家族史的个体进行胰腺癌筛查。筛查从 50 岁或比诊断为外分泌性胰腺癌的最年轻家庭成员年龄早 10 年开始。与 *MLH1* 突变一样，筛查手段可以是每年一次的增强 MRI/MRCP 和（或）EUS[4]。

MSH6　对子宫内膜癌、卵巢癌、尿路上皮癌、胃癌、小肠癌和脑癌的预防，如前所述。

对结直肠癌，建议从 30 ～ 35 岁开始每 1 ～ 2 年进行一次结肠镜筛查，如有亲属在 30 岁之前确诊，应该从诊断时最年轻年龄之前 2 ～ 5 年开始。

对于胰腺癌，目前的数据并不支持 *MSH6* 突变增加患病风险。然而，NCCN 指南建议对有胰腺癌家族史的个体进行胰腺癌筛查。筛查从 50 岁或比诊断为外分泌性胰腺癌的最年轻家庭成员年龄早 10 年开始。与 *MLH1* 突变一样，筛查手段可以是每年一次的增强 MRI/MRCP 和（或）EUS[4]。

PMS2 如前所述，*PMS2* 突变携带者肿瘤风险增加的癌种可能仅限于结肠癌、子宫内膜癌和卵巢癌。到目前为止，没有证据表明罹患其他 Lynch 综合征相关肿瘤的风险更高，如尿路上皮癌、胃癌、小肠癌、胰腺癌、胆管癌和脑癌。因此，将肿瘤监测局限于风险增加的这些癌种是合理的。

对于结直肠癌，结肠镜筛查的建议与 *MSH6* 突变患者相同：建议从 30 ～ 35 岁开始每 1 ～ 2 年进行一次结肠镜筛查，如果有亲属在 30 岁之前确诊，应该从诊断时最年轻年龄之前 2 ～ 5 年开始[39]。

对于子宫内膜癌和卵巢癌，建议 *PMS2* 突变携带者接受与前面所述相同的监测和适时采取 BSO。

MSS–HNPCC 考虑到可能存在的个体异质性，MSS–HNPCC（X 型家族性结直肠癌）因为没有共有的基因缺陷，因此很难制订检测策略。但与散发病例相比，MSS–HNPCC 的结肠直肠癌风险增加，且诊断年龄更小。因此，建议从 40 岁开始，至少每 5 年进行一次结肠镜筛查，或从最年轻家庭成员的确诊年龄提前 5 ～ 10 年。大多数研究都不支持 MSS–HNPCC 会增加结肠外肿瘤的风险。一般而言，没有必要进行额外的肿瘤监测，但根据独特的家族史进行个案评估可能是必要的[11]。

Lynch 样综合征 目前，对于在 Lynch 样综合征中如何进行肿瘤监测尚无共识。由于这是一个异质性明显的群体，在设计个性化检测方案时，应充分考虑个人和家族史。

低易感性基因：*CHEK2*、*APC* I1357K 和 *MUTYH* 杂合子突变 虽然目前没有强力的证据提供具体的监测建议，一般建议携带这三种基因突变的个体，从 40 岁开始，至少每 5 年进行一次结肠镜筛查，或从最年轻家庭成员的确诊年龄提前 5 ～ 10 年开始筛查。唯一的例外是杂合 *MUTYH* 突变携带者且没有结直肠癌个人史和家族史的情况，因为相关数据尚不充分[4]。

化学预防

阿司匹林、布洛芬和抗性淀粉已被研究用于 Lynch 综合征患者的化学预防。双盲随机对照研究结果显示，每天服用 600 mg 阿司匹林的 MMR 突变患者，随访 56 个月时结直肠癌发病率降低了 44%。服用阿司匹林至少 2 年的患者则减少了 63% 的风险[79]。在后续分析中，阿司匹林似乎也能降低 Lynch 综合征相关结肠外肿瘤的风险[1]。目前正在进行一项随机双盲试验（NCT02497820），对比每天服用 100 mg、300 mg 和 600 mg 阿司匹林的不同效果。如果低剂量也能获得类似的预防效果，这将使阿司匹林作为化学预防剂更容易被接受。同时，基于每天 600 mg 的肿瘤预防数据，一些指南考虑在治疗 Lynch 综合征时使用阿司匹林[4, 80]。

一项观察性研究评估了阿司匹林和布洛芬对 MMR 突变患者的影响。与服用阿司匹林不足 1 个月的患者相比，在降低肿瘤风险方面，阿司匹林治疗 1 个月至 4.9 年者的 HR 为 0.49；服用阿司匹林超过 5 年者 HR 为 0.25。就布洛芬而言，服用 1 个月至 4.9 年者 HR 为 0.38，相比之下，接受了超过 5 年者的 HR 为 0.26。该研究作者认为，服用阿司匹林大于 1 个月的患者结直肠癌风险降低 60%，服用布洛芬大于 1 个月的患者该风险降低 65%[81]。

在同一个双盲随机对照试验中还评价了抗性淀粉的预防作用。抗性淀粉是指不能在小肠中消化的淀粉，它进入大肠并转化为短链脂肪酸，进而抑制肿瘤细胞增殖并增强DNA损伤所致的细胞凋亡[82]。研究中给予受试者每天30 g抗性淀粉，以模仿高纤维饮食对抗结直肠癌或其他Lynch综合征相关肿瘤的效果，但结果未提示其有明显的预防作用。

行为和环境对肿瘤风险的影响

一项系统综述汇集了16项关于"能量平衡"的研究，结果强调了体重、饮食和体力活动等因素在Lynch综合征患者中对结直肠癌发病的影响[83]。有3项子宫内膜癌的研究，结果均显示子宫内膜癌风险和体重指数（BMI）没有关系。然而，服用复合维生素和（或）叶酸补充剂与降低子宫内膜癌风险有显著关联。

在结直肠癌和体重的相关性方面，三项研究中有两项显示，成年早期肥胖与结直肠癌的发展有关，特别是在男性中。第三项研究结果没有显示结直肠癌与肥胖的显著性关联，但观察到在男性中，BMI每增加5个单位，患结直肠癌的风险增加30%。该结果进一步根据MMR基因突变细分，显示 *MLH1* 和 *PMS2* 突变患者的结直肠癌发病率每5个BMI单位增加36%。*MSH2* 和 *MSH6* 突变携带者的风险则没有显著增加。其中一项关注成年早期的肥胖的研究显示，男性中体重增加（参与者目前的体重与他们在20岁时的体重相比的变化超过21 kg者），结直肠癌发病率增加72%。

关于结直肠癌和饮食习惯，本书原著作者回顾了9项研究。其中一项表明吃肉和零食会增加患结直肠癌的风险，前者与普通人群中观察到的情况相同。有两项研究集中在补充剂方面，其中一项研究结果表明，如果女性服用钙或多种维生素，患结直肠癌的风险会降低。关于水果，两项研究发现高水果摄入量可降低结直肠癌风险。关于饮酒，尤其是饮酒超过每天30 g或2杯左右，会增加患结直肠癌的风险。

最后，两项研究关注了运动和结直肠癌的关系。两者都表明了运动可以预防结直肠癌。其中一项提示，无论男女运动超过每周35个代谢当量（MET）均可以显著降低结直肠癌风险[83]。

总之，健康的生活方式和饮食习惯可能会对Lynch综合征产生非常积极的影响。因此，在突变携带者中应该大力提倡。

（郑鹏　译；金浩杰　校）

参考文献

[1] Kastrinos F, Stoffel EM. History, genetics, and strategies for cancer prevention in Lynch syndrome. *Clin Gastroenterol Hepatol*. 2014; 12(5): 715–727, quiz e41–43.

[2] Win AK, Jenkins MA, Dowty JG, et al. Prevalence and penetrance of major genes and polygenes for colorectal cancer. *Cancer Epidemiol Biomarkers Prev*. 2017; 26(3): 404–412.

[3] Valle L, Vilar E, Tavtigian SV, Stoffel EM. Genetic predisposition to colorectal cancer: syndromes, genes, classification of genetic variants and implications for precision medicine. *J Pathol*. 2019; 247(5): 574–588.

[4] National Comprehensive Cancer Network. Genetic/Familial High-Risk Assessment: Colorectal (Version 1.2020). 2020. Referenced with permission from the NCCN Guidelines® of the National Comprehensive Cancer Network, Inc. 2020. All rights reserved. Accessed October 10, 2020. Available online at www.NCCN. org. NCCN makes no warranties of any kind whatsoever regarding their content, use, or application and disclaims any responsibility for their application or use in any way.

[5] Aarnio M, Sankila R, Pukkala E, et al. Cancer risk in mutation carriers of DNA-mismatch-repair genes. *Int J Cancer*. 1999; 81(2): 214–218.

[6] Dominguez-Valentin M, Therkildsen C, Da Silva S, Nilbert M. Familial colorectal cancer type X: genetic profiles and phenotypic features. *Mod Pathol*. 2015; 28(1): 30–36.

[7] Win AK, Young JP, Lindor NM, et al. Colorectal and other cancer risks for carriers and noncarriers from families with a DNA mismatch repair gene mutation: a prospective cohort study. *J Clin Oncol*. 2012; 30(9): 958–964.

[8] Vasen HF, Mecklin JP, Khan, PM, Lynch HT. The International Collaborative Group on Hereditary Non-Polyposis Colorectal Cancer (ICG–HNPCC). *Dis Colon Rectum*. 1991; 34(5): 424–425.

[9] Llor X, Pons E, Xicola RM, et al. Differential features of colorectal cancers fulfilling Amsterdam criteria without involvement of the mutator pathway. *Clin Cancer Res*. 2005; 11(20): 7304–7310.

[10] Peltomäi P, Olkinuora A, Nieminen TT. Updates in the field of hereditary nonpolyposis colorectal cancer. *Expert Rev Gastroenterol Hepatol*. 2020; 14(8): 707–720.

[11] Zetner DB, Bisgaard ML. Familial colorectal cancer type X. *Curr Genomics*, 2017; 18(4): 341–359.

[12] Therkildsen C, Rasmussen M, Smith-Hansen L, et al. Broadening risk profile in familial colorectal cancer type X: increased risk for five cancer types in the national Danish cohort. *BMC Cancer*. 2020; 20(1): 345.

[13] Ma X, Zhang B, Zheng W. Genetic variants associated with colorectal cancer risk: comprehensive research synopsis, meta-analysis, and epidemiological evidence. *Gut*. 2014; 63(2): 326–336.

[14] Stoffel EM, Murphy CC. Epidemiology and mechanisms of the increasing incidence of colon and rectal cancers in young adults. *Gastroenterology*. 2020; 158(2): 341–353.

[15] Liu C, Wang QS, Wang YJ. The CHEK2 I157T variant and colorectal cancer susceptibility: a systematic review and meta-analysis. *Asian Pac J Cancer Prev*. 2012; 13(5): 2051–2055.

[16] Katona BW, Yurgelun MB, Garber J, et al. A counseling framework for moderate-penetrance colorectal cancer susceptibility genes. *Genet Med*. 2018; 20(11): 1324–1327.

[17] Laken SJ, Petersen GM, Gruber SB, et al. Familial colorectal cancer in Ashkenazim due to a hypermutable tract in APC. *Nat Genet*. 1997; 14: 79–83.

[18] Rennert G, Almog R, Tomsho LP, et al. Colorectal polyps in carriers of the APC I1307K polymorphism. *Dis Colon Rectum*. 2005; 48(12): 2317–2321.

[19] Huyghe JR, Bien SA, Harrison TA, et al. Discovery of common and rare genetic risk variants for colorectal cancer. *Nat Genet*. 2019; 51(1): 76–87.

[20] Valle L. Genetic predisposition to colorectal cancer: where we stand and future perspectives. *World J Gastroenterol*. 2014; 20(29): 9828–9849.

[21] Short E, Thomas LE, Hurley J, et al. Inherited predisposition to colorectal cancer: towards a more complete picture. *J Med Genet*. 2015; 52(12): 791–796.

[22] Dunlop MG, Tenesa A, Farrington SM, et al. Cumulative impact of common genetic variants and other risk factors on colorectal cancer risk in 42, 103 individuals. *Gut*. 2013; 62(6): 871–881.

[23] Xicola RM, Clark JR, Carroll T, et al. Implication of DNA repair genes in Lynch-like syndrome. *Fam Cancer*. 2019; 18(3): 331–342.

[24] Rodriguez-Soler M, Pérez-Carbonell L, Guarinos C, et al. Risk of cancer in cases of suspected lynch syndrome without germline mutation. *Gastroenterology*. 2013; 144(5): 926–932 e1; quiz e13–14.

[25] Carethers JM. Differentiating Lynch-like from Lynch syndrome. *Gastroenterology*. 2014; 146(3): 602–604.

[26] Wolf AMD, Fontham ETH, Church TR, et al. Colorectal cancer screening for average-risk adults: 2018 guideline update from the American Cancer Society. *CA Cancer J Clin*. 2018; 68(4): 250–281.

[27] Archambault AN, Su Y-R, Jeon J, et al. Cumulative burden of colorectal cancer-associated genetic variants is more strongly associated with early-onset vs late-onset cancer. *Gastroenterology*. 2020; 158(5): 1274–1286.e12.

[28] Hampel H, Frankel WL, Martin E, et al. Screening for the Lynch syndrome (hereditary nonpolyposis colorectal cancer). *N Engl J Med*. 2005; 352(18): 1851–1860.

[29] Umar A, Boland CR, Terdiman P, et al. Revised Bethesda Guidelines for hereditary nonpolyposis colorectal cancer (Lynch syndrome) and microsatellite instability. *J Natl Cancer Inst*. 2004; 96(4): 261–268.

[30] Barnetson RA, Tenesa A, Farrington SM, et al. Identification and survival of carriers of mutations in DNA mismatch-repair genes in colon cancer. *N Engl J Med*. 2006; 354(26): 2751–2763.

[31] Chen S, Wang W, Lee S, et al. Prediction of germline mutations and cancer risk in the Lynch syndrome. *JAMA*. 2006; 296(12): 1479–1487.

[32] Kastrinos F, Uno H, Ukagebu C, et al. Development and validation of the PREMM5 model for comprehensive risk assessment of Lynch syndrome. *J Clin Oncol*. 2017; 35(19): 2165–2172.

[33] Xicola RM, Llor X, Pons E, et al. Performance of different microsatellite marker panels for detection of mismatch repair-deficient colorectal tumors. *J Natl Cancer Inst*. 2007; 99(3): 244–252.

[34] Ryan NAJ, Glaire MA, Blake D, et al. The proportion of endometrial cancers associated with Lynch syndrome: a systematic review of the literature and meta-analysis. *Genet Med*. 2019; 21(10): 2167–2180.

[35] Kawaguchi M, Yanokura M, Banno K, et al. Analysis of a correlation between the BRAF V600E mutation and abnormal DNA mismatch repair in patients with sporadic endometrial cancer. *Int J Oncol*. 2009; 34(6): 1541–1547.

[36] Latham A, Srinivasan P, Kemel Y, et al. microsatellite instability is associated with the presence of Lynch syndrome pan-cancer. *J Clin Oncol*. 2019; 37(4): 286–295.

[37] Marcus L, Lemery SJ, Keegan P, Pazdur R. FDA approval summary: pembrolizumab for the treatment of microsatellite instability-high solid tumors. *Clin Cancer Res*. 2019; 25(13): 3753–3758.

[38] Roberts ME, Riegert-Johnson DL, Thomas BC, et al. A clinical scoring system to identify patients with sebaceous neoplasms at risk for the Muir-Torre variant of Lynch syndrome. *Genet Med*. 2014; 16(9): 711–716.

[39]　Suerink M, Rodríguez-Girondo M, van der Klift HM, et al. An alternative approach to establishing unbiased colorectal cancer risk estimation in Lynch syndrome. *Genet Med*. 2019; 21(12): 2706−2712.

[40]　Engel C, Loeffler M, Steinke V, et al. Risks of less common cancers in proven mutation carriers with lynch syndrome. *J Clin Oncol*. 2012; 30(35): 4409−4415.

[41]　Harkness EF, Barrow E, Newton K, et al. Lynch syndrome caused by MLH1 mutations is associated with an increased risk of breast cancer: a cohort study. *J Med Genet*. 2015; 52(8): 553−556.

[42]　Dominguez-Valentin M, Sampson JR, Seppälä TT, et al. Cancer risks by gene, age, and gender in 6350 carriers of pathogenic mismatch repair variants: findings from the Prospective Lynch Syndrome Database. *Genet Med*. 2019; 22(1): 15−25.

[43]　Acher P, Kiela G, Thomas K, O'Brien T. Towards a rational strategy for the surveillance of patients with Lynch syndrome (hereditary non-polyposis colon cancer) for upper tract transitional cell carcinoma. *BJU Int*. 2010; 106(3): 300−302.

[44]　Bellido F, Guinó E, Jagmohan-Changur S, et al. Genetic variant in the telomerase gene modifies cancer risk in Lynch syndrome. *Eur J Hum Genet*. 2013; 21(5): 511−516.

[45]　Talseth-Palmer BA, Brenne IS, Ashton KA, et al. Colorectal cancer susceptibility loci on chromosome 8q23.3 and 11q23.1 as modifiers for disease expression in Lynch syndrome. *J Med Genet*. 2011; 48(4): 279−284.

[46]　Wijnen JT, Brohet RM, van Eijk R, et al. Chromosome 8q23.3 and 11q23.1 variants modify colorectal cancer risk in Lynch syndrome. *Gastroenterology*. 2009; 136(1): 131−137.

[47]　Clarke E, Green RC, Green JS, et al. Inherited deleterious variants in GALNT12 are associated with CRC susceptibility. *Hum Mutat*. 2012; 33(7): 1056−1058.

[48]　Evans DR, Venkitachalam S, Revoredo L, et al. Evidence for GALNT12 as a moderate penetrance gene for colorectal cancer. *Hum Mutat*. 2018; 39(8): 1092−1101.

[49]　Segui N, Pineda M, Navarro M, et al. GALNT12 is not a major contributor of familial colorectal cancer type X. *Hum Mutat*. 2014; 35(1): 50−52.

[50]　Ajore R, Raiser D, McConkey M, et al. Deletion of ribosomal protein genes is a common vulnerability in human cancer, especially in concert with TP53 mutations. *EMBO Mol Med*. 2017; 9(4): 498−507.

[51]　Nieminen TT, O'Donohue MF, Wu Y, et al. Germline mutation of RPS20, encoding a ribosomal protein, causes predisposition to hereditary nonpolyposis colorectal carcinoma without DNA mismatch repair deficiency. *Gastroenterology*. 2014; 147(3): 595−598.e5.

[52]　Wang W, Nag S, Zhang X, et al. Ribosomal proteins and human diseases: pathogenesis, molecular mechanisms, and therapeutic implications. *Med Res Rev*. 2015; 35(2): 225−285.

[53]　Bellido F, Sowada N, Mur P, et al. Association between germline mutations in BRF1, a subunit of the RNA polymerase III transcription complex, and hereditary colorectal cancer. *Gastroenterology*. 2018; 154(1): 181−194.e20.

[54]　Segui N, Mina LB, Lazaro C, et al. Germline mutations in FAN1 cause hereditary colorectal cancer by impairing DNA repair. *Gastroenterology*. 2015; 149(3): 563−566.

[55]　Broderick P, Dobbins SE, Chubb D, et al. Validation of recently proposed colorectal cancer susceptibility gene variants in an analysis of families and patients − a systematic review. *Gastroenterology*. 2017; 152(1): 75−77.e4.

[56]　Arora S, Yan H, Cho I, et al. Genetic variants that predispose to DNA double-strand breaks in lymphocytes from a subset of patients with familial colorectal carcinomas. *Gastroenterology*. 2015; 149(7): 1872−1883.e9.

[57]　Bonjoch L, Franch-Expósito S, Garre P, et al. Germline mutations in FAF1 are associated with hereditary colorectal cancer. *Gastroenterology*. 2020; 159(1): 227−240.e7.

[58]　Chubb D, Broderick P, Dobbina SE, et al. Rare disruptive mutations and their contribution to the heritable risk of colorectal cancer. *Nat Commun*. 2016; 7: 11883.

[59]　Garre P, Briceño V, Xicola RM, et al. Analysis of the oxidative damage repair genes NUDT1, OGG1, and MUTYH in patients from mismatch repair proficient HNPCC families (MSS−HNPCC). *Clin Cancer Res*. 2011; 17(7): 1701−1712.

[60]　Schulz E, Klampfl P, Holzapfel S, et al. Germline variants in the SEMA4A gene predispose to familial colorectal cancer type X. *Nat Commun*. 2014; 5: 5191.

[61]　Kinnersley B, Chubb D, Dobbins SE, et al. Correspondence: SEMA4A variation and risk of colorectal cancer. *Nat Commun*. 2016; 7: 10611.

[62]　Nieminen TT, Abdel-Rahman WM, Ristimäki A, et al. BMPR1A mutations in hereditary nonpolyposis colorectal cancer without mismatch repair deficiency. *Gastroenterology*. 2011; 141(1): e23−e26.

[63]　Evans DR, Green JS, Woods MO. Screening of BMPR1a for pathogenic mutations in familial colorectal cancer type X families from Newfoundland. *Fam Cancer*. 2018; 17(2): 205−208.

[64]　Xicola RM, Bontu N, Doyle BJ, et al. Association of a let-7 miRNA binding region of TGFBR1 with hereditary mismatch repair proficient colorectal cancer (MSS HNPCC). *Carcinogenesis*. 2016; 37(8): 751−758.

[65]　Bucksch K, Zachariae S, Aretz S, et al. Cancer risks in Lynch syndrome, Lynch-like syndrome, and familial colorectal cancer type X: a prospective cohort study. *BMC Cancer*. 2020; 20(1): 460.

[66]　Adam R, Spier I, Zhao B, et al. Exome sequencing identifies biallelic MSH3 germline mutations as a recessive subtype of colorectal adenomatous polyposis. *Am J Hum Genet*. 2016; 99(2): 337−351.

[67]　Olkinuora A, Nieminen TT, Mårtensson E, et al. Biallelic germline nonsense variant of MLH3 underlies polyposis

predisposition. *Genet Med*. 2019; 21(8): 1868−1873.

[68] Bodo S, Colas C, Buhard O, et al. Diagnosis of constitutional mismatch repair-deficiency syndrome based on microsatellite instability and lymphocyte tolerance to methylating agents. *Gastroenterology*. 2015; 149(4): 1017−1029.e3.

[69] Bakry D, Aronson M, Durno C, et al. Genetic and clinical determinants of constitutional mismatch repair deficiency syndrome: report from the constitutional mismatch repair deficiency consortium. *Eur J Cancer*. 2014; 50(5): 987−996.

[70] Durno C, Boland CR, Cohen S, et al. Recommendations on surveillance and management of biallelic mismatch repair deficiency (BMMRD) syndrome: a consensus statement by the US Multi-Society Task Force on Colorectal Cancer. *Am J Gastroenterol*. 2017; 112(5): 682−690.

[71] Jarvinen HJ, Aarnio M, Mustonen H, et al. Controlled 15-year trial on screening for colorectal cancer in families with hereditary nonpolyposis colorectal cancer. *Gastroenterology*. 2000; 118(5): 829−834.

[72] Engel C, Vasen HF, Seppälä T, et al. No difference in colorectal cancer incidence or stage at detection by colonoscopy among 3 countries with different Lynch syndrome surveillance policies. *Gastroenterology*. 2018; 155(5): 1400−1409.e2.

[73] Vasen HF, Abdirahman M, Brohet R, et al. One to 2-year surveillance intervals reduce risk of colorectal cancer in families with Lynch syndrome. *Gastroenterology*. 2010; 138(7): 2300−2306.

[74] Sekine S, Mori T, Ogawa R, et al. Mismatch repair deficiency commonly precedes adenoma formation in Lynch syndrome-associated colorectal tumorigenesis. *Mod Pathol*. 2017; 30(8): 1144−1151.

[75] Ahadova A, von Knebel Doeberitz M, Bläker H, Kloor M. CTNNB1-mutant colorectal carcinomas with immediate invasive growth: a model of interval cancers in Lynch syndrome. *Fam Cancer*. 2016; 15(4): 579−586.

[76] Grossman HB, Messing E, Soloway M, et al. Detection of bladder cancer using a point-of-care proteomic assay. *JAMA*. 2005; 293(7): 810−816.

[77] Vasen HF, Blanco I, Aktan-Collan K, et al. Revised guidelines for the clinical management of Lynch syndrome (HNPCC): recommendations by a group of European experts. *Gut*. 2013; 62(6): 812−823.

[78] Kim J, Braun D, Ukaegbu C, et al. Clinical factors associated with gastric cancer in individuals with Lynch syndrome. *Clin Gastroenterol Hepatol*. 2020; 18(4): 830−837.e1.

[79] Burn J, Gerdes AM, Macrae F, et al. Long-term effect of aspirin on cancer risk in carriers of hereditary colorectal cancer: an analysis from the CAPP2 randomised controlled trial. *Lancet*. 2011; 378(9809): 2081−2087.

[80] Rubenstein JH, Enns R, Heidelbaugh J, Barkun A, Clinical Guidelines Committee. American Gastroenterological Association Institute Guideline on the diagnosis and management of Lynch syndrome. *Gastroenterology*. 2015; 149(3): 777−782; quiz e16−17.

[81] Ait Ouakrim D, Dashti SG, Chau R, et al. Aspirin, ibuprofen, and the risk of colorectal cancer in Lynch syndrome. *J Natl Cancer Inst*. 2015; 107(9): djv170.

[82] Mathers JC, Movahedi M, Macrae F, et al. Long-term effect of resistant starch on cancer risk in carriers of hereditary colorectal cancer: an analysis from the CAPP2 randomised controlled trial. *Lancet Oncol*. 2012; 13(12): 1242−1249.

[83] Coletta AM, Peterson SK, Gatus LA, et al. Energy balance related lifestyle factors and risk of endometrial and colorectal cancer among individuals with Lynch syndrome: a systematic review. *Fam Cancer*. 2019; 18(4): 399−420.

第8章

子宫癌：风险评估与临床管理

Burak Zeybek, Whitney Soble and Elena Ratner

疾病特定肿瘤流行病学和危险因素

子宫癌是美国最常见的妇科恶性肿瘤，每年估计有63 230例新发病例和11 350例死亡病例[1]。基于美国国家癌症数据库监测、流行病学和最终结果（surveillance，epidemiology and end results，SEER）数据库的数据，女性终生患子宫内膜癌的风险为2.8%，确诊时的平均年龄为62岁[2]。与卵巢恶性肿瘤不同，大多数子宫癌病例被确诊时仍处于早期（在Ⅰ期被确诊的比例为67%），超过90%的子宫癌女性有早期症状（异常子宫出血）[3]。子宫癌最常见的组织学亚型是子宫内膜腺癌，再根据发病率、对治疗的反应和预后方面的差异可分为两个不同的亚组[4]。其中，Ⅰ型子宫内膜癌（约占80%）的患者预后较好，其影响因素可能包括组织病变级别为1级或2级子宫内膜样肿瘤、诊断时多处于早期、保留激素受体状态及发病年龄较轻。另外，Ⅱ型子宫内膜癌（约占20%）预后则较差，因为这些组织病变呈现3级子宫内膜样肿瘤和非子宫内膜样组织肿瘤（如浆液性、透明细胞性、黏液性、鳞状、移行细胞性、中肾性和未分化性）。另外，Ⅱ型子宫内膜癌通常缺乏激素受体且与雌激素刺激没有明显的联系。

遗传性肿瘤综合征如Lynch综合征和Cowden综合征（CS）会增加患Ⅰ型子宫内膜癌的风险[4]。其中，Lynch综合征占所有子宫内膜癌病因的2%～5%[5, 6]，而Cowden综合征据报道占比更小[7]。

遗传性肿瘤综合征

Lynch综合征

Lynch综合征（LS）是一种高外显常染色体显性遗传肿瘤综合征，以某些DNA错配修复相关基因的胚系突变（*MLH1*染色体3p.22，*MSH2*染色体2p21，*MSH6*染色体2p16.3，*PMS2*染色体7p22.1）或*EPCAM*基因（染色体2p21）的缺失为特征。DNA错配修复系统通过识别DNA复制过程中碱基对的错配来维持基因组的完整性，这种错配最常发生于微卫星（某些通常重复5～50次的DNA序列）。在错配修复系统有缺陷时，微卫星更容易受到突变的影响，从而导致这些区域的拓展或收缩。这种现象称为微卫星不稳定性，是Lynch综合征相关肿瘤的特异性特征[8]。

该疾病的致病性被描述为"二次打击"假说，含义为患者继承了一个有缺陷的等位基因，然后通过体细胞突变、杂合性缺失或*MLH1*启动子非遗传甲基化（表观遗传沉默）使第二个等位基因失活。在4个错配修复基因中，*MSH2*突变最多（41%），其次是*MLH1*

（31%）、*MSH6*（13%）和*PMS2*（9%）[9, 10]。*PMS2*的致病突变的外显率低于其他3个基因的突变。另外，*EPCAM*基因的缺失会通过转录通读导致相邻的*MSH2*基因的沉默，这是由于RNA聚合酶无法识别正常终止信号而导致持续转录。*EPCAM*缺失的患者表现为马赛克模式而非全疾病谱，因为*MSH2*仅在*EPCAM*活跃的细胞中沉默[11]。

Lynch综合征是遗传性子宫内膜癌和结肠癌最常见的病因。根据现有数据，Lynch综合征患者罹患子宫内膜癌的终生风险为16%～61%，结肠癌为18%～61%，而在一般人群中，这个比例分别为2.8%和4.2%[12, 13]。2%～5%的子宫内膜癌与LS有关[5, 6]。另外，Lynch综合征患者确诊子宫内膜癌的平均年龄为46～54岁，而一般人群确诊的平均年龄为62岁。尽管大多数病例年龄在45岁以上，还是有相当一部分Lynch综合征患者（15%～18%）在40岁以前被诊断患有子宫内膜癌[14]。由于Lynch综合征相关的子宫内膜癌可以在早期被确诊，因此其预后和生存率与散发性病例相似[14, 15]。有研究报道，同散发子宫内膜癌相比，在Lynch综合征相关的子宫内膜癌中，子宫下段受累的比例较高（约占所有病例的25%），这个位置的肿瘤比位于子宫体的肿瘤更具侵袭性。另外，约21%的病例会同时伴有卵巢癌[16]。

除了结肠癌和子宫内膜癌，与Lynch综合征相关的其他肿瘤还包括卵巢癌、胃癌、小肠癌、肝胆肿瘤、肾盂输尿管肿瘤、某些类型的乳腺癌、脑部肿瘤及皮脂腺肿瘤[17, 18]。

Lynch综合征相关变异

Muir-Torre综合征（MTS） 是Lynch综合征家族的一部分，其特征是至少存在一种皮脂腺肿瘤和一种内脏恶性肿瘤。它是一种罕见的常染色体显性遗传病，由错配修复基因（*MLH1*、*MSH2*、*MSH6*、*PMS2*）的胚系突变所致，这些突变在LS患者中的突变率据报道为9.2%[19]。其中最常见的突变基因是*MSH2*，在90%以上的LS患者中发现[20]。尽管大多数与MTS相关的肿瘤（约占65%）表现出微卫星不稳定性，但仍有约1/3的患者表现为微卫星稳定（MSS）。MSS的这种亚型称为MTS Ⅱ型。与MTS Ⅰ型不同，MTS Ⅱ型是由1号染色体短臂的一个基底切除修复基因*MUTYH*的胚系突变引起的，为中低等外显的常染色体隐性遗传[21, 22]。表8.1显示了MTS Ⅰ型和MTS Ⅱ型的显著特征。

Muir-Torre综合征最常见的临床表现是皮肤肿瘤（皮脂腺瘤），可见于约68%的患者。大约1/3的皮脂腺肿瘤是皮脂腺癌。其他罕见的皮肤肿瘤包括角化棘皮瘤、皮脂腺分化的基底细胞癌和囊性皮脂腺瘤[21, 23]。尽管在散发病例中皮脂腺肿瘤最常见的部位是头颈部，但在MTS患者中，皮脂腺肿瘤多见于躯干部。另外，口腔黏膜上的福代斯斑点（Fordyce spots，异位皮脂腺）也有助于诊断，几乎所有MTS患者都有这种斑点，

表 8.1 MTS Ⅰ 型和 MTS Ⅱ 型的显著特征

MTS Ⅰ 型	MTS Ⅱ 型
2/3 的肿瘤与 MTS 相关	1/3 的肿瘤与 MTS 相关
常染色体显性	常染色体隐性
高度外显	中低度外显
早发肿瘤	晚发肿瘤
MSI	MSS

而健康人群中只有6.5%。

结肠癌是Muir–Torre综合征最常见的内脏肿瘤，通常位于近端结肠（70%的LS结直肠癌位于脾曲的近端，而在散发性结肠癌中这一比例为30%），发病中位年龄为50岁[20]。15%的MTS女性患者患有子宫内膜癌，是第二常见的内脏恶性肿瘤。

Turcot综合征（TS） 是一个历史术语，用于描述除中枢神经系统（CNS）肿瘤以外还患有结直肠癌或结直肠腺瘤的患者。Turcot综合征根据遗传发病机制可分为两种亚型，一种是以与LS相关的错配修复基因的致病性变异为特征，呈常染色体隐性遗传；另一种是与*APC*基因胚系突变有关，呈常染色体显性遗传[24]。最常见的中枢神经系统肿瘤是胶质瘤，其次是髓母细胞瘤、胶质母细胞瘤、室管膜瘤和星形细胞瘤。其中错配修复基因缺陷者患子宫内膜癌的风险与LS患者相似。

Cowden综合征

Cowden综合征（CS）是一种常染色体显性遗传疾病，表现为不完全外显，由在细胞周期、生长和生存中起重要作用的磷酸酶及张力蛋白同源的基因（*PTEN*）胚系突变引起的变异性表达[25]。它涵盖了9个外显子（染色体10q23）来编码一个403个氨基酸的肿瘤抑制蛋白[26]。PTEN蛋白特异性通过下调磷脂酰肌醇3激酶（PI3K）/AKT/mTOR通路，影响细胞增殖和存活[27]。当该基因的杂合性因"二次打击"突变而丧失功能时，mTOR通路的上述细胞自稳机制就丧失了，从而导致疾病进展。

Cowden综合征是*PTEN*错构瘤肿瘤综合征（PHTS）最常见的表型，另外还包括Bannayan–Riley–Ruvalcaba综合征（BRRS）和成人莱尔米特–杜克洛病（Lhermitte–Duclos disease，LDD）[28, 29]。节段性过度生长脂肪增多症动静脉畸形表皮痣综合征（segmental overgrowth lipomatosis arteriovenous malformation epidermal nevus，SOLAMEN）和自闭症谱系障碍伴大头畸形（autism spectrum disorders with macrocephaly，ASDM）是另外两个与*PTEN*突变相关的疾病，但不表现为错构瘤[30, 31]。Cowden综合征发病率低，仅为1/20万，其中女性患者居多[32]。

与Cowden综合征相关的子宫肿瘤大多是子宫内膜样腺癌，与一般人群（62岁）相比，它往往发生在更年轻的年龄（30～50岁）[33, 34]，也有文献报道14岁发病的病例[35]。其他组织学类型包括浆液/透明细胞（5%）、癌肉瘤（2.7%）和黏液性癌（0.3%）[36]。在患有CS的女性中，12%会以子宫内膜癌作为首发的恶性肿瘤，10%会以子宫内膜癌作为第二恶性肿瘤[37]。

Cowden综合征患者通常有特殊的皮肤病变，如毛囊瘤和肢端角化病。其中，面部丘疹最常见，见于高达86%的病例[38]。最常见的皮肤外表现是甲状腺疾病，包括结节性甲状腺肿、桥本甲状腺炎和腺瘤，发生于50%以上的患者[39]。其他良性病变包括子宫肌瘤、食管糖原性棘皮病、中枢神经系统病变、胃、十二指肠和结肠息肉。在恶性肿瘤方面，Cowden综合征患者患甲状腺癌、子宫内膜癌、乳腺癌和结肠癌的终生风险增高。其中，乳腺癌是最常见的恶性肿瘤，其终生患病风险为25%～50%；然而最近的报道显示，累积风险高达85%[40]。据报道，子宫内膜癌的风险为13%～28%，而这种风险在非髓样甲状腺癌和结直肠癌中分别为3%～38%和9%～18%[40, 41]。

聚合酶校对相关息肉病

聚合酶校对相关息肉病（polymerase proofreading associated polyposis，PPAP）是一种常染色体显性、高外显的肿瘤综合征，由两种DNA聚合酶（POLE和POLD1）的核酸外切酶（校对）结构域的胚系突变引起[45]。精确的DNA复制需要DNA聚合酶ε（Polε）和δ（Polδ），Polε合成前导链，而Polδ合成后随链[42]。其中，POLE和POLD1分别是ε（Polε）和δ（Polδ）主要的催化亚基和校对亚基。在DNA复制过程中，校对亚基会去除子链中错误的碱基，而校对能力的丧失会导致基因组的多重突变，从而导致恶性肿瘤的发生。最初，两种致病突变（POLE p.Leu424Val 和 POLD1 p.Ser478Asn）被发现与结直肠腺瘤（或）腺癌相关。随后，在多个腺瘤患者中发现另一个突变（POLD1 p.Pro327Leu）[43]。其中，POLD1 也被认为与子宫内膜癌有关[42, 43]。有研究对来自29个家庭的69名POLE和POLD1突变携带者进行了回顾分析，发现57.1%的女性POLD1携带者被诊断为子宫内膜癌[44]。但该结论也许不够严谨，因为子宫内膜癌在这个群体中的高患病率可能受到纳入的阿姆斯特丹标准或贝塞斯达标准的高风险家庭的选择性偏倚影响。因此，在为这一群体确立进一步的建议之前，需要更多的数据来验证。

POLD1 也参与错配修复和基底切除修复；然而，与LS相关的肿瘤相反，PPAP肿瘤呈微卫星稳定（MSS）状态[43]。它们显示为染色体的不稳定性（chromosomal instability, CIN），而并非微卫星不稳定性（MSI），从而导致APC和KRAS基因出现驱动性突变[42]。这至少可以部分解释这些患者患子宫内膜癌风险增加的原因。除了胚系POLD1突变，体细胞POLE突变也被证实在约8%的子宫内膜癌中发挥重要作用[44, 46]。与具有胚系突变的肿瘤相似，这些体细胞突变肿瘤处于微卫星稳定状态，常表现为超突变表型。

在POLE或POLD1相关的肿瘤发生中，"二次打击"假说受到了挑战。有研究发现，DNA聚合酶ε（Polε）矫正功能胚系缺陷的小鼠仅在纯合子状态下表现出突变增加和肿瘤进展；然而，在人类子宫内膜癌中未发现杂合性缺失[44]。但"二次打击"仍然有可能通过基因其他位置的突变发生。这个问题需要进一步评估。

■ 风险评估、咨询和检测

Lynch 综合征（LS）

我们可基于三种不同的策略选择目标个体进行基因检测以排除Lynch综合征。这三种策略都是根据个人史和家族肿瘤史、肿瘤检测和预测模型结果构建的。

（1）基于家族遗传史的筛查：阿姆斯特丹标准最初于1990年被引入，该标准根据家族史来确定LS高危个体。然而，人们很快发现这种方法的灵敏度较低且存在很多局限性[47]。主要局限性之一是未包括结肠外的恶性肿瘤，为此1999年对该评价标准进行了修订[48]。尽管进行了修订，该标准仍然未能鉴定出超过总数一半和2/3的MSH6基因突变携带者[49-51]。鉴于阿姆斯特丹标准的局限性，贝塞斯达指南逐渐成形并在2004年进行了修订，其囊括了更多有用的临床信息来识别有风险的个体[52, 53]。与阿姆斯特丹标准相比，该指南显示了更高的敏感性（敏感性94%，95% CI 88% ~ 100%，特异性25%，95% CI 14% ~ 36%）[54]。但它没有考虑到子宫内膜癌的检测，这大大降低了这些指南在推荐高危人群进行基因检测时的临床实用性。因此，美国妇科肿瘤学会（SGO）重新修订了这些标准，将子宫内膜癌纳入前哨癌，目前这些修订后的标准构成了一种识别高危女性个体的有效方法（表8.2）[55]。

（2）有胚系对照的肿瘤组织检测：通过免疫组织化学（IHC）方法评价肿瘤中错配修复基因的蛋白质产物相对便宜，目前在美国大多数病理实验室都可以检测。这种方法对指导某些情况下的胚系检测具有一定意义。如检测后所有四种蛋白质都存在，那么在

表 8.2　Lynch 综合征的评估
患子宫内膜癌、结直肠癌或相关肿瘤的遗传易感性大于5%～10%的患者，建议进行遗传风险评估
50 岁以前诊断为子宫内膜癌或结直肠癌的患者
子宫内膜癌或卵巢癌伴有同时或异时性结直肠癌或其他Lynch相关肿瘤*不限年龄
50 岁前诊断为子宫内膜癌或结直肠癌患者且其一级亲属患有Lynch相关肿瘤*
诊断为结直肠癌或子宫内膜癌的患者，且有两个或以上一级或二级亲属§患有Lynch相关肿瘤*不限年龄
有符合上述标准的一级或二级亲属§的患者

* 与Lynch相关的肿瘤包括结肠、子宫内膜、胃、卵巢、胰腺、输尿管和肾盂、胆道、颅内肿瘤（通常为胶质母细胞瘤，见Turcot综合征）、皮脂腺腺瘤和Muir-Torre综合征中的角化棘皮瘤及小肠癌。§ 一级亲属是父母、兄弟姐妹和子女。二级亲属包括姑姑、叔叔、侄女、侄子、祖父母和孙辈。经许可转载自 Lancaster J M, Powell C B, Kauff N D, et al. Society of gynecologic oncologists education committee. Society of gynecologic oncologists education committee statement on risk assessment for inherited gynecologic cancer predispositions. Gynecol Oncol, 2007, 107(2): 159–162

几乎所有病例中都可以排除 LS 的存在。启动子甲基化检测应该进一步评估 *MLH1* 缺失，这是一个后天表观遗传过程，而不是胚系突变[56]。因此，如果 *MLH1* 启动子甲基化得到证实，则可以排除 Lynch 综合征。如果 *MLH1* 缺失，大多数情况下也会导致 PMS2 蛋白缺失，因为这两种蛋白都以异源二聚体的形式存在于细胞中。在表达所有四种蛋白质的肿瘤中，唯一不排除 LS 的情况是，任何基因中存在的无义突变，导致产生全长但无功能的蛋白质产物。因此，如果从临床角度仍对这些个体高度怀疑，应继续进行对应的胚系突变检测。

　　另一种对肿瘤进行的检测是 MSI 检测。微卫星是具有重复核苷酸序列的 DNA 指纹，当错配基因修复（MMR）有缺陷时，这些核苷酸序列很容易发生错误。与正常组织相比，这些错误导致微卫星核苷酸重复次数不一致，这被定义为微卫星不稳定性（MSI）。MSI 检测通过聚合酶链反应（PCR）来扩增含有核苷酸重复序列的 DNA。美国国家癌症研究所（NCI）已经指定了 5 个微卫星标记（BAT25、BAT26、D2S123、D5S346 和 D17S250），包括 2 个单核苷酸和 3 个双核苷酸重复序列。基于这些标记的存在或缺失，MSI 检测结果可以分为以下 3 种[53]：

- MSI-H（微卫星高度不稳定）：核心基因集合中的五个核心标记中有 2 个或 2 个以上显示不稳定（目前许多实验室使用各种基因集合作为标记。当超过 30% 的基因标记显示不稳定时，也可认为 MSI 高度不稳定）。
- MSI-L（微卫星低度不稳定）：核心基因集合中的 5 个核心标记中有 1 个显示不稳定（如果使用其他基因集合，不到 30% 的标记显示不稳定）。
- MSI-稳定（微卫星稳定）：没有任何基因标记显示不稳定。

　　在过去的 20 年里，大量的证据表明，双核苷酸标记在 LS 中可能具有高度的多态性，可导致检测的特异性下降[57, 58]。因此，大多数机构已转而使用五种更特异和同样敏感的单核苷酸标记。在未选定的子宫内膜肿瘤患者中，用于 MMR 基因突变检测的两种方法：MSI 检测和 IHC 检测的敏感性为 80%～100%，特异性为 60%～80%，两者高度一致[59, 60]。

　　在对存在 MSI-H 或 MMR 蛋白表达缺失证据的个体进行 LS 诊断时，需要进行对应的胚系检测进来一步评估。另外，对于实体肿瘤，了解MSI-高状态在临床上也是有帮助的，因为它可以指导治疗计划。2017年帕博利珠单抗得到FDA批准用于不可切除或转移性的dMMR和MSI-H实体瘤后，子宫内膜MSI检测现在得到了进一步支持，因为除此之外，这些在之前治疗后进展的实体肿瘤没有可选择的其他治疗方法。

在肿瘤检测方面，有3种策略被建议用于评估患有结直肠癌或子宫内膜癌的女性发生LS的可能性[8]。

- 在全面系统的临床筛查（包括重点了解个人史和家族病史）后进行选择性肿瘤基因检测。
- 全面肿瘤基因检测（所有个体的检测，不分年龄）。
- 对60岁以前被诊断为子宫内膜癌或结直肠肿瘤的个体进行肿瘤基因检测。

NCCN目前推荐使用MSI或IHC对4种DNA MMR蛋白中的某种缺失进行全面肿瘤检测[61]。支持这种检测方法的论点基于一个事实，即12%～30%的与LS相关的子宫内膜癌和结直肠癌不符合2004年修订的贝塞斯达指南，该指南将子宫内膜癌作为前哨肿瘤[9, 62, 63]。且这种方法的成本效益已经得到了包括美国疾病控制和预防中心的基因组应用实践和预防评估工作组（evaluation of genomic applications in practice and prevention，EGAPP），结直肠癌多协会特别工作组（multi-society task force）及欧洲临床肿瘤学会在内的各种组织的认可[64-67]。SGO还支持在资源允许的情况下，应用IHC对新诊断的子宫内膜癌患者进行4种MMR蛋白的全面分子筛查[68]。在资源有限的情况下，对年龄小于60岁的患者鼓励采用更有选择性的策略，不论其是否有个人史或家族病史[68, 69]。肿瘤检测的具体流程如图8.1所示。

（3）风险预测模型：目前有三种风险预测模型被纳入NCCN风险评估指南[61]。

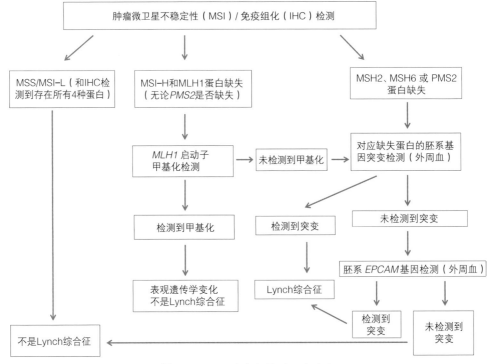

图8.1　Lynch综合征检测具体流程

MMRpredict模型包括性别、诊断时年龄、肿瘤位置（结肠近端 vs. 结肠远端），同时和（或）异时性肿瘤、任何一级亲属子宫内膜癌家族史、一级亲属诊断结直肠癌时的年龄[70]。该模型的敏感性和特异性分别为94%和91%[71]。MMRpro预测模型使用诊断时的年龄、个人和家族的结直肠癌和子宫内膜癌史、MSI状态和以前的胚系检测结果，来确定个体具有胚系 *MLH1*、*MLH2* 或 *MSH6* 基因变异的可能性[72]。PREMM5预测模型包括个人或家庭的结肠直肠癌、子宫内膜癌或其他Lynch综合征相关肿瘤史、肿瘤类型，以及一级和二级亲属（父母、兄弟姐妹、子女、祖父母、孙辈、阿姨、叔叔、侄女、侄子）的诊断年龄[73]。它评估在所有LS相关基因中发现致病突变的可能性，包括 *MLH1*、*MSH2*、*MSH6*、*PMS2* 和 *EPCAM*。虽然很少有研究对这些模型进行比较，但MMRpro和PREMM模型在临床和以人群为基础的队列中均优于MMRpredict模型[74]。

经过适当的评估后，在以下情况下应考虑进行胚系检测。

• 符合表8.2中所列标准的个体。

• 有携带已知 *MMR/EPCAM* 突变的一级、二级或三级亲属的个体。

• 在预测模型（即MMRpro、PREMM5或MMRpredict）中预测LS＞风险为5%的个体。最近的NCCN指南表明，PREMM5模型的风险阈值≥2.5%可能提示MMR基因突变。因此，根据≥2.5%的风险性和临床判断，推荐此个体进行相应检测可能是合理的[61]。然而，目前还不清楚这个较低的阈值是否适用于一般人群中未受影响的个体。

在进行胚系检测之前，充分的讨论是至关重要的。受检女性患者应被告知，检测不会识别出表观遗传（*MLH1* 因超甲基化而失活）或体细胞（双体细胞突变）的改变。在10%～15%肿瘤检测显示MLH1或PMS2蛋白缺失的个体中，胚系检测不会发现致病突变。而对于 *MSH2* 或 *MSH6* 缺失，这个比率是35%～40%[8]。这些患者应由肿瘤遗传学专家根据个人风险因素和家族史进行管理。在检测到意义不确定的变异的情况下，对检测结果的解释可能没有太大意义。同时肿瘤监测、化学预防和降低风险手术的选择的问题也应该被讨论。值得注意的是，在常规肿瘤检查之前，不需要咨询，但如果筛查结果为阳性，强烈建议咨询。

Cowden综合征（CS）

Cowden综合征的诊断标准首先由国际Cowden综合征联盟于1996年制订，并在2000年进行了更新[75, 76]。然而，尽管更新过，该标准的诊断特异性仍然很低，大约2/3携带胚系 *PTEN* 突变的个体没有被识别出来。因此，美国的一个多中心小组在2013年更新了诊断标准，同时也得到了NCCN指南的支持（表8.3）[77]。根据新指南的诊断模型，既往无PHTS/Cowden综合征家族史的个体需要3个或3个以上主要诊断标准（其中一个必须是大头畸形、成人LDD或胃肠道错构瘤）或2个主要诊断标准加3个次要诊断标准才能诊断为CS。对于有家族史的患者，诊断的阈值较低，存在任何2个主要诊断标准，或1个主要和2个次要诊断标准，或3个次要诊断标准即可。胚系检测标准如下[78]：

• 来自存在已知 *PTEN* 致病/可能致病突变家系的个体。

• 患有BRRS的个体。

• 符合表8.3中所列临床诊断标准的个体。

• 不符合临床诊断标准但有下列情况之一者：成人LDD，自闭症谱系障碍和大头畸形，≥2个活检证实的毛囊瘤，≥2个主要标准（其中一个必须是大头畸形），3

表 8.3 PTEN 错构瘤肿瘤综合征临床诊断标准（修订版）

主要诊断标准
- 乳腺癌
- 子宫内膜癌（上皮型）
- 甲状腺癌（滤泡样）
- 胃肠道错构瘤（含神经节神经瘤，不含增生性息肉）≥3
- LDD（成人）
- 大头畸形（≥97百分位：女性58 cm，男性60 cm）
- 龟头的黄斑色素沉着
- 多发性黏膜皮损（以下任何一种）
  - 多个毛鞘瘤（≥3个，至少一次活检证实）
  - 肢端角化病［≥3个掌跖角化坑和（或）肢端角化过度丘疹］
  - 黏膜皮肤神经瘤（≥3）
  - 口腔乳头状瘤（特别是舌头和牙龈），多个（≥3）
  - 或活检证实或经皮肤科医师诊断

次要诊断标准
- 自闭症谱系障碍
- 结肠癌
- 食管糖原性棘皮病（≥3）
- 脂肪瘤（≥3）
- 智力障碍（即IQ≤75）
- 肾细胞癌
- 睾丸脂肪过多症
- 甲状腺癌（乳头状或滤泡性乳头状变异）
- 甲状腺结构性病变（如腺瘤、结节性甲状腺肿）
- 血管异常（包括颅内多发发育性静脉异常）

手术诊断标准（以下任一个）
（1）3个或更多的主要标准，但其中一个必须包括大头畸形、杜氏病或胃肠道错构瘤
（2）2个主要标准和3个次要标准

对有符合修订的PTEN错构瘤肿瘤综合征临床诊断标准或有*PTEN*突变的家族史个体的手术诊断标准
（1）有或没有次要标准的2个主要标准
（2）1个主要标准和2个次要标准
（3）3个次要标准

经许可转载自 Pilarski R, Burt R, Kohlman W, et al. Cowden syndrome and the PTEN hamartoma tumor syndrome: a systematic review and revised diagnostic criteria. *J Natl Cancer Inst*, 2013, 105(21): 1607−1616

个主要标准无大头畸形，1个主要标准和≥3个次要标准，或≥4个次要标准。
- 有临床诊断为CS/PHTS或BRRS且未进行检测的高危个体（必须有任何1个主要或2个次要标准）。

胚系检测范围包括整个编码区的测序、缺失/重复分析和*PTEN*启动子分析。理想情况下，先证者（受影响的家庭成员）应该首先进行检测，以确定家系中的突变。这一策略为其他家系成员提供了进行有针对性检测的机会。如果没有已建立的家系*PTEN*突变，那么应该根据临床表现对最有可能携带致病突变的个体开始检测。如果检测结果为阴性，应考虑检测与Cowden样表现相关的其他基因，包括*AKT1*、*KLLN*、*PIK3CA*、*SDH*亚基B和*SDH*亚基D[79, 80]。

聚合酶校对相关息肉病（PPAP）

PPAP 是一种相对较新的综合征（首次报道于 2013 年），与 Lynch 相似，它与结直肠癌和子宫内膜癌的发病风险增加有关。由于文献报道的病例很少，目前没有任何国家组织提出相关的疾病检测或管理建议。有 LS 表型但有 MSS 肿瘤的个体和家系应进行 *POLD1* 和 *POLE* 基因的胚系致病性变异检测。一般来说，大多数肿瘤遗传学项目不仅对多发息肉的个体进行 *APC* 和 *MUTYH* 基因检测，而且还检测了包含 DNA 聚合酶相关基因在内的基因集合。

▨ 高风险患者的临床管理

子宫内膜癌高危个体的临床管理包括两方面，即临床监测和抗风险手术。关于肿瘤化学预防作用的相关数据有限。

临床监测

美国妇产科医师学会（ACOG）和 NCCN 发表了相似的指南，用于患有 LS 的女性无症状子宫内膜癌的筛查[8, 61]。指南建议目标患者在 30 ~ 35 岁每 1 ~ 2 年行子宫内膜活检。具体执行可以根据个人家族史情况而定。指南还建议，由于子宫内膜癌在 LS 患者中很常见，所以子宫内膜取样的起始年龄可以提前 5 ~ 10 年，要早于家族中任何类型的 LS 相关肿瘤的最早发病年龄。患者还应记录月经周期，以评估任何异常出血。有研究表明，盆腔超声检查（经腹或经阴道）对绝经前妇女子宫内膜癌的敏感性较低，因此，在没有子宫内膜取样的情况下，超声检查不能单独用于筛查[81]。但对于绝经后的女性来说，超声可能有额外的价值；然而，在此研究的患者队列中缺乏高质量的数据来证实。因此在获得更多数据之前，标准的做法是对绝经前和绝经后的 LS 患者均进行子宫内膜活检，以进行子宫内膜癌筛查。

在被诊断为 CS 的女性中，NCCN 发布了与 LS 患者类似的子宫内膜癌监测指南，包括从 30 ~ 35 岁开始每 1 ~ 2 年进行子宫内膜取样[61]。应该注意的是，目前尚没有证实子宫内膜活检对 LS 或 CS/PTHS 的筛查有帮助。然而，考虑到该方法的高敏感性和特异性，用该方法筛查这些患者被认为是合理的。由于 CS 早在青春期就可以确诊，因此无论患者年龄大小均应该跟踪患者的月经情况是否存在异常，并需要及时报道和进一步评估。与 LS 一样，整个月经周期内正常子宫内膜厚度的差异很大，因此不建议在绝经前妇女中使用经阴道超声来进行筛查。但可在医师的建议下对绝经后妇女进行超声检查。

聚合酶校对相关息肉病（PPAP）是一种相对较新的综合征，目前对于缺乏这一综合征的尚高质量的临床数据。在更多的相关研究报道前，PPAP 的筛查策略（结肠镜检查、子宫内膜活检等）的频率和抗风险的手术选择（结肠切除术、子宫切除术）的时间应该根据家系中相关肿瘤的最早发病年龄情况进行个体化选择。在迄今为止规模最大的一项临床报告中，Palles 等证实了 3 个家系包括 23 名患者，其中 7 人患有子宫内膜癌[42]。该研究显示，诊断时的中位年龄为 45 岁（33 ~ 52 岁）。根据这些数据，可以认为从 30 岁开始筛查子宫内膜是合理的（每 1 ~ 2 年）。

以降低肿瘤风险为目标的手术

降低患癌风险的子宫切除术和双侧输卵管卵巢切除术（RRBSO）是目前降低 LS 患者子宫和卵巢癌风险的金标准方法[8, 61]。目前规模最大的研究是一项回顾性研究，比较了携带胚系 *MLH1*、*MLH2* 或 *MLH6* 突变的女性，这些女性接受或未接受子宫切除术，同时伴有或不伴有卵巢切除[14]。研究发现61例接受预防性子宫切除术的妇女没有发生子宫内膜癌。然而，对照组中33%的女性被诊断患有这种疾病。同样，RRBSO组没有卵巢癌，而对照组有5%的人被诊断为卵巢癌。这些发现表明，预防性子宫切除术和卵巢切除是有效的预防这些肿瘤发生的手段。因为患病风险在40岁以后显著增加（子宫内膜癌的风险在40岁是2%～4%，在50岁是8%～17%；卵巢癌则分别为1%～2%和3%～7%），因此应在患者40～45岁时与之讨论是否进行抗风险手术[8]。术前咨询应包括生殖问题、特定年龄的肿瘤风险、对卵巢癌和子宫内膜癌的预防程度、更年期提前的不利因素（如血管收缩症状、性功能障碍、骨质疏松、心血管影响、认知障碍、过早死亡的风险增加）、是否接受激素替代疗法，社会心理和生活质量问题。

对于CS和PPAP，应在分娩完成后讨论是否进行抗风险的子宫切除术。以降低患癌风险为目标的卵巢切除术不适用于CS，因为该综合征患者不存在患卵巢癌的高风险。至于PPAP，虽然目前还没有卵巢癌病例报道，但由于是一个相对较新的病种，还需要更多的数据来证实。

一些研究表明，子宫浆液性癌（USC）是一种侵袭性子宫内膜癌亚型，与BRCA相关的肿瘤谱系有关。在一项多中心前瞻性队列研究中，1 083例因携带致病性BRCA1或BRCA2突变而接受双侧输卵管卵巢切除的女性，在进行BRCA基因检测或双侧输卵管卵巢切除确诊后（以最后发生者为例），进行了中位时间5.1年的随访（四分位范围3～8.4）[82]，将这些妇女的子宫癌发病率与SEER数据库的预期发病率进行了比较。总共有5例（4例BRCA1，1例BRCA2），在RRSO后7.2～12.9年被诊断为浆液性和（或）浆液样癌［预期发病率BRCA1为0.18（观察/预期比22.2，95% CI 6.1～56.9，P<0.001），预期发病率BRCA2为0.16（观察/预期比为6.4，95% CI 0.2～35.5，P=0.15）］。子宫内膜样亚型或肉瘤的患病风险没有增加。虽然患病的相对风险似乎很高，但绝对风险仍然很低。因此，在适当的咨询后，患者的意愿应被考虑到临床管理决策中。相关文献也没有证实有害的BRCA突变与子宫癌之间的任何关联[83，84]。

化学预防

关于化学预防在降低这些综合征女性患有子宫内膜癌风险方面的作用，目前的临床数据有限。根据现有证据，在一般人群中，联合口服避孕药可使子宫内膜癌风险降低50%[85，86]。在一项观察性研究中，纳入了1 128名有错配修复基因突变的女性，有8.7%的使用激素避孕药≥1年的女性被诊断为子宫内膜癌，而使用激素避孕药<1年的女性患病的比例占19.2%[87]。另一项前瞻性多中心随机试验，比较了联合口服避孕药（30 mg雌二醇，0.3 mg诺孕酮）和醋酸甲羟孕酮（150 mg）对LS患者子宫内膜癌的预防作用，发现Depo-Provera和联合口服避孕药均能显著降低子宫内膜上皮增生。子宫内膜的显微变化是黄体酮作用的一大特征[88]。

尽管需要更多的研究来得出明确的结论，但如果这些肿瘤综合征患者选择不进行抗风险手术，可以推荐使用联合口服避孕药或黄体酮疗法来预防相关肿瘤。

（程进　谢剑竹　胡玢婕　译）

参考文献

[1] Siegel RL, Miller KD, Jemal A. Cancer statistics, 2018. *CA Cancer J Clin*. 2018; 68: 7–30.
[2] http://seer.cancer.gov/statfacts/html/corp.html
[3] https://www.cancer.org/cancer/endometrial-cancer/detection-diagnosis-staging/signs-and-symptoms.html

[4]　Felix AS, Weissfeld JL, Stone RA, et al. Factors associated with Type I and Type II endometrial cancer. *Cancer Causes Control*. 2010; 21: 1851−1856.

[5]　Lancaster JM, Powell CB, Chen LM, et al.; SGO Clinical Practice Committee. Society of Gynecologic Oncology statement on risk assessment for inherited gynecologic cancer predispositions. *Gynecol Oncol*. 2015; 136: 3−7.

[6]　Kwon JS, Scott JL, Gilks CB, et al. Testing women with endometrial cancer to detect Lynch syndrome. *J Clin Oncol*. 2011 Jun 1; 29(16): 2247−2252.

[7]　Tan MH, Mester JL, Ngeow J, et al. Lifetime cancer risks in individuals with germline PTEN mutations. *Clin Cancer Res*. 2012; 18: 400−407.

[8]　Committee on Practice Bulletins-Gynecology; Society of Gynecologic Oncology. ACOG Practice Bulletin No. 147: Lynch syndrome. *Obstet Gynecol*. 2014; 124: 1042−1054.

[9]　Moreira L, Balaguer F, Lindor N, et al. Identification of Lynch syndrome among patients with colorectal cancer. *JAMA*. 2012; 308: 1555−1565.

[10]　Dunlop MG, Farrington SM, Nicholl I, et al. Population carrier frequency of hMSH2 and hMLH1 mutations. *Br J Cancer*. 2000; 83: 1643−1645.

[11]　Kempers MJ, Kuiper RP, Ockeloen CW, et al. Risk of colorectal and endometrial cancers in EPCAM deletion-positive Lynch syndrome: a cohort study. *Lancet Oncol*. 2011; 12: 49−55.

[12]　Meyer LA, Broaddus RR, Lu KH. Endometrial cancer and Lynch syndrome: clinical and pathologic considerations. *Cancer Control*. 2009; 16: 14−22. Review.

[13]　Kwon JS, Scott JL, Gilks CB, et al. Testing women with endometrial cancer to detect Lynch syndrome. *J Clin Oncol*. 2011 1; 29: 2247−2252.

[14]　Schmeler KM, Lynch HT, Chen LM, et al. Prophylactic surgery to reduce the risk of gynecologic cancers in the Lynch syndrome. *N Engl J Med*. 2006; 354: 261−269.

[15]　Boks DE, Trujillo AP, Voogd AC, et al. Survival analysis of endometrial carcinoma associated with hereditary nonpolyposis colorectal cancer. *Int J Cancer*. 2002; 102: 198−200.

[16]　Rossi L, Le Frere-Belda MA, Laurent-Puig P, et al. Clinicopathologic characteristics of endometrial cancer in Lynch syndrome: a French multicenter study. *Int J Gynecol Cancer*. 2017; 27: 953−960.

[17]　Watson P, Vasen HF, Mecklin JP, et al. The risk of extra-colonic, extra-endometrial cancer in the Lynch syndrome. *Int J Cancer*. 2008; 123: 444−449.

[18]　Win AK, Lindor NM, Young JP, et al. Risks of primary extracolonic cancers following colorectal cancer in Lynch syndrome. *J Natl Cancer Inst*. 2012; 104: 1363−1372.

[19]　South CD, Hampel H, Comeras I, et al. The frequency of Muir-Torre syndrome among Lynch syndrome families. *J Natl Cancer Inst*. 2008; 100: 277−281.

[20]　Lynch HT, Lynch JF, Attard TA. Diagnosis and management of hereditary colorectal cancer syndromes: Lynch syndrome as a model. *CMAJ*. 2009; 181: 273−280.

[21]　John AM, Schwartz RA. Muir-Torre syndrome (MTS): An update and approach to diagnosis and management. *J Am Acad Dermatol*. 2016; 74: 558−566.

[22]　Russell AM, Zhang J, Luz J, et al. Prevalence of MYH germline mutations in Swiss APC mutation-negative polyposis patients. *Int J Cancer*. 2006; 118: 1937−1940.

[23]　Jones B, Oh C, Mangold E, et al. Muir-Torre syndrome: Diagnostic and screening guidelines. *Australas J Dermatol*. 2006; 47: 266−269.

[24]　https://rarediseases.org/rare-diseases/turcot-syndrome

[25]　Eng C. PTEN: one gene, many syndromes. *Hum Mutat*. 2003; 22: 183−198.

[26]　Sansal I, Sellers WR. The biology and clinical relevance of the PTEN tumor suppressor pathway. *J Clin Oncol*. 2004; 22: 2954−2963.

[27]　Stambolic V, Suzuki A, de la Pompa JL, et al. Negative regulation of PKB/Akt-dependent cell survival by the tumor suppressor PTEN. *Cell*. 1998; 95: 29−39.

[28]　Marsh DJ, Coulon V, Lunetta KL, et al. Mutation spectrum and genotype-phenotype analyses in Cowden disease and Bannayan-Zonana syndrome, two hamartoma syndromes with germline PTEN mutation. *Hum Mol Genet*. 1998; 7: 507−515.

[29]　Abel TW, Baker SJ, Fraser MM, et al. Lhermitte-Duclos disease: a report of 31 cases with immunohistochemical analysis of the PTEN/AKT/mTOR pathway. *J Neuropathol Exp Neurol*. 2005; 64: 341−349.

[30]　Caux F, Plauchu H, Chibon F, et al. Segmental overgrowth, lipomatosis, arteriovenous malformation and epidermal nevus (SOLAMEN) syndrome is related to mosaic PTEN nullizygosity. *Eur J Hum Genet*. 2007; 15: 767−773.

[31]　Butler MG, Dasouki MJ, Zhou XP, et al. Subset of individuals with autism spectrum disorders and extreme macrocephaly associated with germline PTEN tumour suppressor gene mutations. *J Med Genet*. 2005; 42: 318-321.

[32]　Nelen MR, Kremer H, Konings IB, et al. Novel PTEN mutations in patients with Cowden disease: absence of clear genotype-phenotype correlations. *Eur J Hum Genet*. 1999; 7: 267−273.

[33]　Tan MH, Mester J, Peterson C, et al. A clinical scoring system for selection of patients for PTEN mutation testing is proposed on the basis of a prospective study of 3042 probands. *Am J Hum Genet*. 2011 Jan 7; 88: 42−56.

[34]　Starink TM, van der Veen JP, Arwert F, et al. The Cowden syndrome: a clinical and genetic study in 21 patients. *Clin*

Genet. 1986; 29: 222−233.

[35] Baker WD, Soisson AP, Dodson MK. Endometrial cancer in a 14-year-old girl with Cowden syndrome: a case report. *J Obstet Gynaecol Res*. 2013; 39: 876−878.

[36] Mahdi H, Mester JL, Nizialek EA, et al. Germline PTEN, SDHB-D, and KLLN alterations in endometrial cancer patients with Cowden and Cowden-like syndromes: an international, multicenter, prospective study. *Cancer*. 2015; 121: 688−696.

[37] Ngeow J, Stanuch K, Mester JL, et al. Second malignant neoplasms in patients with Cowden syndrome with underlying germline PTEN mutations. *J Clin Oncol*. 2014; 32: 1818−1824.

[38] Hanssen AM, Werquin H, Suys E, et al. Cowden syndrome: report of a large family with macrocephaly and increased severity of signs in subsequent generations. *Clin Genet*. 1993; 44: 281−286.

[39] Hall JE, Abdollahian DJ, Sinard RJ. Thyroid disease associated with Cowden syndrome: A meta-analysis. *Head Neck*. 2013; 35: 1189−1194.

[40] Tan MH, Mester JL, Ngeow J, et al. Lifetime cancer risks in individuals with germline PTEN mutations. *Clin Cancer Res*. 2012; 18: 400−407.

[41] Nieuwenhuis MH, Kets CM, Murphy-Ryan M, et al. Cancer risk and genotype-phenotype correlations in PTEN hamartoma tumor syndrome. *Fam Cancer*. 2014; 13: 57−63.

[42] Palles C, Cazier JB, Howarth KM, et al. Germline mutations affecting the proofreading domains of POLE and POLD1 predispose to colorectal adenomas and carcinomas. *Nat Genet*. 2013; 45: 136−144.

[43] Briggs S, Tomlinson I. Germline and somatic polymerase ε and δ mutations define a new class of hypermutated colorectal and endometrial cancers. *J Pathol*. 2013; 230: 148−153.

[44] Church DN, Briggs SE, Palles C, et al. DNA polymerase ε and δ exonuclease domain mutations in endometrial cancer. *Hum Mol Genet*. 2013; 22: 2820−2828.

[45] Bellido F, Pineda M, Aiza G, et al. POLE and POLD1 mutations in 529 kindred with familial colorectal cancer and/or polyposis: review of reported cases and recommendations for genetic testing and surveillance. *Genet Med*. 2016; 18: 325−332.

[46] Cancer Genome Atlas Research Network, Kandoth C, Schultz N, Cherniack AD, et al. Integrated genomic characterization of endometrial carcinoma. *Nature*. 2013; 497: 67−73.

[47] Vasen HF, Mecklin JP, Khan PM, et al. The international collaborative group on hereditary non-polyposis colorectal cancer (ICG−HNPCC). *Dis Colon Rectum*. 1991; 34(5): 424−425.

[48] Vasen HF, Watson P, Mecklin JP, et al. New clinical criteria for hereditary nonpolyposis colorectal cancer (HNPCC, Lynch syndrome) proposed by the International Collaborative group on HNPCC. *Gastroenterology*. 1999; 116: 1453−1456.

[49] Barrow E, Hill J, Evans DG. Cancer risk in Lynch syndrome. *Fam Cancer*. 2013; 12: 229−240.

[50] Barnetson RA, Tenesa A, Farrington SM, et al. Identification and survival of carriers of mutations in DNA mismatch-repair genes in colon cancer. *N Engl J Med*. 2006; 354: 2751−2763.

[51] Plaschke J, Engel C, Krüger S, et al. Lower incidence of colorectal cancer and later age of disease onset in 27 families with pathogenic MSH6 germline mutations compared with families with MLH1 or MSH2 mutations: the German Hereditary Nonpolyposis Colorectal Cancer Consortium. *J Clin Oncol*. 2004; 22: 4486−4494.

[52] Rodriguez-Bigas MA, Boland CR, Hamilton SR, et al. A National Cancer Institute workshop on hereditary nonpolyposis colorectal cancer syndrome: meeting highlights and Bethesda guidelines. *J Natl Cancer Inst*. 1997; 89: 1758−1762.

[53] Umar A, Boland CR, Terdiman JP, et al. Revised Bethesda guidelines for hereditary nonpolyposis colorectal cancer (Lynch syndrome) and microsatellite instability. *J Natl Cancer Inst*. 2004; 96: 261−268.

[54] Syngal S, Fox EA, Eng C, et al. Sensitivity and specificity of clinical criteria for hereditary non-polyposis colorectal cancer associated mutations in MSH2 and MLH1. *J Med Genet*. 2000; 37: 641−645.

[55] Lancaster JM, Powell CB, Kauff ND, et al. Society of Gynecologic Oncologists Education Committee statement on risk assessment for inherited gynecologic cancer predispositions. *Gynecol Oncol*. 2007; 107: 159−162.

[56] Herman JG, Umar A, Polyak K, et al. Incidence and functional consequences of hMLH1 promoter hyper-methylation in colorectal carcinoma. *Proc Natl Acad Sci USA*. 1998; 95: 6870−6875.

[57] Xicola RM, Llor X, Pons E, et al. Gastrointestinal Oncology Group of the Spanish Gastroenterological Association. Performance of different microsatellite marker panels for detection of mismatch repair-deficient colorectal tumors. *J Natl Cancer Inst*. 2007; 99: 244−252.

[58] Suraweera N, Duval A, Reperant M, et al. Evaluation of tumor microsatellite instability using five quasimonomorphic mononucleotide repeats and pentaplex PCR. *Gastroenterology*. 2002; 123: 1804−1811.

[59] Stewart A. Genetic testing strategies in newly diagnosed endometrial cancer patients aimed at reducing morbidity or mortality from Lynch syndrome in the index case or her relatives. *PLoS Curr*. 2013 September 16; 5. pii: ecurrents. eogt.b59a6e84f27c536e50db4e46aa26309c.

[60] Stelloo E, Jansen AML, Osse EM, et al. Practical guidance for mismatch repair-deficiency testing in endometrial cancer. *Ann Oncol*. 2017; 28: 96−102.

[61] National Comprehensive Cancer Network. Genetic/familial high-risk assessment: colorectal. Version 2.2019. NCCN Clinical Practice Guidelines in Oncology. https://www.nccn.org/professionals/physician_gls/pdf/genetics_colon.pdf.

[62] Hampel H, Frankel W, Panescu J, et al. Screening for Lynch syndrome (hereditary nonpolyposis colorectal cancer) among endometrial cancer patients. *Cancer Res*. 2006; 66: 7810−7817.

[63] Hampel H, Frankel WL, Martin E, et al. Screening for the Lynch syndrome (hereditary nonpolyposis colorectal cancer). *N Engl J Med*. 2005; 352: 1851−1860.

[64] Evaluation of Genomic Applications in Practice and Prevention (EGAPP) Working Group. Recommendations from the EGAPP Working Group: genetic testing strategies in newly diagnosed individuals with colorectal cancer aimed at reducing morbidity and mortality from Lynch syndrome in relatives. *Genet Med*. 2009; 11: 35−41.

[65] Ladabaum U, Wang G, Terdiman J, et al. Strategies to identify the Lynch syndrome among patients with colorectal cancer: a cost-effectiveness analysis. *Ann Intern Med*. 2011; 155: 69−79.

[66] Palomaki GE, McClain MR, Melillo S, et al. EGAPP supplementary evidence review: DNA testing strategies aimed at reducing morbidity and mortality from Lynch syndrome. *Genet Med*. 2009; 11: 42−65.

[67] Balmaña J, Balaguer F, Cervantes A, et al. ESMO Guidelines Working Group. Familial risk-colorectal cancer: ESMO Clinical Practice Guidelines. *Ann Oncol*. 2013; 24(Suppl. 6): vi, 73−80.

[68] Society of Gynecologic Oncology. SGO clinical practice statement: screening for Lynch syndrome in endometrial cancer. Chicago (IL): SGO; 2014. https://www.sgo.org/clinical-practice/guidelines/screening-for-lynchsyndrome-in-endometrial-cancer/.

[69] Buchanan DD, Tan YY, Walsh MD, et al. Tumor mismatch repair immunohistochemistry and DNA MLH1 methylation testing of patients with endometrial cancer diagnosed at age younger than 60 years optimizes triage for population-level germline mismatch repair gene mutation testing. *J Clin Oncol*. 2014; 32: 90−100.

[70] Barnetson RA, Tenesa A, Farrington SM, et al. Identification and survival of carriers of mutations in DNA mismatch-repair genes in colon cancer. *N Engl J Med*. 2006; 354: 2751−2763.

[71] Green RC, Parfrey PS, Woods MO, et al. Prediction of Lynch syndrome in consecutive patients with colorectal cancer. *J Natl Cancer Inst*. 2009; 101: 331−340.

[72] Chen S, Wang W, Lee S, et al. Prediction of germline mutations and cancer risk in the Lynch syndrome. *JAMA*. 2006; 296: 1479−1487.

[73] Kastrinos F, Steyerberg EW, Mercado R, et al. The PREMM(1, 2, 6) model predicts risk of MLH1, MSH2, and MSH6 germline mutations based on cancer history. *Gastroenterology*. 2011; 140: 73−81.

[74] Kastrinos F, Ojha RP, Leenen C, et al. Comparison of prediction models for Lynch syndrome among individuals with colorectal cancer. *J Natl Cancer Inst*. 2016; 108.

[75] Eng C. Will the real Cowden syndrome please stand up: revised diagnostic criteria. *J Med Genet*. 2000; 37: 828−830.

[76] Pilarski R, Eng C. Will the real Cowden syndrome please stand up (again)? Expanding mutational and clinical spectra of the PTEN hamartoma tumour syndrome. *J Med Genet*. 2004; 41: 323−326.

[77] Pilarski R, Burt R, Kohlman W, et al. Cowden syndrome and the PTEN hamartoma tumor syndrome: systematic review and revised diagnostic criteria. *J Natl Cancer Inst*. 2013; 105: 1607−1616.

[78] National Comprehensive Cancer Network. Genetic/familial high-risk assessment: breast and ovarian. Version 2.2019. NCCN Clinical Practice Guidelines in Oncology. https://www.nccn.org/professionals/physician_gls/pdf/genetics_screening.pdf.

[79] Bennett KL, Mester J, Eng C. Germline epigenetic regulation of KILLIN in Cowden and Cowden-like syndrome. *JAMA*. 2010; 304: 2724−2731.

[80] Orloff MS, He X, Peterson C, et al. Germline PIK3CA and AKT1 mutations in Cowden and Cowden-like syndromes. *Am J Hum Genetics*. 2013; 92: 76−80.

[81] Dove-Edwin I, Boks D, Goff S, et al. The outcome of endometrial carcinoma surveillance by ultrasound scan in women at risk of hereditary nonpolyposis colorectal carcinoma and familial colorectal carcinoma. *Cancer*. 2002; 94: 1708−1712.

[82] Shu CA, Pike MC, Jotwani AR, et al. Uterine cancer after risk-reducing salpingo-oophorectomy without hysterectomy in women with BRCA mutations. *JAMA Oncol*. 2016; 2: 1434−1440.

[83] Barak F, Milgrom R, Laitman Y, et al. The rate of the predominant Jewish mutations in the BRCA1, BRCA2, MSH2 and MSH6 genes in unselected Jewish endometrial cancer patients. *Gynecol Oncol*. 2010; 119: 511−515.

[84] Levine DA, Lin O, Barakat RR, et al. Risk of endometrial carcinoma associated with BRCA mutation. *Gynecol Oncol*. 2001; 80: 395−398.

[85] Weiss NS, Sayvetz TA. Incidence of endometrial cancer in relation to the use of oral contraceptives. *N Engl J Med*. 1980; 302: 551−554.

[86] Combination oral contraceptive use and the risk of endometrial cancer. The Cancer and Steroid Hormone Study of the Centers for Disease Control and the National Institute of Child Health and Human Development. *JAMA*. 1987 Feb 13; 257(6): 796−800.

[87] Dashti SG, Chau R, Ouakrim DA, et al. Female hormonal factors and the risk of endometrial cancer in Lynch syndrome. *JAMA*. 2015; 314: 61−71.

[88] Lu KH, Loose DS, Yates MS, et al. Prospective multicenter randomized intermediate biomarker study of oral contraceptive versus Depo-Provera for prevention of endometrial cancer in women with Lynch syndrome. *Cancer Prev Res (Phila)*. 2013; 6: 774−781.

第9章

卵巢癌：风险评估与临床管理

Burak Zeybek, Elena Ratner

疾病特异性肿瘤流行病学和风险因素

卵巢癌是美国第二常见的妇科恶性肿瘤，也是致死率最高的妇科恶性肿瘤，每年新增病例22 240例，死亡14 000例[1]。它是女性肿瘤死亡的第五大原因，仅次于乳腺癌、肺癌和子宫内膜癌。根据2011—2015年的美国国家癌症数据库监测、流行病学和最终结果（SEER）数据，女性一生罹患卵巢癌的累积风险为1.3%，中位诊断年龄为63岁。据报道，每年每10万名妇女中新增病例和死亡人数分别为11.6例和7.2例[2]。

卵巢癌的高死亡率是由于大多数患者就诊时已是晚期阶段，以及早期诊断的筛查仍远不理想。这些肿瘤大多起源于体腔上皮（95%），高级别浆液性癌是最常见的组织学亚型（75%）[3]。其他组织学亚型包括透明细胞癌、内膜样癌、黏液性癌、Brenner癌和未分化癌。高级别浆液性癌与输卵管癌和腹膜癌密切相关，因为它们在组织学特征和临床行为上极为相似。最近的证据表明，大多数被归类为卵巢癌（和一些腹膜癌）的高级别浆液性肿瘤实际起源于输卵管伞端上皮[4]。由于肿瘤起源部位非常接近，这些肿瘤的原发部位可能并不确定，这可能导致对原发性输卵管癌（3.3/100万）[5]和腹膜癌（2.7/100万）[6]年发病率的低估。

卵巢癌的病因与某些风险因素有关，根据这些因素，女性可分为高危人群和平均风险人群两组。高危人群包括遗传性肿瘤综合征患者和某些显著增加卵巢癌风险的遗传性基因突变的携带者。平均风险人群反映的是没有任何遗传性肿瘤综合征或基因突变的普通人群。在这一点上，区分卵巢癌家族史和家族遗传性卵巢癌综合征是非常重要的，因为近1/3的遗传性卵巢癌患者没有肿瘤近亲[7]。此外，归因风险也不同。卵巢癌患者一级亲属的一生中罹患卵巢癌的概率从1.4%增加到5%[8]，而BRCA1突变者的风险更高达46%[9, 10]。表9.1总结了已获认可的曾用于提示个人风险的风险因素。

遗传性肿瘤综合征

遗传性肿瘤综合征的特点包括：多个家庭成员罹患肿瘤，发病年龄早，存在多发或双侧原发肿瘤。引起卵巢癌风险增加的综合征值得特别关注，因为24%的卵巢肿瘤携带各种基因的功能缺失胚系突变；其中75%是BRCA1和BRCA2[11]。说明一下，本章中的术语"遗传性乳腺癌卵巢癌综合征"是指BRCA1和BRCA2突变引起的综合征。中等外显率基因，包括BRIP1、RAD51C和RAD51D，将在本章后面进行讨论。本主题仅讨论遗传性肿瘤综合征中卵巢癌的风险评估和管理。而该综合征中乳腺癌相关问题将在其他章节讨论。

表 9.1 卵巢癌的风险因素	
风险因素	相对风险 / 比值比
没有风险因素	1.0
增加风险的因素	
不育[122]	2.7（95% CI 1.91 ～ 3.74）
子宫内膜异位症[123]	
• 透明细胞癌	• 3.05（95% CI 2.43 ～ 3.84）
• 内膜样癌	• 2.04（95% CI 1.67 ～ 2.48）
• 低级别浆液性癌	• 2.11（95% CI 1.39 ～ 3.20）
多囊卵巢综合征[124]	2.5（95% CI 1.08 ～ 5.89）
吸烟*[125]	2.1（95% CI 1.7 ～ 2.7）
滑石粉的使用（所有亚型）[126]	1.31（95% CI 1.24 ～ 1.39）
• 浆液性癌	• 1.32（95% CI 1.22 ～ 1.43）
• 内膜样癌	• 1.35（95% CI 1.14 ～ 1.60）
肥胖（22岁以上每5 kg/m²）[127]	1.07（95% CI 1.02 ～ 1.12）
激素替代治疗	
• 联合[128]	• 1.55（95% CI 1.38 ～ 1.74）
• 仅雌激素[128]	• 1.58（95% CI 1.39 ～ 1.80）
• 使用Ant激素治疗[112]	• 1.36（95% CI 1.28 ～ 1.46）
卵巢家族史（无基因突变）	
• 1个一级亲属[129]	• 2.96（95% CI 2.35 ～ 3.72）
• 2个一级亲属[130]	27
降低风险的因素	
口服避孕药[113]	• 0.58（95% CI 0.49 ～ 0.68）（曾经用过） • 0.26（95% CI 0.16 ～ 0.43）（使用超过10年）
输卵管结扎（总体）[120]	0.70（95% CI 0.60 ～ 0.75）
输卵管结扎（按组织学类型分层）[112]	
• 高级别浆液性癌	• 0.92（95% CI 0.76 ～ 1.11）
• 透明细胞癌	• 0.35（95% CI 0.18 ～ 0.69）
• 内膜样癌	• 0.60（95% CI 0.41 ～ 0.88）
母乳喂养[131]	• 0.79（少于6个月）（95% CI 0.72 ～ 0.87） • 0.72（6 ～ 12个月）（95% CI 0.64 ～ 0.81） • 0.67（≥13个月）（95% CI 0.56 ～ 0.79）
产次[131]	• 0.72（产1次）（95% CI 0.65 ～ 0.79） • 0.57（产2次）（95% CI 0.41 ～ 0.52） • 0.46（产次≥3）（95% CI 0.41 ～ 0.52）
使用阿司匹林[132]	• 0.85（95% CI 0.83 ～ 0.96）

*仅增加黏液癌的风险，降低透明细胞癌的风险（RR 0.6，95% CI 0.3 ～ 0.9）。在一般人群中，年龄是最重要的独立危险因素。数据包括年龄、初潮早（＜12岁）或绝经晚（＞52岁）、未产妇、不育症、多囊卵巢综合征、子宫内膜异位症、肥胖、遗传因素、吸烟（仅黏液型）、长期使用雌激素替代疗法（＞10年）

　　遗传性乳腺癌卵巢癌综合征　遗传性乳腺癌卵巢癌综合征（hereditary breast and ovarian cancer syndrome，HBOC综合征）是一种常染色体显性遗传性肿瘤综合征，其特征是DNA修复基因*BRCA1*和（或）*BRCA2*发生胚系突变[12]。*BRCA1*遗传突变的人群发病率约为1/974，*BRCA2*约为1/734[13]。在高危人群中，突变携带者比例显著增加；据报道，在德裔犹太人中，这一比例为1/40[14]。其他高危人群包括瑞典、匈牙利、冰岛、荷兰或法裔加拿大血统的女性。

　　Knudson首次在视网膜母细胞瘤中描述了"二次打击"学说，该假说也被认为可以解释HBOC综合征的致病性，HBOC综合征患者从父母中继承了*BRCA1*或*BRCA2*中的一个等位基因缺陷，在以后的生活中发生体细胞突变，第二个等位基因发生功能缺失[15]。该综合征表现出不完全外显，这意味着一些个体即使携带有害突变，也不会发生肿瘤。

　　无论*BRCA*突变类型如何，HBOC综合征女性一生中罹患乳腺癌的风险为65%～74%；然而，卵巢癌的风险因突变状态而显著不同。*BRCA1*突变的女性一生中罹患卵巢癌的风险为39%～46%，而*BRCA2*突变的女性一生中罹患卵巢癌的风险为12%～20%[10-12]。卵巢癌患者*BRCA1*突变的发生率为4.4%，而*BRCA2*突变的发生率为5.6%[16]。与这些突变相关的卵巢癌通常为高级别，组织学类型为浆液性癌或内膜样癌；然而，这些患者对基于铂类化疗及PARP抑制剂表现出更高的敏感性，与散发病例相比，他们的预后更好[17, 18]。黏液性和交界性卵巢肿瘤不属于*BRCA*相关卵巢肿瘤范围的一部分[19, 20]。

　　携带*BRCA2*致病突变的个体也面临着罹患胰腺癌、黑色素瘤、前列腺癌和男性乳腺癌风险的增加。与一般人群相比，这些人患胰腺癌的风险高出3倍，终生风险高达7%。据估计，男性乳腺癌和前列腺癌的风险分别为1%～10%和15%～25%[21]。在黑色素瘤风险方面，三项大型队列研究发现，与普通人群相比，这些个体的相对风险在2.5～2.7[22-24]。有证据表明，*BRCA1*突变女性患子宫乳头状浆液性癌的风险也增加[25, 26]。

　　非*BRCA*相关遗传性乳腺癌卵巢癌综合征（中等外显率基因）　大约5%的遗传性卵巢癌患者存在*BRCA1*和*BRCA2*以外的基因突变[27]。这些基因也被称为"中等外显率基因"，因为与*BRCA*突变相比，它们与卵巢癌发生风险适度升高有关。*BRCA*突变因其卵巢癌发生风险相对较高而被称为"高外显率基因"。

　　*RAD51*同源家族：RAD51相关基因家族由5个同源基因组成：*RAD51B*、*RAD51C*、*RAD51D*、*XRCC2*和*XRCC3*。它们编码链转移蛋白，通过同源重组在DNA双链断裂修复中发挥作用[28]。在这些基因中，*RAD51C*和*RAD51D*的有害突变与卵巢癌发生密切相关[11, 28, 29]。未经选择的卵巢癌中约有1%存在*RAD51C*突变，这些个体的终生风险约为9%。50岁之前的累积风险较低，到49岁时约为1%。卵巢癌的平均诊断年龄约60岁[30]。虽然在50岁之前，*RAD51D*突变携带者的风险与*RAD51C*突变携带者相似（1%），但到80岁时，发病风险会上升到14%[31]。

　　*BRIP1*基因：BRCA1相互作用蛋白1（BRCA1-interacting protein，BRIP1），又称范科尼贫血组J蛋白（Fanconi anemia group J protein），与BRCA1蛋白结合形成复合物，在DNA双链断裂修复中起重要作用。*BRIP1*位于17号染色体长臂23区2带（17q23.2）；该基因的功能缺失突变与卵巢癌风险中度增加有关，估计终身风险范围为4%～13%[32, 33]。

　　还有一些中等外显率基因与乳腺癌风险升高有关，但与卵巢癌无关。其中包括*CHECK2*、*NBN*、*RAD50*、*FAM175A*和*MRE11A*等[27]。尽管一些研究认为*ATM*和*PALB2*突变会增加卵巢癌的风险，但目前的证据不足以推荐具有这些突变的个体进行预防性双侧输卵管卵巢切除来降低风险[34]。

低风险位点：单核苷酸多态性在普通人群中很常见，这可能导致了卵巢癌风险大多数为原因不明的遗传因素。目前已鉴定出30多个低外显率单核苷酸多态性；每一种发生上皮性卵巢癌的风险是原有风险的1.2～1.4倍[35]。根据目前的证据，即使同时出现，这些单核苷酸多态性也不会显著增加卵巢癌的发生风险。据估计，单核苷酸多态性数量最多的女性一生中患卵巢癌的绝对风险为2.8%[36]。随着未来新位点的发现，这种风险可能会升级；个体中多态性的数量越多，归因风险就越大，因为这些变异可能表现出累加性或协同效应。

Lynch综合征 Lynch综合征是一种常染色体显性遗传性肿瘤综合征，其特征是DNA错配修复基因（*MLH1*染色体3p.22、*MSH2*染色体2p21、*MSH6*染色体2p16.3、*PMS2*染色体7p22.1）的胚系突变或*EPCAM*基因（染色体2p21）的缺失。错配修复系统通过识别DNA复制过程中的碱基对错配来维持基因组完整性。这些错配最常见于微卫星，其中某些DNA基序通常重复5～50次。在错配修复系统功能缺陷时，微卫星更容易受到突变的影响，从而导致这些区域扩张或收缩。这种现象被称为微卫星不稳定性，这是与Lynch综合征相关肿瘤的一个分子特征。与其他遗传性肿瘤综合征类似，患者遗传一个缺陷等位基因，然后通过体细胞突变、杂合性缺失或*MLH1*启动子的非遗传甲基化（表观遗传沉默）使第二个等位基因失活。在基于肿瘤检测的错配修复基因中存在可识别胚系突变的个体中，最常见的突变见于*MSH2*（41%），其次是*MLH1*（31%）、*MSH6*（13%）和*PMS2*（9%）[37]。*EPCAM*基因的缺失导致相邻的*MSH2*通过转录通读而沉默，这是RNA聚合酶无法识别终止信号而导致下游序列被转录出来。*EPCAM*缺失的患者表现出马赛克表型，而不是疾病的全谱，因为*MSH2*仅在*EPCAM*活跃的细胞中沉默[38]。

Lynch综合征是遗传性结肠癌和子宫内膜癌的最常见病因，也是导致遗传性卵巢癌的第二常见病因。根据现有数据，Lynch综合征人群结肠癌的终生风险为18%～61%，子宫内膜癌的终生风险为16%～61%，而在普通人群中分别为1.7%～2.9%[39, 40]。该综合征的患病率介于1/3 000～1/600[41, 42]。除了结肠癌、子宫内膜癌和卵巢癌，与Lynch综合征相关的其他肿瘤包括胃癌、小肠癌、肝胆癌、肾盂癌、输尿管癌、某些类型的乳腺癌、脑癌及皮脂腺皮肤肿瘤[43, 44]。本章节将重点介绍Lynch综合征相关的卵巢癌。关于其他Lynch综合征相关肿瘤的更多详细信息将在其他章节中单独讨论。

Lynch综合征患者患卵巢癌的终生风险在4%～24%，与普通人群相比，其风险高出4～14倍（表9.2）[44-46]。与散发病例相比，Lynch综合征相关卵巢癌患者通常发病年龄较早（中位数为45.3岁，范围为19～82岁），大多为高级别内膜样癌（53%）。散发病例主要为高级别浆液性癌（70%），发病年龄中位数为63岁[47]。然而，35岁以下女性的累积发病率较低，约为6%。有一种趋势是*MSH2*突变导致卵巢癌累积风险较高，其次是*MLH1*、*MSH6*和*PMS2*[40, 45, 48]。这个顺序可能反映了Lynch综合征中MMR基因的整体突变频率；*MSH2*和*MLH1*占已在患者中发现的突变的90%，而*MSH6*占其余大部分，*PMS2*突变最为罕见[37]。根据突变类型，诊断时的年龄没有显著差异[49, 50]。Lynch综合征相关卵巢癌患者预后更好（5年总生存率为80%），因为65%的患者在初诊时为Ⅰ期，而散发病例中70%的患者初诊时为Ⅲ期（5年总生存率为28%）[47]。Lynch综合征相关卵巢癌中，高级别内膜样癌发生率最高，其次是高级别浆液性和混合性肿

表 9.2　Lynch 综合征患者中基于突变类型的终生卵巢癌风险*

突变类型	终生卵巢癌风险
MLH1	$11\% \sim 20\%$
MSH2	15%
MSH6	1%
PMS2	$< 1\%$

*这些患者的筛查和管理在基因型上没有差异。与 *MLH1* 或 *MSH2* 突变相比，*EPCAM* 缺失的 Lynch 综合征的总体卵巢癌风险非常低

瘤，其发生率分别为 17% 和 11%[51]。透明细胞癌的发生率与混合性肿瘤相似（11%）。在一项系统综述中，发现内膜样癌和透明细胞癌是最常见的类型[46]。值得注意的是，文献中报道同时发生原发性子宫内膜癌的发病率为 22%[52]。

Peutz–Jeghers 综合征（PJS）　PJS 是一种常染色体显性疾病，其特征是丝氨酸/苏氨酸激酶 11（serine/threonine kinase 11，STK11）的基因发生突变。该基因编码丝氨酸/苏氨酸激酶家族的一个成员，该基因调节细胞极性，并通过促进细胞凋亡发挥肿瘤抑制作用。它位于 19 号染色体短臂 13 区 3 带（19p13.3）上[53]。

符合以下任何一条临床发现即可诊断 PJS 综合征[54]：

• 2 个或 2 个以上经组织学证实的 PJS 型错构瘤性息肉。
• 在至少 1 名近亲中有 PJS 家族史的个体中，检测到任何数量的 PJS 型息肉。
• 在至少 1 名近亲中有 PJS 家族史的个体中，伴有特征性黏膜皮肤色素沉着。
• 任何数量的 PJS 型息肉同时伴有特征性的黏膜皮肤色素沉着。

分子遗传学检测用于确诊。该疾病有 100% 的外显率，这意味着 STK11 中具有致病性变异的个体肯定具有临床表现。然而，临床表型是可变的；有些患者可能只有一种症状（如息肉或口周色素沉着），而有些患者则有完整的临床表现。

就妇科恶性肿瘤而言，患有 PJS 的女性具有患带环形小管的卵巢性索间质瘤（ovarian sex cord stromal tumors，OSCST）和宫颈恶性腺瘤的风险。带环状小管的 OSCST 大多表现为多灶性小肿瘤，伴有局灶性钙化，通常表现为良性病程，而散发性 OSCST 则是大的、单侧的，有 20% 的恶变风险[55]。PJS 患者发生 OSCST 的累积风险为 21%，而普通人群为 1.6%。诊断时的平均年龄通常在 28 岁左右。

恶性腺瘤是一种罕见的高分化腺癌，在一般人群中累积风险 < 1%。PJS 患者的风险增加至 10%。诊断时的平均年龄为 34 ~ 40 岁[55]。

DICER1 综合征　DICER1 综合征是一种常染色体显性遗传疾病，由 DICER1 基因胚系突变引起，该基因编码微小 RNA（miRNA）合成所需的酶（RNaseⅢb）。miRNA 是非编码小 RNA，通常通过抑制翻译或 mRNA 降解来调节超过 1/3 蛋白质编码基因的表达[56]。它们参与了包括代谢、细胞增殖和凋亡在内的各种生物过程[57, 58]。miRNA 水平的改变与包括肿瘤在内的多种人类疾病有关[59]。

具有有害 DICER1 突变的患者易发生多向性肿瘤，包括胸膜肺母细胞瘤（pleuropulmonary blastoma，PPB）、囊性肾瘤、鼻软骨间质错构瘤和 OSCST。PPB 是儿童期最常见的原发性

肺癌；超过70%的PPB患者存在一个胚系功能缺失突变，并在RNaseⅢb结构域区域发生肿瘤特异性错义突变[60]。大多数胚系功能缺失突变是遗传的；然而，10% ~ 20%可能是新发的。

尽管PPB是最常见的肿瘤，但卵巢肿瘤可能是该综合征的最初表现。支持-间质细胞瘤（sertoli-leydig cell tumors，SLCT）和两性母细胞瘤是两种最常见的组织学类型，可能与雄激素性特征有关，如男性化和异常子宫出血[61]。纯SLCT很少见；它们分泌雌激素和肾素，这可能导致高血压和低钾血症。腹痛和（或）腹围增大是其他常见症状，因为这些肿瘤可能会长得很大。

*DICER1*综合征中发生SLCT和两性母细胞瘤风险的年龄分布差异很大，国际卵巢和睾丸间质瘤登记库（International Ovarian and Testicular Stromal Tumor Registry）的年龄范围为4 ~ 61岁。诊断时的中位年龄为16.5岁；95%的人在40岁之前被确诊[60]。与具有双等位肿瘤特异性突变的患者相比，胚系*DICER1*突变与SLCT复发风险较低；然而，这些个体同时和异时发生对侧肿瘤的风险增加。

另一种与*DICER1*综合征相关的妇科恶性肿瘤是宫颈胚胎性横纹肌肉瘤，这是一种非常罕见的肿瘤，多见于青少年时期（大多<25岁）[62]。它通常是一种葡萄状横纹肌肉瘤的变体，最常表现为阴道出血、阴道受压或疼痛。

■ 风险评估、咨询和检测

遗传性乳腺癌卵巢癌综合征

多个学术组织的最新指南，包括美国国家综合癌症网络（NCCN）[34]、美国妇科肿瘤学会（SGO）[63]、美国妇产科学会（ACOG）[64]、美国国家遗传顾问学会[65]、美国医学遗传学和基因组学学院[65]建议，无论年龄和种族，都应对有乳腺癌或卵巢癌家族史的个人以及所有患有上皮性卵巢癌的女性进行遗传咨询。不同组织的遗传学咨询标准非常相似，参见表9.3。美国预防服务工作组（USPSTF）还建议非遗传学医疗保健提供者使用安大略省家族史评估工具、曼彻斯特评分系统、转诊筛查工具、谱系评估工具和家族史筛查7等工具，指导转诊到遗传咨询师[66]。尽管这些工具被发现在临床上有用（大多数敏感性估计值＞85%），但它们都有一些局限性，目前尚无足够证据表明它们之间哪种更好。

初始风险评估应从详细的个人和家族史开始，其中至少应包括以下内容。

• 个人肿瘤史：肿瘤类型和发病年龄。

• 至少包括母系和父系一级和二级亲属的家族肿瘤史：肿瘤类型、发病年龄、已知遗传性肿瘤综合征（任何亲属）、既往基因检测（任何亲属）、种族背景。

• 血统（欧洲犹太人、法裔加拿大人、冰岛人）。

收养、女性成员少和（或）在家庭中多名成员在年轻时即切除卵巢/输卵管可能会掩盖遗传性肿瘤综合征。因此，这些女性接受遗传咨询的门槛应该降低。

风险评估后，如果怀疑存在遗传性肿瘤综合征，只要结果有助于患者的诊断和（或）结果有助于患者和家属的管理选择，就应该考虑进行基因检测的讨论。在进行检测之前，应与个人进行彻底的讨论，其中应包括可能的结果、检测的局限性、检测对家庭成员的影响、财务考虑及有关遗传歧视的法律。测试结果分为四组：真阳性、真阴性、信息不足性阴性和临床意义不确定变异[67]。真阳性表示在个体中检测到有害突变。

表 9.3　遗传性乳腺癌卵巢癌的转诊标准
遗传性乳腺癌卵巢癌进一步遗传评估的转诊标准
有以下任何一种情况的女性： • 上皮性卵巢癌、输卵管癌或腹膜癌 • ≤45岁的乳腺癌 • 乳腺癌患者近亲中有≤50岁的乳腺癌患者[a]，或任何年龄的上皮性卵巢癌/输卵管癌/腹膜癌[a] • ≤50岁的乳腺癌患者，家族史有限或未知[b] • 乳腺癌患者，有≥2名任何年龄段的乳腺癌近亲[a] • 乳腺癌患者，有≥2名患有胰腺癌或侵袭性前列腺癌的近亲（Gleason评分≥7分） • 两次原发乳腺癌，第一次在50岁之前确诊 • ≤60岁的三阴性乳腺癌 • 任何年龄段的乳腺癌和德裔犹太人血统 • 胰腺癌患者，有≥2名患有乳腺癌、卵巢癌/输卵管癌/腹膜癌、胰腺癌或侵袭性前列腺癌的近亲（Gleason评分≥7）
无肿瘤史，但有以下任何一种情况的女性： • 符合上述任何一项标准的1名一级亲属或多名近亲[a] • 具有有害 *BRCA1* 或 *BRCA2* 突变的1名近亲[a] • 1名患男性乳腺癌的近亲

[a] 近亲被定义为一级（父母、兄弟姐妹、子女）、二级（祖父母、孙辈、叔叔、阿姨、侄女、侄子、半兄弟姐妹）或三级（表亲、曾祖父母或曾孙）。[b] 有限的家族史中只有不到2名一级或二级女性亲属活到45岁以上

如果检测结果呈阳性，应告知患者其一级亲属（父母、子女、姐妹、兄弟）每人都有50%的概率发生相同的突变。真阴性表示该个体的检测结果中，家族中已确定致病性突变为阴性。这些女性患乳腺癌/卵巢癌的终生风险与普通人群相同，并根据表9.1中的风险因素进行了修正。信息不足的阴性结果被定义为在以下任何情况下，个体中致病性 *BRCA1* 和（或）*BRCA2* 突变的结果为阴性。

- 这个家庭没有接受测试。
- 该家族经过检测，家族中没有已知的致病性突变（可能存在致病性变体，但现有方法无法检测到）。
- 该家族携带一种致病性 *BRCA* 变体；然而，由于测试方法的局限性，它无法被检测到。
- 高风险致病性突变可能存在于其他基因中，因此，如果临床上对遗传综合征有高度怀疑，多基因的检测试验将是有益的。

图9.1总结了对前来咨询患者 *BRCA* 检测结果的解释。根据现有数据，没有 *BRCA* 突变和个人乳腺癌病史的患者患卵巢癌的风险不会增加[68, 69]。有卵巢癌家族史但无有害基因突变的女性应根据家族史进行个体化管理。

HBOC综合征基因检测建议　HBOC综合征的基因检测建议包括 *BRCA* 突变检测和多基因靶向检测。理想情况下，检测应从先证者（受影响的家庭成员）开始，以确定家庭中的突变[67]。这种策略为其他家庭成员提供了进行有针对性检测的机会。如果个人属于某个种族（如德裔犹太人、冰岛人、法裔加拿大人），可以进行与该祖先相关的原始突变检测。如果无法联系到受影响的家庭成员，在经过适当咨询后对其进行检测仍然是合理的，前提高度怀疑遗传性肿瘤综合征。美国预防工作组建议，一旦个人达到成年

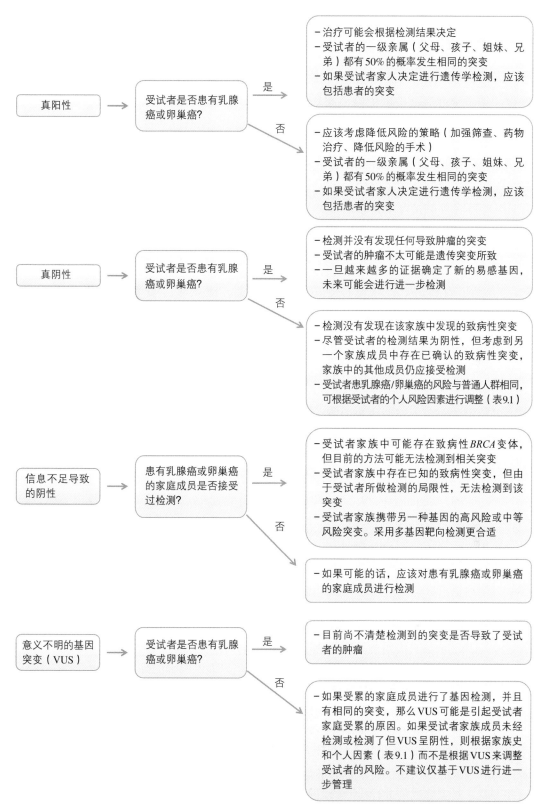

图 9.1　结果解释算法

年龄（18岁），就进行筛查。医疗机构还应定期评估患者的家族史变化，并定期更新风险评估（至少每5～10年一次）[70]。

BRCA 突变检测：BRCA 突变检测包括4种选择：单一位点检测、多位点靶向检测、全面检测和 BRCA 基因重排检测[67]。单一位点检测是针对一种已经在该家族中发现的特定突变。这也被称为预测检测。这种选择对没有乳腺癌或卵巢癌病史，且家族中存在已知突变的女性来说非常理想。多位点靶向检测包括检测某些种族群体或高危家庭的原始突变。这些突变的著名例子是已经在德裔犹太人中确定的突变：BRCA1 中的 185delAG（也称为 187delAG 或 c.68_69delAG）和 5382insC（也称为 5385insc 或 c.5266dupC），BRCA2 中的 6174delT（c5946delT）[71]。大约90%的德裔犹太人后代在患有 HBOC 综合征的情况下会有这三种突变中的一种[71, 72]。对于这些高危人群的普遍筛查与基于家族史的选择性筛查，目前仍存争议。基于人群的研究表明，如果仅根据家族史筛查就进行基因检测，那么在德裔犹太人群体中，超过50%的突变携带者将被遗漏[73]。此外，如果个人或家族中有 HBOC 综合征相关肿瘤史，则这些个体中有5%～7%存在 BRCA1 和 BRCA2 以外的突变[74, 75]。因此，应该与这些个体讨论多基因靶向检测的风险和益处。多基因靶向检测也适用于家族史有限或家族中女性成员极少的女性。对于多位点靶向检测阴性但仍高度怀疑 HBOC 综合征的个体，应考虑进行基因全面检测和基因重排检测。在这种情况下，有明确的家族史，但家族中的先证者因各种原因无法进行检测，因此没有可用于预测性检测的已识别突变。全面检测是评估 BRCA1、BRCA2 和五位点重排基因组合的整个基因序列[68]。BRCA 重排检测是研究 BRCA 基因内的大规模重排，而这些重排是通过全面检测无法检测到的。值得注意的是，2013年前接受过检测的女性应考虑重新检测，因为目前存在更确定的致病性或可能致病性的 BRCA 基因变体。

其他选择包括二代全外显子测序（whole-exome sequencing，WES）、全基因组测序（whole-genome sequencing，WGS）和直接面向消费者 BRCA 检测。WES 鉴定了基因组的蛋白质编码区，其中包括大约 180 000 个外显子。这约占人类基因组的1%，即 3 000 万个碱基对。WGS 一次检测确定完整的 DNA 序列（编码区和非编码区）。尽管 WES 和 WGS 都对人类基因组进行了更广泛的搜索，但它们目前并未能添加比多基因靶向检测更具可操作性的结果[76]。此外，它们价格昂贵，且高频出现 VUS 结果。还有一些次要发现与检测指标无关[77]。美国医学遗传学和基因组学学院（ACMG）发布了一份最低限度的基因清单，如果涉及胚系突变，无论测序检测的指征是什么，临床实验室都应报告这些基因[78]。因此，目前不建议使用 WES 和 WGS，直到有强有力的证据表明其有益。

目前，美国大多数公司都提供靶向检测，有些只提供明确的高风险和中等风险基因检测，而有些则提供可以用来评估新的具有初步证据基因的靶向检测。靶向检测可能是某些实验室的唯一选择，靶向检测的成本可能比仅 BRCA 检测的成本更低。这些检测尤其适合高度怀疑 HBOC 综合征和 BRCA 检测尚未确定致病性变体的个人。应向靶向检测中出现 VUS 结果频率增加的女性提供咨询。关于只有初步证据的基因靶向检测，这些基因与肿瘤风险的关系没有很好的确认，国家级学术组织也没有管理指南。此外，对于这些突变，对家庭成员进行检测的益处尚不确定。

2018年3月，美国食品药品管理局（FDA）批准了首个直接面向消费者的 BRCA1 和 BRCA2 突变检测项目。直接面向消费者的基因检测作为一个概念，存在许多争议，包括缺乏适当的检测前和检测后咨询，以及由缺乏对个人和家庭史的评估导致的肿瘤风险评估不完整。此外，该检测只包括在德裔犹太人群体中确认的 3 种创始突变。这些突变在 2% ～ 2.6% 的德裔犹太女性中存在，在其他人群中为 0.1% ～ 0.2%[72, 79]。众所周知，目前有 1 000 多种 *BRCA* 突变和许多其他基因与遗传性乳腺癌和卵巢癌有关；因此，阴性检测结果不能充分保护受试者免遭风险。另外，在其他风险因素评估不完整的情况下，阳性检测结果的解释也是一个问题。基于所有这些问题，ACOG 发布了一份实践建议，不鼓励使用直接面向消费者的检测。

Lynch 综合征

目前正在通过以下两种方式之一来评估鉴定 Lynch 综合征高危人群。

- 基于家族史的筛查：阿姆斯特丹标准最初于 1990 年引入，根据家族史确定 Lynch 综合征高危人群；然而，很快就发现它有许多局限性和较低的灵敏度[80]。其中一个主要局限性是该系统缺乏结肠外恶性肿瘤，这导致 1999 年对该系统进行了修订[81]。尽管进行了修订，但仍未能确定超过一半的 Lynch 综合征高危人群和 2/3 的 *MSH6* 突变携带者[40, 82, 83]。贝塞斯达指南弥补了阿姆斯特丹标准的局限性，并随后在 2004 年进行了修订，纳入了更有用的临床信息以识别风险个体[84, 85]。与阿姆斯特丹标准相比，这些指南显示出更高的灵敏度（灵敏度 94%，95% CI 88 ～ 100，特异度 25%，95% CI 14 ～ 36）[86]；然而，仍然存在一个重大问题。子宫内膜癌的发病率超过了结直肠癌的发病率，但在指南中子宫内膜癌是缺失的，这降低了该指南在将高危人群转诊到遗传风险评估中的临床实用性。因此，SGO 重新修订了这些标准，将子宫内膜癌列为前哨癌，这是目前识别高危女性的有用方法[87]。阿姆斯特丹 Ⅱ 标准和贝塞斯达指南如表 9.4 所示。

- 用反映胚系检测的方法进行肿瘤检测：评估肿瘤中错配修复基因的蛋白质产物相对便宜，目前美国大多数病理实验室都可以完成。在某些情况下，它有助于指导胚系检测。如果患者检测后所有的 4 种蛋白质都存在，那么几乎所有患者都能排除 Lynch 综合征。MLH1 蛋白缺失应进一步评估启动子的甲基化情况，这是一个表观遗传学过程，而不是胚系突变[88]。如果 MLH1 蛋白缺失，也会导致 PMS2 蛋白缺失，因为这两种蛋白在细胞中都以异二聚体的形式存在。在 4 种蛋白质都存在却没有排除 Lynch 综合征的唯一的情况是，4 个基因中的任何基因存在无义突变，产生全长但无功能的蛋白质产物。因此，如果对这些个体仍有较高的临床怀疑，仍应用反映胚系检测的方法进行检测。

对肿瘤进行的另一项检测是微卫星不稳定性（MSI）检测。微卫星是具有重复核苷酸序列的 DNA 指纹，当 MMR 蛋白存在缺陷时，容易出现错误。与正常组织相比，这些错误导致微卫星核苷酸重复次数不一致，这被定义为微卫星不稳定性。MSI 检测通过聚合酶链反应（PCR）进行，以扩增含有核苷酸重复序列的 DNA 链。美国国家癌症研究所（NCI）指定了 5 个微卫星标记（BAT25、BAT26、D2S123、D5S346 和 D17S250），其中包括 2 个单核苷酸和 3 个双核苷酸重复序列。根据这些标志物的存在与否，MSI 检测可被解释为以下之一[85]。

- 高 MSI（MSI-H）：核心组合的 5 个标记中有 2 个或更多显示不稳定（目前，许多实验室使用各种组合作为标志物。当超过 30% 的标记物显示不稳定时，MSI 也被认为是高的）。

表 9.4　阿姆斯特丹 II 标准和贝塞斯达指南
阿姆斯特丹 II 标准
3名或3名以上亲属患有Lynch相关肿瘤（结肠直肠癌、子宫内膜癌、小肠癌、输尿管癌、肾盂癌）及以下所有情况
1名受累患者应该是其他两名患者的一级亲属
连续两代或两代以上的人受累
至少有1名受累的亲属应在50岁之前诊断出肿瘤
家族性腺瘤性息肉病应排除在结直肠癌病例（如有）之外
肿瘤应该通过病理检查来诊断
贝塞斯达指南（以下任何1项）
50岁以前诊断为子宫内膜癌或结直肠癌的个体
患有子宫内膜癌或卵巢癌、同时或异时患有结肠癌或其他Lynch相关肿瘤*的任何年龄段患者
60岁之前诊断为MSI-H†组织学类型、肿瘤浸润淋巴细胞、瘤周淋巴细胞、克罗恩样淋巴细胞反应、黏液印戒分化或髓质生长模式的结直肠癌患者
结直肠癌或子宫内膜癌患者和1名或多名患有Lynch相关肿瘤的一级亲属§，其中一种肿瘤在50岁以前诊断
在任何年龄被诊断为结直肠癌和子宫内膜癌的患者，有2名或2名以上的一级或二级亲属§在任何年龄段患有Lynch相关肿瘤

*Lynch相关肿瘤包括结直肠癌、子宫内膜癌、胃癌、卵巢癌、胰腺癌、输尿管癌和肾盂癌、胆道癌、脑部肿瘤（通常为Turcot综合征中的胶质母细胞瘤）。†MSI-H：高微卫星不稳定性肿瘤指的是美国国家癌症研究所推荐的5组微卫星标记中的2个或2个以上的变化。§一级亲属包括父母、兄弟姐妹和子女；二级亲属包括阿姨、叔叔、侄女、侄子、祖父母和孙辈。阿姆斯特丹II标准经允许修改自Vasen HF, Watson P, Mecklin JP, et al: New clinical criteria for hereditary nonpolyposis colorectal cancer (HNPCC, Lynch syndrome) proposed by the International Collaborative group on HNPCC。贝塞斯达指南经允许转载自ACOG Practice Bulletin No. 147: Lynch syndrome, Obstet Gynecol 2014 Nov; 124(5): 1042-1054

- 低MSI（MSI-L）：核心组合的5个标记之一显示不稳定（如果使用其他标记组合，则不到30%的标记显示不稳定）。
- 稳定MSI（MSI-S）：没有一个标记显示不稳定。

对于有MSI-H或MMR蛋白表达缺失证据的个体，需要通过反映胚系检测的方法进行进一步评估，这是诊断Lynch综合征所需的。

了解实体瘤的MSI-H状态在临床上不仅有助于识别Lynch综合征的高危个体，而且有助于指导治疗，包括免疫治疗。2017年，FDA扩大了帕博利珠单抗的适应证，包括标准治疗后进展，并且没有令人满意的替代治疗方案的、不可切除或转移性MMR缺陷和MSI-H实体瘤。尽管目前的NCCN指南建议对子宫内膜肿瘤进行DNA MMR系统缺陷的常规检测，但目前还没有针对卵巢肿瘤的建议。需要精心设计临床试验，以评估免疫治疗对卵巢癌患者的影响，从而得出明确的结论。

Peutz-Jeghers 综合征

在大规模研究中，60% ~ 78%的Peutz-Jeghers综合征患者的亲属也患有Peutz-Jeghers综合征，17% ~ 40%的患者是家庭中的散发病例[89-91]。散发病例是由 *STK11*

基因的新发致病突变引起的。应考虑为具有以下情况的任何个人或一级亲属提供转诊服务[92]：

- ≥2例经组织学证实的PJ胃肠道息肉。
- ≥1例PJ胃肠道息肉和黏膜表皮色素沉着。
- 卵巢性索间质瘤伴环状小管。
- 宫颈恶性腺瘤。
- 睾丸支持细胞瘤（sertoli细胞肿瘤）。
- 胰腺癌与≥1例PJ胃肠道息肉。
- 乳腺癌与≥1例PJ胃肠道息肉。
- ≥1例PJ胃肠道息肉和PJ综合征家族史。

虽然PJ综合征是基于临床诊断，但通过分子遗传学检测鉴定STK11中具有杂合致病性变体也可以确定诊断。分子检测方法包括单基因检测、多基因检测和更全面的基因组检测[93]。单基因检测包括评估STK11的整个序列和靶向缺失或重复序列分析。多基因检测包括STK11和其他遗传性肿瘤综合征相关基因，这些症状与PJ综合征重叠。这些综合征和相关基因包括青少年息肉病综合征（SMAD4、BMPR1A）、Cowden综合征（PTEN）和卡尼综合征（PRKAR1A）、家族性腺瘤性息肉病（APC）和Lynch综合征（MLH1、MSH2、MSH6、PMS2）。多基因靶向检测既可以是实验室设计的，也可以是医师指定的聚焦表型的外显子组分析。当单基因检测和（或）多基因靶向检测无法确诊时，可以考虑进行更全面的基因组检测（外显子或基因组测序）。

如果个体中发现存在STK11的致病性变体，有风险的家庭成员应接受该变异的检测。此外，突变阳性的家庭成员应定期接受临床检查和影像学检查，以筛查疾病的表现（如检查颊黏膜和手指皮肤有无色素沉着斑，上下消化道内镜检查，乳房X线检查，盆腔双合诊和盆腔超声检查）。如果先证者中检测到的致病突变体在父母双方中都没有检测到，则有两种存在可能的情况，包括父母中存在胚系嵌合体或先证者中存在新发体细胞/胚系致病性突变体[94]。这一点很重要，因为兄弟姐妹的风险取决于父母的基因状况。由于该疾病是以常染色体显性遗传方式遗传的，如果父母一方受到影响，那么遗传给后代的风险为50%。在双亲中任何一方出现阳性胚系嵌合体的情况下，风险仍然略高于一般人群，但与存在STK11胚系致病性突变相比，风险显著降低[93]。家族史阴性且未发现STK11致病性突变体的后代风险未知。NCCN指南建议对发现STK11致病性突变体的患者进行监测，从18～20岁开始进行每年行盆腔检查和巴氏涂片检查。也可考虑经阴道超声检查[95]。

DICER1综合征

Schultz等提出了DICER1综合征检测的15个主要适应证和9个次要适应证（表9.5）。任何患有遗传病的个体都应该考虑转诊遗传学门诊。

- 至少有1个主要或2个次要适应证的个人病史。
- 1个次要适应证和至少1个主要或1个次要适应证的家族史[60]。

理想情况下，检测应从先证者开始，以确定家族中的突变。如果先证者无法接受检测，那么对有风险的个体进行检测是合理的。一旦检测到致病性DICER1突变，所有一级亲属都应接受预测性检测；7岁以下的儿童应优先考虑，因为其罹患PPB的风险最大。二级和三级亲属也应该接受遗传咨询和检测，尤其是如果他们有小孩的话[60]。

表 9.5 *DICER1* 综合征遗传学转诊或基因检测的适应证

主要适应证

具有以下情况的个体
- 胸膜肺母细胞瘤（所有类型）
- 儿童时期的肺囊肿（尤其是多隔、多发或双侧）
- 胸腔胚胎性横纹肌肉瘤
- 囊性肾瘤
- 生殖泌尿系统肉瘤（包括未分化肉瘤）
- 卵巢支持间质细胞瘤
- 两性母细胞瘤
- 宫颈或卵巢胚胎性横纹肌肉瘤
- 生殖泌尿/妇科神经内分泌肿瘤
- ≥2名一级亲属患有多发性结节性甲状腺肿或甲状腺癌
- 多结节性甲状腺肿或甲状腺癌，合并与 *DICER1* 综合征一致的家族史
- 儿童多结节性甲状腺肿或分化型甲状腺癌
- 垂体母细胞瘤
- 松果母细胞瘤
- 睫状体髓上皮瘤
- 鼻软骨间质错构瘤

次要适应证

具有以下情况的个体
- 肺囊肿
- 肾囊肿
- 肾母细胞瘤（Wilms tumor）
- 多结节性甲状腺肿或分化型甲状腺癌
- 胚胎性横纹肌肉瘤（胸部或妇科除外）
- 低分化神经内分泌肿瘤
- 未分化肉瘤
- 大头畸形
- 除了任何其他次要适应证，儿童患有肿瘤的也要考虑进行检测

　　首选的方法是单基因检测，通过反应缺失/重复分析评估整个基因序列。只要有可能，肿瘤检测也应同时进行，因为胚系检测阴性的肿瘤中存在体细胞突变可消除后代的胚系遗传风险。由于存在10%的嵌合率，如果可行的话，还应考虑对正常组织和肿瘤组织同时进行检测。

　　目前，任何国家和组织都没有针对 *DICER1* 综合征妇科表现的监测或管理指南。临床医师和该疾病的家庭成员应警惕腹部肿块、疼痛或激素异常分泌的迹象，如性早熟或男性化，这可能预示着年轻女孩中存在卵巢肿瘤。从儿童期开始至少持续到40岁，可考虑每6～12个月进行一次盆腔超声检查。这样，95%的支持间质细胞瘤和雌雄激素母细胞瘤能被诊断出来。

■ 高危患者的临床管理

　　卵巢癌高危人群的管理建议包括筛查、化学预防和降低风险的手术。关于何时选择哪个选项的决定，即风险分层是极其重要的；中度风险的女性将从筛查和化学预防

中获得最大的益处，而一旦降低风险的输卵管卵巢切除术的益处超过了风险，高危人群在一定年龄可以选择预防性手术策略。为了确定风险类别，可以使用一种在线风险预测模型，如BRCAPRO、BODICEA和QCancer[96, 97]。传统意义上，高风险被定义为大于10%的终生风险；而中等风险和低风险则分别为3%～10%和1%～2%。然而，应该注意的是，所有这些在线风险预测模型都有其自身的局限性，并且没有一个得到国家管理机构的批准用于指导卵巢癌的临床管理决策。因此，目前这些风险类别的阈值正在讨论之中。

筛查

人们对肿瘤筛查的兴趣源于这样一个事实，即生存率与诊断时的临床分期有关；在患有Ⅰ期疾病的女性中，生存比例超过90%[98]。到目前为止，两种最常用的筛查工具是血清糖类抗原125（CA-125）和盆腔超声检查（US）。约50%的早期卵巢癌患者血清CA-125升高，80%的晚期卵巢癌患者血清CA-125升高[99]。然而，由于在许多良性疾病中CA-125也升高，如子宫内膜异位症、肌瘤、肝病、炎症性疾病和妊娠，因此其临床应用非常有限。此外，月经周期的变化会导致血清CA-125水平的波动，这使得它在绝经前人群中的筛查有效性更低。绝经后妇女的敏感性更好；然而，其阳性预测值仍然低得令人无法接受，据报道约为3%[100, 101]。

盆腔超声也被作为一种单一的筛查手段在大量人群中进行了研究。肯塔基大学的一项前瞻性队列研究共包括46 101名年龄在50岁以上的无症状女性，以及年龄在25岁以上有卵巢癌家族史的女性[102]。该研究主要目的是评估每年盆腔超声检查对高危妇女发现卵巢癌时的临床分期和疾病特异性生存率的影响。在7.9年（随访范围为9.2个月～27年）的中位随访期间，筛查组共发现71例侵袭性上皮性卵巢癌；其中63%（79%为1型卵巢癌和58%为2型卵巢癌）在诊断时为早期（Ⅰ期和Ⅱ期），而在匹配的未筛查对照组中则为30%。此外，筛查组在5年、10年和20年时的疾病特异性生存率显著延长（分别为86%±4%、68%±7%和65%±7% vs. 45%±2%、31%±2%和19%±3%）。异常筛查的敏感性、特异性、阳性预测值（PPV）和阴性预测值（NPV）分别为87.2%、98.7%、25%和99.97%。在筛查发现的恶性肿瘤中，27%为1型卵巢癌，73%为2型卵巢癌。尽管这些结果是有潜力的，但根据这项研究很难解释盆腔超声的真正作用，因为这不是一项随机对照试验，而且筛查人群中卵巢癌的总发病率（271/10万）远高于普通人群（10.4/10万）[103]。

由于单一用CA-125和盆腔超声筛查均不理想，因此临床研究中也对两者联合筛查进行了研究。英国家族性卵巢癌筛查研究（UK-FOCSS）是评估CA-125联合经阴道超声（transvaginal ultrasound，TVUS）检测卵巢癌效用的最大随机试验，该研究将202 638名50～74岁的绝经后妇女随机分为未筛查组、年度经阴道超声组或多模式筛查组（先进行CA-125筛查，如果CA-125异常，再进行TVUS筛查）[104]。对于被分配到多模式筛查组的50 640名女性，使用了算法指南（卵巢癌风险算法或ROCA）。中位随访11.1年后，未筛查组、年度经阴道超声检查组和多模式筛查组的卵巢癌发病率分别为0.6%、0.7%和0.7%。尽管与对照组（23.9%为Ⅰ期或Ⅱ期）相比，多模式筛查组（36.1%为Ⅰ期或Ⅱ期）出现了显著的临床分期转变，但在随访的早期（0～7年），卵巢癌的累积死亡率在统计学上是相似的。然而，生存曲线（筛查组与对照组）在随机分组后10～12年开始出现差异，显示了12年后的生存获益。因此，该研究的研究委员会决定将随访期延长至2018年12月，并在不久的将来进行第二次死亡率分析。

来自日本的一项随机试验也显示了UK-FOCSS中出现的临床分期转变，该试验纳入了近82 467名绝经后妇女，她们被分为两个筛查组（*n*=41 688），即每年的盆腔超声检查组和CA-125检查组（CA-125异常临界值≥35 U/mL），以及常规体检组（*n*=40 779）[105]。然而，平均随访9.2年，卵巢癌的检出率未见下降。在41 688名筛查女性中检测到27例肿瘤患者，而在40 779名对照女性中检测到32例肿瘤患者。筛查组1型卵巢癌的比例（63%）高于对照组（38%），但未达到统计学意义（*P*=0.228 5）。

一项美国开展的前列腺癌、肺癌、结直肠癌和卵巢癌随机筛查试验（Prostate, Lung, Colorectal and Ovarian Cancer Screening Trial, PLCO）评估了68 557名年龄在55～74岁的绝经后妇女的肿瘤死亡率，这些妇女被随机分配接受CA-125（临界值≥35 U/mL）和TVUS筛查4年，然后单独接受CA-125筛查2年，或由医疗保健提供者进行常规体检筛查[106]。在12.4年的中位随访时间内，筛查组检测到212例卵巢癌（5.7/10 000人年），而常规体检组检测到176例（4.7/10 000人年）。在疾病分期（Ⅲ或Ⅳ期疾病：筛查组77% *vs.* 常规体检组78%）和卵巢癌相关或全因死亡率方面没有发现差异。本研究中的女性被分为平均风险（无乳腺癌或卵巢癌病史）、中等风险（1名一级亲属患有乳腺癌）和高风险（卵巢癌家族史，≥2名亲属患有乳腺癌，或个人乳腺癌病史）；然而，即使在高危人群中，筛查也未显示出任何益处（PPV 2.8%）。本试验的随访数据延长至19.2年（中位随访14.7年），也表明使用CA-125和TVUS联合筛查卵巢癌仍然未能降低死亡率[107]。

UK-FOCSS与PLCO和日本静冈队列研究最重要的区别在于，UK-FOCSS使用ROCA算法，而其他研究使用CA-125的固定临界值35 U/mL。有学者指出，如果使用预定义的临界值，UK-FOCSS多模式筛查组中超过一半经筛查检测到的肿瘤患者将被遗漏，因为这些女性的CA-125水平低于35 U/mL。

在筛查高危女性方面，研究侧重于缩短筛查间隔。在UK-FOCSS试验中，一组高危女性（*n*=4 348）每4个月接受一次多模式筛查，包括使用ROCA算法分析盆腔超声和CA-125。与普通人群的结果类似，在4.8年的中位随访期间，多模式筛查组（Ⅰ～ⅢA期病例比例：多模式筛查组63% *vs.* 对照组6%）出现了显著的临床分期改变[108]。在美国的高危女性（*n*=3 692）中，也对每3个月用ROCA筛查的类似策略进行了评估[109]。试验期间共检测到19例癌症；19例中有18例（普遍筛查组4例，意外发现6例，风险降低的输卵管卵巢切除术9例）通过筛查或风险降低的输卵管卵巢切除术检测到。在偶发病例中，6例侵袭性癌症中有3例处于早期（Ⅰ/Ⅱ期占比：偶发病例50% *vs.* 历史 *BRCA1* 对照10%；*P*=0.016），9例降低风险手术相关病例中有6例处于Ⅰ期。在经ROCA筛查发现的6例偶发病例中，3例（50%）在CA-125超过35 U/mL之前被发现。9例0/Ⅰ/Ⅱ期卵巢癌患者中有8例在最后一次随访（中位随访时间6年）中还存活。

上述大型队列研究证据表明，在任何风险人群中，卵巢癌筛查在疾病相关死亡率方面都没有被证明的益处。尽管存在潜在的临床分期转变，但尚不清楚这是否会转化为生存效益。人们热切期待UK-FOCSS的后续结果，以确认这一问题。目前还没有北美的学术协会建议对无症状女性进行卵巢癌筛查，包括SGO、USPTFS、NCCN和ACOG。NCCN指南建议，对未选择进行降低风险的输卵管卵巢切除术的HBOC综合征患者，临床医师可自行决定从30～35岁开始进行TVUS和CA-125筛查[34]。这些数据也不支持遗传性卵巢癌综合征的筛查；临床医师可自行决定是否再次考虑进行筛查。

化学性预防

众所周知，联合使用激素避孕药与降低卵巢癌风险有关。在一项研究*BRCA1*和*BRCA2*突变携带者肿瘤风险调节因子的系统回顾和荟萃分析中，*BRCA1*携带者和*BRCA2*携带者使用口服避孕药超过1年以上，卵巢癌风险降低范围分别为33%～80%和58%～63%[110]。在另一项荟萃分析中，纳入了大量*BRCA1*和*BRCA2*突变携带者（*n*=1 503）和未携带者（*n*=6 315）的卵巢癌患者，口服避孕药与*BRCA1*突变相关卵巢癌风险降低50%相关（相对风险RR 0.51；95% CI 0.40～0.65），与*BRCA2*突变相关卵巢癌风险降低50%亦相关（相对风险RR 0.52；95% CI 0.31～0.87）[111]。在卵巢癌队列联盟的一项分析中，评估了激素、生育和生活方式因素对卵巢癌不同组织亚型（3 378例浆液性癌、606例内膜样癌、331例黏液性癌、269例透明细胞、1 000例其他类型）的影响，发现使用口服避孕药能够不同程度降低透明细胞癌（使用者风险降低28%）、内膜样癌（使用者风险降低11%）和浆液性癌（使用者风险降低18%）的发生风险。然而，黏液性癌没有任何变化[112]。随着使用时间的延长，风险降低更加明显。

来自丹麦的一项大型队列研究，涵盖了1995年和2014年期间所有15～49岁的符合标准的女性，以探讨激素避孕药（包括联合制剂中的孕激素类型和所有仅含有孕激素的产品）与卵巢癌之间的关系[113]。在这项研究中，女性被分为从未使用过激素类避孕药（没有使用激素类避孕药的记录）、当前或使用过激素类避孕药（停药时间≤1年），或以前使用过不同激素避孕药（停药时间>1年）。与从未使用过激素类避孕药的人相比，当前或近期使用过和以前使用过任何激素类避孕药的人患卵巢癌的风险分别降低了42%（RR 0.58，95% CI 0.49～0.68）和23%（RR 0.77，95% CI 0.66～0.91）。当前或近期使用激素类避孕药的人患卵巢癌的RR随着持续使用时间的增加而逐渐下降（使用时间≤1年，RR 0.82，95% CI 0.59～1.12；使用时间>10年，RR 0.26，95% CI 0.16～0.43）。没有证据表明不同肿瘤类型或复方口服避孕药中孕激素含量对风险评估存在重大差异。值得注意的是，仅孕激素类产品与风险降低无关。

根据现有证据，卵巢癌高危女性使用复方口服避孕药的建议是合理的，这些女性希望避免妊娠，同时也不愿接受以降低患癌风险为目标的手术。

降低手术风险的选择

降低风险的双侧输卵管卵巢切除术（risk-reducing bilateral salpingo-oophorectomy，RRBSO）是目前降低高危人群卵巢癌风险的金标准方法。研究表明，在*BRCA*突变携带者中，RRBSO可将卵巢癌特异性死亡率降低80%～90%，全因死亡率降低60%～75%[114, 115]。数据还表明，RRBSO联合子宫切除术对Lynch综合征患者的总体生存率有益处[116]。目前，NCCN指南建议*BRCA1*和*BRCA2*突变的女性分别在35～40岁和40～45岁接受RRBSO。建议*BRIP1*、*RAD51C*和*RAD51D*基因突变的女性在45～50岁时接受RRBSO[34]。RRBSO（联合子宫切除术）还应与完成生育的40岁出头的Lynch综合征患者进行讨论[34, 117]。

术前咨询应包括生育问题、特定年龄段的肿瘤风险、卵巢癌的预防程度、过早绝经的不利因素（血管舒缩症状、性功能障碍、骨质疏松症、心血管功能影响、认知障碍、过早死亡风险增加）、激素替代治疗，以及心理社会和生活质量问题。与*BRCA2*突变携带者不同，*BRCA1*突变携带者患子宫浆液性癌的风险略有增加，同时进行子宫切除术的风险和益处也应该被讨论[26]。其益处包括能够实施更简单的激素替代疗法，避免乳腺癌患者全身性黄体酮与雌激素联合用药，以及完全切除宫角处的输卵管部分，从理论上消除了非常小的输卵管癌风险。子宫切除术的风险包括更长的手术时间和与更广泛手术相关的并发症发生率的增加。

另一个需要考虑的问题是原发性腹膜癌的残余风险。在一篇包含5项研究的综述中（纳入846名女性），原发性腹膜癌风险为1.7%（范围为0.5% ～ 10.7%）[118]。在一项针对1 828名*BRCA1/2*携带者的大型前瞻性研究中，术后20年内原发性腹膜癌的风险为4.2%[119]。目前，由于疾病发生率低，以及缺乏具有足够敏感性和阳性预测价值的筛查试验，不建议对RRBSO后的原发性腹膜癌进行监测。

有证据表明，大多数高级别浆液性卵巢癌起源于输卵管。因此，针对卵巢癌高风险人群，对双侧输卵管切除及延迟性卵巢切除术越来越有兴趣，以防止早期卵巢切除对患者带来绝经等不良后果。到目前为止，对于双侧输卵管结扎或双侧输卵管切除术后的平均风险女性，降低她们罹患卵巢癌风险方面的队列研究是有意义的。在一项荟萃分析中，普通人群中行输卵管结扎与卵巢癌风险降低26% ～ 30%相关[120]。来自丹麦的一项全国性病例对照研究表明，如果进行输卵管切除术而不是输卵管结扎术，卵巢癌风险进一步降低了42%（OR 0.58；95% CI 0.36 ～ 0.95）[121]。目前，相关临床试验（NCT02321228、NCT01907789）正在进行中，得到结果后便有望在高危女性中得出明确结论。在此之前，单独输卵管切除术或延迟性卵巢切除术并不是这些患者降低风险的标准治疗方法。

（李俊 译）

参考文献

[1] Siegel RL, Miller KD, Jemal A. Cancer statistics, 2017. *CA Cancer J Clin*. 2017; 67: 7.

[2] https://seer.cancer.gov/statfacts/html/ovary.html (accessed on November 19, 2018).

[3] Lacey JV, Sherman ME. Ovarian neoplasia. In: Robboy SL, Mutter GL, Prat J, et al. (Eds.), *Robboy's Pathology of the female reproductive tract*, 2nd ed. Oxford: Churchill Livingstone Elsevier; 2009: 601.

[4] Berek JS, Crum C, Friedlander M. Cancer of the ovary, fallopian tube, and peritoneum. *Int J Gynaecol Obstet*. 2012; 119(Suppl. 2): S118.

[5] Stewart SL, Wike JM, Foster SL, et al. The incidence of primary fallopian tube cancer in the United States. *Gynecol Oncol*. 2007; 107: 392.

[6] Goodman MT, Shvetsov YB. Rapidly increasing incidence of papillary serous carcinoma of the peritoneum in the United States: fact or artifact? *Int J Cancer*. 2009; 124: 2231.

[7] SGO Clinical Practice Statement: Genetic Testing for Ovarian Cancer. October 2014. https://www.sgo.org/clinical-practice/guidelines/genetic-testing-for-ovarian-cancer.

[8] Kerlikowske K, Brown JS, Grady DG. Should women with familial ovarian cancer undergo prophylactic oophorectomy? *Obstet Gynecol*. 1992; 80: 700.

[9] Antoniou A, Pharoah PD, Narod S, et al. Average risks of breast and ovarian cancer associated with BRCA1 or BRCA2 mutations detected in case series unselected for family history: a combined analysis of 22 studies. *Am J Hum Genet*. 2003; 72: 1117−1130.

[10] King MC, Marks JH, Mandell JB. Breast and ovarian cancer risks due to inherited mutations in BRCA1 and BRCA2. New York Breast Cancer Study Group. *Science*. 2003; 302: 643−646.

[11] Walsh T, Casadei S, Lee MK, et al. Mutations in 12 genes for inherited ovarian, fallopian tube, and peritoneal carcinoma identified by massively parallel sequencing. *Proc Natl Acad Sci USA*. 2011; 108: 18032−18037.

[12] Hereditary breast and ovarian cancer syndrome. ACOG Practice Bulletin No. 182. American College of Obstetricians and Gyneologists. *Obstet Gynecol*. 2017; 130: e110−e126.

[13] Antoniou AC, Pharoah PD, McMullan G, et al. A comprehensive model for familial breast cancer incorporating BRCA1, BRCA2 and other genes. *Br J Cancer*. 2002; 86: 76−83.

[14] Whittemore AS, Gong G, Itnyre J. Prevalence and contribution of BRCA1 mutations in breast cancer and ovarian

cancer: results from three U.S. population-based case-control studies of ovarian cancer. *Am J Hum Genet*. 1997; 60: 496−504.

[15] Knudson AG Jr. Mutation and cancer: statistical study of retinoblastoma. *Proc Natl Acad Sci USA*. 1971; 68: 820−823.

[16] Nelson HD, Fu R, Goddard K, et al. Risk Assessment, Genetic Counseling, and Genetic Testing for BRCA-Related Cancer: Systematic Review to Update the U.S. Preventive Services Task Force Recommendation. Evidence Synthesis No. 101 (AHRQ Publication No. 12-05164-EF-1). Rockville, MD: Agency for Healthcare Research and Quality; 2013.

[17] Norquist B, Wurz KA, Pennil CC, et al. Secondary somatic mutations restoring BRCA1/2 predict chemotherapy resistance in hereditary ovarian carcinomas. *J Clin Oncol*. 2011; 29: 3008−3015.

[18] Moore K, Colombo N, Scambia G, et al. Maintenance olaparib in patients with newly diagnosed advanced ovarian cancer. *N Engl J Med*. October 21, 2018.

[19] Boyd J, Sonoda Y, Federici MG, et al. Clinicopathologic features of BRCA-linked and sporadic ovarian cancer. *JAMA*. 2000; 283: 2260−2265.

[20] Lakhani SR, Manek S, Penault-Llorca F, et al. Pathology of ovarian cancers in BRCA1 and BRCA2 carriers. *Clin Cancer Res*. 2004; 10: 2473−2481.

[21] Mersch J, Jackson MA, Park M, et al. Cancers associated with BRCA1 and BRCA2 mutations other than breast and ovarian. *Cancer*. 2015; 121: 269−275.

[22] The Breast Cancer Linkage Consortium. Cancer risks in BRCA2 mutation carriers. *J Natl Cancer Inst*. 1999; 91: 1310−1316.

[23] Johannsson O, Loman N, Möller T, et al. Incidence of malignant tumours in relatives of BRCA1 and BRCA2 germline mutation carriers. *Eur J Cancer*. 1999; 35: 1248−1257.

[24] Moran A, O'Hara C, Khan S, et al. Risk of cancer other than breast or ovarian in individuals with BRCA1 and BRCA2 mutations. *Fam Cancer*. 2012; 11: 235−242.

[25] Segev Y, Iqbal J, Lubinski J, et al. The incidence of endometrial cancer in women with BRCA1 and BRCA2 mutations: an international prospective cohort study. *Gynecol Oncol*. 2013; 130: 127−131.

[26] Shu CA, Pike MC, Jotwani AR, et al. Uterine cancer after risk-reducing salpingo-oophorectomy without hysterectomy in women with BRCA mutations. *JAMA Oncol*. 2016; 2(11): 1434−1440.

[27] Norquist BM, Harrell MI, Brady MF, et al. Inherited mutations in women with ovarian carcinoma. *JAMA Oncol*. 2016; 2: 482−490.

[28] Suwaki N, Klare K, Tarsounas M. RAD51 paralogs: roles in DNA damage signalling, recombinational repair and tumorigenesis. *Semin Cell Dev Biol*. 2011; 22: 898−905.

[29] Loveday C, Turnbull C, Ramsay E, et al. Germline mutations in RAD51D confer susceptibility to ovarian cancer. *Nat Genet*. 2011; 43: 879−882.

[30] Sopik V, Akbari MR, Narod SA. Genetic testing for RAD51C mutations: in the clinic and community. *Clin Genet*. 2015; 88: 303−312.

[31] Tung N, Domchek SM, Stadler Z, et al. Counselling framework for moderate-penetrance cancer-susceptibility mutations. *Nat Rev Clin Oncol*. 2016; 13: 581−588.

[32] Rafnar T, Gudbjartsson DF, Sulem P, et al. Mutations in BRIP1 confer high risk of ovarian cancer. *Nat Genet*. 2011; 43(11): 1104−1107.

[33] Ramus SJ, Song H, Dicks E, et al. Germline mutations in the BRIP1, BARD1, PALB2, and NBN genes in women with ovarian cancer. *J Natl Cancer Inst*. 2015 August 27; 107(11). pii: djv214.

[34] National Comprehensive Cancer Network. Genetic/familial high risk assessment: breast and ovarian. Version 2.2019. NCCN Clinical Practice Guidelines in Oncology. https://www.nccn.org/professionals/physician_gls/pdf/genetics_screening.pdf.

[35] Kar SP, Berchuck A, Gayther SA, et al. Common genetic variation and susceptibility to ovarian cancer: current insights and future directions. *Cancer Epidemiol Biomarkers Prev*. 2018; 27: 395−404.

[36] University of Cambridge. Major genetic study identifies 12 new genetic variants for ovarian cancer. https://www.cam.ac.uk/research/news/major-genetic-study-identifies-12-new-genetic-variants-for-ovarian-cancer. Retrieved November 27, 2018.

[37] Moreira L, Balaguer F, Lindor N, et al. Identification of Lynch syndrome among patients with colorectal cancer. *JAMA*. 2012; 308: 1555−1565.

[38] Kempers MJ, Kuiper RP, Ockeloen CW, et al. Risk of colorectal and endometrial cancers in EPCAM deletion−positive Lynch syndrome: a cohort study. *Lancet. Oncol*. 2011; 12: 49−55.

[39] Meyer LA, Broaddus RR, Lu KH. Endometrial cancer and Lynch syndrome: clinical and pathologic considerations. *Cancer Control*. 2009; 16: 14−22. Review.

[40] Barrow E, Hill J, Evans DG. Cancer risk in Lynch syndrome. *Fam Cancer*. 2013; 12: 229−240.

[41] Dunlop MG, Farrington SM, Nicholl I, et al. Population carrier frequency of hMSH2 and hMLH1 mutations. *Br J Cancer*. 2000; 83: 1643−1645.

[42] De la Chapelle A. The incidence of Lynch syndrome. *Fam Cancer*. 2005; 4: 233−237.

[43] Watson P, Vasen HF, Mecklin JP, et al. The risk of extra-colonic, extra-endometrial cancer in the Lynch syndrome. *Int*

J Cancer. 2008; 123: 444−449.

[44] Win AK, Lindor NM, Young JP. Risks of primary extracolonic cancers following colorectal cancer in Lynch syndrome. *J Natl Cancer Inst*. 2012; 104: 1363−1372.

[45] Bonadona V, Bonaïti B, Olschwang S, et al. Cancer risks associated with germline mutations in MLH1, MSH2, and MSH6 genes in Lynch syndrome. *JAMA*. 2011; 305: 2304−2310.

[46] Aarnio M, Sankila R, Pukkala E, et al. Cancer risk in mutation carriers of DNA-mismatch-repair genes. *Int J Cancer*. 1999; 8: 214−218.

[47] Helder-Woolderink JM, Blok EA, Vasen HF, et al. Ovarian cancer in Lynch syndrome; a systematic review. *Eur J Cancer*. 2016; 55: 65−73.

[48] Vasen HF, Stormorken A, Menko FH, et al. MSH2 mutation carriers are at higher risk of cancer than MLH1 mutation carriers: a study of hereditary nonpolyposis colorectal cancer families. *J Clin Oncol*. 2001; 19: 4074−4080.

[49] Hampel H, Stephans JA, Pukkala E, et al. Cancer risk in hereditary nonpolyposis colorectal cancer syndrome: later age of onset. *Gastroenterology*. 2005; 129: 415−421.

[50] Ketabi Z, Bartuma K, Bernstein I, et al. Ovarian cancer linked to Lynch syndrome typically presents as earlyonset, non-serous epithelial tumors. *Gynecol Oncol*. 2011; 121: 462−465.

[51] Ryan NAJ, Evans DG, Green K, et al. Pathological features and clinical behavior of Lynch syndrome-associated ovarian cancer. *Gynecol Oncol*. 2017; 144: 491−495.

[52] Watson P, Butzow R, Lynch HT, et al. The clinical features of ovarian cancer in hereditary nonpolyposis colorectal cancer. International Collaborative Group on HNPCC. *Gynecol Oncol*. 2001; 82: 223−228.

[53] Jenne DE, Reimann H, Nezu J, et al. Peutz-Jeghers syndrome is caused by mutations in a novel serine threonine kinase. *Nat Genet*. 1998; 18: 38−43.

[54] McGarrity TJ, Amos CI, Baker MJ. Peutz-Jeghers syndrome in Gene Reviews® [Internet], Adam MP, Ardinger HH, Pagon RA, et al. eds. Seattle: University of Washington; 1993−2018.

[55] Young RH. Sex cord-stromal tumors of the ovary and testis: their similarities and differences with consideration of selected problems. *Mod Pathol*. 2005; Suppl. 2: S81−98. Review.

[56] Carthew RW. Gene regulation by microRNAs. *Curr Opin Genet Dev*. 2006; 16: 203e8.

[57] Stadler BM, Ruohola-Baker H. Small RNAs: keeping stem cells in line. *Cell*. 2008; 132: 563e6.

[58] Stefani G, Slack FJ. Small non-coding RNAs in animal development. *Nat Rev Mol Cell Biol*. 2008; 9: 219e30.

[59] Kumar MS, Lu J, Mercer KL, et al. Impaired microRNA processing enhances cellular transformation and tumorigenesis. *Nat Genet*. 2007; 39: 673e7.

[60] Schultz KAP, Williams GM, Kamihara J, et al. DICER1 and associated conditions: identification of at-risk individuals and recommended surveillance strategies. *Clin Cancer Res*. 2018; 24: 2251−2261.

[61] Heravi-Moussavi A, Anglesio MS, Cheng SW, et al. Recurrent somatic DICER1 mutations in nonepithelial ovarian cancers. *N Engl J Med*. 2012; 366: 234−242.

[62] Dehner LP, Jarzembowski JA, Hill DA. Embryonal rhabdomyosarcoma of the uterine cervix: a report of 14 cases and a discussion of its unusual clinicopathological associations. *Mod Pathol*. 2012; 25: 602−614.

[63] Lancaster JM, Powell CB, Chen LM, et al. Society of Gynecologic Oncology statement on risk assessment for inherited gynecologic cancer predispositions. SGO Clinical Practice Committee. *Gynecol Oncol*. 2015; 136: 3−7.

[64] American College of Obstetricians and Gynecologists, Committee on Practice Bulletins−Gynecology, Committee on Genetics, Society of Gynecologic Oncology. Practice Bulletin No 182: Hereditary Breast and Ovarian Cancer Syndrome. *Obstet Gynecol*. 2017; 130: e110−e126.

[65] Hampel H, Bennett RL, Buchanan A, et al. Guideline Development Group, American College of Medical Genetics and Genomics Professional Practice and Guidelines Committee and National Society of Genetic Counselors Practice Guidelines Committee. A practice guideline from the American College of Medical Genetics and Genomics and the National Society of Genetic Counselors: referral indications for cancer predisposition assessment. *Genet Med*. 2015; 17: 70−87.

[66] Moyer VA; U.S. Preventive Services Task Force. Risk assessment, genetic counseling, and genetic testing for BRCA-related cancer in women: U.S. Preventive Services Task Force recommendation statement. *Ann Intern Med*. 2014; 160: 271−281.

[67] Nelson HD, Fu R, Goddard K, et al. Risk assessment, genetic counseling, and genetic testing for BRCA-related cancer: systematic review to update the U.S. Preventive Services Task Force recommendation. Evidence Synthesis No. 101. AHRQ Publication No. 12-05164-EF-1. Rockville (MD): Agency for Healthcare Research and Quality; 2013.

[68] Kauff ND, Mitra N, Robson ME, et al. Risk of ovarian cancer in BRCA1 and BRCA2 mutation-negative hereditary breast cancer families. *J Natl Cancer Inst*. 2005; 97: 1382−1384.

[69] Ingham SL, Warwick J, Buchan I, et al. Ovarian cancer among 8, 005 women from a breast cancer family history clinic: no increased risk of invasive ovarian cancer in families testing negative for BRCA1 and BRCA2. *J Med Genet*. 2013; 50: 368−372.

[70] US Preventive Services Task Force, Owens DK, Davidson KW, Krist AH, et al. Risk Assessment, Genetic Counseling, and Genetic Testing for BRCA-Related Cancer: US Preventive Services Task Force Recommendation Statement.

JAMA. 2019; 322(7): 652–665.

[71] Frank TS, Deffenbaugh AM, Reid JE, et al. Clinical characteristics of individuals with germline mutations in BRCA1 and BRCA2: analysis of 10, 000 individuals. *J Clin Oncol*. 2002; 20: 1480–1490.

[72] Roa BB, Boyd AA, Volcik K, et al. Ashkenazi Jewish population frequencies for common mutations in BRCA1 and BRCA2. *Nat Genet*. 1996; 14: 185–187.

[73] Gabai-Kapara E, Lahad A, Kaufman B, et al. Population-based screening for breast and ovarian cancer risk due to BRCA1 and BRCA2. *Proc Natl Acad Sci USA*. 2014; 111: 14205–14210.

[74] Rosenthal E, Moyes K, Arnell C, et al. Incidence of BRCA1 and BRCA2 non-founder mutations in patients of Ashkenazi Jewish ancestry. *Breast Cancer Res Treat*. 2015; 149: 223–227.

[75] Kauff ND, Perez-Segura P, Robson ME, et al. Incidence of non-founder BRCA1 and BRCA2 mutations in high risk Ashkenazi breast and ovarian cancer families. *J Med Genet*. 2002; 39: 611–614.

[76] Foley SB, Rios JJ, Mgbemena VE, et al. Use of whole genome sequencing for diagnosis and discovery in the cancer genetics clinic. *EBioMedicine*. 2015; 2: 74–81.

[77] Facio FM, Lee K, O'Daniel JM. A genetic counselor's guide to using next-generation sequencing in clinical practice. *J Genet Couns*. 2014; 23: 455–462.

[78] Green RC, Berg JS, Grody WW, et al. ACMG recommendations for reporting of incidental findings in clinical exome and genome sequencing. *Genet Med*. 2013; 15: 565–574.

[79] Ferla R, Calò V, Cascio S, et al. Founder mutations in BRCA1 and BRCA2 genes. *Ann Oncol*. 2007; 18(Suppl. 6): vi93–98.

[80] Vasen HF, Mecklin JP, Khan PM, et al. The International Collaborative Group on Hereditary Non-Polyposis Colorectal Cancer (ICG–HNPCC). *Dis Colon Rectum*. 1991; 34(5): 424–425.

[81] Vasen HF, Watson P, Mecklin JP, et al. New clinical criteria for hereditary nonpolyposis colorectal cancer (HNPCC, Lynch syndrome) proposed by the International Collaborative Group on HNPCC. *Gastroenterology*. 1999; 116: 1453–1456.

[82] Barnetson RA, Tenesa A, Farrington SM, et al. Identification and survival of carriers of mutations in DNA mismatch-repair genes in colon cancer. *N Engl J Med*. 2006; 354: 2751–2763.

[83] Plaschke J, Engel C, Krüger S, et al. Lower incidence of colorectal cancer and later age of disease onset in 27 families with pathogenic MSH6 germline mutations compared with families with MLH1 or MSH2 mutations: the German Hereditary Nonpolyposis Colorectal Cancer Consortium. *J Clin Oncol*. 2004; 22: 4486–4494.

[84] Rodriguez-Bigas MA, Boland CR, Hamilton SR, et al. A National Cancer Institute Workshop on Hereditary Nonpolyposis Colorectal Cancer Syndrome: meeting highlights and Bethesda guidelines. *J Natl Cancer Inst*. 1997; 89: 1758–1762.

[85] Umar A, Boland CR, Terdiman JP, et al. Revised Bethesda Guidelines for hereditary nonpolyposis colorectal cancer (Lynch syndrome) and microsatellite instability. *J Natl Cancer Inst*. 2004; 96: 261–268.

[86] Syngal S, Fox EA, Eng C, et al. Sensitivity and specificity of clinical criteria for hereditary non-polyposis colorectal cancer associated mutations in MSH2 and MLH1. *J Med Genet*. 2000; 37: 641–645.

[87] Lancaster JM, Powell CB, Kauff ND, et al. Society of Gynecologic Oncologists Education Committee statement on risk assessment for inherited gynecologic cancer predispositions. *Gynecol Oncol*. 2007; 107: 159–162.

[88] Herman JG, Umar A, Polyak K, et al. Incidence and functional consequences of hMLH1 promoter hypermethylation in colorectal carcinoma. *Proc Natl Acad Sci USA*. 1998; 95: 6870–6875.

[89] Lim W, Olschwang S, Keller JJ, et al. Relative frequency and morphology of cancers in STK11 mutation carriers. *Gastroenterology*. 2004; 126: 1788–1794.

[90] van Lier MG, Wagner A, Mathus-Vliegen EMH, et al. High cancer risk in Peutz-Jeghers syndrome: A systematic review and surveillance recommendations. *Am J Gastroenterol*. 2010; 105: 1258–1264.

[91] Resta N, Pierannunzio D, Lenato GM, et al. Cancer risk associated with STK11/LKB1 germline mutations in Peutz-Jeghers syndrome patients: results of an Italian multicenter study. *Dig Liver Dis*. 2013; 45: 606–611.

[92] Hampel H, Bennett RL, Buchanan A, et al.; Guideline Development Group, American College of Medical Genetics and Genomics Professional Practice and Guidelines Committee and National Society of Genetic Counselors Practice Guidelines Committee. A practice guideline from the American College of Medical Genetics and Genomics and the National Society of Genetic Counselors: referral indications for cancer predisposition assessment. *Genet Med*. 2015; 17: 70–87.

[93] McGarrity TJ, Amos CI, Baker MJ. Peutz-Jeghers syndrome. In Adam MP, Ardinger HH, Pagon RA, Wallace SE, Bean LJH, Stephens K, Amemiya A (eds.). GeneReviews® [Internet]. Seattle: University of Washington, 1993–2018.

[94] Hernan I, Roig I, Martin B, et al. De novo germline mutation in the serine-threonine kinase STK11/LKB1 gene associated with Peutz-Jeghers syndrome. *Clin Genet*. 2004; 66: 58–62.

[95] National Comprehensive Cancer Network. Genetic/familial high risk assessment: colorectal. Version 1.2018. NCCN Clinical Practice Guidelines in Oncology. https://www.nccn.org/professionals/physician_gls/pdf/genetics_colon.pdf.

[96] Chiang PP, Glance D, Walker J, et al. Implementing a QCancer risk tool into general practice consultations: an exploratory study using simulated consultations with Australian general practitioners. *Br J Cancer*. 2015; 112(Suppl. 1): S77–83.

[97] Parmigiani G, Chen S, Iversen ES Jr., et al. Validity of models for predicting BRCA1 and BRCA2 mutations. *Ann Intern Med*. 2007; 147: 441−450.

[98] Barnholtz-Sloan JS, Schwartz AG, Qureshi F, et al. Ovarian cancer: changes in patterns at diagnosis and relative survival over the last three decades. *Am J Obstet Gynecol*. 2003; 189: 1120−1127.

[99] Carlson KJ, Skates SJ, Singer DE. Screening for ovarian cancer. *Ann Intern Med*. 1994; 121: 124−132.

[100] Einhorn N, Sjövall K, Knapp RC, et al. Prospective evaluation of serum CA 125 levels for early detection of ovarian cancer. *Obstet Gynecol*. 1992; 80: 14−18.

[101] Jacobs I, Davies AP, Bridges J, et al. Prevalence screening for ovarian cancer in postmenopausal women by CA 125 measurement and ultrasonography. *BMJ*. 1993; 306: 1030−1034.

[102] van Nagell JR Jr., Burgess BT, Miller RW, et al. Survival of women with type I and II epithelial ovarian cancer detected by ultrasound screening. *Obstet Gynecol*. October 5, 2018. [Epub ahead of print]

[103] State cancer profiles, quick profiles: Kentucky. Available at: https://statecancerprofiles.cancer.gov/quickprofiles/indexphp?statename=Kentucky.

[104] Jacobs IJ, Menon U, Ryan A, et al. Ovarian cancer screening and mortality in the UK Collaborative Trial of Ovarian Cancer Screening (UKCTOCS): a randomised controlled trial. *Lancet*. 2016; 387: 945−956.

[105] Kobayashi H, Yamada Y, Sado T, et al. A randomized study of screening for ovarian cancer: a multicenter study in Japan. *Int J Gynecol Cancer*. 2008; 18: 414−420.

[106] Buys SS, Partridge E, Black A, et al. Effect of screening on ovarian cancer mortality: the Prostate, Lung, Colorectal and Ovarian (PLCO) Cancer Screening Randomized Controlled Trial. *JAMA*. 2011; 305: 2295−2303.

[107] Pinsky PF, Yu K, Kramer BS, et al. Extended mortality results for ovarian cancer screening in the PLCO trial with median 15 years follow-up. *Gynecol Oncol*. 2016; 143: 270−275.

[108] Rosenthal AN, Fraser LSM, Philpott S, et al. Evidence of stage shift in women diagnosed with ovarian cancer during phase II of the United Kingdom Familial Ovarian Cancer Screening Study. *J Clin Oncol*. 2017; 35: 1411−1420.

[109] Skates SJ, Greene MH, Buys SS, et al. Early detection of ovarian cancer using the risk of ovarian cancer algorithm with frequent CA125 testing in women at increased familial risk: combined results from two screening trials. *Clin Cancer Res*. 2017; 23: 3628−3637.

[110] Friebel TM, Domchek SM, Rebbeck TR. Modifiers of cancer risk in BRCA1 and BRCA2 mutation carriers: systematic review and meta-analysis. *J Natl Cancer Inst*. 2014 June; 106(6): dju091.

[111] Iodice S, Barile M, Rotmensz N, et al. Oral contraceptive use and breast or ovarian cancer risk in BRCA1/2 carriers: a meta-analysis. *Eur J Cancer*. 2010; 46: 2275−2284.

[112] Wentzensen N, Poole EM, Trabert B, et al. Ovarian cancer risk factors by histologic subtype: an analysis from the Ovarian Cancer Cohort Consortium. *J Clin Oncol*. 2016; 34: 2888−2898.

[113] Iversen L, Fielding S, Lidegaard Ø, et al. Association between contemporary hormonal contraception and ovarian cancer in women of reproductive age in Denmark: prospective, nationwide cohort study. *BMJ*. 2018 Sept. 26; 362: k3609.

[114] Domchek SM, Friebel TM, Singer CF, et al. Association of risk-reducing surgery in BRCA1 or BRCA2 mutation carriers with cancer risk and mortality. *JAMA*. 2010; 304: 967−975.

[115] Finch AP, Lubinski J, Møller P, et al. Impact of oophorectomy on cancer incidence and mortality in women with a BRCA1 or BRCA2 mutation. *J Clin Oncol*. 2014; 32: 1547−1553.

[116] Schmeler KM, Lynch HT, Chen LM, et al. Prophylactic surgery to reduce the risk of gynecologic cancers in the Lynch syndrome. *N Engl J Med*. 2006; 354: 261−269.

[117] Committee on Practice Bulletins-Gynecology; Society of Gynecologic Oncology. ACOG Practice Bulletin No. 147: Lynch syndrome. *Obstet Gynecol*. 2014; 124: 1042−1054.

[118] Dowdy SC, Stefanek M, Hartmann LC. Surgical risk reduction: prophylactic salpingo-oophorectomy and prophylactic mastectomy. *Am J Obstet Gynecol*. 2004; 191: 1113−1123.

[119] Finch A, Beiner M, Lubinski J, et al. Salpingo-oophorectomy and the risk of ovarian, fallopian tube, and peritoneal cancers in women with a BRCA1 or BRCA2 Mutation. *JAMA*. 2006; 296: 185−192.

[120] Rice MS, Murphy MA, Tworoger SS. Tubal ligation, hysterectomy and ovarian cancer: a meta-analysis. *J Ovarian Res*. 2012; 5: 13.

[121] Madsen C, Baandrup L, Dehlendorff C, et al. Tubal ligation and salpingectomy and the risk of epithelial ovarian cancer and borderline ovarian tumors: a nationwide case-control study. *Acta Obstet Gynecol Scand*. 2015; 94: 86−94.

[122] Ness RB, Cramer DW, Goodman MT, et al. Infertility, fertility drugs, and ovarian cancer: a pooled analysis of case-control studies. *Am J Epidemiol*. 2002; 155: 217−224.

[123] Pearce CL, Templeman C, Rossing MA, et al. Association between endometriosis and risk of histological subtypes of ovarian cancer: a pooled analysis of case-control studies. *Lancet Oncol*. 2012; 13: 385−394.

[124] Chittenden BG, Fullerton G, Maheshwari A, et al. Polycystic ovary syndrome and the risk of gynaecological cancer: a systematic review. *Reprod Biomed Online*. 2009 Sept.; 19(3): 398−405.

[125] Jordan SJ, Whiteman DC, Purdie DM, et al. Does smoking increase risk of ovarian cancer? A systematic review. *Gynecol Oncol*. 2006; 103: 1122−1129.

[126] Penninkilampi R, Eslick GD. Perineal talc use and ovarian cancer: a systematic review and meta-analysis.

Epidemiology. 2018; 29: 41−49.

[127] Bhaskaran K, Douglas I, Forbes H, et al. Body-mass index and risk of 22 specific cancers: a population-based cohort study of 5.24 million UK adults. *Lancet*. 2014; 384: 755−765.

[128] Collaborative Group on Epidemiological Studies of Ovarian Cancer, Beral V, Gaitskell K, Hermon C, et al. Menopausal hormone use and ovarian cancer risk: individual participant meta-analysis of 52 epidemiological studies. *Lancet*. 2015; 385: 1835−1842.

[129] Jervis S, Song H, Lee A, et al. Ovarian cancer familial relative risks by tumour subtypes and by known ovarian cancer genetic susceptibility variants. *J Med Genet*. 2014; 51: 108−113.

[130] Foulkes WD, Narod SA. Ovarian cancer risk and family history. *Lancet*. 1997; 349: 878.

[131] Sung HK, Ma SH, Choi JY, et al. The effect of breastfeeding duration and parity on the risk of epithelial ovarian cancer: a systematic review and meta-analysis. *J Prev Med Public Health*. 2016; 49: 349−366.

[132] Burn J, Gerdes AM, Macrae F, et al. Long-term effect of aspirin on cancer risk in carriers of hereditary colorectal cancer: an analysis from the CAPP2 randomised controlled trial. *Lancet*. 2011; 378: 2081−2087.

第 10 章

胰腺癌遗传学

Ankit Chhoda, Stephanie Sun, James J. Farrell

■ 引言

胰腺癌（pancreatic cancer，PC）是一种相对少见而死亡率极高的癌症。大多数胰腺癌病例涉及胰腺外分泌组织（93%），而其他病例涉及胰腺中的激素产生细胞（7%）[1]。

本章主要讨论胰腺导管腺癌（pancreatic ductal adenocarcinoma，PDAC）这一胰腺外分泌肿瘤的遗传特性。大多数的胰腺癌是散发性的，占总病例的90%[2]。其余病例均有遗传性危险因素，包括已知的遗传易感性或家族性危险因素[3]。本章概述了胰腺癌的流行病学、分子病理特征、相关的危险因素及对高危人群的管理策略，这些管理策略包括目标病理筛查和基于恶性风险的治疗；还将回顾胰腺癌遗传学在胰腺癌治疗中的价值。

胰腺癌流行病学

最新的统计数据显示，2019年美国有56 770例胰腺癌新增病例，占已登记所有癌症病例（1 762 450）的3.2%。相比之下，有145 600例结直肠癌病例（占所有癌症病例的8.2%）和271 270例乳腺癌病例（占所有癌症病例的15.4%）。胰腺癌是2019年癌症相关死亡的第三大主要因素，2019年导致45 750人死亡（每10万人中有10.9人死亡），占2019年美国所有癌症相关死亡人数（606 880）的7.54%[4]。

生存期 相对生存统计用于计算胰腺癌患者在相同年龄、种族和性别的一般人群中的生存率。

胰腺癌的5年生存率仅为9%，是所有癌症中最低的[4]。相比之下，前列腺癌的5年相对生存率为99%；皮肤黑色素瘤为92%，女性乳腺癌为90%。即使与其他高死亡率的癌症如肺癌（5年相对生存率为18%）相比，胰腺癌的生存率也要低得多。与大多数癌症类似，胰腺癌根据其诊断分期也有不同的预后。与淋巴结转移（11%）和远处转移（2.7%）相比，局限于原发部位的胰腺癌的5年生存率为34%。近1/3（29%）的胰腺癌患者在确诊时有局部扩散，而52%的患者已有远处转移。由于大多数胰腺癌病例被确诊时已是晚期，因此生存率较低[5]。任何癌症的生存率提升取决于癌前病变的早期发现和尽量降低晚期肿瘤患者所占比例，还有治疗干预的有效性〔包括手术切除和（或）化疗，包括靶向治疗〕。虽然20世纪70年代中期以来，由于治疗方法的进步和检测手段提高，大多数癌症患者的生存率普遍有所提高，但胰腺癌患者的生存率未见显著提升。正如本章后面将讨论的，胰腺癌生存率未见显著提高与缺乏早期检测手段和治疗效果有限相关。尽管人们对早期筛查和检测的方法越来越感兴趣，但有早期诊断而无有效治疗方法并不能真正的提高生存率，并更可能体现出诊断前移的时间偏倚。因此，报道的胰腺癌生存率虽然是来自各种治疗方案的临床试验，但可能难以真正代表胰腺癌的真实生存率[6]。从临床病理角度看，散发性胰腺癌（651例）与家族性胰腺癌（519例）在组织学亚型、年龄、肿瘤大小、肿瘤位置、胰周侵犯、血管淋巴管浸润、淋巴结转移、病理分期等方面均无显著差异[7]。具有家族或遗传风险因素的个体在接受监测时罹患胰腺癌的生存数据将在本章后面讨论。

胰腺癌的发病率及未来的发展趋势

胰腺癌所带来的负担可以从其发病率和死亡率的趋势中准确地展现出来。根据SEER数据库统计，胰腺癌发病率的中位年龄为70岁（范围从65～74岁）[8]。美国人口结构的变化、治疗方法的进步，以及筛查和诊断的改进，将改变胰腺癌发病率和死亡率趋势。癌症发病率通常被定义为每10万人的新增病例数，胰腺癌的发病率预计将随着60岁及以上人口的增加而上升。Rahib等开展的一项疾病负担相关研究发现，以调整后的平均年百分比变化（adjusted average annual percentage change，AAPC）为指标，与结直肠癌、乳腺癌、前列腺癌和肺癌相比，胰腺癌（0.5）、甲状腺癌（0.5）和肝癌（1.9）随着年龄增加而增长有延迟[9]。20世纪70年代以来，胰腺癌的死亡率一直保持相对稳定，2006—2015年，胰腺癌的AAPC男性为0.3（$P < 0.5$），女性为0。相比之下，2006—2015年，所有癌症的总体AAPC为−1.5，提示癌症死亡率总体趋势是下降的。值得关注的是，到2030年胰腺癌将成为癌症相关死亡的第二大因素。2013年，美国前总统奥巴马签署的《顽固性癌症研究法案》（*The Recalcitrant Cancer Research Act*）进一步加强了美国国家癌症研究所（NCI）对生存率低于50%的癌症如胰腺、肺和其他"顽固性癌症"开展研究的"科学框架"[10]。这些科学框架为胰腺癌的早期诊断和治疗制订了基础性、转化性和临床性策略。

■ 组织病理学和分子学进展

胰腺肿瘤分子基础的研究进展推动了一种新的分类方法，将肿瘤的分子和病理特征相结合。这种分类方法不仅有利于加深对家族聚集性疾病的认识，而且对早期发现和个性化治疗也有意义。

胰腺导管腺癌

胰腺导管腺癌（pancreatic ductal adenocarcinoma，PDAC）是最常见的胰腺恶性肿瘤，在实体恶性肿瘤中具有最高的死亡率。在大体形态上，它们形成界限模糊的并伴有萎缩的坚硬黄白色肿块[11]。通常缺乏明确的边缘，可能伴有中央变性或囊性改变，并与非肿瘤性的胰腺纤维化密切相关。癌细胞倾向于侵入导管系统，当它们发生在胰腺头部区域时，容易导致胰管和胆道梗阻，临床表现为经典的放射学"双管"征。而胰尾部的肿瘤只导致胰管受累而不影响胆管。IPMN和腺管扩张也会导致胰管梗阻性扩张的形态表现。在显微镜下，通过免疫组化染色可显示从高分化的导管到低分化的癌。分化良好的结构可能在细胞学上难以与慢性胰腺炎区分。然而，某些特征包括核异质、组织结构紊乱、结缔组织浸润、神经周围和血管间隙侵犯等特征，使胰腺导管腺癌与慢性胰腺炎得以区分[12, 13]。胰腺导管腺癌内的肿瘤增生与特征性间质反应或结缔组织增生有关，包括致密胶原、成纤维细胞、微血管和炎症细胞组成的复杂结构[13, 14]。这种结缔组织增生反应导致胰腺组织内广泛纤维化，甚至可以超过胰腺肿瘤本身。胰腺导管腺癌的结缔组织增生是导致化疗耐药的重要因素，是目前正在进行研究的课题，这对早期诊断和治疗都有意义。例如，SPARC或骨粘连蛋白在胰腺肿瘤中呈过表达者，对白蛋白紫杉醇的疗效反应较好（图10.1和图10.2）[15]。

癌前病变 癌前病变发生恶性转化形成导管腺癌，NCI专家共识对此定义如下。

（1）有证据表明癌前病变与肿瘤风险增加有关。

（2）当癌前病变发生恶性进展时，肿瘤起源于癌前病变的细胞内。

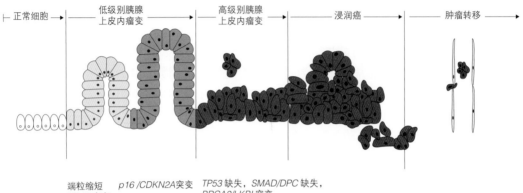

图10.1 PDAC进展模型。经允许转载自Chhoda A, Lu L, Clerkin BM, et al: Current Approaches to Pancreatic Cancer Screening, Am J Pathol 2019 Jan; 189(1): 22-35

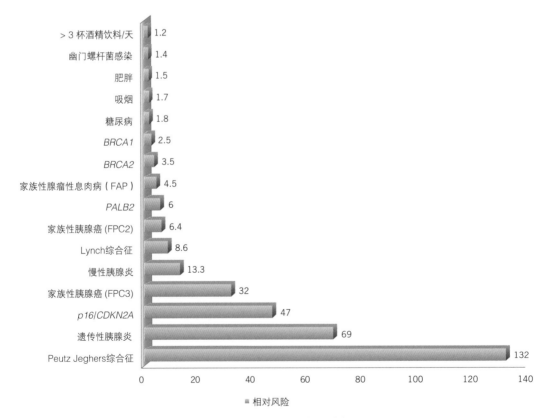

图10.2 各种可改变和不可改变的危险因素所带来的PDAC的相对风险

（3）癌前病变不同于起源的正常组织。

（4）癌前病变不同于由此产生的癌症，它具有部分癌症分子特征和表型特征。

（5）有癌前病变的诊断方法。

虽然不建议在一般人群中进行胰腺癌筛查，但在高危个体（HRI）中进行筛查和监测的目的旨在早期和潜在的可切除的阶段识别癌前病变和胰腺癌。以下所列三种类型病变都符合这些标准。

胰腺上皮内肿瘤（PanIN） PanIN是起源于胰管的病变，在显微镜下呈（一般<0.5 cm）扁平或乳头状。根据黏蛋白含量、细胞或组织结构异型性，分级为PanIN1、2或3（图10.3）[16]。胰腺肿瘤的发生被描述为阶梯式发展，与晚期病变相比，早期癌前病变具有不同的免疫组化和遗传特征（NCI标准4）[17]。特别是与肠型IPMN相比，PanIN比IPMN体积小、乳头更短、缺乏黏蛋白。PanIN通常与黏液化生腺泡细胞周围的纤维化引起的胰腺实质的局灶性小叶中心性萎缩有关。虽然PanIN是潜在合适的筛查目标，在无症状者通过CT和内镜超声（EUS）进行准确检出方面，研究进展仍很有限。

胰腺导管内乳头状黏液肿瘤（intraductal papillary mucinous neoplasm，IPMN） 是起源于胰腺导管细胞的黏蛋白产生的上皮性肿瘤，肿瘤直径通常＞1 cm，可能是单中心或多中心起源，可能来自主胰管（MD-IPMN），也可起源于分支导管（BD-IPMN），

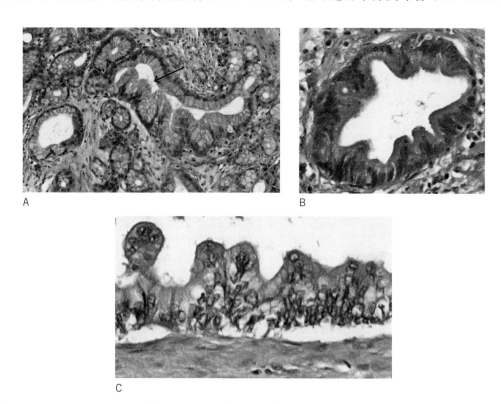

图10.3 A. PanIN1病变，具有最小的细胞学和组织学结构异型性（H&E，20×）；B. PanIN2病变伴中度细胞异型性，保留核极性，部分呈乳头状结构（H&E，20×）；C. PanIN3病变，严重异型性，核极性丧失，乳头状结构明显（H&E，40×）。经允许转载自Distler M, Aust D, Weitz J, Pilarsky C, Grutzmann R. Precursor lesions for sporadic pancreatic cancer: PanIN, IPMN, and MCN. Biomed Res Int. 2014; 2014: 474905

或呈混合性起源（MT-IPMN）。肿瘤病变由柱状上皮和微小的乳头状突起及管腔黏蛋白组成。与黏液性囊性肿瘤（MCN）不同，IPMN的肿瘤细胞可形成乳头状突起，或可能是扁平状且缺乏卵巢样间质。IPMN可以沿着以下四个方向中的任何一个方向进行分化：肠型、胃型、胰胆管型或肿瘤细胞型细胞[18, 19]。其特征总结如下。

．胃型IPMN（低级别不典型增生）　它们的特点是呈MUC5AC表达。组织学表现类似于胃小凹上皮，多见于分支胰管型IPMN（图10.4A、B）[16]。

（1）肠型IPMN（低至高度不典型增生）：与MUC2和CDX2等肠道程序化通路黏蛋白标志物相关。肠型IPMN的特点是存在杯状细胞，类似于结肠绒毛状腺瘤（图10.4C、D）。

（2）胰胆管型IPMN（低度至高度不典型增生）：与如MUC1和MUC6等幽门胰腺通路黏蛋白标志物相关。胰胆管型IPMN的特点是黏液蛋白含量低，呈立方状的肿瘤细胞伴核仁增大和结构异型性（图10.4E、F）。

（3）肿瘤细胞型IPMN/导管内乳头状肿瘤（高度不典型增生）：与MUC6和Heppar1相关，有时与MUC1黏蛋白标志物相关。其组织学特征为嗜酸性肿瘤细胞，组织结构表现多样，包括分支乳头状、实性巢状等，具有高浓度线粒体。根据细胞学和结构特征，它们具有不同程度的不典型增生。虽然被认为是癌前病变，但其恶性进展的总体发生率相对较低，并与胶样癌或管状腺癌等PDAC亚型有关[20]。一项研究表明，MD-IPMN进展为高度不典型增生的5年精算风险（63%）显著高于BD-IPMN（15%，$P < 0.001$）。IPMN病灶可根据高危特征（high-risk stigmata，HRS）或可疑的影像学特征进一步分层[21, 22]。

黏液性囊性瘤（MCN）　表现为产生大量黏蛋白的囊性肿瘤，多起源于胰腺的导管系统外组织。这些病变几乎只出现在女性中，其平均诊断年龄为50岁。故临床并不常

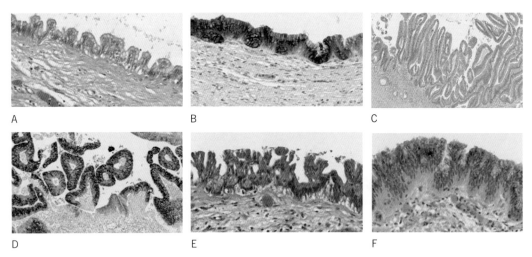

图10.4　A、B. 胃型IPMN（分支胰管），低度不典型增生型，部分扁平，部分乳头状结构，细胞核靠基底排列（A. H&E，20×；B. MUC5AC，20×）；C、D. 肠型IPMN，伴低/中度不典型增生，长指状乳头，细胞核细长（C. H&E，4×；D. MUC2，10×）；E、F. 胰胆管型IPMN：高度不典型增生、核极性丧失和复杂乳头形成（E. H&E，20×；F. MUC1，20×）。经允许转载自Distler M, Aust D, Weitz J, Pilarsky C, Grutzmann R. Precursor lesions for sporadic pancreatic cancer: PanIN, IPMN, and MCN. Biomed Res Int. 2014; 2014: 474905

见，据报道，在接受胰腺肿瘤切除术的患者中发病率为23%[23]。MCN是孤立性病变，不累及胰管。镜下结构由高柱状上皮细胞、特征性卵巢样基质和产生黏蛋白的上皮细胞组成（图10.5）。不典型增生的等级是基于细胞异型性和组织结构紊乱。MCN的治疗主要依靠手术，因为在诊断时患者通常年龄较轻，适合手术治疗。在肿瘤尚未发生浸润的情况下，术后5年生存率可达到100%并且术后几乎无复发[24]。

胰腺导管腺癌进展的遗传学

PanIN-PDAC进展　胰腺癌的恶性进展随着突变的积累而逐步发生，如图10.1所示[25]。通过对胰腺导管腺癌的基因组和外显子组进行测序，大大增加了我们对胰腺癌发生驱动分子的了解[26, 27]。核心基因和信号通路突变包括*KRAS*、*p16/CDKN2A*、*TP53*和转化生长因子-β（TGF-β）信号通路。

KRAS途径：*KRAS*癌基因位于染色体12-12p短臂，编码KRAS蛋白。*KRAS*突变存在于90%的PDAC中，在低级别癌前病变（PanIN1）中可检出*KRAS*突变，提示其在PDAC致癌过程的早期发挥作用。在受到生长信号的刺激后，RAS蛋白会激活控制细胞分裂和生存的下游效应器，包括RAF-PIK3CA通路[28]。RAS蛋白通过短暂的GTP结合而被激活，并具有内在的GTPase活性，可自我限制其功能。然而，*KRAS*癌基因在第12、13和61密码子的错义突变使GTP无法水解，这导致GTP结合，从而持续激活RAS和独立于生长因子的细胞增殖。第61密码子突变者比第12或13密码子的生存预后更好，这提示了*KRAS*突变在遗传多样性中发挥重要意义[29]。

端粒缩短：端粒是在染色体末端发现的重复核蛋白复合物，发挥着维持遗传稳定性的作用。它们是染色体的非编码区，可防止染色体降解和末端融合。PanIN和IPMN等早期癌前病变由于端粒缩短而导致染色体异常，而抑癌基因的失活使基因组不稳定性进一步积累。

p16/CDKN2A途径：正常细胞分裂从细胞周期的G1期到S期，并受到Rb蛋白的抑制调控，而Rb蛋白能够被cyclinD1和Cdk4的复合物磷酸化后而失活[30]。p16蛋白作为cyclinD1和Cdk4的竞争性抑制剂而限制细胞分裂。因此，肿瘤的发生是由*p16*或*RB*基

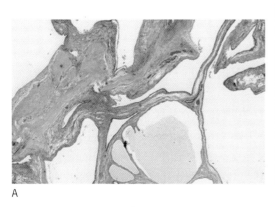
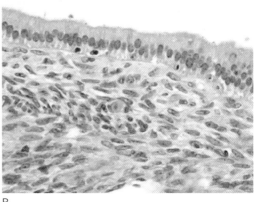

A　　　　　　　　　　　　　　　　B

图10.5　MCN。A. 具有立方至柱状上皮衬里、轻度不典型增生和底层为卵巢型间质（H&E，2×）；B. MCN的高倍视图（H&E，40×）。经允许转载自 Distler M, Aust D, Weitz J, Pilarsky C, Grutzmann R. Precursor lesions for sporadic pancreatic cancer: PanIN, IPMN, and MCN. Biomed Res Int. 2014; 2014: 474905

因失活，或 *Ckd4* 的 p16 结合位点解除抑制，或 *cyclinD1* 和 *Cdk4* 的过表达而引起。细胞周期检查点蛋白 p16INK4A 由细胞周期蛋白依赖性激酶抑制剂 2A 基因（*CDKN2A*）编码，该基因是胰腺癌中最常突变的抑癌基因（存在于 95% 的胰腺癌病例中）。这些突变包括由于启动子位点内 5′-CpG 岛的甲基化、密码子错义突变或基因组缺失而导致的表观遗传沉默[31]。

TP53 途径：*TP53* 编码的 p53 蛋白检测到 DNA 损伤后，可反应性地阻止细胞周期进程，诱导 DNA 修复或促进细胞凋亡。*TP53* 突变发生在 PDAC 多阶段进展的后期，在高达 70% 的胰腺肿瘤中被发现[32]。

SMAD4 突变及转化生长因子-β（TGF-β）信号通路：抑癌基因 *SMAD4*（*DPC4*、*SMAD* 家族成员 4 基因）的失活是癌变的晚期事件（PanIN3-carcinogenesis）。Smad4 蛋白在 50% 的 PDAC 中发生纯合失活[33]，*SMAD4* 基因缺失导致抗细胞凋亡和 TGF-β 的生长控制作用的去抑制，导致筛选出更积极生长的肿瘤细胞并持续发生致癌突变。生长不受控的肿瘤细胞伴随着残余的 TGF-β 信号通路，进行上皮间质转化从而导致侵袭性增加。肿瘤来源的 TGF-β 还通过抑制 T 细胞功能和血管生成诱导免疫抑制[34]。*SMAD4/DPC4* 缺失会导致胰腺癌侵袭和转移能力增加导致的较差预后，因此可用于对有患病风险的个体进行分层，并辅助制订全身治疗方案[35, 36]。

IPMN-PDAC 进展　IPMN 具有独特的致癌途径，全基因组测序结果发现 IPMN 中存在 *KRAS*、*GNAS* 和 *RNF43* 基因突变。

KRAS 途径：*KRAS* 突变是 IPMN 进展的主要分子驱动因素，因为它们在早期的 IPMN 中发生率和总发生率为 47% ～ 81%。然而，与在 PanIN 中近 100% 的发生率相比，它在每个级别的 IPMN 中的发生率较低，这表明有其他替代信号通路导致 MEK-ERK-MAP 激酶途径被激活[37]。

GNAS 途径：*GNAS* 突变发生在第 201 号密码子并涉及 G 蛋白的 α 亚基，这导致了腺苷酸环化酶（adenylyl cyclase，AC）的持续性激活和保持下游的细胞增殖信号。*GNAS* 突变发生在早期 IPMN 中（病变大小为 0.5 ～ 1 cm），发生率为 33%，提示其在 IPMN 进展的早期中发挥作用[38]。在放射影像学诊断之前，已能在胰液中检测到 *GNAS* 突变[39]。据报道 *GNAS* 突变仅在 66% 的低级别 IPMN 中发生，并且在大多数合并 *KRAS* 突变（96%）[40]。MCN 和其他非恶性病变中不存在 *GNAS* 突变。据报道，其发病率为 66%（在低级别 IPMN 中与 *KRAS* 联合时发病率为 96%）。

RNF43 突变：*RNF43* 基因是一种抑癌基因，编码跨膜 E3 泛素连接酶并调控 WNT 信号通路。全外显子组测序结果显示，75% 的 IPMN 的 RNF43 位点（染色体 17q）存在杂合性缺失，在 MCN 中也检测到杂合性缺失。

MCN-PDAC 进展　在 MCN 中，基因测序发现在部分低级别病变和大多数高级别病变中检出 *KRAS* 突变[41]。此外，Wu 等报道明确了 *KRAS* 突变是肿瘤发生的初始驱动因素，在所有级别的 MCN 中都发现了该基因突变。迄今为止，在 MCN 中尚未报道过 *GNAS* 突变，这是通过对 MCN 的突变分析将其与 IPMN 区分开来的一个关键。由于 *P53* 基因突变在癌症中的独特表达，其已被假定为在 MCN 中促进肿瘤侵袭性[42]。*PIK3CA* 基因突变影响 PI3K 通路，从而促进黏液性肿瘤的恶性进展[43]。在卵巢样基质中已观察到 *STAR* 和 *ESR* 等过表达的基因，这些基因与雌激素代谢和经典 WNT 信号通路相关，它们与 MCN 基质成分的产生有关[44, 45]。

胰腺癌的风险评估、咨询和检测

男性和女性获得胰腺癌的终生风险均为1.6%。在普通人群中，美国预防医学工作组（U.S preventive services task forces，USPSTF）将无症状个体中的胰腺癌筛查指定为D级，并不建议进行筛查，并表示较为确定的是对无症状个体进行胰腺癌筛查没有明显益处或弊大于利[46]。不推荐的理由是胰腺癌发病率低、缺乏敏感的筛查方法，以及许多风险因素仍然未知。然而，越来越多的数据支持胰腺癌筛查在高危人群中的作用。风险因素分为可变的、不可变的和遗传的风险因素。罹患胰腺癌风险高的个体需要进行胰腺癌筛查，这些个体包括患有某些胰腺囊性肿瘤、有明确的胰腺癌家族史（通常与已知的遗传性胚系突变相关），以及新发糖尿病的个体。

不可变的风险因素

ABO血型　虽然确切的机制尚不清楚，但胰腺癌和ABO血型之间的关系从20世纪60年代开始就已为人所知。在包括美国在内的西方国家，非O血型的个体罹患胰腺癌的风险增加约40%（95% CI 26% ～ 57%）[47]。因为A、B和AB血型总共占美国人口约56%，与非O血型相关的胰腺癌比例接近20%，这是吸烟和高危基因突变导致的胰腺癌数量的2倍[47]。此外，在非O血型的个体中，CagA阴性幽门螺杆菌血清检测阳性与胰腺癌风险之间存在密切关系（OR 2.78，95% CI 1.49 ～ 5.20，$P=0.001\,4$）。然而，O型血的个体缺乏这种相关性（OR 1.28，95% CI 0.62 ～ 2.64，$P=0.51$）[48]。

黏液性胰腺囊肿　随着高质量影像检查技术的普及，各种胰腺囊性病变在普通人群中被偶然诊断出来[49]。其中，黏液性胰腺囊肿在组织学上包括IPMN和MCN，它们被认为是癌前病变。IPMN起源于胰腺导管系统，无论是来自主胰管还是其分支，其管理基于病灶大小和其他放射学特征的风险分层，包括高危因素（通常需要进行手术评估）和担忧特征（需要进一步调查）。

- 高危因素（HRS）包括伴梗阻性黄疸的囊肿，强化囊性结节＞5 mm，或主胰管最大直径＞10 mm[50]。
- 担忧特征包括囊肿直径≥3 cm，强化囊性结节＜5 mm，囊壁增厚伴强化，主胰管直径为5 ～ 9 mm，主胰管管径变化明显伴远端胰腺萎缩，周围淋巴结肿大，血清CA19-9水平升高，随访期间囊肿生长率＞5 mm每2年或＞10 mm[51, 52]。

遗传风险因素

家族性胰腺癌（FPC）　该术语适用于有2个或多个一级亲属（first-degree relatives，FDR）患有胰腺癌的家庭，且该家族不符合已知的胰腺癌相关遗传综合征标准[53]。FPC风险分层基于胰腺癌的人数及其与见证者的关系[54]。如有3个一级亲属患胰腺癌，该个体的患病风险升高32倍（终生风险40%），如有2个一级亲属患胰腺癌，该个体的患病风险升高6.4倍（终生风险8% ～ 12%）[55]。在胰腺癌发病较早的FPC家族中也观察到较高的胰腺癌风险（年龄＜50岁，标准化发病率9.3%）[56]。PancPRO是一种基于孟德尔遗传规律所建立的预测模型，已被验证用于预测FPC个体胰腺癌发病风险，其观察到预测的胰腺癌比率为0.83（95% CI 0.52 ～ 1.20），受试者工作特征曲线（AUC）下的辨别能力区域高达0.75（95% CI 0.68 ～ 0.81）[57]。胰腺癌的一些家族聚集性可归因于共同的环境因素，如吸烟和幽门螺杆菌感染[58]。

遗传综合征　尽管许多遗传缺陷仍然未知，但已发现了一些与胰腺癌相关的遗传综合征。

由于遗传综合征可产生多种癌症类型，而具有遗传易感性的个体可能没有特定的胰腺癌家族史。遗传性肿瘤综合征例如遗传性乳腺癌卵巢癌综合征（HBOC综合征）、遗传性胰腺炎（HP）、Peutz-Jeghers综合征（PJS）、家族性非典型多痣黑色素瘤（FAMMM）、Lynch综合征、共济失调毛细血管扩张症和Li-Fraumeni综合征等，均可能增加胰腺癌发病风险。然而，由于其罕见性，它们只占胰腺癌总数的一小部分。

不同的胰腺癌易感基因的流行程度取决于临床环境。在美国国家家族性胰腺肿瘤登记处（National Familial Pancreatic Tumor Registry，NFPTR）登记的胰腺癌家系中，共发现来自180个家庭的10个BRCA2基因突变携带者（约占6%）[59]。另一方面，意大利的一项研究招募了225例胰腺癌患者，其中16例有明显的家族史。16例FPC患者中有5例（占31%）携带CDKN2A突变，所有患者均未出现PALLD、PALB2或BRCA2突变，只有1例存在BRCA1突变[60]。最近，对185例FPC患者的淋巴细胞DNA进行了25种肿瘤易感基因的二代测序；其中25例被明确携带有害突变，包括BRCA2（11例，5.9%）、ATM（8例，4.3%）、CDKN2A（4例，2.16%）、BRCA1（2例，1.08%）和BARD1（1例，0.54%）[61]。

遗传性乳腺癌卵巢癌综合征（HBOC综合征） 这种综合征的特点是卵巢癌和乳腺癌的发病风险升高，这是由于参与DNA修复机制的BRCA1、BRCA2、PALB2和ATM基因的胚系突变所致，同时它还存在罹患胰腺癌的高风险[11]。HBOC综合征也与范科尼贫血有关，包括FANCC和FANCG基因（表10.1）[62-65]。从SEER数据库看，与一般发病年龄（70岁）相比，BRCA1/2胚系突变不仅增加胰腺癌患病风险，而且会导致更早的患病年龄（63岁）[66]。BRCA2突变是最常见的突变，在FPC中的发生率高达17%[16]。这种胚系突变的个体增加了3.5～10倍罹患胰腺癌的相对风险[67, 68]。BRCA2突变在德裔犹太人血统的个体中更为常见，他们携带6174delT单一突变，突变频率为1.3%[68]。

表 10.1　高危人群基因检测适应证

遗传性乳腺癌卵巢癌综合征（BRCA1/2）[131]
- 家族中有已知或疑似携带有致病性BRCA1/2基因突变（基于研究或肿瘤分析）的个体，或有计划接受靶向治疗的个体
- 在任何年龄患有胰腺癌、卵巢癌或高级别/转移性前列腺癌
- 具有德裔犹太人血统的乳腺癌患者
- 有以下特征的乳腺癌个体：
  - 发病年龄<45岁
  - 46～50岁：双原发的乳腺癌，任何年龄的乳腺癌患者有≥1名血缘亲属患有乳腺癌或高级别前列腺癌，≥1名近亲患有乳腺癌；家族史不详
  - ≤60岁：三阴性乳腺癌
  - 任何年龄：≥1名血缘亲属患有乳腺癌且年龄≤50岁，或转移性前列腺癌或浸润性卵巢癌，或男性乳腺癌或胰腺癌或≥2名血缘亲属患有乳腺癌

Peutz-Jegher综合征（STK11/LKB1）（染色体19p）
存在2个或2个以上的因素：
- ≥2个经组织学证实的PJS错构瘤性息肉或小肠息肉病
- 黏膜皮肤色素沉着过度
- 有PJS家族史

家族性非典型多痣黑色素瘤（*p16/CDKN2A*）
- ≥3 个侵袭性黑色素瘤
- 个人或家庭中混合患有黑色素瘤、胰腺癌和（或）星状细胞瘤

遗传性胰腺炎［*PRSS1*（7q），*SPINK1*（5q），*CTRC*，*CFTR*］
- 2 次病因不明的急性胰腺炎发作
- 发病年龄＜25 岁的特发性慢性胰腺炎，1 名一级亲属或二级亲属患有胰腺炎，不明原因的需要住院治疗的儿童胰腺炎且能排除 HP

虽然 *BRCA2* 编码范科尼贫血（FANC）蛋白，但 *BRCA1* 可直接与 FANC 相互作用并在进入细胞周期的 S 期之前进行 DNA 修复[69]。尽管 *BRCA1* 突变与胰腺癌的关系尚不明确，并且在没有乳腺癌家族史的个体中也很少见，但是 *BRCA1* 突变使胰腺癌患病风险增加了 2.5～3 倍[64, 65]。在 *BRCA* 阴性个体中，*BRCA2-PALB2* 基因的合作与和定位同样发挥者 DNA 缺陷修复的作用，其在 DNA 修复过程中能稳定 BRCA2 蛋白[70]。在电离辐射介导的 DNA 损伤修复中，ATM 介导的激酶和 PALB2 的磷酸化之间似乎也存在着某种机制联系[71, 72]。尽管缺乏有力的大样本研究证据，然而研究表明 *PALB2* 突变的个体罹患胰腺癌的风险提高了 6 倍[73]。

家族性非典型多痣黑色素瘤（familial atypical multiple mole melanoma，FAMMM）　在有一个或多个一级或二级亲属（second-degree relatives，SDR）受影响的个体中，FAMMM 与多发性非典型痣和恶性黑色素瘤相关。FAMMM 具有常染色体显性遗传模式和抑癌基因 *P16INK4A*（也称为 *CDKN2A* 或多肿瘤抑制基因）的罕见胚系突变，而 38% 的 FAMMM 患者都具有这种特征[74, 75]。胰腺癌发病风险与该胚系突变有关，后者影响细胞周期调节蛋白 p16 蛋白的合成[76]。除增加罹患黑色素瘤和非黑色素瘤的皮肤癌风险外，在 *p16* 基因突变个体中观察到胰腺癌发病的相对风险为 46.6（CI 24.7～76.4）[77]。

Lynch 综合征　Lynch 综合征通常能增加结肠癌患病风险，它是由 DNA 错配修复基因缺陷引起的，这些基因包括 *MSH2*、*MLH1*、*MSH1*、*MSH2*、*PMS2* 和 *EPCAM*[78]。

患有 Lynch 综合征的个体，胰腺癌的发病风险也增加了 8.6 倍。与 Lynch 综合征相关的胰腺肿瘤具有典型的髓质肿瘤形态，其特征是微卫星不稳定性和淋巴细胞浸润[79]。最近的一项多中心研究纳入了 3 119 例年龄在 24～75 岁的 Lynch 综合征患者，并调查了他们的胰腺癌发病风险和生存率[80]。研究发现，*MLH1* 突变者罹患胰腺癌的相对累积发病率为 7.8（3.3～12.3），*MSH6* 者为 1.8（0～5.2），*MSH2* 者为 0.6（0～1.9），*PMS2* 者则为 0。根据每个人的年龄、性别和基因变异量身定制的胰腺癌风险。

Peutz-Jeghers 综合征（PJS）　PJS 是由 *STK11/LKB1* 抑癌基因中罕见的胚系突变引起的，该基因编码丝氨酸/苏氨酸激酶[81]。具有常染色体显性遗传特征，其临床特征性表现是嘴唇、颊黏膜和眶周区域的黏膜皮肤色素沉着。PJS 患者易患胃癌、胰腺癌和小肠癌，以及乳腺、卵巢、子宫内膜、宫颈和睾丸等非胃肠道恶性肿瘤[55, 82, 83]。与一般人群相比，PJS 患者罹患胰腺癌的相对风险是普通人群的 132 倍（95%CI 44～261），从 15～64 岁的累积终生风险高达 36%[84]。

家族性腺瘤性息肉病（FAP）　FAP 的特征是由 *APC* 基因胚系突变而导致的结直肠

腺瘤性息肉的早期病变，并在40岁时出现不可避免的恶性进展和结直肠癌的发病[85]。*APC*是一种抑癌基因，其编码的骨架蛋白能降解β-catenin，控制细胞周期进程和保持微管稳定[86]。除罹患结肠癌的风险增加外，FAP个体罹患胰腺癌的风险增加了4.5～6倍[87]。

共济失调毛细血管扩张症（ataxia-telangiectasia，AT） 共济失调毛细血管扩张症是一种常染色体隐性遗传病，由*ATM*基因纯合突变引起，该基因编码参与DNA修复的丝氨酸/苏氨酸激酶[88]。其特征是进行性神经系统异常，暴露的皮肤和眼睛的毛细血管扩张，以及对电离辐射过敏导致免疫功能障碍和易患淋巴瘤和白血病[89]。与普通人群相比，*ATM*的单位基因突变增加了乳腺癌患病风险，同时使胰腺癌患病风险增加1倍[90]。

遗传性胰腺炎（Heriditary Pancreatitis，HP） HP的特点是从儿童期开始反复发作胰腺炎导致胰腺损伤形成慢性炎症。这种罕见的综合征是由具有常染色体显性遗传特征和不完全外显率的*PRSS1*、*SPINK1*、*CTRC*和*CFTR*基因胚系突变引起的[91]。该综合征可导致胰蛋白酶的过早激活（*PRSS1*突变）或异常抑制，包括糜蛋白酶（C-*CTRC*突变）或丝氨酸肽酶抑制分子（*SPINK*突变）。胰腺癌变是由慢性炎症引起的，其机制如下[92, 93]。

- IL-6和IL-11等炎性因子通过诱导多种转录因子（包括STAT3和NF-kB）来刺激细胞增殖。
- 免疫监视功能和癌基因诱导衰老机制受抑制，使得病变不受控制地发展。
- 胰腺星状细胞激活导致的纤维化。

这些基因突变使机体更易发生慢性胰腺炎和胰腺癌，标准化后的发病率为53[94]。*CFTR*突变与发病年龄较早有关，并使胰腺癌发病风险增加5.3倍[95]。

可变风险因素

烟草暴露 烟草暴露是胰腺癌发病的一个主要可变风险因素，占胰腺癌病例的20%～35%[96, 97]。烟草相关致癌物包括亚硝胺和多环芳烃及其代谢物，被认为可直接导致胰腺炎和原癌基因（*KRAS*）和抑癌基因（*p53*）突变[98]。一项荟萃分析结果显示，当前吸烟者的相对风险为1.74，而雪茄使用者的相对风险为1.47。胰腺癌的风险随着吸烟的量增加而增大[97, 98]。此外，吸烟似乎与遗传和家族遗传相互作用，导致包括HP和FPC在内的胰腺癌风险增加。这些因素使胰腺癌的发病年龄分别降低了20岁和10岁，同时还增加了胰腺癌发病的风险[99, 100]。

酒精摄入 尽管目前证据表明胰腺癌只与过量饮酒有关，然而饮酒仍被归为胰腺癌的病因。

最近的荟萃分析结果显示，大量饮酒与胰腺癌患病风险增加有关（RR 1.15；95% CI 1.06～1.25）[101]。在这项研究中，饮酒被定义为轻度（每天0～12 g）、中度（每天12～24 g）或重度酒精（每天≥24 g）。据推测酒精及其代谢物（乙醛或乙酯）是直接致癌物，会诱发胰腺炎进而导致胰腺癌发生[98, 102]。

糖尿病（DM） 糖尿病-胰腺导管腺癌的彼此相关性是一个重要的新兴研究领域，并引导人们更好地理解胰腺癌、慢性胰腺炎和糖尿病之间的关系[103]。胰腺癌已被证明在糖尿病发病前几年就会出现，并且胰腺肿瘤切除术甚至可治愈部分胰腺癌患者的糖尿病[104]。相应地，由于内源性高胰岛素血症介导的生长刺激，2型糖尿病使胰腺癌的远期发病风险增加1.5倍[105]。同样，在糖尿病人群的病例对照研究中发现，胰腺癌的相对风险为2.89，通过外源性胰岛素治疗使该相对风险进一步提高到6.49，而通过口服降糖药治疗则使该相对风险降低到2.12。尤其是二甲双胍，已被证明可降低胰腺癌发病风险，并能提高糖尿病胰腺癌个体的生存率[106]。二甲双胍可降低循环胰岛素和IGF-1水平，并调节mTOR信号通路[107]。由于常见的诱发风险因素而导致胰腺外分泌功能不全，故T3cDM或继发于急性/慢性胰腺炎的糖尿病与胰腺癌发病相关[108]。胰腺癌患者的糖尿病被认为是由胰多肽缺乏而引起的胰岛素抵抗[109]或外泌体分泌的肾上腺髓质素而致的副肿瘤综合征发病机制[110]。以上结果为目前开展新发糖尿病患者罹患胰腺导管腺癌风险的前瞻性观察研究奠定了基础。

慢性胰腺炎（CP）   慢性胰腺炎与胰腺癌的发生相关，并被确定为胰腺癌的高危因素[111]。一项荟萃分析结构表明，慢性胰腺炎的预估相对风险为13.3，并且可以在10～20年内进展为胰腺癌[112]。慢性胰腺炎被认为通过提高恶性细胞存活率、肿瘤环境的自分泌刺激和结缔组织形成来导致癌症发生。尽管只有5%的慢性胰腺炎患者在20年内发展为胰腺癌，但遗传易感性患者的风险似乎要高得多。最近的一项队列研究报告提示，发病年龄较大且有大量吸烟史（＞60包/年）的胰腺癌患者中有很大一部分人群患有慢性胰腺炎[111, 113]。

幽门螺杆菌感染   一项荟萃分析综合了6项研究（涉及2 335例患者），结果提示幽门螺杆菌血清阳性与胰腺癌发病呈显著性相关（AOR 1.38，95% CI 1.08～1.75；$P=0.009$）[114]。Nilsson等的一项研究发现75%的外分泌性胰腺癌标本中含有16s核糖体亚基DNA[115]。虽然确切的机制尚不清楚，但幽门螺杆菌感染已被证明可促进炎症发生，从而导致细胞代谢增加和DNA损伤积累。幽门螺杆菌感染还能促进转录因子如NF-κB、血清反应元件（SRE）、激活蛋白-1、促炎性细胞因子IL-8和血管生成因子VEGF等的表达[116]。

遗传和环境风险因素的相互作用   每个人的基因组中都会发生400万～500万个单一DNA构建单元或单核苷酸多态性（SNP）的改变。这些SNP已被用于识别与环境风险因素（E）相互作用的偏好风险基因（G）。胰腺癌是一种相对罕见病，其危险因素可通过病例对照研究进行分析。在病例对照和队列研究中，通过logistic回归可研究基因与环境的相互作用（G×E）。

吸烟和基因   已较为深入地研究了吸烟与遗传风险因素间的相互作用，尤其是那些在致癌物代谢、DNA修复、炎症、激素代谢和染色质重塑中起作用的因素。参与芳香胺代谢的*CYP1A2*和*NAT1*基因突变，已被证实会导致性别特异性胰腺癌对烟草致癌物和膳食诱变剂的易感性[117]。*CAPN10*是一种糖尿病易感基因，也可能与高危吸烟者的胰腺癌发病风险升高有关[118, 119]。*CTLA-4*基因与T细胞介导的抗肿瘤免疫监视负调控有关[120]。吸烟也被证明与*CTLA-4* 49G＞A基因突变（至少有一个A等位基因）相关的胰腺癌风险相互影响（$P=0.037$）[121]。

酒精和基因   酒精及其主要代谢物乙醛在胰腺肿瘤的发生发展中发挥着重要作用。胰腺具有通过氧化和非氧化途径代谢酒精的能力[122]。饮酒与*CTLA-4* 49GA基因突变（至少有一个A等位基因）相关的胰腺癌患病风险相互作用（$P=0.042$）[121]。饮酒还与IGF轴基因内的SNP相互作用，包括*IGF2R*（$P=0.03$）和*IRS1*基因型（$P=0.019$）。

人体测量指标和基因   BMI升高引起的胰腺癌发病风险已被证明与进食/禁食状

态和能量消耗相关的遗传变异相互作用。一项研究调查了肥胖和糖尿病相关的 *FTO*、*PPARγ*、*NR5A2*、*AMPK* 和 *ADIPOQ* 等基因多态性对胰腺癌发病风险的影响[123]。发现 BMI 与两个 *FTO* 基因突变（*FTO* IVS1-27777C > A 和 IVS1-23525A > T）存在显著相互作用关系。该研究还揭示了 BMI 与 *ADIPOQ* Ex3+117CT/CC 突变存在一定关系（*P*=0.03）。无论是现在还是过去的 BMI 升高被证明与 IGF-1 多态性存在相互作用[124]。此前，*IGF1* 基因的单倍型分析也揭示了 *IGF1* Ex4-177G > CC 等位基因与糖尿病在胰腺癌发病风险中的协同作用[125]。

饮食因素和基因　饮食摄入已经被假设与代谢、抗氧化防御和 DNA 修复相关的基因之间存在相互作用。超氧化物歧化酶2（SOD2）催化超氧化物歧化产生过氧化氢，过氧化氢被过氧化氢酶还原形成活性羟基自由基，引发脂质过氧化链反应，而这些氧化反应能被维生素 E 抑制。超氧化物歧化酶2（SOD2）已被证明可以减缓胰腺癌生长[126]。*SOD2* 1221G > A 的 AA 基因型在维生素 E 摄入量低的情况下增加了胰腺癌发病风险，反之亦然（*P*=0.002）[127]。一项病例对照研究结果显示，*CAT* rs12807961 多态性的缺失，较高的谷物量摄入［OR 2.48（1.5 ~ 4.09），*P*=0.000 7］和 *GAA* 多态性 rs3816257 ［OR 1.9（1.28 ~ 2.83），*P* = 0.000 5］的存在，使胰腺癌发病风险显著增加[128]。

■ 遗传咨询和检测

基因检测和咨询在胰腺癌筛查工作中至关重要[53]。这两项活动相互交织，因为测试必须伴随着测试前和测试后的咨询。这不仅能使建议得以实施，而且作为第一个筛查者将胰腺癌的风险与患者及其亲属进行沟通。此外，通过阐明风险和收益以减轻未知遗传易感性人群的恐惧，从而实现以患者为中心[129]。

当胰腺癌易感基因未知时，为患者提供咨询是有益的。根据美国临床肿瘤学协会关于肿瘤易感基因检测的政策声明，在以下情况下必须进行遗传咨询和检测：

（1）当个体具有遗传性肿瘤易感性时应当进行胰腺癌的筛查检测。对具有已知胰腺癌风险倾向的突变如 *BRCA12*、*STK11/LB1*、*PRSS1* 和 *p16/CDKN2A*、*ATM* 的患者，应通过咨询获得完整的个人和家族史信息。表 10.1 总结了胰腺癌相关遗传综合征基因检测的特征。直接面向消费者的检测是基于微阵列的单核苷酸多态性 SNP 检测，通常用于检测个体的谱系。与确认性检测相比，该技术准确性较低、临床实用性有限、知情同意不足，且尚未经过临床验证。

（2）检测结果可被充分解读。每一种基因检测都有其假阳性率和假阴性率，并可能出现模棱两可的结果。在假阳性的情况下，个体将遭受过度心理压力并接受更密切的监视，而假阴性则可能会导致漏诊。在遗传性肿瘤检测中，认识到这两种情况，并能够用于向患者和家属解读、应用和做疾病科普教育，这是至关重要的。

（3）检测结果有助于具有遗传性肿瘤风险的个体或家庭成员的疾病诊断、治疗和手术管理。在胰腺癌病例中，基因诊断为阳性的个体被认定为高危个体。如果有放射学和组织学证据显示肿瘤进展证据，他们将会接受更严密的监测并进行治疗性手术切除。

（4）根据 NCCN 指南，任何被诊断患有胰腺癌的个体都需要进行胚系检测[130]。这是一组通过多基因检测能够诊断出仅通过患者病史而易被遗漏的遗传综合征。

（5）此外，对 *BRCA1/2* 这种很少出现体细胞突变的基因进行胚系突变检测，可以发现致病性突变[131]。然而，像 *STK11*、*p53* 等基因的体细胞致病变异是很常见的，这些突变很少是胚系突变。

■ 高危患者的临床管理

虽然大多数胰腺癌被认为是散发性的，但在一些发病的人群中，其病因可归结于家族遗传（7%）、具有遗传易感性的慢性疾病和其他高危遗传综合征（3%）[132]。根据目前关于各种环境和遗传因素造成的胰腺癌相对风险值，可分为低风险（＜5）、中风险（5 ~ 10）和高风险（＞10）（图10.2），其中，由于家族性或遗传倾向而导致胰腺癌风险升高（RR至少5倍）的个体称为胰腺癌高危人群（high-risk individuals，HRI）。2011年，由49位多学科国际专家组成的国际联盟——胰腺筛查联盟（Consortium for Pancreas Screening，CAPS）制订了关于胰腺癌筛查、HRI监测及其后续管理的意见[133]。

目标人群

CAPS5研究是约翰·霍普金斯医学院和其他7家医疗中心的胰腺癌筛查5（CAPS5）研究，受试者每年接受胰腺成像检查，目标人群参见表10.2。

筛选的起始和终止年龄　家族性胰腺癌患者的平均诊断年龄为68.18岁，但遗传因素可能导致患者发病年龄更早[56]。到目前为止，CAPS建议开始胰腺癌筛查的年龄为50岁[133]。这个年龄是根据肿瘤进展的自然发展规律及由特定的遗传或家族综合征引起的相对危险度（RR）来决定的。根据胰腺癌自然病程的研究证据，携带PRSS1突变

表 10.2　高危人群胰腺癌筛查适应证

筛查分组	具体描述
家族性胰腺癌亲属	• 55岁或比最年轻的胰腺癌发病亲属小10岁 • 来自有2个或2个以上成员有胰腺癌病史的家庭（其中2个与家族性胰腺癌有一级亲属关系） • 与至少1名患有胰腺癌的亲属具有一级亲属关系。如果有2个或更多受影响的血亲，至少1个必须是被筛查个体的一级亲属
胚系突变携带者（风险为10%或更高）	第1组：胚系突变携带者，预测终生胰腺癌发病风险为10%或更高 • 50岁或比最年轻的胰腺癌发病亲属小10岁 • 确诊携带FAMMM（p16/CDKN2A）、BRCA2或PALB2突变，家族中有一种或多种类型胰腺癌诊断，其中有筛选对象的一级或二级亲属
胚系突变携带者（风险5%）	第2组：胚系变携带者，预测终生胰腺癌发病风险为5% • 55岁或比最年轻的胰腺癌亲属小10岁 • 该患者是确诊的BRCA1、ATM或HNPCC（遗传性非息肉病性结直肠癌或Lynch综合征、hMLH1、hMSH2、PMS1、hMSH6、EpCAM）基因突变的携带者，且该家庭有＞1例胰腺癌患者，其中有1个是被筛查对象的一级或二级亲属
遗传性胰腺炎	• 遗传性胰腺炎的基因突变易导致慢性胰腺炎，如PRSS1、PRSS2、CTRC，年龄在50岁或以上（这些患者的预测终生胰腺癌发病风险为40%），或自首次感染胰腺炎20年，两者以年龄较小者为准
Peutz–Jeghers综合征	• 30岁以上 • 符合Peutz–Jeghers综合征3个诊断标准中的至少2个（特征性肠道错构瘤性息肉、皮肤黏膜黑色素沉积或PJS家族史） • 已知的STK11基因突变携带者

的遗传性胰腺炎患者应在40岁或该家族胰腺癌最年轻发病者年龄前10年进行初筛[134]。因PJS患者发病年龄较小，建议从30岁开始即可进行筛查。开始筛查的年龄是及时发现癌前病变的一个关键参数，但也影响了高危患者的健康成本和心理承受能力。

影像学筛查

磁共振/磁共振胰胆管成像（MRI/MRCP） MRI是公认的检查无症状胰腺微小病变的标准方法。与超声内镜相比，MRI无创且无辐射暴露，并能更好描述胰腺囊肿特征[135]。对于胰腺癌的诊断，结合MR胆管造影使得MRI具有相当高的准确性（敏感性为84%，特异性为97%）[136]。许多早期的胰腺癌病变在没有弥散的实体肿块累及导管或囊性病变时，均能通过MRI/MRCP可靠地检测到。弥散加权成像（diffusion weighted imaging，DWI）是MRI的另一个进步，通过检测水分子的布朗运动所致信号变化，并以图像显示的成像技术；在诊断细胞密度、水肿、纤维化和细胞膜功能改变等方面具有更高的敏感性[137]。DWI的综合诊断敏感性和特异性分别为0.91（95% CI 0.84～0.95）和0.86（95% CI 0.76～0.93）[133, 138]。

超声内镜（EUS） EUS是另一种用于诊断囊性病变、慢性胰腺炎样改变和弥散实体性病变的胰腺癌筛查方法。一项多中心随机对照试验发现，MRI和EUS诊断临床相关病变的一致率为55%[135]。这些方法包括EUS对囊性病变的检测及MRI对实体性病变的检测，但对病变部位（100%）和大小（Spearman系数，0.83）有更好的一致性。EUS虽无辐射暴露，但具有不同观察者间差异大、侵入性操作等缺点，以及存在患者使用镇静剂的相关风险[139]。

经内镜逆行性胰胆管造影（ERCP） ERCP已被用作胰腺癌筛查的检查方式之一，可诊断胰腺导管异常（根据Cambridge分类法确定级别）[140]，也可获取胰液和胆汁样本进行细胞学诊断。然而，ERCP操作可能导致术后胰腺炎发生，临床发生率为4%～7%[141, 142]。尽管ERCP在早期的研究中使用，然而其作为一种影像学检查方法已经被EUS所取代[143-145]。

CT扫描 胰腺癌病变可以通过各种影像学方法检测。CT扫描作为一种胰腺癌监测工具，准确性较低且有辐射暴露风险。然而作为一种分期手段，CT可以精准地确定肿瘤是否可切除以及对上腹部进行可视化处理[146]。

生物标志物筛查

生物标志物筛查的证据主要基于一般人群，目前这些证据只能推断到高危人群。由于发病率低和要求准确性的特点，生物标志物筛查的临床应用价值目前尚不明朗。癌前状态和胰腺癌病变的筛查主要依靠放射学方法。

胰液和胰腺囊肿的生物标志物 对经十二指肠抽吸的胰液或囊液的分子分析也可用于诊断癌前病变或早期的胰腺癌，尤其是那些影像学无法诊断的病变。其生物学机制是基于从上游胰腺导管系统分泌的蛋白质或释放的DNA[147]。对经十二指肠抽吸物和活检中获得的标本进行基因异常分析，包括*KRAS*突变、囊性前体的*GNAS*和*CDKN2A*、*RNF43*、*SMAD4*、*TP53*和*VHL*位点的杂合性缺失（LOH）等。目前缺乏更多的证据证明上述方法对前驱病变或高危人群检测的准确性。

Kanda等报道64.1%的IPMN胰液标本中存在*GNAS*突变[39]。43例胰腺癌患者中，29例在胰液中检测到了*TP53*突变；8例癌前病变（PanIN3和IPMN伴有重度不典型增生）患者中4例胰液中能检测到*TP53*突变[71]。另一项研究利用二代测序方法对31例高危个体的 12 个基因进行了胰液突变分析。在这些高危人群中，3 例发现 *TP53/SMAD4* 浓度异常，其中 2 例胰腺影像学明显异常[148]。该研究表明，突变体的 *TP53/SMAD4* 浓度在区分含有胰腺癌或高度不典型增生的标本与其他标本时具有 61.1% 的敏感性和 95.7% 的特异性（AUC 0.819）。以上研究提示胰液突变分析是胰腺影像学检查的重要补充。

高危患者的治疗

高危患者建议采用横断面扫描成像或内镜来筛查胰腺癌。通过筛查发现的胰腺病变可酌情进行治疗性切除或进一步随访。根据指南和最近研究结果，建议在具有多学科团队、高患者流量的诊疗中心进行筛查和后续治疗。

实体病变 对于 ≥ 1 cm 的实性病变或在多模式检测中发现的胰腺病变，通过活检组织学诊断明确为恶性者，建议手术切除。然而，对于性质不明的实性病变的治疗方案尚不明确。对高危人群中无症状的病变，不建议进行预防性全胰腺切除术[133]。如选择手术切除，那么必须在手术死亡率和发病率都较低的高患者流量的医疗中心进行[149]。

囊性病变 MCN 和 IPMN 是癌前性囊性病变，应根据共识指南对其进行分类和管理。有症状的囊肿（伴随疼痛、胰腺炎或黄疸）和具有高危红斑（high-risk stigmata，HRS）的囊肿应考虑手术治疗[50]。具有担忧特征的囊肿（具体定义见前文），需通过 EUS 进行监测，同时还需通过 FNA 进行组织学分析。在具有担忧特征的囊肿中，如果存在主胰管受累、高度不典型增生或 > 5 mm 的囊壁结节，应考虑手术切除。最近发表的一项系统综述结果表明，在低风险和非低风险（担忧特征和 HRS）患者中，低风险 IPMN 和高风险 IPMN 的 10 年进展风险分别为 8% 和 25%[150]。此外，囊性病变的放射学分类与散发性囊性病变具有 70% 的组织学相关性[151]。这些研究是基于在一般人群中偶然发现的散发性囊性病变。目前还缺乏指导高危患者切除阈值的数据，对于高危患者的手术选择目前尚不完全清楚。全胰腺切除术（TP）虽可以完全切除病损，但可能导致脆性糖尿病和胰腺外分泌功能不全。手术切除的目标是使肉眼和显微镜下切缘为阴性，因为残留的浸润性癌会显著降低生存率[152]。胰腺手术中应当使用术中冰冻切片，尽管其对 PanIN 分级的诊断准确性仍存一定困难。在高危人群监测和已测病变的后续管理期间，癌前病变、手术并发症及错误的术前诊断等风险也随之而来。一项系统综述结果报道，整体手术比例为 6%（95% CI 4.1 ~ 7.9，*P* < 0.001，I2=60.91%），不必要的手术比例占 68.1%（95% CI 59.5 ~ 76.7，*P* < 0.001，I2=4.05%）[153]。

慢性胰腺炎样改变 胰腺实质和导管系统内的慢性胰腺炎（CP）样改变被认为与 PanIN 有关，其与散发性 IPMN 患者中 PanIN 的分级较晚和恶性进展有关[154, 155]。此外，可通过内镜方法进行诊断和分级，并获取组织样本进行后续病理检查。因此，这些发现被认为是筛查胰腺癌相关风险的潜在靶点。许多胰腺癌监测研究也发现了 CP 样病变后者被认为属胰腺癌癌前病变或早期癌变。

随访 没有影像学异常的高危人群通常会被建议继续观察并接受监测。定期复查影像学检查的时间间隔尚不清楚。虽然目前支持 12 个月的随访期间隔，但这种共识并非基于严格的循证证据而得出。Bartsch 等的一项研究纳入了有 FPC 风险的个体，发现 24 个月是最佳的随访间隔[156]。

筛选计划的评估

"成功筛查"定义为针对高级别病变的检测和治疗，包括 PanIN3、IPMN、高度不典型增生的 MCN 和早期可切除的 T1N0M0 边缘阴性的胰腺癌。表 10.3 总结了各种筛查研究的患者信息、筛查方式和临床结局[107, 143-145, 156-176]。

生存获益 胰腺癌筛查的目标是检测高级别癌前病变和早期肿瘤，可以用"领先时间偏倚（lead-time bias）*"这一指标来描述生存获益是必要的。一项系统综述结果显示，接受胰腺癌筛查的高危人群，其根治性切除率更高（60% *vs.* 25%，*P*=0.011）、生存率更长（14.5个月 *vs.* 4个月，*P* < 0.001）[177]。两项大型队列研究结果也表明，与有症状的散发性PDAC相比，接受监测的高危人群的生存率更高[171, 176]。

经济负担 胰腺癌监测成本效益的研究领域，目前对诊断方式和筛选目标群体方面尚不明确。通过EUS和ERCP的一次筛查，能节省16 885美元/生命年的增量成本效益比。上述结论是基于不典型增生患病率 ≥ 16%和EUS敏感性 ≥ 84%为先决条件[178]。对*CDKN2A*（*p16*）-Leiden突变携带者，通过MRI/MRCP进行监测，估计费用为4 545美元[179]。与美国胃肠病学协会的指南相比，对PJS患者的胰腺癌监测，节省了超过35万美元的经济成本[180]。除研究方法的异质性外，这些研究没有考虑到筛查的无形成分，如心理压力和生活质量等。

心理压力 任何人接受肿瘤筛查或基因检测，都会承受多种心理压力，其包括死亡风险感知、手术不适的担心、肿瘤相关焦虑和其他情绪困扰。与*BRCA2*突变携带者相比，FPC家族成员的风险感知更高[181]。有趣的是，随着时间的推移，个体对风险的感知、肿瘤相关的担忧、侵入性思维和对将来的焦虑都有所下降。风险感知和痛苦阈值水平较高的个体可能会在综合风险评估和心理支持方面获益。另一项研究调查了肿瘤筛查对个体心理的影响，发现9%的对象可出现临床抑郁或焦虑。在接受EUS和MRI检查的患者中，分别有14%和15%出现了不适反应。

肿瘤相关担忧与监测结果（胰腺切除术或缩短监测间隔）之间未观察到相关性，且监测获益风险比良好（88%）[182]。对于胰腺癌检测为假阳性的个体，焦虑和抑郁的程度尚未明确。

▨ 遗传危险因素对胰腺癌治疗的影响

最近的证据支持在新诊断的胰腺癌患者中进行胚系检测和体细胞突变检测。可行的体细胞突变包括基因融合（*ALK*、*NRG1*、*NTRK*、*ROS1*）、突变（*BRAF*、*BRCA1/2*、*HER2*、*KRAS*、*PALB2*）和错配修复（MMR）缺陷等[130]。

铂类化疗药物

由于缺乏同源重组修复（HRR）和嗣后发生的基因组不稳定性，*BRCA1*和（或）*BRCA2*基因的失活性突变使细胞容易发生DNA双链断裂[183]。缺乏DNA修复机制的胰腺癌细胞已被推测可从铂类化疗药物中获益，该化学疗法通过与DNA交联起作用[184]。在*BRCA1/2*突变的病例中，最新的NCCN指南支持使用吉西他滨联合顺铂作为一线化疗药物[130]。Golan及其同事发现，Ⅲ/Ⅳ期胰腺癌患者接受含铂类药物方案治疗的患者总生存期（OS）（中位生存：22个月）显著长于非铂类治疗方案（中位生存：9个月）[185]。

---

* 译者注：领先时间偏倚，是指筛查的诊断时间和临床诊断时间之差，被解释为筛查延长的生存时间，常被用于评价筛查试验的价值。

表 10.3　筛查项目详情

作者，时间，国家	个体 HRI 分布	年龄 [a]	随访时间 [b]	筛查干预方式	确诊数量	手术	病理诊断
Bretnall 等, 1999, 美国 [157]	n=14 FPC家族	41 (28~65)	手术: 12~30 非手术: 15 (8~17)	EUS (CT, ERCP)	EUS: 10/14 ERCP: 7/13 CT: 3/8	7	不典型增生-7
Rulayak 等, 2001, 美国 [158]	n=35 FPC家族		(1~48)	EUS, ERCP	EUS: 22/34 ERCP: 11/22	12	不典型增生-12 PDAC-0
Kimmey 等, 2002, 美国 [143]	n=46 FPC家族	NA	最多60	EUS (ERCP)	EUS: 24/46 ERCP: 13/28	12	不典型增生-12
Canto 等, 2004, 美国 [144]	n=38 FPC PJS	56	22.4 (11.3~50.5)	EUS (FNA, ERCP, MDCT)	EUS: 29/38 ERCP: 23/23 FNA: 1, 2/17	7 (4WP, 3DP)	T2N1-1 PanIN3/IPMN 边界-2 SCA/PanIN1-2-4
Canto 等, 2006, 美国 [145]	n=78 FPC-72 PJS-6 对照-149	52 (32~77)	(3~12)	EUS (FNA, ERCP, MDCT)	EUS: 17/78 ERCP: 14/65	7, 1在外机构	PanIN3-1 IPMN-HGD-1 良性 (低PanIN, IPMN, CP) -4 M1PDAC-1
Poley 等, 2009, 荷兰 [159]	n=44 FPC-12 p16-13 PJS-2 HBOC: 5 p53-1	50 (32~75)	NA	EUS (MRI, CT)	EUS-10/44 质量 (n=3) 囊性 (n=7)	3	PDAC-3
Langer 等, 2009 [160]	n=76 FPC-32 p16-44	60 (35~85)	44 (5~93)	EUS, MRI EUS (MRI-FDA)	EUS-25/44 MRI-18/44	7	PanIN1-2/IPMN-4 SCA-2, 不明确-1

续 表

作者，时间，国家	个体 HRI 分布	年龄 a	随访时间 b	筛查干预方式	确诊数量	手术	病理诊断
Verna 等，2010，美国 [161]	n=51 FPC，HBOC，p16，LS	52（29～77）	开始筛查	EUS，MRI（FNA，ERCP）	EUS-20/31 MRI-11/33 ERCP-3/7	5	PDAC-2 BD-IPMN-MGD + PanIN2-3
Ludwig 等，2011，美国 [162]	n=109 FPC	54（33～86）	开始筛查	MRI，CT（EUS，FNA）	MRI-16/98 EUS-9/15	6	PanIN3-1 PanIN2-1 PDAC-1 SCA-1 IPMN-2
Schneider 等，2011，德国 [163]	n=72 FPC HBOC p16	63c （31～91）	44c	MRI/EUS	MRI/EUS-26/72	10	PDAC-1，SCA-3 PanIN3-1 IPMN-2 PanIN1/2-2 无病理-1
Vasen 等，2011，荷兰 [164]	n=79 p16	56c （39～72）	48c（0～120）	MRI/MRCP	MRI/MRCP：7 PDAC，9 Precursor	5	PDAC-5
Al-Sukhni 等，2012，加拿大 [165]	n=262 FPC-159 HBOC-73 p16-11 PJS-7 HP-2	54（22～89）	50（0～96）	MRI/MRCP（EUS，MRI，CT，ERCP）	MRI/MRCP，-4	6	PDAC-3 PNET-1 BD-IPMN/PanIN-2
Canto 等，2012，美国 [166]	n=216 FPC-195 HBOC-19 PJS-2	56.1（28～79）	28.8（14～47.2）	EUS，MRI，CT（EUS-FNA）	EUS，MRI，CT，EUS-FNA-92	5	PNET-1 MD-IPMN-1 BD-IPMN-HGD/ PanIN3-2 PanIN1-2 BD-IPMN-LGD MGD-2

续　表

作者，时间，国家	个体 HRI 分布	年龄ᵃ	随访时间ᵇ	筛查干预方式	确诊数量	手术	病理诊断
Potjer 等[167]，2013，荷兰	$n=241$ FPC-116 p16-116 HBOC-9	FPC：54 (38～72) p16：54 (38～72)	FPC：36 (0～110) p16：34 (0～127)	MRI, EUS	PDAC： FPC：1 p16：8 囊性病变： FPC：52 p16：18	FPC：12 p16：7	FPC： PDAC-1 IPMN/PanIN：LGD-6 HGD-3 SCA-3 p16： PC-6 PanIN/IPMN：LGD-1
Sud 等[168]，2014，美国	$n=109$ FPC	51.28 (20～75)	(0～36)	EUS（FNA）	EUS：16/30	3	PDAC-2 IPMN-LGD-1
Del Chiaro 等[169]，2015，美国	$n=72$ FPC HBOC p16	49.9 (23～76)	12.9 (0～36)	MRI（EUS）	MRI：16/40 （EUS）	5	PDAC-3 BD-IPMN-1 MT-IPMN-1
Mocci，2015[170]，西班牙	$n=79$ p16	68.9 (45～93)	24	EUS, CT （MRI, FNA）	EUS-16/38 MRI-4/12	1	PNET-1 benign-1 HGD-1
Vasen 等[171]，2016，荷兰	$n=262$ FPC-159 HBOC-73 p16-11 PJS-7 HP-2	46～56 (25～81)	(16～53)	MRI ± EUS （EUS），CT （EUS-FNA）	MRI： p16： PDAC：13/178 cyst：26/178 FPC： PDAC：3/224 cyst：112/224 HBOC： PDAC：1 cyst：2	30 p16：11 FPC：16 HBOC：3	p16： PDAC-9 IPMN/PanIN-2 FPC：PDAC-1 PNET-1 PanIN-3/IPM 合并 HGD-4 PanIN1-2/IPMN 合并 LGD-6 SCA-4

续　表

作者，时间，国家	个体 HRI 分布	年龄ᵃ	随访时间ᵇ	筛查干预方式	确诊数量	手术	病理诊断
Hanric 等, 2016, 荷兰[107]	n=139 FPC-68 p16-38 HBOC-23 PJS-7 p53-3	51(20~73)	12	MRI+/EUS	MRI+/EUS：9	2	PDAC-1 PanIN2-1
Bartsch, 2016, 德国[156]	n=253 non p16 HRI FPC, HBOC	48(25~81)	28(1~152)	MRI+EUS	MRI+/EUS：134/253	21	PDAC-2 PNET-1 PanIN 1-5 BD-IPMN-LGD/ MGD-6BD-IPMN-HGD-1 panIN-3-3 SCA-3
Konnings 等, 2017, 荷兰[172]	n=186 FPC-98 p16-53 HBOC-30 PJS-11 p53-4	52(19~75)	44(0~120)	MRI+EUS	MRI+/EUS：100/186	3	PDAC-2 PanIN-2-1MT-IPMN+MGD-1
Devee 等[173]	n=86 p16-53 Lynch：3 HBOC-64 FAP：1 ATM：1 PJS-5 p53-12	48.5 (40~58)	29.8 (21.7~43.5)	EUS+/MRI/ MRCP, CT	EUS：22/64 EUS-FNA：4 MRI：6/35 CT：8/44	—	无PDAC或高度分级PRL

续 表

作者、时间、国家	个体 HRI 分布	年 龄ᵃ	随访时间ᵇ	筛查干预方式	确诊数量	手 术	病 理 诊 断
Barnes 等[174]	n=186 FPC-98 p16-53 HBOC-30 PJS-11 p53-4	56（42～70）	2［1～3］ᶜ	MRI, EUS, EUS-FNA	MRI：28 囊肿	0	0
Gangi, 2018[175]	n=58 FPC-39 1FDR：9 HBOC-9 PJS-1	60±11 岁	5	EUS+FNA, 稳定病变 MRI/MRCP	EUS：3 囊肿 21 亚厘米病变 FNA：2 非典型细胞	1	IPMN-LGD：1 良性病因：1
Canto, 2018[176]	n=354 FPC-297 p16-4 HBOC-41 PJS-10 PRSS-1 Lynch 综合征-1	56.4 （29～81）	5.4	EUS+RI/ MRCP, CT	EUS+MRI/MRCP CT：10 PRL 14 PDAC	20	PDAC：14 高度分级 PRL：10 IPMN-HGD：6 PanIN3：5

ᵃ 以年表示为平均值（范围）；ᵇ 以月表示为平均值（范围）；ᶜ 中心趋势是中位数。FPC，家族性胰腺癌；p16，p16/CDKN2A 突变；HBOC，遗传性乳腺癌卵巢癌；PJS，Peutz-Jeghers 综合征；p53，具有 p53 突变的个体；LGD，MGD，HGD，低、中、高度不典型增生；PNET，胰腺神经内分泌肿瘤；PDAC，胰腺癌；MD-IPMN，主导管型导管内乳头状黏液性肿瘤；BD-IPMN，分支导管型乳头型导管内乳头状黏液性肿瘤；MT-IPMN，混合型乳头型导管内乳头状黏液性肿瘤；PanIN，胰腺上皮内肿瘤；SCA，浆液性囊性腺瘤；MRI/MRCP，磁共振成像/胰胆管造影；EUS，超声内镜；FNA，细针穿刺；WP，惠普尔手术；DP，远端胰腺切除术

另一项回顾性队列研究对36例转移性胰腺癌患者进行测序，发现在DNA损伤修复基因 *BRCA1*、*BRCA2*、*PALB2*、*MSH2* 和 *FANCF* 中具有体细胞或胚系突变的患者对铂类化疗具有更好的应答[186]。Kaplan-Meier分析结果显示，有 *BRCA1/2* 体细胞突变或胚系突变者的中位生存期长于没有该突变的患者（15个月 *vs.* 5个月），尽管这种关联缺乏统计学意义（HR=0.64；95% CI 0.32 ～ 1.29；*P*=0.17）。然而，多变量Cox回归模型显示，发生 *BRCA1/2* 突变者的总生存期较长（HR=0.32；95% CI 0.11 ～ 0.94；*P*=0.04）[187]。

聚腺苷二磷酸核糖聚合酶（PARP）抑制剂

由于缺乏HRR，*BRCA1/2* 突变携带者对聚（二磷酸腺苷核糖）聚合酶（PARP）抑制剂敏感，因为PARP被捕获在DNA的单链断裂位点上，从而导致细胞复制过程中双链断裂增加和相应的肿瘤细胞死亡[188]。最近，一项随机对照试验调查研究了PARP抑制剂奥拉帕尼在吉西他滨敏感的 *BRCA1/2* 胚系突变患者和转移性胰腺癌患者中的疗效，发现接受奥拉帕尼治疗者（*n*=92）的中位无进展生存期明显长于安慰剂组（*n*=52）（7.4个月 *vs.* 3.8个月）；疾病进展或死亡的 HR 0.53，95% CI 0.35 ～ 0.82，*P*=0.004[189]。

免疫检查点抑制剂

T细胞介导的免疫监视主要针对表面标志物的异常细胞，有助于抵抗感染和肿瘤[190]。阻断免疫检查点的配体和其对应的受体之间的相互作用，能够产生有效的抗肿瘤作用[191]。由于体细胞突变或胚系突变导致缺乏错配修复（MMR）的细胞亚群具有大量的突变新抗原，这使它们易于被程序性死亡受体1（PD-1）抗体的免疫检查点所阻断。对8例携带MMR缺陷的恶性胰腺癌患者进行帕博利珠单抗（一种抗PD-L1抗体）治疗并评估临床疗效的一项验证性概念研究中，观察到总缓解率为62.5%，完全缓解率为25%[192]。该药物获得美国FDA加速批准，用于不可切除或转移性MMR缺陷的进展期实体肿瘤或对替代治疗方案效果不明显的患者。大多数关于胰腺癌的免疫检查点抑制剂的临床研究还在进行中，因为这些药物可能会带来自身免疫介导的不良反应[193]。根据NCCN小组的建议，强烈反对在临床试验之外使用这些药物[187]。

间变性淋巴瘤激酶（anaplastic lymphoma kinase，ALK）蛋白抑制剂

在胰腺癌发病年龄小于50岁的患者中，基因组分析结果发现了罕见的间变性淋巴瘤激酶基因[194]。在5例诊断时年龄小于50岁的胰腺癌患者中（发病率为1.3%），有4例接受ALK蛋白抑制剂治疗，其中有3例临床病情稳定、CA19-9下降和对放疗有应答。

未来方向

目前的影像学方法对于囊性病变的早期诊断是很敏感的。然而，PanIN等较小的病变不易通过常规成像显示，期待找寻更好的特征来进行早期诊断。胰腺癌的早期诊断需要更好的生物标志物或生物标志物组，以及更可靠的成像方法，以防止临床不典型病变的过度诊疗和高级别癌前病变及早期胰腺癌的"漏诊"。下文介绍一些新的生物标志物和成像模式，它们目前已用于普通人群，需要对其进行深入研究以便在高危人群中更早、更准确地诊断胰腺癌。

新型生物标志物

循环游离DNA（cfDNA） cfDNA是作为新陈代谢的一部分从细胞中释放的DNA片段，随着细胞快速更新而进一步增加。这些DNA来源于循环肿瘤细胞（circulating tumor cell，CTC）的裂解或微转移灶的坏死和凋亡，或由活跃的细胞分泌[195]。cfDNA 检测是基于 *KRAS* 突变或 *KRAS* 启动子位点内 CpG 岛甲基化模式的改变，其已被证明可用于区分胰腺癌和慢性胰腺炎[196, 197]。最近的 CancerSEEK 测试* 用于检测 cfDNA 和蛋白质，其诊断敏感性高达 95%，对于非转移性肿瘤特异性＞99%，并在 81% 的胰腺癌病例中实现解剖定位[198]。

循环 MicroRNA　MicroRNA 是 17 ～ 25 个进化上保守的核苷酸编码的 RNA，在转录后阶段调节 mRNA 的翻译或促使其降解[199, 200]。早期胰腺癌与 miR-21、miR-155、miR-196a 和 miR-210 四种 miRNA 相关，它们是早期胰腺癌生物标志物的良好候选者，并且已在 IPMN 和 PanIN 等癌前病变中观察到[201, 202]。其中，miR-196a 与患者预后最相关，并与晚期不可切除的胰腺癌分期（$P=0.001$）和中位生存期短（$P=0.007$）相关[203]。

外泌体生物标志物

外泌体生物标志物是另一种诊断性的分子标志物，由封闭在双层膜中的细胞分泌的循环细胞外微囊泡组成，并含有丰富的蛋白质、脂质、DNA 和 RNA 等。外泌体 miRNA 是 RNA 酶稳定的生物标志物，已被证明在胰腺癌和 IPMN 患者中显著升高（$P<0.05$），与循环生物标志物相比，AUC 提升了 5% ～ 20%[204]。

新型影像学方法

除传统的影像方法外，用于诊断非常小的早期胰腺癌甚至 PanIN 病变的新型影像技术也得到了发展。

造影增强超声内镜（contrast enhanced endoscopic ultrasound，CE-EUS）　造影增强 EUS 利用惰性气体微泡来显示微血管和较大的血管。胰腺实质局灶性病变根据病因而有不同的血管强化特征：胰腺腺癌为低强化，而神经内分泌肿瘤为高强化。在普通人群中，CE-EUS 在 PDAC 鉴别诊断中的综合敏感性为 94%（95% CI 0.91 ～ 0.95），特异性为 89%（95% CI 0.85 ～ 0.92）[205]。目前，美国 FDA 尚未批准其在美国使用，使用仅在欧洲和亚洲使用。

共聚焦激光内镜检查（confocal laser endomicroscopy，CFLE）　CFLE 是一种显示黏膜腺体组织结构的实时、可视化的成像方法，将微型探针穿过 19G 的 FNA 针达成技术目标。在 IPMN 的囊性病变中，使用该技术可观察到明显的 "指状结构"（$P=0.004$），敏感性为 59%，特异性为 100%，阳性预测值（PPV）为 100%，阴性预测值（NPV）为 50%[206]。但由于观察者间的高变异性、敏感性差和囊性病变的高异质性，故该技术的应用有限。

超声内镜弹性成像（endoscopic ultrasound elastography）　EUS 弹性成像是一种新的成像方式，通过与血管搏动及呼吸运动相关的 EUS 图像变化来可视化 EUS 过程中的组织弹性分布。一项荟萃分析结果显示，定性 EUS 对恶性胰腺肿块诊断的敏感性和特异性分别为 0.98（95% CI 0.93 ～ 1.00）和 0.69（95% CI 0.52 ～ 0.82），而定量 EUS 弹性成像的敏感性和特异性分别为 0.96（95% CI 0.86 ～ 0.99）和 0.76（95% CI 0.58 ～ 0.87）[207]。尽管 EUS 弹性成像受到观察者间和观察者内变异性的限制，但可用作 EUS-FNA 的补充方法或在组织学检查阴性期间使用。

---

*　译者注：CancerSEEK 是由美国约翰·霍普金斯大学的研究者研发的一种 "液体活检" 技术，可同时对八大常见肿瘤进行早期检测，据报道特异性达 99% 以上。

基于分子探针的成像 由于胰腺癌细胞组成结构的异质性，某些分子标志物可以通过基于抗体的探针进行标记，并被认为是基于探针成像技术的相关靶点[208]。这些分子靶点来自肿瘤新生血管和肿瘤微环境[209]。在这一领域积累的证据大多来自初步的研究结果，其安全性和有效性尚需通过临床试验进行更深入的探索。此外，这些成像技术如果想要成为一种可行的诊断方法，那其敏感性和特异性必须＞90%。

■ 结论

过去20年所开展的研究结果显示，在具有家族性或遗传性风险因素的个体中进行胰腺癌筛查似乎是可行的。然而，迄今为止的筛查仅限于科学研究和高危人群对象，其更普遍的适用性目前尚不确定。由于缺乏最佳随访方案的证据支撑，所以筛查人群的筛查方式和随访间隔也主要是凭借经验。HRI仅占PDAC患者的10%左右，而在没有明显易感性的个体中早期发现散发的胰腺癌直到最近才能得以部分实现[210]。

基于伦理和经济方面的考虑，本领域的研究采用随机对照研究模式是不可行的。为了解决胰腺癌筛查中遇到的各种挑战，开展具有更大样本和更长随访时间的前瞻性研究势在必行。这些队列研究需要系统地报告成像方式和测量结果，并且两者都需要与整个随访期所获取的生物样本信息相结合。

（张飞　胥孜杭　译）

参考文献

[1] Gold EB, Goldin SB. Epidemiology of and risk factors for pancreatic cancer. *Surg Oncol Clin N Am*. 1998; 7(1): 67–91.

[2] Carrera S, Sancho A, Azkona E, et al. Hereditary pancreatic cancer: related syndromes and clinical perspective. *Hered Cancer Clin Pract*. 2017; 15: 9.

[3] Matsubayashi H, Takaori K, Morizane C, et al. Familial pancreatic cancer: Concept, management and issues. *World J Gastroenterol*. 2017; 23(6): 935–948.

[4] Siegel RL, Miller KD, Jemal A. Cancer statistics, 2019. *CA: A Cancer Journal for Clinicians*. 2019; 69(1): 7–34.

[5] Noone AM, Krapcho M, Miller D, et al. (eds). SEER Cancer Statistics Review, 1975–2015, National Cancer Institute. Bethesda, MD (based on November 2017 SEER data submission, last accessed on January 26, 2018). https://seer.cancer.gov/csr/1975_2015/. Published April 2018.

[6] Welch HG, Schwartz LM, Woloshin S. Are increasing 5-year survival rates evidence of success against cancer? *JAMA*. 2000; 283(22): 2975–2978.

[7] Singhi AD, Ishida H, Ali SZ, et al. A histomorphologic comparison of familial and sporadic pancreatic cancers. *Pancreatology*. 2015; 15(4): 387–391.

[8] https://seer.cancer.gov/statfacts/html/pancreas.html (SEER database for statistics on Pancreatic Cancer), last accessed on March 7, 2019.

[9] Rahib L, Smith BD, Aizenberg R, et al. Projecting cancer incidence and deaths to 2030: the unexpected burden of thyroid, liver, and pancreas cancers in the United States. *Cancer Res*. 2014; 74(11): 2913–2921.

[10] https://www.congress.gov/bill/112th-congress/senate-bill/3566?q=%7B%22search%22%3A%5B%22recalcitrant+cancer%22%5D%7D&s=2&r=1 (Congress bill introduced in September 2012), last accessed on March 7, 2019.

[11] Hruban RH, Klimstra DS. *Tumors of the pancreas: atlas of tumor pathology*. Washington, DC: American Registry of Pathology and Armed Forces Institute of Pathology; 2006.

[12] Hong SM, Goggins M, Wolfgang CL, et al. Vascular invasion in infiltrating ductal adenocarcinoma of the pancreas can mimic pancreatic intraepithelial neoplasia: a histopathologic study of 209 cases. *Am J Surg Pathol*. 2012; 36(2): 235–241.

[13] Hirai I, Kimura W, Ozawa K, et al. Perineural invasion in pancreatic cancer. *Pancreas*. 2002; 24(1): 15–25.

[14] Infante JR, Matsubayashi H, Sato N, et al. Peritumoral fibroblast SPARC expression and patient outcome with resectable pancreatic adenocarcinoma. *J Clin Oncol*. 2007; 25(3): 319–325.

[15] Von Hoff DD, Ervin T, Arena FP, et al. Increased survival in pancreatic cancer with nab-paclitaxel plus gemcitabine. *N Engl J Med*. 2013; 369(18): 1691–1703.

[16] Distler M, Aust D, Weitz J, et al. Precursor lesions for sporadic pancreatic cancer: PanIN, IPMN, and MCN. *Biomed*

Res Int. 2014; 474905.

[17] Wilentz RE, Iacobuzio-Donahue CA, Argani P, et al. Loss of expression of Dpc4 in pancreatic intraepithelial neoplasia: evidence that DPC4 inactivation occurs late in neoplastic progression. *Cancer Res*. 2000; 60(7): 2002−2006.

[18] Furukawa T, Kloppel G, Volkan Adsay N, et al. Classification of types of intraductal papillary-mucinous neoplasm of the pancreas: a consensus study. *Virchows Arch*. 2005; 447(5): 794−799.

[19] Yamada S, Fujii T, Shimoyama Y, et al. Clinical implication of morphological subtypes in management of intraductal papillary mucinous neoplasm. *Ann Surg Oncol*. 2014; 21(7): 2444−2452.

[20] Strauss A, Birdsey M, Fritz S, et al. Intraductal papillary mucinous neoplasms of the pancreas: radiological predictors of malignant transformation and the introduction of bile duct dilation to current guidelines. *Br J Radiol*. 2016; 89(1061): 20150853.

[21] Schnelldorfer T, Sarr MG, Nagorney DM, et al. Experience with 208 resections for intraductal papillary mucinous neoplasm of the pancreas. *Arch Surg*. 2008; 143(7): 639−646.

[22] Tanaka M, Fernández-Del Castillo C, Kamisawa T, et al. Revisions of international consensus Fukuoka guidelines for the management of IPMN of the pancreas. *Pancreatology*. 2017; 17(5): 738−753.

[23] Valsangkar NP, Morales-Oyarvide V, Thayer SP, et al. 851 resected cystic tumors of the pancreas: a 33-year experience at the Massachusetts General Hospital. *Surgery*. 2012; 152(3 Suppl. 1): S4−12.

[24] Yamao K, Yanagisawa A, Takahashi K, et al. Clinicopathological features and prognosis of mucinous cystic neoplasm with ovarian-type stroma: a multi-institutional study of the Japan pancreas society. *Pancreas*. 2011; 40(1): 67−71.

[25] Chhoda A, Lu L, Clerkin BM, et al. Current approaches to pancreatic cancer screening. *Am J Pathol*. 2019; 189(1): 22−35.

[26] Jones S, Zhang X, Parsons DW, et al. Core signaling pathways in human pancreatic cancers revealed by global genomic analyses. *Science*. 2008; 321(5897): 1801−1806.

[27] Biankin AV, Waddell N, Kassahn KS, et al. Pancreatic cancer genomes reveal aberrations in axon guidance pathway genes. *Nature*. 2012; 491(7424): 399−405.

[28] Jancik S, Drabek J, Radzioch D, et al. Clinical relevance of KRAS in human cancers. *J Biomed Biotechnol*. 2010; 150960.

[29] Witkiewicz AK, McMillan EA, Balaji U, et al. Whole-exome sequencing of pancreatic cancer defines genetic diversity and therapeutic targets. *Nat Commun*. 2015; 6: 6744.

[30] Sherr CJ. Cancer cell cycles. *Science*. 1996; 274(5293): 1672−1677.

[31] Schutte M, Hruban RH, Geradts J, et al. Abrogation of the Rb/p16 tumor-suppressive pathway in virtually all pancreatic carcinomas. *Cancer Res*. 1997; 57(15): 3126−3130.

[32] Scarpa A, Capelli P, Mukai K, et al. Pancreatic adenocarcinomas frequently show p53 gene mutations. *Am J Pathol*. 1993; 142(5): 1534−1543.

[33] Hahn SA, Schutte M, Hoque AT, et al. DPC4, a candidate tumor suppressor gene at human chromosome 18q21.1. *Science*. 1996; 271(5247): 350−353.

[34] Siegel PM, Massague J. Cytostatic and apoptotic actions of TGF-beta in homeostasis and cancer. *Nat Rev Cancer*. 2003; 3(11): 807−821.

[35] Iacobuzio-Donahue CA, Fu B, Yachida S, et al. DPC4 gene status of the primary carcinoma correlates with patterns of failure in patients with pancreatic cancer. *J Clin Oncol*. 2009; 27(11): 1806−1813.

[36] Crane CH, Varadhachary GR, Yordy JS, et al. Phase II trial of cetuximab, gemcitabine, and oxaliplatin followed by chemoradiation with cetuximab for locally advanced (T4) pancreatic adenocarcinoma: correlation of Smad4(Dpc4) immunostaining with pattern of disease progression. *J Clin Oncol*. 2011; 29(22): 3037−3043.

[37] Schonleben F, Qiu W, Bruckman KC, et al. BRAF and KRAS gene mutations in intraductal papillary mucinous neoplasm/carcinoma (IPMN/IPMC) of the pancreas. *Cancer Lett*. 2007; 249(2): 242−248.

[38] Matthaei H, Wu J, Dal Molin M, et al. GNAS sequencing identifies IPMN-specific mutations in a subgroup of diminutive pancreatic cysts referred to as "incipient IPMNs." *Am J Surg Pathol*. 2014; 38(3): 360−363.

[39] Kanda M, Knight S, Topazian M, et al. Mutant GNAS detected in duodenal collections of secretin-stimulated pancreatic juice indicates the presence or emergence of pancreatic cysts. *Gut*. 2013; 62(7): 1024−1033.

[40] Wu J, Matthaei H, Maitra A, et al. Recurrent GNAS mutations define an unexpected pathway for pancreatic cyst development. *Sci Transl Med*. 2011; 3(92): 92ra66.

[41] Conner JR, Marino-Enriquez A, Mino-Kenudson M, et al. Genomic characterization of low-and high-grade pancreatic mucinous cystic neoplasms teveals recurrent KRAS alterations in "high-risk" lesions. *Pancreas*. 2017; 46(5): 665−671.

[42] Jimenez RE, Warshaw AL, Z'Graggen K, et al. Sequential accumulation of K-ras mutations and p53 overexpression in the progression of pancreatic mucinous cystic neoplasms to malignancy. *Ann Surg*. 1999; 230(4): 501−509; discussion 509−511.

[43] Garcia-Carracedo D, Chen ZM, Qiu W, et al. PIK3CA mutations in mucinous cystic neoplasms of the pancreas. *Pancreas*. 2014; 43(2): 245−249.

[44] Sano M, Driscoll DR, De Jesus-Monge WE, et al. Activated Wnt signaling in stroma contributes to development of

pancreatic mucinous cystic neoplasms. *Gastroenterology*. 2014; 146(1): 257–267.

[45] Fukushima N, Sato N, Prasad N, et al. Characterization of gene expression in mucinous cystic neoplasms of the pancreas using oligonucleotide microarrays. *Oncogene*. 2004; 23(56): 9042–9051.

[46] Final Update Summary: Pancreatic Cancer: Screening — US Preventive Services Task Force (https://www.uspreventiveservicestaskforce.org/uspstf/recommendation/pancreatic-cancer-screening, last accessed on March 31, 2020).

[47] Risch HA, Lu L, Wang J, et al. ABO blood group and risk of pancreatic cancer: a study in Shanghai and meta-analysis. *Am J Epidemiol*. 2013; 177(12): 1326–1337.

[48] Risch HA, Yu H, Lu L, et al. ABO blood group, Helicobacter pylori seropositivity, and risk of pancreatic cancer: a case-control study. *J Natl Cancer Inst*. 2010; 102(7): 502–505.

[49] Scheiman JM, Hwang JH, Moayyedi P. American gastroenterological association technical review on the diagnosis and management of asymptomatic neoplastic pancreatic cysts. *Gastroenterology*. 2015; 148(4): 824–848, e822.

[50] Kim TH, Song TJ, Hwang J-H, et al. Predictors of malignancy in pure branch duct type intraductal papillary mucinous neoplasm of the pancreas: a nationwide multicenter study. *Pancreatology*. 2015; 15(4): 405–410.

[51] Kang MJ, Jang J-Y, Kim SJ, et al. Cyst growth rate predicts malignancy in patients with branch duct intraductal papillary mucinous neoplasms. *Clin Gastroenterol Hepatol*. 2011; 9(1): 87–93.

[52] Kwong WT, Lawson RD, Hunt G, et al. Rapid growth rates of suspected pancreatic cyst branch duct intraductal papillary mucinous neoplasms predict malignancy. *Dig Dis Sci*. 2015; 60(9): 2800–2806.

[53] Brand RE, Lerch MM, Rubinstein WS, et al. Advances in counselling and surveillance of patients at risk for pancreatic cancer. *Gut*. 2007; 56(10): 1460–1469.

[54] Klein AP, Brune KA, Petersen GM, et al. Prospective risk of pancreatic cancer in familial pancreatic cancer kindreds. *Cancer Res*. 2004; 64(7): 2634–2638.

[55] Grover S, Syngal S. Hereditary pancreatic cancer. *Gastroenterology*. 2010; 139(4): 1076–1080, e1072.

[56] Brune KA, Lau B, Palmisano E, et al. Importance of age of onset in pancreatic cancer kindreds. *J Natl Cancer Inst*. 2010; 102(2): 119–126.

[57] Wang W, Chen S, Brune KA, et al. PancPRO: risk assessment for individuals with a family history of pancreatic cancer. *J Clin Oncol*. 2007; 25(11): 1417–1422.

[58] Maisonneuve P, Lowenfels AB. Epidemiology of pancreatic cancer: an update. *Dig Dis*. 2010; 28(4–5): 645–656.

[59] Couch FJ, Johnson MR, Rabe KG, et al. The prevalence of BRCA2 mutations in familial pancreatic cancer. *Cancer Epidemiol Biomarkers Prev*. 2007; 16(2): 342–346.

[60] Ghiorzo P, Fornarini G, Sciallero S, et al. CDKN2A is the main susceptibility gene in Italian pancreatic cancer families. *J Med Genet*. 2012; 49(3): 164–170.

[61] Chaffee KG, Oberg AL, McWilliams RR, et al. Prevalence of germ-line mutations in cancer genes among pancreatic cancer patients with a positive family history. *Genet Med*. 2018; 20(1): 119–127.

[62] The Breast Cancer Linkage C. Cancer Risks in *BRCA2* Mutation Carriers. *JNCI: Journal of the National Cancer Institute*. 1999; 91(15): 1310–1316.

[63] van Asperen CJ, Brohet RM, Meijers-Heijboer EJ, et al. Cancer risks in BRCA2 families: estimates for sites other than breast and ovary. *J Med Genet*. 2005; 42(9): 711–719.

[64] Brose MS. Cancer risk estimates for *BRCA1* mutation carriers identified in a risk evaluation program. *Cancer Spectrum Knowledge Environment*. 2002; 94(18): 1365–1372.

[65] Thompson D, Easton DF. The Breast Cancer Linkage C. Cancer Incidence in BRCA1 Mutation Carriers. *JNCI: Journal of the National Cancer Institute*. 2002; 94(18): 1358–1365.

[66] Kim DH, Crawford B, Ziegler J, et al. Prevalence and characteristics of pancreatic cancer in families with BRCA1 and BRCA2 mutations. *Fam Cancer*. 2009; 8(2): 153–158.

[67] Murphy KM, Brune KA, Griffin C, et al. Evaluation of candidate genes MAP2K4, MADH4, ACVR1B, and BRCA2 in familial pancreatic cancer: deleterious BRCA2 mutations in 17%. *Cancer Res*. 2002; 62(13): 3789–3793.

[68] Risch HA, McLaughlin JR, Cole DEC, et al. Population BRCA1 and BRCA2 mutation frequencies and cancer penetrances: a kin–cohort study in Ontario, Canada. JNCI*: Journal of the National Cancer Institute*. 2006; 98(23): 1694–1706.

[69] Folias A, Matkovic M, Bruun D, et al. BRCA1 interacts directly with the Fanconi anemia protein FANCA. *Hum Mol Genet*. 2002; 11(21): 2591–2597.

[70] Jones S, Hruban RH, Kamiyama M, et al. Exomic sequencing identifies PALB2 as a pancreatic cancer susceptibility gene. *Science*. 2009; 324(5924): 217.

[71] Kanda M, Sadakari Y, Borges M, et al. Mutant TP53 in duodenal samples of pancreatic juice from patients with pancreatic cancer or high-grade dysplasia. *Clin Gastroenterol Hepatol*. 2013; 11(6): 719–730.

[72] Guo Y, Feng W, Sy SM, et al. ATM-dependent phosphorylation of the Fanconi anemia protein PALB2 promotes the DNA damage response. *J Biol Chem*. 2015; 290(46): 27545–27556.

[73] Casadei S, Norquist BM, Walsh T, et al. Contribution of inherited mutations in the *BRCA2*-interacting protein PALB2 to familial breast cancer. (1538–7445 (Electronic)).

[74] Goldstein AM, Chan M, Harland M, et al. Features associated with germline CDKN2A mutations: a GenoMEL study

of melanoma-prone families from three continents. *J Med Genet*. 2007; 44(2): 99−106.

[75]　Goldstein AM, Chan M, Harland M, et al. High-risk melanoma susceptibility genes and pancreatic cancer, neural system tumors, and uveal melanoma across GenoMEL. *Cancer Res*. 2006; 66(20): 9818−9828.

[76]　Goldstein AM, Fraser MC, Struewing JP, et al. Increased risk of pancreatic cancer in melanoma-prone kindreds with p16INK4 mutations. *N Engl J Med*. 1995; 333(15): 970−974.

[77]　de Snoo FA, Bishop DT, Bergman W, et al. Increased risk of cancer other than melanoma in CDKN2A founder mutation (p16-Leiden)-positive melanoma families. *Clin Cancer Res*. 2008; 14(21): 7151−7157.

[78]　Kastrinos F, Stoffel EM. History, genetics, and strategies for cancer prevention in Lynch syndrome. *Clin Gastroenterol Hepatol*. 2014; 12(5): 715−727.

[79]　Kastrinos F, Mukherjee B, Tayob N, et al. Risk of pancreatic cancer in families with Lynch syndrome. *JAMA*. 2009; 302(16): 1790−1795.

[80]　Moller P, Seppala TT, Bernstein I, et al. Cancer risk and survival in path_MMR carriers by gene and gender up to 75 years of age: a report from the Prospective Lynch Syndrome Database. *Gut*. 2018; 67(7): 1306−1316.

[81]　Jenne DE, Reimann H, Nezu J, et al. Peutz-Jeghers syndrome is caused by mutations in a novel serine threonine kinase. *Nat Genet*. 1998; 18(1): 38−43.

[82]　Grover S, Syngal S. Hereditary pancreatic cancer. *Gastroenterology*. 2010; 139(4): 1076−1080.

[83]　Tomlinson IP, Houlston RS. Peutz-Jeghers syndrome. *J Med Genet*. 1997; 34(12): 1007−1011.

[84]　Giardiello FM, Brensinger JD, Tersmette AC, et al. Very high risk of cancer in familial Peutz−Jeghers syndrome. *Gastroenterology*. 2000; 119(6): 1447−1453.

[85]　Kastrinos F, Syngal S. Inherited colorectal cancer syndromes. *Cancer J*. 2011; 17(6): 405−415.

[86]　Galiatsatos P, Foulkes WD. Familial adenomatous polyposis. *Am J Gastroenterol*. 2006; 101(2): 385−398.

[87]　Giardiello FM, Offerhaus GJ, Lee DH, et al. Increased risk of thyroid and pancreatic carcinoma in familial adenomatous polyposis. *Gut*. 1993; 34(10): 1394−1396.

[88]　Roberts NJ, Jiao Y, Yu J, et al. *ATM* mutations in patients with hereditary pancreatic cancer. *Cancer Discov*. 2012; 2(1): 41−46.

[89]　Roberts NJ, Jiao Y, Yu J, et al. *ATM* mutations in patients with hereditary pancreatic cancer. *Cancer Discov*. 2011; 2(1): 41−46.

[90]　Swift M, Chase CL, Morrell D. Cancer predisposition of ataxia-telangiectasia heterozygotes. *Cancer Genet Cytogenet*. 1990; 46(1): 21−27.

[91]　Howes N, Lerch MM, Greenhalf W, et al. Clinical and genetic characteristics of hereditary pancreatitis in Europe. *Clin Gastroenterol Hepatol*. 2004; 2(3): 252−261.

[92]　Gukovsky I, Li N, Todoric J, et al. Inflammation, autophagy, and obesity: common features in the pathogenesis of pancreatitis and pancreatic cancer. *Gastroenterology*. 2013; 144(6): 1199−1209.

[93]　Masamune A, Watanabe T, Kikuta K, et al. Roles of pancreatic stellate cells in pancreatic inflammation and fibrosis. *Clin Gastroenterol Hepatol*. 2009; 7(11 Suppl.): S48−54.

[94]　Lowenfels AB, Maisonneuve P, DiMagno EP, et al. Hereditary pancreatitis and the risk of pancreatic cancer. International Hereditary Pancreatitis Study Group. *J Natl Cancer Inst*. 1997; 89(6): 442−446.

[95]　Maisonneuve P, Marshall BC, Lowenfels AB. Risk of pancreatic cancer in patients with cystic fibrosis. *Gut*. 2007; 56(9): 1327−1328.

[96]　Lowenfels AB, Maisonneuve P. Epidemiology and prevention of pancreatic cancer. *Jpn J Clin Oncol*. 2004; 34(5): 238−244.

[97]　Iodice S, Gandini S, Maisonneuve P, et al. Tobacco and the risk of pancreatic cancer: a review and meta-analysis. *Langenbecks Arch Surg*. 2008; 393(4): 535−545.

[98]　Duell EJ. Epidemiology and potential mechanisms of tobacco smoking and heavy alcohol consumption in pancreatic cancer. *Mol Carcinog*. 2012; 51(1): 40−52.

[99]　Rulyak SJ, Lowenfels AB, Maisonneuve P, et al. Risk factors for the development of pancreatic cancer in familial pancreatic cancer kindreds. *Gastroenterology*. 2003; 124(5): 1292−1299.

[100]　Lowenfels AB, Maisonneuve P, Whitcomb DC, et al. Cigarette smoking as a risk factor for pancreatic cancer in patients with hereditary pancreatitis. *JAMA*. 2001; 286(2): 169−170.

[101]　Wang Y-T, Gou Y-W, Jin W-W, et al. Association between alcohol intake and the risk of pancreatic cancer: a dose-response meta-analysis of cohort studies. *BMC Cancer*. 2016; 16: 212.

[102]　Yeo TP, Lowenfels AB. Demographics and epidemiology of pancreatic cancer. *Cancer J*. 2012; 18(6): 477−484.

[103]　Andersen DK, Andren-Sandberg Å, Duell EJ, et al. Pancreatitis−Diabetes−Pancreatic Cancer: Summary of an NIDDK-NCI Workshop. *Pancreas*. 2013; 42(8). doi: 10.1097/MPA.1090b1013e3182a1099ad1099d.

[104]　Permert J, Ihse I, Jorfeldt L, et al. Improved glucose metabolism after subtotal pancreatectomy for pancreatic cancer. *Br J Surg*. 1993; 80(8): 1047−1050.

[105]　Ding XZ, Fehsenfeld DM, Murphy LO, et al. Physiological concentrations of insulin augment pancreatic cancer cell proliferation and glucose utilization by activating MAP kinase, PI3 kinase and enhancing GLUT-1 expression. *Pancreas*. 2000; 21(3): 310−320.

[106]　Amin S, Mhango G, Lin J, et al. Metformin improves survival in patients with pancreatic ductal adenocarcinoma and

pre-existing diabetes: a propensity score analysis. *Am J Gastroenterol*. 2016; 111(9): 1350–1357.

[107] Yue W, Yang CS, DiPaola RS, et al. Repurposing of metformin and aspirin by targeting AMPK-mTOR and inflammation for pancreatic cancer prevention and treatment. *Cancer Prev Res (Phila)*. 2014; 7(4): 388–397.

[108] Andersen DK, Korc M, Petersen GM, et al. Diabetes, pancreatogenic diabetes, and pancreatic cancer. *Diabetes*. 2017; 66(5): 1103–1110.

[109] Hart PA, Baichoo E, Bi Y, et al. Pancreatic polypeptide response to a mixed meal is blunted in pancreatic head cancer associated with diabetes mellitus. *Pancreatology*. 2015; 15(2): 162–166.

[110] Sah RP, Nagpal SJS, Mukhopadhyay D, et al. New insights into pancreatic cancer-induced paraneoplastic diabetes. *Nat Rev Gastroenterol Hepatol*. 2013; 10(7): 423–433.

[111] Lowenfels AB, Maisonneuve P, Cavallini G, et al. Pancreatitis and the risk of pancreatic cancer. International Pancreatitis Study Group. *N Engl J Med*. 1993; 328(20): 1433–1437.

[112] Raimondi S, Lowenfels AB, Morselli-Labate AM, et al. Pancreatic cancer in chronic pancreatitis; aetiology, incidence, and early detection. *Best Pract Res Clin Gastroenterol*. 2010; 24(3): 349–358.

[113] Hao L, Zeng X-P, Xin L, et al. Incidence of and risk factors for pancreatic cancer in chronic pancreatitis: A cohort of 1656 patients. *Dig Liver Dis*. 2017; 49(11): 1249–1256.

[114] Trikudanathan G, Philip A, Dasanu CA, et al. Association between Helicobacter pylori infection and pancreatic cancer. A cumulative meta-analysis. *JOP*. 2011; 12(1): 26–31.

[115] Nilsson HO, Stenram U, Ihse I, et al. Helicobacter species ribosomal DNA in the pancreas, stomach and duodenum of pancreatic cancer patients. *World J Gastroenterol*. 2006; 12(19): 3038–3043.

[116] Takayama S, Takahashi H, Matsuo Y, et al. Effects of Helicobacter pylori infection on human pancreatic cancer cell line. *Hepatogastroenterology*. 2007; 54(80): 2387–2391.

[117] Suzuki H, Morris JS, Li Y, et al. Interaction of the cytochrome P4501A2, SULT1A1 and NAT gene polymorphisms with smoking and dietary mutagen intake in modification of the risk of pancreatic cancer. *Carcinogenesis*. 2008; 29(6): 1184–1191.

[118] Fong PY, Fesinmeyer MD, White E, et al. Association of diabetes susceptibility gene *calpain-10* with pancreatic cancer among smokers. *J Gastrointest Cancer*. 2010; 41(3): 203–208.

[119] Fesinmeyer MD, Stanford JL, Brentnall TA, et al. Association between the peroxisome proliferator-activated receptor gamma Pro12Ala variant and haplotype and pancreatic cancer in a high-risk cohort of smokers: a pilot study. *Pancreas*. 2009; 38(6): 631–637.

[120] Appleman LJ, Berezovskaya A, Grass I, et al. CD28 costimulation mediates T cell expansion via IL-2-independent and IL-2-dependent regulation of cell cycle progression. *J Immunol*. 2000; 164(1): 144–151.

[121] Yang M, Sun T, Zhou Y, et al. The functional cytotoxic T lymphocyte-associated Protein 4 49G-to-A genetic variant and risk of pancreatic cancer. *Cancer*. 2012; 118(19): 4681–4686.

[122] Herreros-Villanueva M, Hijona E, Banales JM, et al. Alcohol consumption on pancreatic diseases. *World J Gastroenterol*. 2013; 19(5): 638–647.

[123] Tang H, Dong X, Hassan M, et al. Body mass index and obesity- and diabetes-associated genotypes and risk for pancreatic cancer. *Cancer Epidemiol Biomarkers Prev*. 2011; 20(5): 779–792.

[124] Nakao M, Hosono S, Ito H, et al. Interaction between IGF-1 polymorphisms and overweight for the risk of pancreatic cancer in Japanese. *Int J Mol Epidemiol Genet*. 2011; 2(4): 354–366.

[125] Suzuki H, Li Y, Dong X, et al. Effect of insulin-like growth factor gene polymorphisms alone or in interaction with diabetes on the risk of pancreatic cancer. *Cancer Epidemiol Biomarkers Prev*. 2008; 17(12): 3467–3473.

[126] Cullen JJ, Weydert C, Hinkhouse MM, et al. The role of manganese superoxide dismutase in the growth of pancreatic adenocarcinoma. *Cancer Res*. 2003; 63(6): 1297–1303.

[127] Tang H, Dong X, Day RS, et al. Antioxidant genes, diabetes and dietary antioxidants in association with risk of pancreatic cancer. *Carcinogenesis*. 2010; 31(4): 607–613.

[128] Jansen RJ, Robinson DP, Stolzenberg-Solomon RZ, et al. Polymorphisms in metabolism/antioxidant genes may mediate the effect of dietary intake on pancreatic cancer risk. *Pancreas*. 2013; 42(7): 1043–1053.

[129] Axilbund JE, Brune KA, Canto MI, et al. Patient perspective on the value of genetic counselling for familial pancreas cancer. *Hered Cancer Clin Pract*. 2005; 3(3): 115–122.

[130] https://www.nccn.org/professionals/physician_gls/pdf/pancreatic.pdf (NCCN guidelines for *BRCA1/2* testing). Last accessed on March 7, 2019.

[131] https://www.nccn.org/professionals/physician_gls/pdf/genetics_screening.pdf (NCCN guidelines for *BRCA1/2* testing). Last accessed on March 7, 2019.

[132] Bartsch DK, Gress TM, Langer P. Familial pancreatic cancer: current knowledge. *Nat Rev Gastroenterol Hepatol*. 2012; 9(8): 445–453.

[133] Canto MI, Harinck F, Hruban RH, et al. International Cancer of the Pancreas Screening (CAPS) Consortium summit on the management of patients with increased risk for familial pancreatic cancer. *Gut*. 2013; 62(3): 339–347.

[134] Ulrich CD, Consensus Committees of the European Registry of Hereditary Pancreatic Diseases MM-CPSGIAoP. Pancreatic cancer in hereditary pancreatitis: consensus guidelines for prevention, screening and treatment. *Pancreatology*. 2001; 1(5): 416–422.

[135] Harinck F, Konings I, Kluijt I, et al. A multicentre comparative prospective blinded analysis of EUS and MRI for screening of pancreatic cancer in high-risk individuals. *Gut*. 2016; 65(9): 1505−1513.

[136] Adamek HE, Albert J, Breer H, et al. Pancreatic cancer detection with magnetic resonance cholangiopancreatography and endoscopic retrograde cholangiopancreatography: a prospective controlled study. *Lancet*. 2000; 356(9225): 190−193.

[137] Robertis RD, De Robertis R. Diffusion-weighted imaging of pancreatic cancer. *World J Radiol*. 2015; 7(10): 319.

[138] Niu X-K, Bhetuwal A, Das S, et al. Meta-analysis of quantitative diffusion-weighted MR imaging in differentiating benign and malignant pancreatic masses. *J Huazhong Univ Sci Technolog Med Sci*. 2014; 34(6): 950−956.

[139] Topazian M, Enders F, Kimmey M, et al. Interobserver agreement for EUS findings in familial pancreatic-cancer kindreds. *Gastrointest Endosc*. 2007; 66(1): 62−67.

[140] Axon AT. Endoscopic retrograde cholangiopancreatography in chronic pancreatitis. Cambridge classification. *Radiol Clin North Am*. 1989; 27(1): 39−50.

[141] Cheng CL, Sherman S, Watkins JL, et al. Risk factors for post-ERCP pancreatitis: a prospective multicenter study. *Am J Gastroenterol*. 2006; 101(1): 139−147.

[142] Williams EJ, Taylor S, Fairclough P, et al. Risk factors for complication following ERCP; results of a large-scale, prospective multicenter study. *Endoscopy*. 2007; 39(9): 793−801.

[143] Kimmey MB, Bronner MP, Byrd DR, et al. Screening and surveillance for hereditary pancreatic cancer. *Gastrointest Endosc*. 2002; 56(4 Suppl): S82−86.

[144] Canto MI, Goggins M, Yeo CJ, et al. Screening for pancreatic neoplasia in high-risk individuals: an EUS-based approach. *Clin Gastroenterol Hepatol*. 2004; 2(7): 606−621.

[145] Canto MI, Goggins M, Hruban RH, et al. Screening for early pancreatic neoplasia in high-risk individuals: a prospective controlled study. *Clin Gastroenterol Hepatol*. 2006; 4(6): 766−781; quiz 665.

[146] Kaneko OF, Lee DM, Wong J, et al. Performance of multidetector computed tomographic angiography in determining surgical resectability of pancreatic head adenocarcinoma. *J Comput Assist Tomogr*. 2010; 34(5): 732−738.

[147] Chen R, Pan S, Yi EC, et al. Quantitative proteomic profiling of pancreatic cancer juice. *Proteomics*. 2006; 6(13): 3871−3879.

[148] Suenaga M, Yu J, Shindo K, et al. Pancreatic juice mutation concentrations can help predict the grade of dysplasia in patients undergoing pancreatic surveillance. *Clin Cancer Res*. 2018; 24(12): 2963−2974.

[149] Finks JF, Osborne NH, Birkmeyer JD. Trends in hospital volume and operative mortality for high-risk surgery. *N Engl J Med*. 2011; 364(22): 2128−2137.

[150] Choi SH, Park SH, Kim KW, et al. Progression of unresected intraductal papillary mucinous neoplasms of the pancreas to cancer: a systematic review and meta-analysis. *Clin Gastroenterol Hepatol*. 2017; 15(10): 1509−1520.

[151] Baiocchi GL, Portolani N, Missale G, et al. Intraductal papillary mucinous neoplasm of the pancreas (IPMN): clinico-pathological correlations and surgical indications. *World J Surg Oncol*. 2010; 8: 25.

[152] Matthaei H, Hong S-M, Mayo SC, et al. Presence of pancreatic intraepithelial neoplasia in the pancreatic transection margin does not influence outcome in patients with R0 resected pancreatic cancer. *Ann Surg Oncol*. 2011; 18(12): 3493−3499.

[153] Paiella S, Salvia R, De Pastena M, et al. Screening/surveillance programs for pancreatic cancer in familial high-risk individuals: a systematic review and proportion meta-analysis of screening results. *Pancreatology*. 2018; 18(4): 420−428.

[154] LeBlanc JK, Chen JH, Al-Haddad M, et al. Endoscopic ultrasound and histology in chronic pancreatitis: how are they associated? *Pancreas*. 2014; 43(3): 440−444.

[155] Takenaka M, Masuda A, Shiomi H, et al. Chronic pancreatitis finding by endoscopic ultrasonography in the pancreatic parenchyma of intraductal papillary mucinous neoplasms is associated with invasive intraductal papillary mucinous carcinoma. *Oncology*. 2017; 93(Suppl. 1): 61−68.

[156] Bartsch DK, Slater EP, Carrato A, et al. Refinement of screening for familial pancreatic cancer. *Gut*. 2016; 65(8): 1314−1321.

[157] Brentnall TA, Bronner MP, Byrd DR, et al. Early diagnosis and treatment of pancreatic dysplasia in patients with a family history of pancreatic cancer. *Annals of Internal Medicine*. 1999; 131(4): 247−255.

[158] Rulyak SJ, Brentnall TA. Inherited pancreatic cancer: surveillance and treatment strategies for affected families. *Pancreatology*. 2001; 1(5): 477−485.

[159] Poley JW, Kluijt I, Gouma DJ, et al. The yield of first-time endoscopic ultrasonography in screening individuals at a high risk of developing pancreatic cancer. *Am J Gastroenterol*. 2009; 104(9): 2175−2181.

[160] Langer P, Kann PH, Fendrich V, et al. Five years of prospective screening of high-risk individuals from families with familial pancreatic cancer. *Gut*. 2009; 58(10): 1410−1418.

[161] Verna EC, Hwang C, Stevens PD, et al. Pancreatic cancer screening in a prospective cohort of high-risk patients: a comprehensive strategy of imaging and genetics. *Clin Cancer Res*. 2010; 16(20): 5028−5037.

[162] Ludwig E, Olson SH, Bayuga S, et al. Feasibility and yield of screening in relatives from familial pancreatic cancer families. *Am J Gastroenterol*. 2011; 106(5): 946−954.

[163] Schneider R, Slater EP, Sina M, et al. German national case collection for familial pancreatic cancer (FaPaCa): ten

years experience. *Fam Cancer*. 2011; 10(2): 323–330.

[164] Vasen HFA, Wasser M, van Mil A, et al. Magnetic resonance imaging surveillance detects early-stage pancreatic cancer in carriers of a p16-Leiden mutation. *Gastroenterology*. 2011; 140(3): 850–856.

[165] Al-Sukhni W, Borgida A, Rothenmund H, et al. Screening for pancreatic cancer in a high-risk cohort: an eight-year experience. *J Gastrointest Surg*. 2012; 16(4): 771–783.

[166] Canto MI, Hruban RH, Fishman EK, et al. Frequent detection of pancreatic lesions in asymptomatic high-risk individuals. *Gastroenterology*. 2012; 142(4): 796–804.

[167] Potjer TP, Schot I, Langer P, et al. Variation in precursor lesions of pancreatic cancer among high-risk groups. *Clin Cancer Res*. 2013; 19(2): 442–449.

[168] Sud A, Wham D, Catalano M, et al. Promising outcomes of screening for pancreatic cancer by genetic testing and endoscopic ultrasound. *Pancreas*. 2014; 43(3): 458–461.

[169] Del Chiaro M, Verbeke CS, Kartalis N, et al. Short-term results of a magnetic resonance imaging-based Swedish screening program for individuals at risk for pancreatic cancer. *JAMA Surg*. 2015; 150(6): 512–518.

[170] Mocci E, Guillen-Ponce C, Earl J, et al. PanGen-Fam: Spanish registry of hereditary pancreatic cancer. *Eur J Cancer*. 2015; 51(14): 1911–1917.

[171] Vasen H, Ibrahim I, Ponce CG, et al. Benefit of surveillance for pancreatic cancer in high-risk individuals: outcome of long-term prospective follow-up studies from three European expert centers. *J Clin Oncol*. 2016; 34(17): 2010–2019.

[172] Konings IC, Harinck F, Poley JW, et al. Prevalence and progression of pancreatic cystic precursor lesions differ between groups at high risk of developing pancreatic cancer. *Pancreas*. 2017; 46(1): 28–34.

[173] DaVee T, Coronel E, Papafragkakis C, et al. Pancreatic cancer screening in high-risk individuals with germline genetic mutations. *Gastrointest Endosc*. 2018; 87(6): 1443–1450.

[174] Barnes CA, Krzywda E, Lahiff S, et al. Development of a high risk pancreatic screening clinic using 3.0 T MRI. *Fam Cancer*. 2018; 17(1): 101–111.

[175] Gangi A, Malafa M, Klapman J. Endoscopic ultrasound-based pancreatic cancer screening of high-risk individuals: a prospective observational trial. *Pancreas*. 2018; 47(5): 586–591.

[176] Canto MI, Almario JA, Schulick RD, et al. Risk of neoplastic progression in individuals at high risk for pancreatic cancer undergoing long-term surveillance. *Gastroenterology*. 2018; 155(3): 740–751.

[177] Lu C. Screening for pancreatic cancer in familial high-risk individuals: A systematic review. *World J Gastroenterol*. 2015; 21(28): 8678.

[178] Rulyak SJ, Kimmey MB, Veenstra DL, Brentnall TA. Cost-effectiveness of pancreatic cancer screening in familial pancreatic cancer kindreds. *Gastrointest Endosc*. 2003; 57(1): 23–29.

[179] Bruenderman E, Martin RC. A cost analysis of a pancreatic cancer screening protocol in high-risk populations. *Am J Surg*. 2015; 210(3): 409–416.

[180] Latchford A, Greenhalf W, Vitone LJ, et al. Peutz-Jeghers syndrome and screening for pancreatic cancer. *The British Journal of Surgery*. 2006; 93(12): 1446–1455.

[181] Maheu C, Vodermaier A, Rothenmund H, et al. Pancreatic cancer risk counselling and screening: impact on perceived risk and psychological functioning. *Fam Cancer*. 2010; 9(4): 617–624.

[182] Harinck F, Nagtegaal T, Kluijt I, et al. Feasibility of a pancreatic cancer surveillance program from a psychological point of view. *Genet Med*. 2011; 13(12): 1015–1024.

[183] Tutt A, Ashworth A. The relationship between the roles of BRCA genes in DNA repair and cancer predisposition. *Trends Mol Med*. 2002; 8(12): 571–576.

[184] Lowery MA, Kelsen DP, Stadler ZK, et al. An emerging entity: pancreatic adenocarcinoma associated with a known BRCA mutation: clinical descriptors, treatment implications, and future directions. *Oncologist*. 2011; 16(10): 1397–1402.

[185] Golan T, Kanji ZS, Epelbaum R, et al. Overall survival and clinical characteristics of pancreatic cancer in BRCA mutation carriers. *Br J Cancer*. 2014; 111(6): 1132–1138.

[186] Sehdev A, Gbolahan O, Hancock BA, et al. Germline and somatic DNA damage repair gene mutations and overall survival in metastatic pancreatic adenocarcinoma patients treated with FOLFIRINOX. *Clin Cancer Res*. 2018; 24(24): 6204–6211.

[187] NCCN Guidelines for Pancreatic Adenocarcinoma (Version 3.2019 J, 2019). Last accessed on March 29, 2020.

[188] Bryant HE, Schultz N, Thomas HD, et al. Specific killing of BRCA2-deficient tumours with inhibitors of poly(ADP-ribose) polymerase. *Nature*. 2005; 434(7035): 913–917.

[189] Golan T, Hammel P, Reni M, et al. Maintenance olaparib for germline BRCA-mutated metastatic pancreatic cancer. *N Engl J Med*. 2019; 381(4): 317–327.

[190] Dunn GP, Bruce AT, Ikeda H, et al. Cancer immunoediting: from immunosurveillance to tumor escape. *Nat Immunol*. 2002; 3(11): 991–998.

[191] Topalian SL, Drake CG, Pardoll DM. Immune checkpoint blockade: a common denominator approach to cancer therapy. *Cancer Cell*. 2015; 27(4): 450–461.

[192] Le DT, Durham JN, Smith KN, et al. Mismatch repair deficiency predicts response of solid tumors to PD-1 blockade.

Science. 2017; 357(6349): 409−413.

[193] Johansson H, Andersson R, Bauden M, et al. Immune checkpoint therapy for pancreatic cancer. *World J Gastroenterol*. 2016; 22(43): 9457−9476.

[194] Singhi AD, Ali SM, Lacy J, et al. Identification of targetable ALK rearrangements in pancreatic ductal adenocarcinoma. *J Natl Compr Canc Netw*. 2017; 15(5): 555−562.

[195] Stroun M, Maurice P, Vasioukhin V, et al. The origin and mechanism of circulating DNA. *Ann N Y Acad Sci*. 2000; 906: 161−168.

[196] Liggett T, Melnikov A, Yi QL, et al. Differential methylation of cell-free circulating DNA among patients with pancreatic cancer versus chronic pancreatitis. *Cancer*. 2010; 116(7): 1674−1680.

[197] Gall TMH, Belete S, Khanderia E, et al. Circulating tumor cells and cell-free DNA in pancreatic ductal adenocarcinoma. *Am J Pathol*. 2019; 189(1): 71−81.

[198] Cohen JD, Li L, Wang Y, et al. Detection and localization of surgically resectable cancers with a multi-analyte blood test. *Science*. 2018; 359(6378): 926−930.

[199] Croce CM, Calin GA. miRNAs, cancer, and stem cell division. *Cell*. 2005; 122(1): 6−7.

[200] Bloomston M, Frankel WL, Petrocca F, et al. MicroRNA expression patterns to differentiate pancreatic adenocarcinoma from normal pancreas and chronic pancreatitis. *JAMA*. 2007; 297(17): 1901.

[201] Ho AS, Huang X, Cao H, et al. Circulating miR-210 as a novel hypoxia marker in pancreatic cancer. *Transl Oncol*. 2010; 3(2): 109−113.

[202] Wang J, Chen J, Chang P, et al. MicroRNAs in plasma of pancreatic ductal adenocarcinoma patients as novel blood-based biomarkers of disease. *Cancer Prev Res (Phila)*. 2009; 2(9): 807−813.

[203] Kong X, Du Y, Wang G, et al. Detection of differentially expressed microRNAs in serum of pancreatic ductal adenocarcinoma patients: miR-196a could be a potential marker for poor prognosis. *Dig Dis Sci*. 2011; 56(2): 602−609.

[204] Goto T, Fujiya M, Konishi H, et al. An elevated expression of serum exosomal microRNA-191, - 21, -451a of pancreatic neoplasm is considered to be efficient diagnostic marker. *BMC Cancer*. 2018; 18(1): 116.

[205] Gong TT, Hu DM, Zhu Q. Contrast-enhanced EUS for differential diagnosis of pancreatic mass lesions: a meta-analysis. *Gastrointest Endosc*. 2012; 76(2): 301−309.

[206] Li F, Malli A, Cruz-Monserrate Z, et al. Confocal endomicroscopy and cyst fluid molecular analysis: Comprehensive evaluation of pancreatic cysts. *World J Gastrointest Endosc*. 2018; 10(1): 1−9.

[207] Ying L, Lin X, Xie ZL, et al. Clinical utility of endoscopic ultrasound elastography for identification of malignant pancreatic masses: a meta-analysis. *J Gastroenterol Hepatol*. 2013; 28(9): 1434−1443.

[208] Dimastromatteo J, Brentnall T, Kelly KA. Imaging in pancreatic disease. *Nat Rev Gastroenterol Hepatol*. 2017; 14(2): 97−109.

[209] Foygel K, Wang H, Machtaler S, et al. Detection of pancreatic ductal adenocarcinoma in mice by ultrasound imaging of thymocyte differentiation antigen 1. *Gastroenterology*. 2013; 145(4): 885−8943.

[210] Chari ST, Kelly K, Hollingsworth MA, et al. Early detection of sporadic pancreatic cancer: summative review. *Pancreas*. 2015; 44(5): 693−712.

第 11 章

生殖泌尿道肿瘤：风险评估与临床管理

Soum D. Lokeshwar, Jamil S. Syed, Preston C. Sprenkle

■ 引言

泌尿生殖系统包括分泌和储存尿液，以及与性功能有关的器官。泌尿生殖系统肿瘤患者常出现非特异性症状。泌尿生殖肿瘤的发生存在遗传因素，为早期诊断和个体化治疗提供了机会。本章主要讨论肾癌、膀胱癌、前列腺癌和睾丸癌遗传学背景。表 11.1 简要总结了遗传性肿瘤综合征。

■ 肾癌

少数肾癌患者存在遗传因素，但这一比例不可忽略。遗传性肾癌综合征具有各种肾脏和肾脏以外表现。临床怀疑遗传性肾癌的依据包括：诊断年龄较年轻、双侧或多灶性肿瘤、肾癌家族史，出现这些情况应考虑行基因检测。以保留肾脏的手术干预为指导原则，是否手术则取决于遗传性综合征和肿瘤大小。本节将介绍各种遗传性肾癌综合征，以及基因检测适应证和手术干预一般原则（表 11.2）。

流行病学和遗传风险

肾癌的中位发病年龄为 64 岁[1]。据估计，2021 年美国有超过 76 000 例肾癌新发病例，并有超过 14 000 人死于肾癌[1]。肾脏实体肿瘤病变包括良性和恶性两种。在有肾脏肿块患者中，发生恶性肿瘤可能性和同时性转移的风险与影像学检查所显示的肿块大小有关。直径 3 ～ 4 cm 的肿块有 80% ～ 85% 的可能性发展为恶性肿瘤，并有 2% 转移风险，而 7 cm 以上肿块则有 95% 的机会发展为恶性，并有 15% ～ 20% 机会发生同时性转移[2]。大多数肾癌被认为起始于早期事件。与肾癌发生相关明确危险因素包括吸烟、高血压和肥胖[3]。病例对照研究结果表明，肾细胞癌（renal cell cancer，RCC）与农业工作和接触除草剂和杀虫剂有关[4]。

越来越多证据表明，相当大比例患者可能具有发生肾癌遗传易感性。5% ～ 8% 肾癌被认为与遗传有关[5]。有家族遗传倾向肾癌患者管理策略具有挑战性，因为大多数临床医师对这些患者群体不熟悉。从监测到手术治疗，临床决策复杂，特别是对于可能出现双侧或多处肿瘤患者。此外，临床医师应该意识到与某些综合征相关肾外表现及继发性新发肿瘤可能性[6]。

临床表现

肾癌临床表现形式多种多样。随着影像学成像广泛应用，"偶发瘤（incidentaloma）"已成为一个常用术语。腹痛、肿块和血尿是肾癌标志，但在现代影像学时代，这已成

肿瘤	遗传状况	基因	相关临床症状	特定 GU
肾脏	VHL	*VHL* 13 号染色体	视网膜血管瘤、内淋巴囊肿瘤、良性CNS血管母细胞瘤、胰腺囊肿、胰岛肿瘤、附睾囊腺瘤、嗜铬细胞瘤	肾透明细胞癌
	HPRC	*MET* 7 号染色体	特定GU	双侧多灶Ⅰ型乳头状肾细胞癌
	HLRCC	*FH* 1 号染色体	多发性皮肤毛平滑肌瘤、多发性早期子宫平滑肌瘤	乳头状Ⅱ型肾细胞癌
	BHD	*BHD* 17 号染色体	肺囊肿、纤维滤泡瘤、甲状腺结节	嫌色肾细胞癌、嗜酸细胞瘤、混合性肾肿瘤
	SDRCC	*SDH* 10 号染色体	头颈部副神经节瘤、典型嗜铬细胞瘤、胃肠道间质瘤	肾细胞癌、乳头状肉瘤样肾癌
膀胱	Lynch	*MLH1*，*MSH2* *MSH6*，*PMS2* 2，3，5，7 号染色体	子宫内膜癌、卵巢癌、胃癌、小肠癌、胆胰系统癌、皮肤癌、脑癌	前列腺和膀胱肿瘤
	RB	*RB* 13 号染色体	视网膜母细胞瘤、骨肉瘤、肺癌、软组织肉瘤、皮肤黑色素瘤、乳腺癌、头颈癌、子宫癌、脑癌	膀胱癌
	Costello	*HRAS* 11 号染色体	智力障碍、面部特征明显、皮肤过度、关节灵活、肥厚性心肌病、身材矮小	膀胱乳头状瘤与膀胱移行细胞癌
	Apert	*FGFR2* 10 号染色体	颅面畸形、手足畸形、发育迟缓、听力丧失、主动脉和其他心脏异常、幽门狭窄、其他器官恶性肿瘤	膀胱癌、隐睾
前列腺	HBOC	*BRCA1/2* 其他抑癌基因 13、17 号染色体	卵巢癌、乳腺癌	前列腺癌
	HOBX13	*HOBX13* 22 号染色体	特定GU	前列腺癌
睾丸	Peutz–Jeghers	*STK11/LKB1* 19 号染色体	胃肠错构瘤性息肉、黏膜皮肤色素沉着、乳腺癌、卵巢癌、子宫癌和肺癌	支持细胞瘤
	Carney综合征	*PRKAR1A* 17 号染色体	多发性内分泌腺肿瘤、心脏黏液瘤、异常皮肤色素沉着、黑色素性神经鞘瘤、乳腺黏液瘤病	支持细胞瘤（双侧常见）

表 11.1　遗传性泌尿生殖肿瘤综合征

经允许引自 Schmidt LS, Linehan WM. Genetic predisposition to kidney cancer. Semin Oncol, 2016, 43(5): 566–574

综合征	易感基因 （染色体）	肾肿瘤组织学及其他 主要临床表现	推荐治疗方法	肾癌筛查
VHL	*VHL*（3p25）	肾透明细胞癌（常为多灶性） 视网膜血管瘤 嗜铬细胞瘤 中枢神经系统血管母细胞瘤 其他肿瘤	<3 cm：主动监测 ≥3 cm：手术切除	肾脏超声：每年 腹部MRI：每2年
HPRC	*MET*（7q31）	多发性双侧Ⅰ型乳头状肾 细胞癌	<3 cm：主动监测 ≥3 cm：手术切除	肾脏超声：每年 腹部MRI：每2年
HLRCC	*FH*（1q42-43）	Ⅱ型乳头状肾细胞癌 集合管癌 皮肤或子宫平滑肌瘤 子宫平滑肌肉瘤 低级别变异肾细胞癌	手术切除	腹部MRI：每年
SDH-RCC	*SDHA SDHB* （1p36.13）， *SDHC*（1q23.3）， *SDHD*（11q23.1）， *SHDAF2*	SDH相关RCC（嫌色细胞、透明细胞、Ⅱ型乳头状RCC，或嗜酸细胞瘤） 良性侵袭性副神经节瘤 恶性侵袭性副神经节瘤 甲状腺乳头状癌	手术切除	腹部MRI：每2年
BHD	*Folliculin* （17p11.2）	多发性嫌色性肾细胞癌、杂交嗜酸细胞瘤、嗜酸细胞瘤 透明细胞癌（偶尔） 乳头状肾细胞癌（偶尔） 面部纤维滤泡瘤 肺囊肿 自发性气胸	<3 cm：主动监测 ≥3 cm：手术切除	腹部MRI：每2年
Cowden综 合征	*PTEN* （10q23）	乳头状肾细胞癌 乳腺肿瘤（良性或恶性） 甲状腺上皮细胞癌	<3 cm：主动监测 ≥3 cm：手术切除	肾脏超声：每年 腹部MRI：每年
BAP1肿瘤 易感综合征	*BAP1*（3p21.2）	肾透明细胞癌 （可为高级别）	手术切除	腹部MRI：每2年

表 11.2　家族性肾癌亚型

为一种罕见表现。早期肾癌患者越来越多被影像学检查所发现，这些患者可能没有与局部肿瘤生长相关症状。在近期一项研究中，只有不到5%患者有症状，超过50%肾脏肿块是因无关症状而被影像学偶然诊断出来[7]。在所有肾癌患者中，无论他们是否有相关症状，大约30%的患者都会发生同时性转移。在有临床症状患者中，临床表现可由转移性疾病引起，或表现为肿瘤局部生长伴有出血或副肿瘤综合征。副肿瘤综合征在10%～20%肾癌患者中发现[8]。与肾癌相关副肿瘤综合征描述如下。

（1）Stauffer综合征：与肝转移无关的可逆性肝炎。

（2）贫血或红细胞增多症。

（3）红细胞沉降率、C反应蛋白、碱性磷酸酶、血钙异常升高。

体格检查/实验室/影像

体格检查是肾脏肿瘤诊断工作重要部分，尽管大多数局限性疾病患者的体格检查结果无明显异常。但是肾脏大肿块或腺病是晚期疾病的征象。精索静脉曲张，尤其是右睾丸静脉明显曲张，可能提示腔静脉内肿瘤血栓或腔静脉受压。皮肤体格检查在肾脏肿块患者体检中也至关重要，有家族性综合征患者往往有皮肤病表现。

目前还没有用于诊断肾癌的尿液或血清生物标志物。新诊断、临床怀疑恶性肾肿瘤患者，应常规进行全血细胞计数、生化代谢检查、乳酸脱氢酶和尿液分析等实验室检查。

评估肾脏肿块成像的金标准手段包括多期增强MRI或CT扫描。在超声检查中发现肾脏肿块，用增强MRI或CT扫描成像确认。慢性肾脏疾病（chronic kidney disease，CKD）患者可能面临使用碘剂和钆基造影剂风险。研究表明，与肾功能正常患者相比，Ⅲ～Ⅳ期肿瘤患者可接受增强CT扫描，不会增加急性肾损伤（AKI）、紧急透析和短期死亡风险[9]。除腹部影像学检查外，所有新诊断肾脏肿块患者都应该进行胸部X线检查，对有呼吸道症状、转移或X线发现异常者，应考虑进行CT扫描。骨扫描和脑成像不作为常规检查，临床上怀疑有相关器官受累者除外。

临床管理

肾脏肿块的管理涉及复杂决策。局部疾病治疗策略取决于众多因素，包括但不限于患者喜好、合并症、肾功能、肿瘤大小、位置及临床分期。对局部肿瘤，主要治疗选择包括积极监测、保留肾脏的治疗（消融、冷冻或部分肾切除术）和根治性肾切除术。本章将重点介绍遗传性肾癌综合征及治疗。

遗传性肿瘤综合征

有数种常见肾癌综合征。绝大多数肾癌综合征呈常染色体显性遗传，确诊年龄较小（小于46岁）是家族性综合征危险因素。本章将讨论遗传性肿瘤综合征包括 Von Hippel-Lindau（VHL）综合征、遗传性乳头状肾细胞癌（HPRC）、遗传性子宫肌瘤病和肾细胞癌（HLRCC）、Birt-Hogg-Dube（BHD）综合征、结节硬化症（TSC）、BRCA-1相关蛋白1（*BAP1*）、Cowden综合征（*PTEN*）、小眼球相关转录因子（*MITF*）、遗传性甲状旁腺功能亢进伴下颌肿瘤综合征（*CDC73*）和继发性脱氢酶肾细胞癌（SDHRCC）。

VHL综合征 胚系*VHL*突变发生率1/35 000[10]。*VHL*是位于3号染色体短臂的抑癌基因，该基因发生突变时，无法形成E3泛素连接酶复合体，该复合体调节包含缺氧诱导因子（HIF-1、HIF-2）在内的调节蛋白的降解，血管内皮生长因子和其他调节蛋白上调引起细胞内HIF过度聚集进而影响细胞生长和发育[11]。VHL患者可发展为视网膜血管瘤、内淋巴囊瘤、良性中枢血管母细胞瘤、胰腺囊性肿瘤和胰岛瘤、附睾囊腺瘤和嗜铬细胞瘤等。肾透明细胞癌发病年龄早（30～50岁），通常为双侧和多灶性，外显率约为50%。在VHL患者中，肾囊肿可能为恶性，不使用Bosniak标准进行评分，而是基于CT成像标准将肾脏囊肿分为不同类别，恶性潜能方面彼此不同。

HPRC 遗传性乳头状肾细胞癌（HPRC）是一种罕见但呈高显率的疾病。*MET*是HPRC致病基因，定位于7号染色体长臂。HPRC呈常染色体显性遗传，代表了原癌基因突变。*MET*突变导致酪氨酸激酶激活，从而使细胞增殖[12]。该疾病的特征是双侧和多灶性Ⅰ型乳头状肾细胞癌在经典肾癌综合征中，HPRC最不常见且无肾外表现。发病年龄早、双侧/多灶性乳头状肿瘤、乳头状肾细胞癌家族史可考虑进行基因检测。由于这种综合征极为罕见，即使在双侧和多灶性RCC患者中进行基因检测也常常呈阴性结果[13, 14]。

HLRCC 遗传性子宫肌瘤病和肾细胞癌（HLRCC）是一种常染色体显性遗传疾病，其特征是乳头状 Ⅱ 型 RCC 或具有侵袭性临床行为 HLRCC 相关 RCC，外显率约20%，需要早期手术干预和广泛切除。转移性 HLRCC 并不少见。临床表现包括疼痛的肉色皮肤平滑肌瘤或女性子宫平滑肌瘤（图11.1），*LRCC*基因定位于1号染色体长臂，即富马酸水合酶（FH）抑癌基因位点[15]。

BHD综合征 BHD综合征是一种常染色体显性遗传病，以双侧、多灶性嗜铬细胞瘤、嗜酸细胞瘤或多种类型的性肾肿瘤为特征，外显率为20%～40%。BHD少见，发病率约1/20万[16]。临床表现包括头颈部纤维毛囊瘤（图11.2）、肺囊肿和自发性气胸。*BHD*基因定位在17号染色体短臂，该短臂编码肿瘤抑制基因产物卵泡蛋白（FLCN）[17]。BHD肾癌往往组织学级别较低，兼具嗜铬细胞和嗜酸细胞特征，与其他遗传性综合征的肾癌相比，有更好的预后。

TSC 结节硬化症（TSC）以常染色体显性方式遗传，发病率约为1/10 000。大多数病例是由*TSC1*或*TSC2*基因改变引起，*TSC1*和*TSC2*基因分别位于9号和16号染色体[14]。*TSC1/2*作为肿瘤抑制因子，发生突变可导致HIF上调[18]。据报道，超过50% TSC患者出现肾脏表现，包括血管肌脂肪瘤和肾囊肿。肾癌可以发生在具有广泛组织学病变5%的患者中[19]，在中枢神经系统、错构瘤和巨细胞星形细胞瘤可以发生。皮肤病表现包括面部血管纤维瘤、斑片、灰叶斑和指甲周围纤维瘤。

BAP1 BRCA1相关蛋白1（BAP1）肿瘤易感性与位于染色体3p2上*BAP1*基因有关，在所有肾透明细胞肾癌中约15%表达[20]。与*BAP1*基因改变其他相关肿瘤包括葡

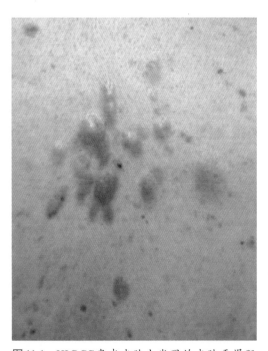

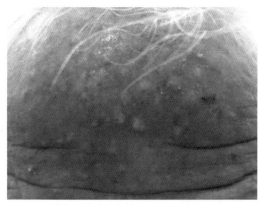

图11.1 HLRCC患者皮肤上发现的皮肤平滑肌瘤。经允许转载自Nguyen KA, Syed JS, Shuch B. Hereditary Kidney Cancer Syndromes and Surgical Management of the Small Renal Mass, Urol Clin North Am 2017 May; 44(2): 155–167

图11.2 常见于BHD患者头部或颈部皮肤的皮肤纤维滤泡瘤。经允许转载自Nguyen KA, Syed JS, Shuch B. Hereditary Kidney Cancer Syndromes and Surgical Management of the Small Renal Mass, Urol Clin North Am 2017 May; 44(2): 155–167

萄膜和皮肤黑色素瘤和间皮瘤。肾癌中 *BAP1* 改变与较高级别疾病相关，建议手术切除，并优先考虑保留肾脏。

PTEN Cowden 综合征是磷酸酶和张力蛋白同源抑癌基因胚系突变导致，这些基因定位于 10q22，统称为 *PTEN* 错构瘤综合征。Cowden 综合征发病率为 1/20 万[21]。Cowden 综合征患者患癌率为 34%。与 Cowden 综合征相关其他肿瘤包括乳腺癌和甲状腺癌。Cowden 综合征临床表现包括头颅畸形、共济失调和震颤在内的神经系统体征和症状，毛囊瘤的毛囊病变也与 Cowden 综合征有关。Cowden 综合征患者终生都有发展成 RCC 风险，建议每年进行一次 CT 或 MRI 检查以进行常规监测。

MITF 小眼球畸形相关转录因子（MITF）已被提出作为与黑色素瘤和肾癌有关的癌基因[22]。MITF 可调节 HIF-1α，正常状态下 MITF 被抑制；MITF 突变则激活 HIF-1α，有助于肾癌发展。肾脏肿瘤组织病理学和其他主要临床表现尚未明确定义 MITF，主要通过基因检测诊断。

CDC73 遗传性甲状旁腺功能亢进伴下颌肿瘤综合征是一种由 *CDC73* 突变引起常染色体显性遗传病，其特点是易患甲状旁腺瘤、骨化性颌骨纤维瘤和肾脏异常，最常见是肾囊肿，也有透明细胞肾癌[23, 24]。

SDRCC SDRCC 会发展为肾上腺外嗜铬细胞瘤，或称为头颈部副神经节瘤或典型嗜铬细胞瘤[25]。胃肠道间质瘤的发生也与 SDRCC 有关。SDRCC 包括琥珀酸脱氢酶复合体缺失，琥珀酸脱氢酶复合体是一种在电子传递链中发挥作用的线粒体酶。具有编码该复合体的多个基因（包括 *SDHA*、*SDHB*、*SDHC*、*SDHD* 和 *SHDAF2*）之一胚系突变个体患肾癌风险增加。在患有琥珀酸脱氢酶相关副神经节瘤综合征患者中，5%～15% 患者会发生肾癌，25% 的患者可能会出现双侧肿瘤[26]。在 SDRCC 患者中可以看到透明细胞、乳头状和肉瘤样特征[27]。

基因检测

基因检测可以用来识别胚系突变。对有肾癌遗传倾向患者，了解疾病类型在肾脏和肾外恶性肿瘤的筛查、手术时机、疾病监测等方面具有重要作用。临床医师通过基因检测可识别出从遗传咨询和检测中的潜在受益患者。肾脏肿瘤家族病史和年轻肾癌患者有遗传易感性风险，可以考虑进行基因检测。患者诊断肿瘤年龄 ≤ 46 岁是基因检测阈值年龄[28]。患有双侧肿瘤或多灶性肿瘤患者也可被推荐接受遗传咨询。此外，至少有 1 名一级或二级家庭成员患有肾癌的群体可考虑接受遗传咨询。

美国医学遗传学和基因组学指南建议患者在进行基因检测之前咨询遗传顾问，根据临床怀疑度对基因进行检测。根据结果，序列变异被分为致病性或可能致病性[29]。识别出有突变的患者后，应通知可能有风险家庭成员。对有风险人员进行筛查以早期发现肾肿瘤，有助于预防转移。此外，临床医师可以采取必要的措施启动转诊，为患者及其家人提供多学科治疗。值得注意的是下一代测序技术（NGS 技术）使分子诊断发生了革命性变化，使批量检测成为可能。与连续单基因检测相比，批量检测提供了对多个基因快速评估，并对种系变化有更高的识别率[30]。此外，批量测试可评估无法通过临床诊断鉴别的遗传综合征[31]。

遗传性肾癌患者影像学监测

对确诊患有肾癌遗传风险患者，终生监测至关重要，与普通人群相比，其患肾癌风险要高得多。早期遗传性肾癌患者通常要进行影像检查。对 VHL 患者，每年都要进行腹部CT或MRI检查。每年CT扫描辐射暴露有继发性恶性肿瘤风险,可考虑与腹部超声交替进行检查。对BHD患者,每年都要通过CT或MRI进行腹部成像。对HPRC患者,不建议将超声用于肾脏病变检测或随访,最好用CT或MRI进行监测[32]。在本章作者所在的机构中,每年都会对患有SDRCC或HLRCC患者进行CT或MRI筛查监测。

手术干预

根治性肾切除术是治疗肾脏肿块的金标准。双侧肾脏肿块患者常见于遗传性综合征患者中,曾建议行双侧肾脏切除,并进行透析治疗。随后研究表明,通过摘除单个肿瘤以保留肾脏的手术方式,具有同等控制肿瘤效果,并可避免透析[33]。对于遗传性肾癌患者何时进行手术治疗取决于与疾病相关侵袭性。"3 cm"原则已被用作某些遗传性肾癌综合征患者干预触发因素。对BHD、VHL和HPRC患者,要进行监测,直到相应肾脏最大肿瘤长达3 cm。3 cm可用作相应肾脏肿块和任何其他病变的手术决策阈值[34]。在这些综合征中,肿瘤小于3 cm转移扩散风险非常罕见;然而,对于HLRCC或SDRCC患者,3 cm规则不适用,在这些情况下,肿瘤更具侵袭性,即使小于3 cm也有转移风险,因此,建议尽早切除肿块。对于特征较差遗传性疾病相关肾肿瘤患者,主动监测的价值尚不清楚,对于这些患者,应建议立即切除肾脏肿块,以避免转移[35]。

▨ 膀胱癌

膀胱癌是一种高发病率和死亡率的肿瘤[36]。晚期膀胱癌涉及侵入性手术和(或)化疗,往往会导致生活发生改变,因此,膀胱癌早诊和风险分层是膀胱癌研究前沿问题。环境因素是膀胱癌主要病因,也存在一些遗传易感性。包括遗传性膀胱癌综合征,这些综合征会导致一系列症状。结合影像检查、基因检测和基于家族史临床特征,在患者出现转移性或晚期疾病之前进行准确筛查和诊断。在这一部分中,我们讨论膀胱癌背景,与膀胱癌相关遗传风险和遗传性肿瘤综合征,以及如何对这些患者进行诊断和咨询。

流行病学和遗传风险

膀胱癌是美国常见癌症之一[1]。据估计,2020年有超过81 400例新发膀胱癌病例,有17 980人死亡。在男性中,膀胱癌是第四大最常见癌症,占所有癌症病例7%。在新发膀胱癌患者中,男性约有62 100人,女性约有19 300人,死于膀胱癌的男性也多于女性(分别为13 050人和4 930人)[1]。

膀胱癌是一个总称,用于描述任何发生于膀胱和(或)尿路的肿瘤。膀胱肿瘤包括恶性肿瘤和良性肿瘤。有多种组织病理学类型,最常见类型是尿路上皮细胞癌(UCC)或移行细胞癌,占所有病例90%以上[37]。这些肿瘤起源于膀胱移行上皮。由于移行细胞分布于大部分泌尿系统中,因此这些肿瘤可能发生在膀胱、尿道、输尿管和肾脏。其次,最常见的是膀胱鳞状细胞癌,占美国病例的2%~5%[38]。鳞状细胞癌虽然在美国不常见,但在埃及等血吸虫病流行国家却很常见[39]。其他不太常见都膀胱癌病理类型是腺癌、小细胞癌和肉瘤。

膀胱癌的主要危险因素是环境暴露。由于膀胱存储尿液,尿路上皮暴露在浓缩毒素和致癌物的尿液中。吸烟是最公认的膀胱癌风险因素,其他风险因素包括工业化学品暴露、肥胖、辐射暴露和血吸虫病感染[40]。膀胱癌也存在遗传风险,它可能会导致一些患者患膀胱癌风险更高,并可能具有更高恶性潜能。

据报道,UCC患者一级亲属罹患膀胱癌的风险几乎增加了2倍[41]。在一项基于双胞胎人群研究中，膀胱癌基因遗传率约31%[42]。遗传性基因因素也得到了研究。N乙酰转移酶2（*NAT2*）变异和谷胱甘肽S转移酶MU1（*GSTM1*）缺失的基因型增加了携带者罹患膀胱癌的风险[43]。*NAT2*突变也可能增加吸烟者患膀胱癌易感性，*NAT2*突变参与了对致癌物的解毒和生物激活[44]。有8个常见序列变异与膀胱癌有关，位点分别为4p16.3、5p15.33、2q37.1、3q28、8q24.21、8q24.3、19q12和22q13.1[45-47]。尽管这些位点上多变异已被发现与膀胱癌相关，但大多数变异增加风险小于20%[48]。

临床表现

膀胱癌的中位发病年龄为73岁，其中90%膀胱癌患者在55岁以上。约70%膀胱癌病灶浅表，为不危及生命但经常复发的疾病。约30%患者可出现肌层浸润，向其他器官发生远处转移[37]。

膀胱癌最常见临床表现是无痛性血尿[49]，在常规尿液分析中可表现为镜下血尿或肉眼血尿。约20%无痛性肉眼血尿患者患有膀胱癌[50]。与镜下血尿相关的膀胱癌发病率为2%～5%[51]。根据美国泌尿外科协会（AUA）的定义，无症状微量血尿被定义为每高倍视野有3个或更多血细胞。对有吸烟史的老年患者，应高度怀疑膀胱癌相关血尿。其他临床表现包括耻骨区或排尿时疼痛、排尿困难和疲劳等全身症状。由于没有针对膀胱癌的常规筛查，患者在肿瘤负荷较大之前很少出现全身症状。

体格检查/实验室/影像

对于排尿症状或血尿临床表现，病史询问是排除良性疾病的关键。血尿可能由多种良性疾病引起，包括肾结石、尿路感染、剧烈运动或微创伤、近期泌尿外科手术或特发性微量血尿。病史包括准确的症状记录，详细的肿瘤家族史。还应记录患者既往史，包括吸烟史和环境暴露。膀胱癌也可能表现为遗传性疾病过程。膀胱癌体格检查应该包括全面的综合检查，重点在泌尿生殖系统检查，同时包括直肠指诊。在晚期膀胱癌病例中，可触及实质性盆腔肿块。应检查生殖器和盆腔淋巴结是否有异常。直肠指诊可能有助于排除良性前列腺增生症（BPH）。还应对侧腹进行敲击和触诊，疼痛阳性体征可能提示上尿路病变、肾结石或输尿管梗阻。

对出现微量血尿患者，AUA建议通过正规尿液分析检查尿沉渣来评估显微镜下血尿[52]。对年龄超过35岁患者，如出现无症状微量血尿或肉眼血尿，应进行膀胱镜检查。对35岁以下患者，可根据医师决定进行检查，吸烟者或有环境暴露人群应接受膀胱镜检查。

根据AUA规定[52]，对无症状微量血尿或怀疑膀胱癌患者也应进行影像学评估。使用多相CT扫描（包括静脉增强扫描和普通扫描），包括足够相位以观察肾实质，帮助排除肾脏恶性肿瘤。对不能接受CT扫描患者，可接受带或不带静脉对比剂的MRU检查。虽然尿细胞学和尿液标志物在一些实践中被使用，但不建议将其作为常规评估的一部分。

遗传性肿瘤综合征

对遗传性肿瘤综合征的早期识别和明确，可能有助于膀胱癌或综合征中其他相关疾病的早期诊断。这种鉴定可能有助于对患者和家族进行筛查建议。与膀胱癌相关的遗传性肿瘤综合征包括Lynch综合征、遗传性视网膜母细胞瘤（RB）、Costello综合征和Apert综合征等。

Lynch综合征 又称遗传性非息肉病性结直肠癌，是一种由DNA错配修复基因*MLH1*、*MSH2*、*MSH6*、*EpCAM*和*PMS2*突变引起的遗传性肿瘤综合征。携带这些基因突变患者罹患多种肿瘤可能性更高，其中以结直肠癌最常见。结肠外临床表现包括子宫内膜癌、卵巢癌、胃癌、小肠癌、胆胰系统肿瘤、皮肤病变、脑癌，以及包括膀胱癌在内的泌尿生殖系统肿瘤[53]。在西方国家，Lynch综合征患病率为1∶370～1∶2 000[54]。荷兰一项研究对95个有*MLH1*、*MSH2*和*MSH6*胚系突变家系进行了研究，与一般人群相比，在突变携带者及其一级亲属中，70岁之前患膀胱癌的相对风险在男性为4.2（95% CI 2.2～7.2），女性为2.2（95% CI 0.3～8.0）。这种相对风险在那些带有*MSH2*突变者中最为明显[55]。

遗传性视网膜母细胞瘤（RB） 是一种罕见儿童肿瘤，发生在单侧或双侧视网膜上，由*RB1*基因（13号染色体上q14）失活突变引起[56]。儿童时期视网膜母细胞瘤幸存者在其余生中发生其他肿瘤的风险更高，包括骨肉瘤、软组织肉瘤、皮肤黑色素瘤、淋巴瘤、肺癌、乳腺癌、头颈部肿瘤、子宫内膜癌、脑瘤和膀胱癌等。在一项对144例遗传性视网膜母细胞瘤幸存者研究中，膀胱癌标准化死亡率（SMR）为26.31（95% CI为8.54～61.41）[57]。视网膜母细胞瘤不仅通过基因突变，而且由于早期接受放射治疗，增加了幸存者患肿瘤的风险。

Costello综合征 是一种常染色体显性遗传性疾病，也称为面部皮肤骨骼综合征[58]。它是由*HRAS*基因突变引起。*HRAS*突变是RAS/MAPK途径调节因子和组成部分中一种胚系突变。每300 000名新生儿中约有1名出现Costello综合征[59]。临床特征表现为智力障碍、面部特征明显、皮肤松弛变厚、关节活动度异常、肥厚性心肌病、身材矮小，以及对某些肿瘤具有易感性[60]。超过80%患有Costello综合征胎儿存在肾脏异常[61]。这些患者还可能有许多其他泌尿生殖系统异常，患膀胱乳头状瘤和膀胱癌可能性也更高。青少年患有膀胱移行细胞癌已被报道[62]，大约1%的Costello综合征儿童会发展为膀胱移行细胞癌。

Apert综合征 是一种由*FGFR2*基因突变引起常染色体显性遗传性颅缝早闭综合征[63]。表现为颅面畸形、手足畸形、发育迟缓、听力损失、主动脉和其他心脏异常、幽门狭窄、睾丸未降等，以及罹患某些恶性肿瘤的高风险。Apert综合征每65 000～200 000名新生儿中约有1人受到影响[64]。尽管在Apert综合征和*FGFR2*突变年轻患者中，有早发低度膀胱乳头状癌报道[65]，但与发生膀胱癌相关风险尚未得到深入研究。

遗传检测与咨询

膀胱癌基因检测可能在膀胱癌易感性患者的早期识别和风险分层中发挥重要作用。泌

遗传综合征	膀胱肿瘤风险	建　议
Lynch	相对危险度： 4.2（95% CI 2.2～7.2）男性 2.2（95% CI 0.3～8.0）女性	戒烟 风险咨询 尿细胞学分析（25～35岁）[66]：这种筛查仍有争议[67]，应包括共同决策
RB	SMR： 26.31（95% CI 8.54～61.41）	戒烟 风险咨询 没有关于膀胱筛查既定指南
Costello	1%风险	风险咨询 尿液分析（10年以上） 泌尿专科医师咨询
Apert	散见儿童病例报告	儿童期开始风险咨询，但目前尚无膀胱筛查的指南

尿外科医师通过了解患者基因突变，可以为个别患者量身定做个体化治疗方案。对于遗传性综合征，基因检测作为筛查技术发挥作用。对一级亲属罹患膀胱癌者，建议提供基因检测建议和遗传咨询。有助于识别遗传性基因综合征，为早期遗传咨询和筛查提供了机会。

临床管理

膀胱癌管理是医疗机构和患者共同参与的复杂决策过程。管理从初级保健水平开始，识别风险因素和显示可能罹患膀胱癌的预警信号。对血尿患者，尿检是一种廉价且无风险检测方法。与膀胱癌相关遗传综合征的处理，在患者筛查和风险咨询年龄上有所不同。风险咨询要在患者专科治疗之前进行。恶性潜能的非肌层浸润性膀胱癌可采用多次膀胱镜和镜下病灶烧灼治疗。严重肌层浸润性膀胱癌需要化疗、放疗、手术或三者合理组合。肌层浸润性膀胱癌手术方式，可以是部分膀胱切除术或更常见的根治性膀胱切除术。泌尿外科医师的职责是为患者提供合适个体化治疗方法。

▓ 前列腺癌

前列腺是一个核桃形状器官，其分泌碱性液体前列腺液约占射精总量70%。前列腺癌遗传因素已被充分研究，在某些种族和家族史患者中，前列腺癌可能会出具侵袭性对遗传性前列腺癌而言，建议为家庭成员提供基因检测和咨询。前列腺癌的早期诊断、监测和治疗有助于降低患者死亡率。在本节将介绍前列腺癌的背景知识、基因检测，以及在筛查和咨询中可能涉及到遗传学因素。

流行病学和遗传风险

前列腺癌是男性最常见癌症，也是男性癌症死亡第二大常见原因。2020年，美国前列腺癌新发病例数量为191 930例，2020年美国死于前列腺癌人数约为33 330人[1]。

虽然前列腺癌和良性前列腺增生症（BPH）都与年龄有关，但这两种疾病之间没有明确联系[68]。前列腺癌和BPH可发生在前列腺不同区域。前列腺增生症主要发生在前列腺移行区，而前列腺癌通常发生在前列腺外周带。

前列腺癌最明确危险因素是年龄；年龄大者罹患前列腺癌风险更高[69]。在美国，约 64% 新发前列腺癌患者的年龄在 65 岁以上[70]。前列腺癌在非洲裔美国男性中也更为常见。与美国高加索男性相比，非洲裔美国男性前列腺癌死亡率也明显增高（RR 1.84，95% CI 1.22 ～ 2.79）[71]。死亡率上升原因被认为是遗传因素和社会经济因素所导致。然而，一项在306 100例患者中开展的多队列研究结果发现，患有非转移性前列腺癌非洲裔美国男性在获得同等标准化治疗方案情况下，其前列腺癌特异性死亡率与高加索男性相当[72]。

前列腺癌具有遗传成分。在一项针对北欧双胞胎（44 788 对）大型研究中，研究人员研究了肿瘤遗传因素。发现遗传因素或遗传因素导致肿瘤易感性比例，对前列腺癌的发生具有统计学意义（42%，95% CI 29% ～ 50%）。在 75 岁之前，患者孪生兄弟罹患前列腺癌的绝对风险，同卵双胞胎为0.18，异卵双胞胎为0.03[42]。同样，在马萨诸塞州男性老龄化研究队列中，有前列腺癌家族史者，罹患前列腺癌的相对风险是没有家族史男性的3.8倍[73]。前列腺癌具有导致前列腺癌发生的高遗传易感性相关基因及其突变。将在后面部分中详细讨论。

体格检查/实验室/影像

前列腺癌早期症状不明显，前列腺癌患者偶尔会出现下尿路症状（LUT）。由于这两种疾病解剖位置，LUT与BPH高度相关。BPH通常发生在前列腺移行区，良性前列腺生长会导致前列腺尿道变窄，从而导致排尿和尿潴留等症状。而前列腺癌通常发生在与泌尿道不直接接触的外周带。前列腺癌可能到晚期阶段才会出现症状，常转移到骨骼并引起疼痛[74]。

前列腺特异性抗原（PSA）血液检测用于筛查前列腺癌患者。美国泌尿外科协会（AUA）有明确前列腺癌筛查指南[75]。

- AUA不推荐对40岁以下男性进行PSA筛查。
- AUA不推荐对40～54岁中等风险男性进行常规筛查。
- AUA强烈建议55～69岁男性在考虑PSA筛查时共同决策。
- AUA允许每2年或更长时间对参与共同决策男性进行一次常规筛查。
- AUA不推荐对70岁以上男性或预期寿命不超过10～15年男性进行常规PSA筛查。

55岁以下男性常规筛查可能适用于那些有跨越多代转移性或致命性腺癌家族史、受影响的一级亲属及在年轻时发病群体。早期筛查也可能对非裔美国男性有益。

虽然PSA值变化与年龄相关，但是当PSA值为3或4时，怀疑患有前列腺癌。PSA值大于4阳性预测值约为30%，即PSA值超过4，男性中约有1/3人在活检中可以检测到前列腺癌[76]。对于PSA值升高者，泌尿外科医师将与患者共同决定是否进行额外检测，以及是否可以继续监测PSA，或者是否需要进行前列腺活检。前列腺磁共振成像及更具特异性的尿液和血清标志物已被引入，以帮助决定是否进行前列腺活检。MRI靶向前列腺活检术被认为是诊断具有相关生物标志物异常前列腺癌最准确的方法，但在技术上有难度，目前还没有普遍使用[77]。

遗传性肿瘤综合征和遗传性前列腺癌

前列腺癌与某些基因突变和肿瘤综合征有关。有前列腺癌家族史男性患前列腺癌总体相对风险为2.3（95% CI 2.21～2.39），以及进展性前列腺癌相对风险为2.31（95% CI 2.16～2.46）[78]。随着患有前列腺癌一级亲属数量增加，这种风险也随之增加。与没有前列腺癌家族史患者相比，有2个或更多受影响一级亲属患者患前列腺癌相对风险为4.39（95% CI 2.61～7.39）[79]。在本节剩余部分中，我们将讨论其他一些可能导致前列腺癌发生率更高的基因突变和综合征。前列腺癌相关综合征包括遗传性乳腺癌卵巢癌综合征、遗传性前列腺癌、Lynch综合征，以及包括*HOXB13*等在内的基因突变。

HBOC综合征、*BRCA*与前列腺癌 遗传性乳腺癌和卵巢癌综合征（HBOC综合征）是多个一级亲属被诊断为乳腺癌和卵巢癌时考虑的一种遗传性肿瘤综合征。HBOC综合征可能由*TP53*、*PTEN*、*CDH1*、*ATM*、*BRCA*等抑癌基因突变所致。有HBOC综合征家系男性患前列腺癌相对风险为1.46（95% CI 1.43～1.5），早期发病相对风险为2.05（95% CI 1.86～2.26）[78]。

*BRCA1*和*BRCA2*基因突变在乳腺癌中作用已经得到了充分研究。*BRCA1*和*BRCA2*基因突变也在前列腺癌中发挥作用。在一项针对具有*BRCA*突变德裔以色列人研究中，到80岁时，具有*BRCA*突变男性一级亲属中前列腺癌发病率为30%[80]。另一项类似研究发现，*BRCA2*罕见突变将早发性前列腺癌相对风险增加到7.8（95% CI 1.8～9.4）[81]。*BRCA2*突变携带者被诊断时平均年龄较低，而且可能有更具侵袭性，中位生存期更短[82]。由于*BRCA*相关前列腺癌性质，已知*BRCA*突变患者或一级亲属有*BRCA*突变患者应该在较年轻时候进行仔细筛查。由于*BRCA2*可能会带来更具侵袭性疾病，因此共同决策

应该包括对早期治疗和积极监测讨论。

HOXB13 和其他遗传基因　*HOXB13* 是编码转录因子同源框 B13 的基因，位于染色体 17q21-22。研究者已经研究了 *HOXB13* 基因突变在前列腺癌易感性中作用。遗传 *HOXB13* 罕见突变男性患前列腺癌风险增加了 $10 \sim 20$ 倍（1.4% *vs.* 0.1%，$P=8.5 \times 10^{-7}$）[83]。

患有 Lynch 综合征患者患前列腺癌相对风险也更高（RR 1.15，95% CI 1.12 ～ 1.19）[78]。已确定其他候选基因包括 *HPC1*、*PCAP*、*HPCX*、*CAPB*、*ELAC2/HPC2*、*HPC20*、*KLF6*、*AMACR*、*MSR1*、*NBS1* 和 *CHEK2* [84]。

基因检测和咨询

有前列腺癌、乳腺癌或卵巢癌家族史患者患前列腺癌可能性更高，尤其是那些 PSA 值升高患者。美国医学遗传学会前列腺癌指南指出，以下情况值得考虑进行基因检测：① 3 名或更多一级亲属患有前列腺癌；② 2 名或多名一级亲属在 ≤ 55 岁时被诊断患有前列腺癌；③ Gleason 分级 > 7 的前列腺癌，和 ≥ 2 名患有乳腺癌、卵巢癌或胰腺癌家族史[85]。

目前，前列腺癌基因检测没有统一指南，然而，对于已知前列腺癌遗传风险因素男性，NCCN 前列腺癌早期检测指南建议共同决策和考虑早至 40 岁就开始前列腺癌筛查[86]。

临床管理

前列腺癌治疗取决于疾病分期和分级。对于低风险前列腺癌患者，主动监测可能是最安全选择。对于非转移性或局限性前列腺癌，手术切除、放射治疗和消融治疗都是可行选择。对于转移性前列腺癌，激素剥夺治疗加或不加放疗或化疗，都是治疗选择。前列腺癌是一种疾病，共同决策是诊断和管理重要组成部分，仔细监测和早期发现在降低发病率和死亡率方面发挥着重要作用。

对于前列腺癌高风险患者，如患有家族性前列腺癌或遗传综合征患者，管理从风险咨询和早期筛查开始。对 *BRCA1* 或 *BRCA2* 突变患者，在共同做出决定后，应该在 40 岁开始使用 PSA 检测进行筛查。对于有前列腺癌家族史男性，应该从 40~45 岁开始讨论每年一次 PSA 检测。目前还没有专门针对家族性前列腺癌基因疗法。

■ 睾丸癌

睾丸在男性生殖中起着至关重要作用。睾丸负责产生精子，并含有产生睾酮的间质细胞。在发育过程中，睾丸从腹部通过腹股沟管进入阴囊。由于有很强遗传因素，有睾丸癌家族史男性可能从早期筛查中受益。晚期睾丸癌治疗会带来性功能和生殖方面的不良反应，以及对生存产生不良影响。在这一部分中，我们将讨论与睾丸癌相关遗传风险、检查和管理。

流行病学和遗传风险

据估计，2020 年美国睾丸癌新增病例为 9 610 例，其中有 440 名男性死于该病。睾丸癌是一种罕见癌症，男性患该病终生风险为 1/250。与其他泌尿生殖系统的恶性肿瘤不同，睾丸癌诊断年龄较年轻，平均年龄为 33 岁。然而，这种疾病可能出现在 55 岁以上男性（8%）以及儿童和青少年（6%）中。在过去 20 年中，睾丸癌发病率一直在增加。

睾丸癌是一个总称，用于描述各种类型的睾丸恶性肿瘤。根据世界卫生组织对睾丸肿瘤分类，大部分睾丸肿瘤可大致分为性索间质瘤和生殖细胞瘤。生殖细胞肿瘤约占 95%[87]，包括源自原位生殖细胞瘤形成的生殖细胞肿瘤和非原位生殖细胞瘤形成的生殖细胞肿瘤。前者包括精原细胞瘤和非精原细胞瘤，包括胚胎癌、卵黄囊肿瘤、畸胎瘤和滋养细胞肿瘤。性索间质瘤（5%）包括间质细胞瘤、支持细胞瘤和颗粒细胞瘤。2016年世界卫生组织也定义了一些不常见肿瘤。

睾丸癌的危险因素包括遗传和环境因素。睾丸癌常见的危险因素之一是隐睾，也称为睾丸未降[88]。隐睾症使睾丸癌的可能性增加近5倍[89]。饮食和产后暴露等环境因素也被认为是潜在风险因素，但仍然存在争议[90]。

超过40%睾丸癌归因于遗传效应。这使得睾丸癌成为继甲状腺和内分泌肿瘤之后与遗传效应有关的第三大癌症[91, 92]。在对北欧国家203 691人进行一项大型双胞胎研究中，如果同卵双胞胎中的一人患有睾丸癌，则另一双胞胎患睾丸癌概率为13.8%（5.7%～29.6%）。在美国国家癌症研究所对49 492例肿瘤患者进行的一项研究中，睾丸癌患者一级亲属患睾丸癌相对风险为7.07（5.34～9.37）。父母对孩子相对风险为4.31（2.05～7.95）[93]。由于已知睾丸癌遗传风险，遗传咨询和检测可能是筛选高风险患者当务之急。

体格检查/实验室/影像

睾丸癌通常表现为无痛性阴囊肿块、阴囊疼痛，或由常规影像学检查发现[94]。对怀疑患有睾丸癌患者，首先进行全面病史调查，明确是否由创伤引起。询问包括患有其他肿瘤一级亲属家族史，此外，还需询问隐睾症、不孕症或遗传综合征病史。同时应进行全面体格检查，重点检查阴囊和生殖器。两个睾丸应在阴囊内仔细辨认并进行触诊。由于腹股沟疝可能表现为类似症状（阴囊疼痛伴无痛性肿块），因此应触诊腹股沟管，并应检查阴囊是否有感染或外伤的迹象，触诊盆腔和生殖器淋巴结是否有淋巴结肿大。

对于疑似睾丸癌的患者，AUA有一定的指导原则。在影像学或体格检查中发现睾丸中有实性肿块患者应按恶性肿瘤进行处理，直至排除恶性肿瘤。使用多普勒超声进行阴囊检查。对于怀疑为恶性肿瘤的实性肿块的患者，在行手术切除睾丸之前，应检测血清肿瘤标志物如AFP、HCG和LDH。肿瘤标志物正常而影像学和体格检查结果不确定患者应在6～8周内重复影像学检查。MRI不应用作初始评估影像[95]；然而，出于分期目的，需要对患有睾丸癌男性进行腹部MRI或CT扫描来评估转移情况。

遗传性睾丸癌综合征与睾丸癌遗传学

睾丸癌与一些遗传性睾丸癌综合征有关。在本节剩余部分中，我们将讨论遗传性肿瘤综合征，包括Peutz-Jeghers综合征和Carney综合征，以及睾丸癌的遗传学背景。

Peutz-Jeghers综合征（PJS） PJS是一种常染色体显性遗传病，以胃肠道错构瘤性息肉和皮肤黏膜色素沉着为特征[96]。该综合征最常见原因是染色体19p13.3上*STK11/LKB1*基因胚系突变[97]。PJS与其他部位肿瘤风险增加有关，包括乳腺、卵巢、子宫、宫颈、肺和睾丸。PJS患病率在1/200 000～1/29 000[84]。睾丸支持细胞肿瘤与PJS有关。在一项PJS儿童病例系列中，报告了8例支持细胞瘤患者，平均年龄为6.5岁[98]。此外，患有PJS男孩睾丸肿瘤往往表现出与患有卵巢性索环状小管女性PJS患者相似特征。这些男孩出现性早熟和男性乳腺发育症[99]。

Carney综合征 是一种罕见常染色体显性遗传病，与多发性内分泌肿瘤综合征有关。影响多个内分泌腺，如甲状腺、脑下垂体和肾上腺。还与心脏黏液瘤、皮肤异常色素沉着、黑色素性神经鞘瘤、乳腺黏液瘤和睾丸肿瘤有关[100]。Carney综合征患者出现双侧性索间质睾丸肿瘤。在一项包含26例睾丸肿瘤复合体患者队列中，61%患者表现为双侧睾丸肿瘤[101]。典型肿瘤表现为大的钙化支持细胞肿瘤。由于这些肿瘤通常是双侧，它可能会对治疗和未来生育能力构成挑战。

基因检测和咨询

在生命早期出现睾丸癌可能会给早期咨询和生育带来困难。一些与睾丸癌相关基因包括 KITLG、SPRY4、PRKAR1A 和 STK11（LKB1）。目前，不建议对无症状男性进行睾丸癌常规筛查。尽管目前正在研究染色体 xq27 上一个易感基因，但睾丸癌基因检测仍在发展中[102]。虽然仍然无法对高危家庭进行基因检测，但家庭成员对检测意向很高。在一项对来自 47 个多发病例家族性睾丸癌家族 229 名参与者研究中，66% 者对基因检测感兴趣[103]。

应告知患有 PJS 或 Carney 综合征患者其患睾丸癌风险增加。这些患者不一定需要进行常规筛查，但当患者出现无痛性阴囊肿块或阴囊不适时应进行筛查。在有睾丸癌病史家庭中，特别是多人曾患有睾丸癌时，咨询应包括降低对阴囊内疼痛或肿块怀疑阈值，以及每个月连续进行睾丸自我检查。那些患有隐睾症患者，咨询内容应包括睾丸癌风险增加。还应告知患有睾丸癌男性，其对侧睾丸发生肿瘤风险增加，在 15 年内患另一侧睾丸肿瘤风险约 2%[104]。

临床管理

对于确诊睾丸癌患者，应向患者提供咨询，使其了解不孕不育风险增加，并给予精子库选择。精子库应该提供给 13 岁以下患者，14 ～ 17 岁患者被证明是很好的候选者[105]。

在几乎所有病例中，手术切除肿瘤是治疗第一步。对于局部早期睾丸癌患者，行睾丸切除术或保留睾丸手术治疗。对于 CT 或 MRI 分期成像有远处转移的晚期患者，需要以铂为基础的化疗、放疗和（或）手术。睾丸癌可能会有许多心理和生理上的长期影响，患者在治疗前应当进行广泛咨询。

（彭小波　李孝笑　译）

参考文献

[1] Siegel RL, Miller KD, Jemal A. Cancer statistics, 2020. *CA: A Cancer Journal for Clinicians*. 2020; 70: 7–30.

[2] Frank I, Blute ML, Cheville JC, et al. Solid renal tumors: An analysis of pathological features related to tumor size. *Journal of Urology*. 2003; 170: 2217–2220.

[3] Tsivian M, Moreira DM, Caso JR, et al. Cigarette smoking is associated with advanced renal cell carcinoma. *J Clin Oncol*. 2011; 15: 2027–2031.

[4] Andreotti G, Beane Freeman LE, Shearer JJ, et al. Occupational pesticide use and risk of renal cell carcinoma in the agricultural health study. *Environ Health Perspect*. 2020; 128: 67011.

[5] Gudbjartsson T, Jónasdóttir TJ, Thoroddsen Á, et al. A population-based familial aggregation analysis indicates genetic contribution in a majority of renal cell carcinomas. *Int J Cancer*. 2002; 100: 476–479.

[6] Bratslavsky G, Linehan WM. Long-term management of bilateral, multifocal, recurrent renal carcinoma. *Nat Rev Urol*. 2010; 7: 267–275.

[7] Jayson M, Sanders H. Increased incidence of serendipitously discovered renal cell carcinoma. *Urology*. 1998; 51: 203–205.

[8] Gold PJ, Fefer AF, Thompson JA. Paraneoplastic manifestations of renal cell carcinoma. *Semin Urol Oncol*. 1996 Nov.; 14(4): 216–222.

[9] McDonald JS, McDonald RJ, Lieske JC, et al. Risk of acute kidney injury, dialysis, and mortality in patients with chronic kidney disease after intravenous contrast material exposure. *Mayo Clin Proc*. 2015; 90: 1046–1053.

[10] Maher ER, Iselius L, Yates JR, et al. Von Hippel-Lindau disease: a genetic study. *J Med Genet*. 1991; 28: 443–447.

[11] Maranchie JK, Vasselli JR, Riss J, et al. The contribution of VHL substrate binding and HIF1-α to the phenotype of VHL loss in renal cell carcinoma. *Cancer Cell*. 2002; 1: 247–255.

[12] Schmidt LS, Nickerson ML, Angeloni D, et al. Early onset hereditary papillary renal carcinoma: germline missense mutations in the tyrosine kinase domain of the MET proto-oncogene. *The J of Urology*. 2004; 172: 1256–1261.

[13] Lindor NM, Dechet CB, Greene MH, et al. Papillary renal cell carcinoma: analysis of germline mutations in the MET proto-oncogene in a clinic-based population. *Genet Test*. 2001; 5: 101–106.

[14] Nguyen KA, Syed JS, Shuch B. Hereditary kidney cancer syndromes and surgical management of the small renal

mass. *Urol Clin North Am*. 2017; 44: 155−167.

[15] Toro JR, Nickerson ML, Wei M-H, et al. Mutations in the fumarate hydratase gene cause hereditary leiomyomatosis and renal cell cancer in families in North America. *Am J Hum Genet*. 2003; 73: 95−106.

[16] Birt AR, Hogg GR, Dubé WJ. Hereditary multiple fibrofolliculomas with trichodiscomas and acrochordons. *Arch Dermatol*. 1977; 113: 1674−1677.

[17] Toro JR, Wei MH, Glenn GM, et al. BHD mutations, clinical and molecular genetic investigations of Birt-Hogg-Dubé syndrome: a new series of 50 families and a review of published reports. *J Med Genet*. 2008; 45: 321−331.

[18] Liu MY, Poellinger L, Walker CL. Up-regulation of hypoxia-inducible factor 2α in renal cell carcinoma associated with loss of Tsc-2 tumor suppressor gene. *Cancer Res*. 2003; 63: 2675−2680.

[19] Bjornsson J, Short MP, Kwiatkowski DJ, et al. Tuberous sclerosis-associated renal cell carcinoma: clinical, pathological, and genetic features. *Am J Pathol*. 1996; 149: 1201−1208.

[20] Peña-Llopis S, Vega-Rubín-De-Celis S, Liao A, et al. BAP1 loss defines a new class of renal cell carcinoma. *Nat Genet*. 2012; 44: 751−759.

[21] Nelen MR, Padberg GW, Peeters EAJ, et al. Localization of the gene for Cowden disease to chromosome 10q22-23. *Nat Genet*. 1996; 13: 114−116.

[22] Garraway LA, Widlund HR, Rubin MA, et al. Integrative genomic analyses identify MITF as a lineage survival oncogene amplified in malignant melanoma. *Nature*. 2005; 436: 117−122.

[23] van der Tuin K, Tops CMJ, Adank MA, et al. CDC73-related disorders: clinical manifestations and case detection in primary hyperparathyroidism. *J Clin Endocrinol Metab*. 2017; 102(12): 4534−4540.

[24] Carlo MI, Hakimi AA, Stewart GD, et al. Familial kidney cancer: implications of new syndromes and molecular insights. *Eur Urol*. 2019; 76: 754−764.

[25] Neumann HPH, Pawlu C, Pęczkowska M, et al. Distinct clinical features of paraganglioma syndromes associated with SDHB and SDHD gene mutations. *JAMA*. 2004; 292: 943−951.

[26] Williamson SR, Eble JN, Amin MB, et al. Succinate dehydrogenase-deficient renal cell carcinoma: detailed characterization of 11 tumors defining a unique subtype of renal cell carcinoma. *Mod Pathol*. 2015; 28: 80−94.

[27] Gill AJ, Pachter NS, Chou A, et al. Renal tumors associated with germline SDHB mutation show distinctive morphology. *Am J Surg Pathol*. 2011; 35(10): 1578−1585.

[28] Shuch B, Vourganti S, Ricketts CJ, et al. Defining early-onset kidney cancer: implications for germline and somatic mutation testing and clinical management. *J Clin Oncol*. 2014; 32: 431−437.

[29] Hampel H, Bennett RL, Buchanan A, et al. A practice guideline from the American College of Medical Genetics and Genomics and the National Society of Genetic Counselors: referral indications for cancer predisposition assessment. *Genet Med*. 2015; 17: 70−87.

[30] Kurian AW, Hare EE, Mills MA, et al. Clinical evaluation of a multiple-gene sequencing panel for hereditary cancer risk assessment. *J Clin Oncol*. 2014; 32: 2001−2009.

[31] Nguyen KA, Syed JS, Espenschied CR, et al. Advances in the diagnosis of hereditary kidney cancer: initial results of a multigene panel test. *Cancer*. 2017; 123: 4363−4371.

[32] Gaur S, Turkbey B, Choyke P. Hereditary renal tumor syndromes: update on diagnosis and management. *Semin Ultrasound CT MR*. 2017; 38: 59−71.

[33] Walther MM, Thompson N, Linehan W. Enucleation procedures in patients with multiple hereditary renal tumors. *World J Urol*. 1995; 13: 248−250.

[34] M WM, Choyke Peter L, Glenn G, et al. Renal cancer in families with hereditary renal cancer: prospective analysis of a tumor size threshold for renal parenchymal sparing surgery. *J Urol*. 1999; 161: 1475−1479.

[35] Blackwell RH, Li B, Kozel Z, et al. Functional implications of renal tumor enucleation relative to standard partial nephrectomy. *Urology*. 2017; 99: 162−168.

[36] Saginala K, Barsouk A, Aluru JS, et al. Epidemiology of bladder cancer. *Med Sci*. 2020; 8: 15.

[37] Kaufman DS, Shipley WU, Feldman AS. Bladder cancer. *Lancet*. 2009; 374: 239−249.

[38] Martin JW, Carballido EM, Ahmed A, et al. Squamous cell carcinoma of the urinary bladder: Systematic review of clinical characteristics and therapeutic approaches. *Arab J Urol*. 2016; 14: 183−191.

[39] Shokeir AA. Squamous cell carcinoma of the bladder: pathology, diagnosis and treatment. *BJU international*. 2004; 93: 216−220.

[40] Lokeshwar S, Klaassen Z, Terris M. A contemporary review of risk factors for bladder. *Clinics in Oncology*. 2016; 1: 1−3.

[41] Aben KK, Witjes JA, Schoenberg MP. Familial aggregation of urothelial cell carcinoma. *Int J Cancer*. 2002; 98: 274−278.

[42] Lichtenstein P, Holm NV, Verkasalo PK, et al. Environmental and heritable factors in the causation of cancer: analyses of cohorts of twins from Sweden, Denmark, and Finland. *New Engl J Med*. 2000; 343: 78−85.

[43] Burger M, Catto JW, Dalbagni G, et al. Epidemiology and risk factors of urothelial bladder cancer. *Eur Urol*. 2013; 63: 234−241.

[44] Gu J, Liang D, Wang Y, et al. Effects of N-acetyl transferase 1 and 2 polymorphisms on bladder cancer risk in Caucasians. *Mutat Res*. 2005; 581: 97−104.

[45] Rothman N, Garcia-Closas M, Chatterjee N, et al. A multi-stage genome-wide association study of bladder cancer identifies multiple susceptibility loci. *Nat Genet*. 2010; 42: 978−984.

[46] Kiemeney LA, Thorlacius S, Sulem P, et al. Sequence variant on 8q24 confers susceptibility to urinary bladder cancer. *Nat Genet*. 2008; 40: 1307−1312.

[47] Kiemeney LA, Sulem P, Besenbacher S, et al. A sequence variant at 4p16.3 confers susceptibility to urinary bladder cancer. *Nat Genet*. 2010; 42: 415−419.

[48] Gu J, Wu X. Genetic susceptibility to bladder cancer risk and outcome. *Per Med*. 2011; 8: 365−374.

[49] Pashos CL, Botteman MF, Laskin BL, et al. Bladder cancer: epidemiology, diagnosis, and management. *Cancer Pract*. 2002; 10: 311−322.

[50] Cha EK, Tirsar L-A, Schwentner C, et al. Accurate risk assessment of patients with asymptomatic hematuria for the presence of bladder cancer. *World J Urol*. 2012; 30: 847−852.

[51] Grossfeld GD, Litwin MS, Wolf JS, et al. Evaluation of asymptomatic microscopic hematuria in adults: the American Urological Association best practice policy — part I: definition, detection, prevalence, and etiology. *Urology*. 2001; 57: 599−603.

[52] Davis R, Jones JS, Barocas DA, et al. Diagnosis, evaluation and follow-up of asymptomatic microhematuria (AMH) in adults: AUA guideline. *The J Urol*. 2012; 188: 2473−2481.

[53] Lynch HT, Boland CR, Gong G, et al. Phenotypic and genotypic heterogeneity in the Lynch syndrome: diagnostic, surveillance and management implications. *Eur J Hum Genet*. 2006; 14: 390−402.

[54] Haraldsdottir S, Rafnar T, Frankel WL, et al. Comprehensive population-wide analysis of Lynch syndrome in Iceland reveals founder mutations in MSH6 and PMS2. *Nat Commun*. 2017; 8: 14755.

[55] van der Post RS, Kiemeney LA, Ligtenberg MJ, et al. Risk of urothelial bladder cancer in Lynch syndrome is increased, in particular among MSH2 mutation carriers. *J Med Genet*. 2010; 47: 464−470.

[56] Friend SH, Bernards R, Rogelj S, et al. A human DNA segment with properties of the gene that predisposes to retinoblastoma and osteosarcoma. *Nature*. 1986; 323: 643−646.

[57] Fletcher O, Easton D, Anderson K, Gilham C, Jay M, Peto J. Lifetime risks of common cancers among retinoblastoma survivors. *J Natl Cancer Inst*. 2004; 96: 357−363.

[58] Costello J. A new syndrome: mental subnormality and nasal papillomata. *Aust Paediatr J*. Jun; 13(2): 114−118.

[59] Abe Y, Aoki Y, Kuriyama S, et al. Prevalence and clinical features of Costello syndrome and cardio-faciocutaneous syndrome in Japan: Findings from a nationwide epidemiological survey. *Am J Med Genet A*. 2012; 158: 1083−1094.

[60] Gripp KW, Morse LA, Axelrad M, et al. Costello syndrome: clinical phenotype, genotype, and management guidelines. *Am J Med Genet A*. 2019; 179: 1725−1744.

[61] Myers A, Bernstein JA, Brennan ML, et al. Perinatal features of the RASopathies: Noonan syndrome, cardio-faciocutaneous syndrome and Costello syndrome. *Am J Med Genet A*. 2014; 164: 2814−2821.

[62] Gripp KW. Tumor predisposition in Costello syndrome. *American Journal of Medical Genetics, Part C: Seminars in Medical Genetics*. 2005; 137C: 72−77.

[63] Tan AP, Mankad K. Apert syndrome: magnetic resonance imaging (MRI) of associated intracranial anomalies. *Childs Nerv Syst*. 2018; 34: 205−216.

[64] Fearon JA. Treatment of the hands and feet in Apert syndrome: an evolution in management. *Plast Reconstr Surg*. 2003; 112: 1−12; discussion 3−9.

[65] Andreou A, Lamy A, Layet V, et al. Early-onset low-grade papillary carcinoma of the bladder associated with Apert syndrome and a germline FGFR2 mutation (Pro253Arg). *Am J Med Genet A*. 2006; 140A: 2245−2247.

[66] Lindor NM, Petersen GM, Hadley DW, et al. Recommendations for the care of individuals with an inherited predisposition to Lynch syndrome: a systematic review. *JAMA*. 2006; 296: 1507−1517.

[67] Bernstein IT, Myrhøj T. Surveillance for urinary tract cancer in Lynch syndrome. *Fam Cancer*. 2013; 12: 279−284.

[68] Miah S, Catto J. BPH and prostate cancer risk. *Indian J Urol*. 2014; 30: 214−218.

[69] Gann PH. Risk factors for prostate cancer. *Rev Urol*. 2002; 4(Suppl. 5): S3−S10.

[70] Bechis SK, Carroll PR, Cooperberg MR. Impact of age at diagnosis on prostate cancer treatment and survival. *J Clin Oncol*. 2011; 29: 235−241.

[71] Freeman VL, Durazo-Arvizu R, Keys LC, et al. Racial differences in survival among men with prostate cancer and comorbidity at time of diagnosis. *Am J Public Health*. 2004; 94: 803−808.

[72] Dess RT, Hartman HE, Mahal BA, et al. Association of black race with prostate cancer-specific and other-cause mortality. *JAMA Oncol*. 2019; 5: 975−983.

[73] Kalish LA, McDougal WS, McKinlay JB. Family history and the risk of prostate cancer. *Urology*. 2000; 56: 803−806.

[74] Muralidharan A, Smith MT. Pathobiology and management of prostate cancer-induced bone pain: recent insights and future treatments. *Inflammopharmacology*. 2013; 21: 339−363.

[75] Carter HB, Albertsen PC, Barry MJ, et al. Early detection of prostate cancer: AUA Guideline. *J Urol*. 2013; 190: 419−426.

[76] Adhyam M, Gupta AK. A review on the clinical utility of PSA in cancer prostate. *Indian J Surg Oncol*. 2012; 3: 120−129.

[77] Ahdoot M, Wilbur AR, Reese SE, et al. MRI-targeted, systematic, and combined biopsy for prostate cancer diagnosis.

New Engl J Med. 2020; 382: 917−928.

[78] Beebe-Dimmer JL, Kapron A, Fraser AM, et al. Relative risks of prostate cancer associated with different family cancer histories. *J Clin Oncol.* 2019; 37: 1505.

[79] Kiciński M, Vangronsveld J, Nawrot TS. An epidemiological reappraisal of the familial aggregation of prostate cancer: a meta-analysis. *PloS One.* 2011; 6: e27130.

[80] Giusti RM, Rutter JL, Duray PH, et al. A twofold increase in BRCA mutation related prostate cancer among Ashkenazi Israelis is not associated with distinctive histopathology. *J Med Genet.* 2003; 40: 787−792.

[81] Agalliu I, Karlins E, Kwon E, et al. Rare germline mutations in the BRCA2 gene are associated with early-onset prostate cancer. *Br J Cancer.* 2007; 97: 826−831.

[82] Tryggvadóttir L, Vidarsdóttir L, Thorgeirsson T, et al. Prostate cancer progression and survival in BRCA2 mutation carriers. *J Natl Cancer Inst.* 2007; 99: 929−935.

[83] Ewing CM, Ray AM, Lange EM, et al. Germline mutations in HOXB13 and prostate-cancer risk. *N Engl J med.* 2012; 366: 141−149.

[84] Gallagher DJ, Feifer A, Coleman JA. Genitourinary cancer predisposition syndromes. *Hematol Oncol Clin North Am.* 2010; 24: 861−883.

[85] Zhen JT, Syed J, Nguyen KA, et al. Genetic testing for hereditary prostate cancer: current status and limitations. *Cancer.* 2018; 124: 3105−3117.

[86] Network NCC. NCCN guidelines, version 2. 2019, prostate cancer. 2019.

[87] Chung P, Warde P. Testicular cancer: germ cell tumours. *BMJ Clin Evid.* 2016; 2016: 1807.

[88] Cheng L, Albers P, Berney DM, et al. Testicular cancer. *Nat Rev Dis Primers.* 2018; 4: 29.

[89] Purdue MP, Devesa SS, Sigurdson AJ, McGlynn KA. International patterns and trends in testis cancer incidence. *Int J Cancer.* 2005; 115: 822−827.

[90] Gurney J, Stanley J, Shaw C, Sarfati D. Ethnic patterns of hypospadias in New Zealand do not resemble those observed for cryptorchidism and testicular cancer: evidence of differential aetiology? *Andrology.* 2016; 4: 82−86.

[91] Litchfield K, Levy M, Orlando G, et al. Identification of 19 new risk loci and potential regulatory mechanisms influencing susceptibility to testicular germ cell tumor. *Nat Genet.* 2017; 49: 1133.

[92] Mucci LA, Hjelmborg JB, Harris JR, et al. Familial risk and heritability of cancer among twins in Nordic countries. *JAMA.* 2016; 315: 68−76.

[93] Sampson JN, Wheeler WA, Yeager M, et al. Analysis of heritability and shared heritability based on genomewide association studies for thirteen cancer types. *J Natl Cancer Inst.* 2015; 107: djv279.

[94] Baird DC, Meyers GJ, Hu JS. Testicular cancer: diagnosis and treatment. *Am Fam Physician.* 2018; 97: 261−268.

[95] Stephenson A, Eggener SE, Bass EB, et al. Diagnosis and treatment of early stage testicular cancer: AUA guideline. *J Urol.* 2019; 202: 272−281.

[96] Nevozinskaya Z, Korsunskaya I, Sakaniya L, et al. Peutz-Jeghers syndrome in dermatology. *Acta Dermatovenerol Alp Pannonica Adriat.* 2019; 28: 135−137.

[97] Hearle N, Schumacher V, Menko FH, et al. Frequency and spectrum of cancers in the Peutz-Jeghers syndrome. *Clin Cancer Res.* 2006; 12: 3209−3215.

[98] Ulbright TM, Amin MB, Young RH. Intratubular large cell hyalinizing sertoli cell neoplasia of the testis: a report of 8 cases of a distinctive lesion of the Peutz-Jeghers syndrome. *Am J Surg Pathol.* 2007; 31: 827−835.

[99] McGarrity TJ, Kulin HE, Zaino RJ. Peutz-Jeghers syndrome. *Am J Gastroenterol.* 2000; 95: 596−604.

[100] Vindhyal MR, Elshimy G, Elhomsy G. Carney Complex. StatPearls. Treasure Island (FL): StatPearls Publishing. Copyright © 2020, StatPearls Publishing LLC.; 2020.

[101] Washecka R, Dresner MI, Honda SA. Testicular tumors in Carney's complex. *J Urol.* 2002; 167: 1299−1302.

[102] Rapley EA, Crockford GP, Teare D, et al. Localization to Xq27 of a susceptibility gene for testicular germ-cell tumours. *Nat Genet.* 2000; 24: 197−200.

[103] Peters JA, Vadaparampil ST, Kramer J, et al. Familial testicular cancer: Interest in genetic testing among highrisk family members. *Genet Med.* 2006; 8: 760−770.

[104] Fosså SD, Chen J, Schonfeld SJ, et al. Risk of contralateral testicular cancer: a population-based study of 29, 515 U.S. men. *J Natl Cancer Inst.* 2005; 97: 1056−1066.

[105] Williams DH. Sperm banking and the cancer patient. *Ther Adv Urol.* 2010; 2: 19−34.

[106] Schmidt LS, Linehan WM. Genetic predisposition to kidney cancer. *Semin Oncol.* 2016; 43: 566−574.

第 12 章
胃癌的遗传倾向

Tannaz Guivatchian, Elena M. Stoffel

■ 胃癌概述、流行病学及亚型

胃癌是目前全球第五大常见癌症，占肿瘤相关死亡的第三位，每年有130万例新发病例和81.9万例死亡病例[1]。胃癌的发生率因地区而异，东亚地区和南美地区的发病率最高，西方国家的发病率最低。尽管胃癌的总体发生率在下降（可能是幽门螺杆菌感染治疗的普及所致），但包括美国在内的发达国家，贲门来源的恶性肿瘤的发病率仍不明原因地持续上升[2]。此外，胃癌的发病率存在性别差异，男性是女性的2～3倍[2]。

可根据组织病理类型对胃癌进行分类：大多数（约90%）为腺癌，剩余10%包括淋巴瘤、平滑肌肉瘤、胃肠道间质瘤（GIST）和其他肿瘤。最常见的胃淋巴瘤是B细胞淋巴瘤，T细胞淋巴瘤极少见[2, 3]。MALT淋巴瘤与幽门螺杆菌感染密切相关。本章主要讨论腺癌。

既往，根据肿瘤位置（贲门型与非贲门型）和组织学特征（Lauren分型：60%肠型与30%弥漫型）可对胃腺癌进行细分。肠型胃腺癌最为普遍，大体上表现为隆起或溃疡型肿物，组织病理表现为细胞聚集形成的腺样管状结构。肠型胃癌的形成主要经幽门螺杆菌（HP）感染导致慢性胃炎，然后逐步发展成萎缩性胃炎，次第经肠化生、不典型增生，最后形成癌组织，上述过程称为Correa级联反应[4]。与肠型胃腺癌不同，弥漫型胃腺癌常表现为皮革胃和（或）腹膜转移（当印戒细胞浸润胃壁时），通常没有明显的溃疡或肿块。E钙黏蛋白是一种参与细胞间黏附的跨膜糖蛋白，其编码基因CDH1是一种抑癌基因，该基因的表达下调或突变在弥漫型胃癌的发生发展中具有重要作用[2, 3, 5]。

有趣的是，新的研究证据表明胃腺癌的分子分型与其流行病学和预后之间可能存在相关性。美国国家卫生研究院（NIH）联合肿瘤基因组图谱（the Cancer Genome Atlas，TCGA）根据测序（基因组/外显子组/DNA甲基化组）结果确定了胃腺癌的四种分子亚型[6]：EBV相关型（EBV）、微卫星不稳定型（MIS）、基因组稳定型（GS）和染色体不稳定型（CIN）。临床观察发现，EBV相关型和GS型更常见于较年轻的患者；CIN型多发于近端胃，而MSI型多见于远端胃；EBV相关型的预后似乎最好，而GS型最差。此外，辅助化疗对基因组稳定型的疗效有限，对CIN型胃腺癌效果最佳[7]。随着我们对胃癌异质性的深入了解，对其发病机制也将有更深入的认识。

■ 胃癌的危险因素

遗传易感性和环境暴露均会增加个体罹患胃癌的风险。研究显示，高龄、男性、烟草摄入和家族史都会增加胃癌的患病风险。在西方国家，较低的社会经济地位也会增加胃癌的患病风险。饮食方面，高盐、烟熏食物、水果和蔬菜摄入较少的饮食结构是胃癌的危险因素。慢性炎症可能在胃癌的发展中也起了重要作用。自身免疫性胃炎和吸烟等导致的慢性炎症会增加个体的患病风险，而他汀类药物和非甾体抗炎药（NSAID）则可能因减轻炎症反应而降低罹患胃癌的风险[2, 8]。对贲门来源的恶性肿瘤，GERD和肥胖是已知的危险因素，这可能是西方国家贲门恶性肿瘤发病率和肥胖率同时升高的原因之一[2]。非贲门癌占全世界胃癌的大多数，其与特定的饮食因素和（或）HP感染有关。

幽门螺杆菌感染与全球65%～80%的胃癌相关[2]，因此世界卫生组织将HP划为Ⅰ类致癌物[9]。1983年，Marshall和Warren首次报道HP[10]。感染HP的个体患消化性溃疡、胃腺癌和MALT淋巴瘤的风险均升高[8, 11]。在HP中已发现数种增加胃癌风险的毒性因子，其中CagA蛋白被研究得最充分，它被认为是一种细菌癌蛋白。最近的研究还发现了另外一种毒性因子——VacA（空泡毒素A），它可以导致促炎环境[8, 9]。幽门螺杆菌的清除是相关疾病的标准治疗之一，可使80%的早期MALT淋巴瘤得以缓解[8, 12]。

■ 胃癌的遗传易感性

90%的胃癌被认为是散发的，其余10%表现出家族聚集性，其中1%～3%与遗传性肿瘤综合征有关[13-15]。某些基因的致病胚系变异会导致胃癌患病风险增加，如以下综合征涉及的基因：遗传性弥漫型胃癌、Lynch综合征、家族性腺瘤性息肉病（FAP）、胃腺癌伴近端多发息肉（GAPPS）、MUTYH相关性息肉病（MAP）、Peutz-Jeghers综合征（PJS）、幼年性息肉病（JPS）、PTEN错构瘤综合征、遗传性乳腺癌卵巢癌综合征和Li-Fraumeni综合征（表12.1）。

在评估胃癌患者时，应充分询问个人史、家族肿瘤史（包括在一级和二级亲属中诊断出的所有肿瘤和确诊时的年龄）和组织病理类型（弥漫型或肠型）等信息，以确定后续的诊断与治疗方案（图12.1）。

■ 遗传性弥漫型胃癌

遗传性弥漫型胃癌（hereditary diffuse gastric cancer，HDGC）是一种常染色体显性遗传的家族性遗传病，以早发的弥漫型胃癌为特点，累及多代亲属。印戒细胞浸润胃黏膜是弥漫型胃癌的标志性组织病理学特点（图12.2）[14]。1998年，Guilford等在一个具有25例胃癌患者的新西兰毛利人家系中发现了CDH1胚系突变与遗传性弥漫型胃癌之间的关系[16]。在符合遗传性弥漫型胃癌临床诊断标准的家系中，25%～50%存在CDH1的致病突变[14]。至今，超过155种不同的CDH1突变被证实与弥漫型胃癌有关。同时，在三个符合HDGC临床诊断标准的家系中也报道了CTNNA1的突变（表12.1）[15]。

CDH1致病胚系突变携带者的终生胃癌患病风险高于任何其他遗传性综合征患者[15]。据报道，携带CDH1突变的男性和女性患弥漫型胃癌的终生风险分别为70%和56%，但最近一项研究发现该突变的外显率没那么高，男性与女性的终生患癌风险分别为37%和25%[17]。此外，CDH1致病突变还增加了女性乳腺小叶癌的患病风险，截至80岁，其累积风险为42%[15]，该突变还可能导致结肠癌和前列腺癌的患病风险小幅度增加[14, 15, 18, 19]。

表 12.1 遗传性胃癌综合征			
遗传性疾病	基 因	其他常见相关肿瘤	预计的终生胃癌风险
遗传性弥漫型胃癌	*CDH1*，*CTNNA1*	乳腺小叶癌	高达 70%[15]
家族性肠型胃癌	未知	无	增加
家族性腺瘤性息肉病（FAP）	*APC*	结肠、甲状腺、小肠	1%～15%，在亚洲人群中最高[41, 54, 55]
MUTYH 相关性息肉病（MAP）	*MUTYH*（双等位基因）	结肠、甲状腺	增加
胃腺癌伴近端多发息肉（GAPPS）	*APC* 启动子 1B 区	无	增加
Lynch 综合征	*MSH2*，*MLH1*，*MSH6*，*PMS2*，*EPCAM*	结肠、子宫、卵巢、胰腺、小肠、大脑、前列腺、泌尿生殖系统	5%～20%[41, 43-46]
Peutz-Jeghers 综合征	*STK11*	结肠、小肠、乳腺、胰腺、卵巢、睾丸、肺	5%～29%[46, 80]
幼年性息肉病	*SMAD4*，*BMPR1A*	结肠、小肠、胰腺	5%～30%[46, 77]
PTEN 错构瘤综合征	*PTEN*	乳腺、甲状腺、子宫内膜	可能增加
Li-Fraumeni 综合征	*TP53*	肉瘤、乳腺、大脑、肾上腺皮质，结肠、肺	3%～20%[46, 85, 86]
遗传性乳腺癌卵巢癌综合征	*BRCA1*，*BRCA2*	乳腺、卵巢、胰腺、前列腺	可能增加

临床表现

2010 年，国际胃癌联合协会（International Gastric Cancer Linkage Consortium，IGCLC）制订了 HDGC 家系的诊断标准，并于 2015 年更新[14, 15]。建议向满足以下任一条件的个体提供 *CDH1* 遗传性突变的基因检测。

- ≥2 个一级亲属或二级亲属患胃癌（无论诊断的年龄），且至少 1 个确诊为弥漫型。
- 家系中出现 1 例弥漫型胃癌，且确诊年龄小于 40 岁。
- 弥漫型胃癌或乳腺小叶癌个人史或家族史，且确诊年龄小于 50 岁。

除此之外，以下情况也应考虑 *CDH1* 基因检测。

- 双侧乳腺小叶癌个人史或有 2 例以上、确诊年龄小于 50 岁的乳腺小叶癌家族史。
- 弥漫型胃癌伴唇裂 / 腭裂的个人史或家族史。
- 原位印戒细胞和（或）印戒细胞佩吉特病样扩散（pagetoid spread）。

弥漫型胃癌的总体预后较差，5 年生存率仅 10%[15, 20]。这种不良预后主要是由于大多数患者诊断时即为晚期，出现了皮革胃和（或）腹膜种植转移。弥漫型胃癌的临床表现通常不典型，如腹部不适或腹胀，导致诊断困难。此外，在大多数情况下，内镜下的胃黏膜看起来是正常的，因为印戒细胞常在黏膜下浸润，极少形成肉眼可见的外

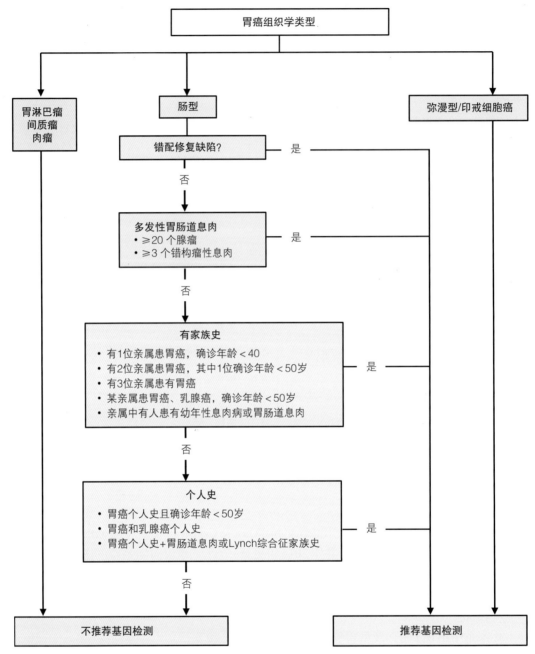

图12.1 胃癌的基因检测流程

生性肿块和（或）溃疡。尽管胃的大体形态看似正常，但对无症状 *CDH1* 突变携带者的胃切除标本进行仔细的组织病理检查，仍可发现绝大多数患者都存在多灶性印戒细胞癌[13, 14, 18-24]。在荷兰，28例无症状 *CDH1* 突变携带者接受了预防性胃切除，其中有27例在切除标本中发现了癌前病变或恶性病灶[19]。

在具有 *CDH1* 致病突变的家系中，外显率似乎存在显著差异，弥漫型胃癌的终生患病风险为40% ~ 80%。最近一项研究对 *CDH1* 突变携带者进行内镜检查，发现12例（总共20例）存在印戒细胞，且其中半数均无胃癌家族史[25]。

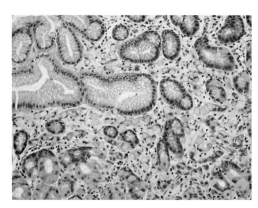

图12.2 *CDH1致病性胚系突变患者的胃黏膜活检显示胃印戒细胞癌*

临床管理

对于*CDH1*致病胚系突变的携带者，降低胃癌患病风险的措施包括预防性全胃切除和内镜监测。大量研究表明，内镜活检在弥漫型胃癌的癌前病变或恶性病变诊断方面敏感度有限，因此，临床建议将预防性全胃切除作为首选[14, 15]。国际胃癌联合协会发布的指南强调了多学科合作在HDGC诊疗过程中的重要性。应联合遗传学、胃肠病学、外科学、营养学、心理学和乳腺肿瘤学等方面的专业人员对患者进行综合管理。推荐有HDGC患病风险的个体早在16岁（因为少有20岁之前出现胃癌的病例）即可进行基因检测，具体应结合家族史情况[14, 15]。

多项研究表明内镜检查的敏感性较低，因弥漫型胃癌或印戒细胞的病灶常常取不到[13, 14, 18, 20, 24-28]。在一项关于HDGC预防性胃切除的大型研究中，van der Kaaij等评估了26例HDGC患者，其中16例术前内镜活检发现印戒细胞病灶，而术后病理显示23例的胃组织中都存在印戒细胞[28]。为比较预防性胃切除和内镜检查监测在降低胃癌发生率方面的作用，国际胃癌联合协会汇总了相关的研究结果，发现超过80%内镜活检为阴性的病例术后标本检查存在早期浸润性印戒细胞癌，其余病例部分存在癌前病变[14]。一项针对*CDH1*胚系突变患者的研究在40%的内镜活检标本中发现了印戒细胞癌，而内镜活检正常的标本中仍然有40%经胃切除活检证实为印戒细胞癌[25]。

提高内镜检出率的研究一直不断。目前，内镜检查的时间保证（30 min）联合多点取样（按照剑桥标准，至少5处不同位置及苍白区域的靶向活检）似乎是提高内镜检出率的最佳方法，然而该法的整体检出率依然偏低[13, 22, 25]。染色内镜曾被用于提高内镜活检效率[23]，其利用刚果红和甲基蓝等对组织进行染色，但由于潜在的毒性这些技术不再被推荐应用。此外，目前也没有数据表明窄带内镜或超声内镜能提高诊断效率，而共聚焦显微内镜对比剑桥标准活检的Ⅱ期临床研究也还在进行[29]。

对很多患者而言，预防性胃切除手术本身和术后潜在的并发症都是令人难以接受的。但国际胃癌联合协会仍建议*CDH1*致病胚系突变携带者，无论内镜检查结果如何均应进行预防性全胃切除，因其至今仍是降低胃癌死亡率最有效的措施[15]。但接受胃切除术的最佳年龄还没有定论。指南建议在20～30岁时可考虑进行预防性胃切除；近期一项基于Markov模型的研究发现，根据年龄别发病率，男女的最佳全胃切除年龄分别为30～39岁和30岁[30]。尽管如此，因在*CDH1*突变家系中观察到肿瘤表型和基因外显率存在显著差异，预防性胃切除术的最佳时机和绝对适应证仍存在很大的争议[17]。

所有 *CDH1* 突变携带者都应进行上消化道内镜检查和多处活检（按照剑桥标准，活检 40 处以上）以评估大体病变、Barrett 食管或其他可能影响手术计划的病变。预防性胃切除应包括全胃切除和 Roux-en-Y 重建，其中空肠-空肠吻合口应距离空肠-食管吻合口处至少 50 cm 以减少胆汁反流的风险[14, 15]。

胃切除术后死亡率为 1% ～ 2%，10% ～ 20% 患者存在不同程度的术后并发症。几乎所有患者术后都会出现体重下降，并且需要终生补充维生素 B$_{12}$。大部分患者能够在 6 个月内恢复正常活动和工作，且总体生活质量良好[14, 15, 26, 27, 31]。

携带 *CDH1* 生殖系突变的女性，其罹患乳腺癌的终生患病风险为 42%，因此建议每年进行一次乳腺 MRI 和钼靶检查，鉴于单独的钼靶检查对乳腺小叶癌的敏感性有限，也可以考虑对此类患者行预防性乳腺切除。此外，该突变还会在一定程度上增加结肠癌的患病风险，因此也可考虑早期行结肠镜检查[14, 15]。

■ 家族性肠型胃癌

家族性肠型胃癌（familial intestinal gastric cancer，FIGC）是呈常染色体显性遗传的非弥漫型胃癌[14, 32, 33]。FIGC 的临床诊断标准随胃癌的发生率而变化。在胃癌高发的国家，如日本，FIGC 诊断标准与阿姆斯特丹结肠癌诊断标准相似：连续两代的 3 个亲属诊断为胃癌，其中一人确诊时年龄＜50 岁。在使用阿姆斯特丹标准的胃癌高发国家/地区中，3 652 个胃癌家系中只有 0.9% 符合 FIGC 标准[33]。在美国、英国等胃癌发生率较低的西方国家，FIGC 诊断标准为：一代或二代亲属中至少 2 个人确诊为肠型胃癌，其中一人诊断时年龄＜50 岁；或 3 个及以上亲属确诊肠型胃癌，无论年龄[33, 34]。

大多数情况下 FIGC 的病因是未知的，可能涉及复杂的遗传与环境因素。HP 感染、吸烟、饮食及其他环境因素均与 FIGC 发病相关[35]。目前尚未发现 FIGC 特异性的遗传变异。然而，部分家族聚集性病例可能跟某些中高外显率遗传变异所致的遗传综合征相关。1985 年，Warthin 等首次将 Lynch 综合征描述为家族性胃癌[36]，随着胃癌发病率的下降，结直肠癌已取代胃癌成为 MMR 胚系突变家系中最常见的恶性肿瘤。在一些其他已知的遗传性肿瘤综合征中，胃癌发病风险上升最为显著（表 12.1），因此，推荐符合 FIGC 诊断标准的患者进行基因检测是合理的。

对符合 FIGC 诊断标准的患者，目前暂无内镜检查的标准推荐。Corso 等建议 60 岁后每年进行一次内镜检查[37]。

Lynch 综合征

Lynch 综合征（之前被称作遗传性非息肉性结直肠癌或 HNPCC）是最常见的遗传性肿瘤综合征之一，据估计人群中患病率为 1/300[38]。Lynch 综合征与 3% 的结直肠癌有关，也与胃肠道和妇科恶性肿瘤的患病风险升高有关[39, 40]。其所致肿瘤的特征是 DNA 错配修复缺陷及发病较早[39]。

遗传学和临床特征 Lynch 综合征的发生与 4 种 DNA 错配修复（MMR）基因（*MSH2*、*MLH1*、*MSH6*、*PMS2*）和 *EPCAM*（*MSH2* 的直接上游）的致病性胚系变异相关[41]。错配修复基因胚系突变将导致快速生长的肿瘤发展。Lynch 综合征相关肿瘤的免疫组化（IHC）染色通常可见到一种或多种 MMR 蛋白的缺失。此外，大部分 Lynch 综合征相关的肿瘤具有微卫星不稳定（MSI-H）和（或）高突变的特征[39]。MSI 监测和 IHC 染色均可用于分析结直肠癌和子宫内膜癌患者是否合并 Lynch 综合征；但是，DNA 错配修复表型用于鉴定 Lynch 综合征相关胃癌的敏感度和特异性，仍然有待确定。

Lynch 综合征患者罹患结直肠癌和子宫内膜癌的终生患病风险分别为 75% 和 40% ～ 60%；在西方国家，Lynch 综合征所致胃癌的终生患病风险为 5% ～ 20%[40-46]。Aarion 等发现芬兰的 Lynch 综合征家系的胃癌累积风险为 19%[44]，但其他研究报道了更低的发病风险。Waston 等调查了来自 4 个国家 / 地区（芬兰、丹麦、荷兰和美国奥马哈市）的 6 041 例患者，发现 70 岁以前胃癌的患病风险为 5.8%[43]。

一些针对胃癌发病率较高的亚洲国家开展的研究也调查了 Lynch 综合征患者的胃癌患病风险。Cai 等对符合阿姆斯特丹诊断标准的中国家系进行研究，发现胃癌的总体发病率为 7%，占所有结肠外肿瘤的 44.5%，与西方国家相似[47]。相反，在日本和韩国，胃癌是 Lynch 综合征家族中最常见的恶性肿瘤[47, 48]。Park 等分析了韩国的遗传性肿瘤，发现 Lynch 综合征相关突变携带者的胃癌患病风险较一般人群高 3.2 倍。这种风险在相对年轻的人群中更甚：30 岁的累积相对风险为 11.3 倍，而 40 岁为 5.5 倍。他们还指出这些胃癌病例的平均诊断年龄是 47 岁[48]。

不同的 MMR 突变会导致不同的胃癌患病风险。Broeke 等研究了 284 个 Lynch 综合征家系，发现携带 PMS2 突变不会增加胃癌的患病风险，然而他们的总体样本量较小[49]。Karimi 等的一项研究结果发现，MLH1 和 MSH2 突变携带者罹患胃癌的风险较高，而 MSH6 突变携带者的发病率有更高的趋势，但差异没有统计学意义[50]。Moller 等在前瞻性 Lynch 综合征数据库中发现胃癌和上消化道肿瘤在老年人群的发生率更高，MLH1 突变携带者的终生胃癌风险为 7%，MSH2 携带者的风险为 8%[45]。最近一项研究分析了 3 828 例确诊（经基因检测确诊）的 Lynch 综合征，发现携带 MLH1 或 MSH2 突变、高龄、男性等为患癌的危险因素[51]。

临床管理　Lynch 综合征的监测更多地集中于结肠癌和子宫内膜癌的筛查，推荐从 20 ～ 25 岁起每年进行一次结肠镜检查。尽管子宫内膜癌的筛查获益还未被证实，指南仍建议从 30 ～ 35 岁起每年进行一次盆腔检查，包括子宫内膜活检及经阴道超声检查。此外，也可考虑预防性子宫全切，并且当确认无生育需求以后，建议及时行双侧卵巢输卵管切除[52]。

尽管上消化道胃肠癌的监测一直存在争议，大多数指南推荐在 30 ～ 35 岁进行基线胃十二指肠镜（EGD）评估，并每 2 ～ 5 年复查一次[46, 52]。有胃癌或上消化道恶性肿瘤家族史者应增大随访密度。此外，存在 HP 感染时，应尽快根治[41]。

家族性腺瘤性息肉病（FAP）

遗传学和临床特征　FAP 是一种常染色体显性遗传的息肉综合征，以好发于结肠的数百甚至数千个腺瘤性息肉为特征，通常始于青春期。轻表型 FAP 患者通常发病时间较晚，结直肠息肉也较少。90% 的经典腺瘤性息肉病（多达数千个结直肠腺瘤）患者存在抑癌基因 APC 的致病胚系突变，已知 300 余种 APC 突变与该疾病相关，并导致了不同的临床表型[35]。FAP 最常见的结肠外恶性肿瘤包括十二指肠癌、壶腹部癌和甲状腺癌[53, 54]。

胃癌在 FAP 患者中相对罕见，尤其是在西方国家（胃癌累计发病风险 < 1%），与一般人群相似[41, 53, 54]。然而，在日本和韩国等亚洲国家，FAP 患者胃癌的患病风险比一般人群高出 7 ～ 10 倍[54]。Park 等报道韩国 FAP 患者的胃癌患病率为 2.7%，但其他研究报告的患病率约为 15%[41, 55]。值得注意的是，尽管很多 FAP 患者会出现大量胃息

肉，但通常都是胃底腺息肉（FGP），其组织病理学特征明确，恶变率可能性低（癌变率为0.5%～1%）[41]。FAP患者的胃底腺息肉通常表现为低级别不典型增生，极少数（<3%）为高级别不典型增生[56, 57]。胃腺瘤相对罕见，在西方国家FAP患者中，患病率为6%～14%[35, 56, 58]，但在亚洲人群中则显著更高，为36%～50%[55, 58]。胃腺瘤多见于胃窦部，而FGP多聚于胃底和贲门。然而，胃腺瘤也可累及胃的其他部位，难以被发现，尤其是存在大量息肉的患者。息肉越大，越有可能是腺瘤，所以对较大的（>1 cm）或显著突出的息肉进行活检或切除是合理的。

Mankaney等对1979—2016年在大型遗传性结肠癌登记处登记的FAP患者进行了研究，发现767例FAP患者中有10例（1.3%）患有胃癌。然而，大部分的胃癌发生在2012—2016年，可能意味着胃癌的发病率升高了[53]。此外，他们还发现了一些可能和胃癌发展相关的内镜特征：胃底腺息肉覆盖近端胃、息肉在随访期间增大，以及息肉覆盖的背景下，出现显著的隆起型息肉[53]。

临床管理　目前对FAP患者随访推荐每1～3年进行一次EGD检查。尽管随访的时间间隔主要取决于十二指肠息肉的负荷和Spigelman分期，专家仍建议根据胃息肉的负荷及不典型增生程度的情况决定随访间隔。大于1 cm的胃息肉应该被切除。在没有重度不典型增生时不应考虑预防性胃切除[35, 53]。

胃腺癌伴近端多发息肉（GAPPS）

遗传学和临床特征　Worthy等在分别来自美国、加拿大、澳大利亚的三个家系中发现了胃腺癌伴近端多发息肉（gastric adenocarcinoma and proximal polyposis syndrome，GAPPS）[59]，并提出了以下诊断标准。

- 胃息肉局限于胃体和胃底，且无结直肠和十二指肠息肉病的证据。
- 先证者的胃近端息肉数目>100枚，或其某一级亲属的胃近端息肉数目>30枚。
- 主要为FGP，部分区域不典型增生（或某一家庭成员存在不典型增生的FGP或胃腺癌）。
- 常染色体显性遗传。

此后，GAPPS开始在包括亚洲人在内的不同种族人群中被报道[60-62]。它是一种常染色体显性遗传疾病，表现为胃底和胃体弥漫分布的胃底腺息肉，而胃窦部不受累。胃底腺息肉可能存在不典型增生，使得胃腺癌患病风险升高。Li等对6个家系进行胚系检测，发现*APC*启动子1B区域的热点突变与该综合征有关[60]。有趣的是，GAPPS似乎不会增加消化道其他部位息肉病的发生风险（如结直肠息肉病），这与FAP完全不同[62]。

尽管有研究显示存在GAPPS患者在内镜随访中发展成转移性腺癌的情况，但该疾病下胃癌的绝对风险尚不清楚[62]。部分患者可能会出现出血或贫血等胃息肉的并发症，可能需要手术进行干预。

临床管理　目前尚无指南明确指出GAPPS患者的随访监测策略。然而，患者还是应根据临床表型来决定随访策略，并及早切除较大的息肉。当出现不典型增生时，应放宽胃切除术的标准[62]。

*MUTYH*相关性息肉病（MAP）

遗传学和临床特征　*MUTYH*相关性息肉病（*MUTYH*-associated polyposis，MAP）是一种呈常染色体隐性遗传的结肠息肉综合征，于2002年首次被Al-Tassan等发现[63]。它与碱基切除修复基因*MUTYH*的双等位基因突变有关[64]。该基因突变在不同人群中存在"奠基者效应"。例如，欧洲人群（德国和意大利）中主要是两个特定的*MUTYH*突变，发生率占健康个体的1.14%[65]。该基因的单等位基因突变似乎不导致结肠癌患病风险升高，而双等位基因突变则与息肉病明确相关，并导致结肠癌风险升高。MAP患者可表现为经典型（腺瘤数目>100枚）或轻表型多发性息肉型（腺瘤数目在5～100枚）。与FAP相比，MAP患者症状较轻，总体腺瘤个数较少，结肠癌发病年龄也较晚（中位年龄为40～50岁）[66]。

MAP也会增加结肠外恶性肿瘤的风险，尤其是上消化道息肉和癌症[40]。Poulsen等在133例MAP患者的队列中发现有8%的患者存在胃底腺息肉或胃癌[67]。Kim等对来自韩国的95例晚期胃癌标本进行研究，发现其中2例存在*MUTYH*体细胞突变，提示*MUTYH*胚系突变可能与胃癌发生有关[68]。然而，还需要更多的研究以明确MAP患者的胃癌患病风险。

临床管理　目前，MAP患者的监测重点是结直肠。EGD被推荐用于十二指肠息肉的评估；而对胃癌的监测目前尚无明确的建议。

错构瘤性息肉综合征

错构瘤性息肉综合征（hamartomatous polyposis syndrome）是一组罕见的遗传性疾病，以胃肠道内（偶尔也发生在胃肠道外）出现的错构瘤性息肉为特征。它包括了Peutz-Jeghers综合征、幼年性息肉病综合征、Cowden综合征/*PTEN*错构瘤综合征。胃肠道错构瘤的并发症多为隐性失血和小肠阻塞所致，但也会增加胃癌和其他肿瘤的风险。

幼年性息肉病综合征

遗传学和临床特征：幼年性息肉病综合征（juvenile polyposis syndrome，JPS）是最常见的呈常染色体显性遗传的错构瘤性息肉综合征，发病率约为0.01‰。JPS的临床诊断应满足以下条件之一：结肠中至少有5个幼年性息肉，幼年性息肉遍布整个胃肠道，有JPS家族史同时结肠中有幼年性息肉[69, 70]。McColl等在1964年首次报道了JPS[71]，1979年，Watanabe等在日本人群中发现并命名了胃幼年性息肉[72]。

幼年性息肉的病理特征非常典型，显微镜下息肉内为分化良好而大小不一的腺体，腺体呈不同程度的囊状扩张，内充满黏液，固有层内有巨噬细胞、成纤维细胞和肌成纤维细胞等浸润[73]。JPS患者通常有慢性消化道出血、贫血、腹痛、腹泻或直肠息肉脱垂等症状。15%的患者还伴有肠扭转不良、腭裂等先天性缺陷[73]。

*SMAD4*和*BMPR1A*的胚系突变被证实和JPS相关。基因检测的总体敏感性为20%～60%，因此很多符合临床诊断标准的患者未检出相应的胚系突变[69, 70, 73]。75%的JPS病例是家族聚集性的，另外的25%被认为是新发（*de novo*）突变所致[69]。20%的*SMAD4*突变患者存在遗传性出血性毛细血管扩张症（hereditary hemorrhagic telangiectasia，HHT）的症状和体征[69, 73, 74]。

研究者认为，幼年性息肉可能转化为腺瘤，并最终发展成为腺癌。一项对来自12个国家271例JPS患者的研究发现，其中50例患者存在腺瘤样改变，并且其中47例最终发展成为腺癌[75]。息肉越大，不典型增生的概率也越高[76]。JPS中，携带*SMAD4*突变的患者胃癌的患病风险似乎更高，为5%～30%[46, 77]。Ishida等对171例日本JPS患者的研究发现，截至70岁，所有恶性肿瘤的终生累积发病风险为86.2%，而胃癌为73%[70]。

Peutz-Jeghers 综合征

遗传学和临床特征：Peutz-Jeghers 综合征（PJS）是一种常染色体显性遗传病，以皮肤黏膜色素沉着、胃肠道错构瘤性息肉、胃肠道及其他肿瘤的发病风险升高为特点[69, 78]。临床诊断需满足以下任意一项：2个及以上病理证实的 Peutz-Jeghers 息肉；先证者存在 Peutz-Jeghers 息肉（无论数量）且有家族史；特征性的皮肤黏膜色素沉着且有家族史；特征性的皮肤黏膜色素沉着且有 Peutz-Jeghers 息肉（无论数量）（表 12.1）[78]。

错构瘤性息肉最常累及小肠，其次常见于结肠和胃。常见的症状有肠套叠、肠梗阻和消化道出血，出现的中位年龄为 11 岁[69]。Peutz-Jeghers 息肉的典型病理特征为树枝状的平滑肌支撑形成息肉[78, 79]。

30%～70% 符合临床诊断标准的 PJS 患者存在抑癌基因 *STK11* 突变[79]。尽管 PJS 是一种常染色体显性遗传病，但仍有 25% 的病例是新发突变所致[69]。

PJS 患者发生各种类型恶性肿瘤的风险均有所升高[69, 76]。Giardiello 等通过一项荟萃分析发现 PJS 患者所有恶性肿瘤的终生发病风险高达 93%，胃癌为 29%[79, 80]。然而，最近的研究发现胃癌的总体风险为 5%～20%[46]。

PTEN 错构瘤综合征　*PTEN* 错构瘤综合征（PHTS）包括 Cowden 综合征、Bannayan-Riley-Ruvalcaba 综合征和 Proteus 综合征。起初，这三种综合征被认为是完全不相关的疾病，现研究证实它们属于同一谱系的疾病，均与 *PTEN* 胚系突变有关[81, 82]。

Cowden 综合征是一种罕见的常染色体显性遗传病，具有可变的外显率，发病率约为 20 万分之一[82]。Cowden 综合征患者存在来源于三个胚层（外胚层、中胚层和内胚层）的多个错构瘤和赘生物。80% 的 Cowden 综合征患者都存在抑癌基因 *PTEN* 的胚系突变[82]。Cowden 综合征与很多恶性肿瘤相关，最常见的是乳腺癌、甲状腺癌和妇科恶性肿瘤（表 12.2）。研究表明，息肉存在于 Cowden 综合征患者的整个胃肠道，其中最主要的是错构瘤息肉与神经节瘤[46, 76, 83, 84]。曾经很长一段时间，尽管胃肠道中存在错构瘤性息肉，但没有明确的证据表明 Cowden 综合征会增加胃肠道肿瘤的风险。最近的研究表明该疾病会增加上下消化道肿瘤的风险，特别是胃癌，但影响的具体程度尚不明确[46]。Heald 等发现 9% 的 *PTEN* 胚系突变携带者患有结肠癌，但该研究中未发现胃癌病例[84]。Al-Thihli 等于 2009 年发表的一个案例报告记录了一例患有胃腺癌的 Cowden 综合征病例[83]。

错构瘤性息肉的临床管理：针对不同综合征患者的不同恶性肿瘤随访监测建议是不同的。然而，胃癌监测大体上是一样的，建议对 > 1 cm 的息肉进行切除[35, 52, 79]。大部分息肉可通过内镜监测或治疗，极少数情况下，如息肉负荷过大导致铁缺乏、低蛋白血症或存在不典型增生时，需考虑胃切除治疗[69, 74]。

关于 JPS 的随访，不同的研究得到的推荐各不相同。ACG 共识推荐自 12～15 岁始每 1～3 年进行 1 次胃镜和肠镜检查，具体应根据息肉的负荷情况而定[52]。对 *SMAD4* 突变携带者，还应考虑心血管的检查和 HHT 的筛查[52, 74]。PJS 的随访意见相似，但考虑到青年时有错构瘤性息肉相关并发症的风险，8 岁就可以开始进行小肠影像和内镜的评估[35, 52, 78]。

Cowden 综合征的表型变异很大，因此最佳的初次内镜筛查时间尚存在争议。一般而言，应每 1～3 年复查 1 次结肠镜，每 2～3 年进行 1 次 EGD 检查，当存在十二指肠息肉时，应缩短随访时间间隔[52]。此外，目前尚未发现 Bannayan-Riley-Ruvalcaba 综合征或 Proteus 综合征会增加消化道肿瘤的患病风险。

遗传性疾病	胃癌筛查建议
遗传性弥漫型胃癌	强烈建议预防性胃切除术（或根据剑桥标准每年进行EGD和广泛活检，尽管内镜检查的敏感性有限）
家族性肠型胃癌	建议行EGD检查，检查HP感染状态并及时清除
FAP	依据胃十二指肠息肉负荷量每1～3年进行EGD检查，切除＞1 cm的胃息肉
MAP	30～35岁行EGD基线评估，并依据息肉情况复查
GAPPS	每1～2年EGD随访，切除较大的息肉，若有高度不典型增生考虑胃切除术
Lynch综合征	从30～35岁起每2～5年EGD随访
Peutz-Jeghers综合征	8岁行EGD基线评估、小肠影像学检查；每2～3年随访1次；或18岁恢复筛查，切除＞1 cm的息肉
幼年性息肉病综合征	从15岁开始每1～3年行EGD检查；较大的息肉考虑切除；若有高度异型增生或息肉不能进行内镜下切除考虑胃切除术
PTEN错构瘤综合征	每2～3年行EGD随访
Li-Fraumeni综合征	从25岁起每2～5年行EGD检查
遗传性乳腺癌卵巢癌综合征	暂无明确建议

表 12.2 胃癌筛查建议[51]

Li-Fraumeni综合征

遗传学和临床特征：Li-Fraumeni综合征（LFS）是一种罕见的常染色体显性遗传病。该综合征与多种原发性恶性肿瘤有关，最常见的是肉瘤、乳腺癌、脑癌、肾上腺皮质癌[35]，消化道肿瘤的患病风险也有所增加。1988年，Li和Fraumeni首次对该综合征进行了描述，随后于1994年Birch等提出了其临床诊断标准：先证者患有任何的儿童期肿瘤或45岁前发生的肉瘤、脑癌或肾上腺皮质肿瘤；同时至少1个一级或二级亲属患有典型的LFS肿瘤（无论诊断年龄）；同时另有1个一级或二级亲属在60岁前患癌（无论癌肿类型）[35]。

很多学者研究了LFS患者的胃癌发病风险。Nichols等回顾了来自Dana Farber癌症研究院和美国国家癌症研究所整理的临床队列，发现在185个TP53突变的家系中，出现了738例癌症，其中23例为胃癌。值得注意的是，这些胃癌病例有9例来自日本，平均诊断年龄较一般人群提前了30年[85]。一项随访研究显示21例患有胃癌或胃食管癌的患者平均诊断年龄为36岁；其胃癌的病理类型除了肠型，还有弥漫型（印戒细胞癌）[86]。

临床管理：随访方面，建议加强对乳腺癌的监测，并每年进行全身MRI检查，从25岁开始每2～5年进行一次胃镜和结肠镜检查。

遗传性乳腺癌卵巢癌综合征

遗传学和临床特征：顾名思义，遗传性乳腺癌卵巢癌综合征主要与乳腺癌和卵巢癌的患病风险升高有关。该综合征的主要致病基因是BRCA1和BRCA2，为DNA双链修复基因。胃癌的发病风险在 *BRCA1* 和 *BRCA2* 突变携带者中有所增加，但具体程度不详[46, 77]。Brose 等对 483 例 *BRCA1* 突变携带者进行了为期 10 年的随访，发现胃癌的发病风险增加了 4 倍[87]。Johannsson 等对 29 个 *BRCA1* 和 20 个 *BRCA2* 突变家系进行研究，发现 *BRCA1* 基因突变导致了更高的胃癌患病风险，其所致的胃癌占所有观察到的恶性肿瘤的 3.4%，并导致女性胃癌患病风险增加了 5 倍[88]。Friedenson 等汇总了 *BRCA1* 和 *BRCA2* 突变家系的观察性研究，发现在 17 个队列中有 6 个队列的胃癌风险升高，总体相对风险为 1.7[89]。

疾病管理：目前尚无针对 *BRCA1/2* 突变携带者胃癌的筛查与监测建议。

■ 遗传咨询

在遗传咨询中，对于个人史或家族史提示胃癌遗传倾向的个体，应告知其基因检测的潜在获益与风险，以及检测可能出现的结果，包括阳性（存在致病胚系突变）、阴性（尚未检测到致病胚系突变）及意义不明的突变（VUS）[14, 15]。应告知基因检测的结果可能对其医疗决策产生影响，包括可能的加强对疾病的监测甚至手术干预。对于确定的致病胚系突变携带者，应告知其子女或其他家庭成员也有患病的风险，以及与其他家庭成员分享其检测结果的重要性[90]。

在决定一个个体是否需要基因检测时（图 12.1），应首先获得其完整而准确的家族史，包括一级和二级亲属各种肿瘤的发病情况与发病年龄[91]。一般来说，一级和二级亲属中存在早发肿瘤或患癌的成员多，则更支持进行基因检测。基因检测的标准在不断变化，成本也不断降低。家系中进行基因检测的理想人选应具有一种或多种肿瘤或表型特征；然而，在现实情况下，大多为未患病的个体进行生殖系突变检测[91]。

■ 胃癌的一级预防

识别具有胃癌遗传易感性的个体为早期发现和预防提供了机会。例如，在 HDGC 家系中，因为内镜监测难以识别早期病变，故可通过预防性胃切除进行干预。此外，其他家系成员的基因检测，可以识别更多的高风险人群，以便于实施预防性的监测和筛查。

由于西方国家胃癌的总体发病率较低，目前尚不推荐胃癌的人群筛查。然而，在亚洲，已有基于人群的胃癌筛查方案，并且特定胚系突变导致的胃癌的高发病率也提示了内镜监测的必要性。对于有家族性胃癌的患者，无论是否检测到胚系突变，都应积极调整生活方式，规避危险因素，尤其是应戒烟。此外，还应积极关注 HP 的感染状态，一旦感染就应积极清除。

■ 结论

总体上，1% ～ 3% 的胃癌主要与遗传性综合征相关。在遗传性肿瘤综合征的诊断中，详细的家族史询问、患者临床表现中的危险信号及肿瘤表型的识别至关重要。遗传性肿瘤综合征的诊断，给胃癌及其他肿瘤提供了早期发现与预防的机会，最终将显著地改善预后。

（于素悦　朱正伦　译）

参考文献

[1]　Global Burden of Disease Cancer C, Fitzmaurice C, Allen C, *et al.* Global, regional, and national cancer incidence, mortality, years of life lost, years lived with disability, and disability-adjusted life-years for 32 cancer groups, 1990 to 2015: a systematic analysis for the global burden of disease study. *JAMA Oncol.* 2017; 3: 524−548.

[2]　Karimi P, Islami F, Anandasabapathy S, *et al.* Gastric cancer: descriptive epidemiology, risk factors, screening, and prevention. *Cancer Epidemiol Biomarkers Prev.* 2014; 23: 700−713.

[3]　Ansari S, Gantuya B, Tuan VP, *et al.* Diffuse gastric cancer: a summary of analogous contributing factors for its molecular pathogenicity. *Int J Mol Sci.* 2018; 19.

[4]　Correa P. Human gastric carcinogenesis: a multistep and multifactorial process — First American Cancer Society Award Lecture on Cancer Epidemiology and Prevention. *Cancer Res.* 1992; 52: 6735−6740.

[5]　Lauren P. The two histological main types of gastric carcinoma: diffuse and so-called intestinal-type carcinoma: an attempt at a histo-clinical classification. *Acta Pathol Microbiol Scand.* 1965; 64: 31−49.

[6]　Cancer Genome Atlas Research N. Comprehensive molecular characterization of gastric adenocarcinoma. *Nature.* 2014; 513: 202−209.

[7]　Sohn BH, Hwang JE, Jang HJ, *et al.* Clinical significance of four molecular subtypes of gastric cancer identified by The Cancer Genome Atlas Project. *Clin Cancer Res.* 2017.

[8]　Wang F, Meng W, Wang B, *et al.* Helicobacter pylori-induced gastric inflammation and gastric cancer. *Cancer Lett.* 2014; 345: 196−202.

[9]　Amieva M, Peek RM Jr. Pathobiology of Helicobacter pylori-induced gastric cancer. *Gastroenterology.* 2016; 150: 64−78.

[10]　Marshall BJ, Warren JR. Unidentified curved bacilli in the stomach of patients with gastritis and peptic ulceration. *Lancet.* 1984; 1: 1311−1315.

[11]　Noto JM, Peek RM Jr. Helicobacter pylori: an overview. *Methods Mol Biol.* 2012; 921: 7−10.

[12]　Zullo A, Hassan C, Cristofari F, *et al.* Effects of Helicobacter pylori eradication on early stage gastric mucosa-associated lymphoid tissue lymphoma. *Clin Gastroenterol Hepatol.* 2010; 8: 105−110.

[13]　Chen Y, Kingham K, Ford JM, *et al.* A prospective study of total gastrectomy for CDH1-positive hereditary diffuse gastric cancer. *Ann Surg Oncol.* 2011; 18: 2594−2598.

[14]　Fitzgerald RC, Hardwick R, Huntsman D, *et al.* Hereditary diffuse gastric cancer: updated consensus guidelines for clinical management and directions for future research. *J Med Genet.* 2010; 47: 436−444.

[15]　van der Post RS, Vogelaar IP, Carneiro F, *et al.* Hereditary diffuse gastric cancer: updated clinical guidelines with an emphasis on germline CDH1 mutation carriers. *J Med Genet.* 2015; 52: 361−374.

[16]　Guilford P, Hopkins J, Harraway J, *et al.* E-cadherin germline mutations in familial gastric cancer. *Nature.* 1998; 392: 402−405.

[17]　Xicola RM, Li S, Rodriguez N, *et al.* Clinical features and cancer risk in families with pathogenic CDH1 variants irrespective of clinical criteria. *J Med Genet.* 2019; 56: 838−843.

[18]　Hansford S, Kaurah P, Li-Chang H, *et al.* Hereditary diffuse gastric cancer syndrome: CDH1 mutations and beyond. *JAMA Oncol.* 2015; 1: 23−32.

[19]　Kluijt I, Siemerink EJ, Ausems MG, *et al.* CDH1-related hereditary diffuse gastric cancer syndrome: clinical variations and implications for counseling. *Int J Cancer.* 2012; 131: 367−376.

[20]　Chun YS, Lindor NM, Smyrk TC, *et al.* Germline E-cadherin gene mutations: is prophylactic total gastrectomy indicated? *Cancer.* 2001; 92: 181−187.

[21]　Barber M, Murrell A, Ito Y, *et al.* Mechanisms and sequelae of E-cadherin silencing in hereditary diffuse gastric cancer. *J Pathol.* 2008; 216: 295−306.

[22]　Lim YC, di Pietro M, O'Donovan M, *et al.* Prospective cohort study assessing outcomes of patients from families fulfilling criteria for hereditary diffuse gastric cancer undergoing endoscopic surveillance. *Gastrointest Endosc.* 2014; 80: 78−87.

[23]　Shaw D, Blair V, Framp A, *et al.* Chromoendoscopic surveillance in hereditary diffuse gastric cancer: an alternative to prophylactic gastrectomy? *Gut.* 2005; 54: 461−468.

[24]　Suriano G, Yew S, Ferreira P, *et al.* Characterization of a recurrent germ line mutation of the E-cadherin gene: implications for genetic testing and clinical management. *Clin Cancer Res.* 2005; 11: 5401−5409.

[25]　Jacobs MF, Dust H, Koeppe E, *et al.* Outcomes of endoscopic surveillance in individuals with genetic predisposition to hereditary diffuse gastric cancer. *Gastroenterology.* 2019; 157: 87−96.

[26]　Hebbard PC, Macmillan A, Huntsman D, *et al.* Prophylactic total gastrectomy (PTG) for hereditary diffuse gastric cancer (HDGC): the Newfoundland experience with 23 patients. *Ann Surg Oncol.* 2009; 16: 1890−1895.

[27]　Seevaratnam R, Coburn N, Cardoso R, *et al.* A systematic review of the indications for genetic testing and prophylactic gastrectomy among patients with hereditary diffuse gastric cancer. *Gastric Cancer.* 2012; 15(Suppl. 1): S153−163.

[28]　van der Kaaij RT, van Kessel JP, van Dieren JM, *et al.* Outcomes after prophylactic gastrectomy for hereditary diffuse gastric cancer. *Br J Surg.* 2018; 105: e176−e182.

[29]　Ruff S, Curtin B, Quezado M, *et al.* Evaluation of confocal endoscopic microscopy for detection of early-stage gastric

cancer in hereditary diffuse gastric cancer (HDGC) syndrome. *J Gastrointest Oncol.* 2019; 10: 407−411.

[30] Laszkowska M, Silver E, Schrope B, *et al.* Optimal timing of total gastrectomy to prevent diffuse gastric cancer in individuals with pathogenic variants in CDH1. *Clin Gastroenterol Hepatol*/2020 Apr; 18(4): 822−829.

[31] Newman EA, Mulholland MW. Prophylactic gastrectomy for hereditary diffuse gastric cancer syndrome. *J Am Coll Surg.* 2006; 202: 612−617.

[32] Oliveira C, Pinheiro H, Figueiredo J, *et al.* Familial gastric cancer: genetic susceptibility, pathology, and implications for management. *Lancet Oncol.* 2015; 16: e60−70.

[33] Setia N, Clark JW, Duda DG, *et al.* Familial gastric cancers. *Oncologist.* 2015; 20: 1365−1377.

[34] Caldas C, Carneiro F, Lynch HT, *et al.* Familial gastric cancer: overview and guidelines for management. *J Med Genet.* 1999; 36: 873−880.

[35] Sereno M, Aguayo C, Guillen Ponce C, *et al.* Gastric tumours in hereditary cancer syndromes: clinical features, molecular biology and strategies for prevention. *Clin Transl Oncol.* 2011; 13: 599−610.

[36] Classics in oncology. Heredity with reference to carcinoma as shown by the study of the cases examined in the pathological laboratory of the University of Michigan, 1895−1913. By Aldred Scott Warthin. 1913. *CA Cancer J Clin.* 1985; 35: 348−359.

[37] Corso G, Roncalli F, Marrelli D, *et al.* History, pathogenesis, and management of familial gastric cancer: original study of John XXIII's family. *Biomed Res Int.* 2013; 2013: 385132.

[38] Hampel H, Frankel WL, Martin E, *et al.* Screening for the Lynch syndrome (hereditary nonpolyposis colorectal cancer). *N Engl J Med.* 2005; 352: 1851−1860.

[39] Rodriguez-Bigas MA, Boland CR, Hamilton SR, *et al.* A National Cancer Institute Workshop on Hereditary Nonpolyposis Colorectal Cancer Syndrome: meeting highlights and Bethesda guidelines. *J Natl Cancer Inst.* 1997; 89: 1758−1762.

[40] Goodenberger M, Lindor NM. Lynch syndrome and MYH-associated polyposis: review and testing strategy. *J Clin Gastroenterol.* 2011; 45: 488−500.

[41] Fornasarig M, Magris R, De Re V, *et al.* Molecular and pathological features of gastric cancer in Lynch syndrome and familial adenomatous polyposis. *Int J Mol Sci.* 2018; 19.

[42] Wang Y, Wang Y, Li J, *et al.* Lynch syndrome related endometrial cancer: clinical significance beyond the endometrium. *J Hematol Oncol.* 2013; 6: 22.

[43] Watson P, Vasen HFA, Mecklin JP, *et al.* The risk of extra-colonic, extra-endometrial cancer in the Lynch syndrome. *Int J Cancer.* 2008; 123: 444−449.

[44] Aarnio M, Mecklin JP, Aaltonen LA, *et al.* Life-time risk of different cancers in hereditary non-polyposis colorectal cancer (HNPCC) syndrome. *Int J Cancer.* 1995; 64: 430−433.

[45] Moller P, Seppala TT, Bernstein I, *et al.* Cancer risk and survival in path_MMR carriers by gene and gender up to 75 years of age: a report from the Prospective Lynch Syndrome Database. *Gut.* 2018; 67: 1306−1316.

[46] Stoffel EM. Heritable gastrointestinal cancer syndromes. *Gastroenterol Clin North Am.* 2016; 45: 509−527.

[47] Cai SJ, Xu Y, Cai GX, *et al.* Clinical characteristics and diagnosis of patients with hereditary nonpolyposis colorectal cancer. *World J Gastroenterol.* 2003; 9: 284−287.

[48] Park YJ, Shin KH, Park JG. Risk of gastric cancer in hereditary nonpolyposis colorectal cancer in Korea. *Clin Cancer Res.* 2000; 6: 2994−2998.

[49] Ten Broeke SW, van der Klift HM, Tops CMJ, *et al.* Cancer risks for PMS2-associated Lynch syndrome. *J Clin Oncol.* 2018; 36: 2961−2968.

[50] Karimi M, von Salome J, Aravidis C, *et al.* A retrospective study of extracolonic, non-endometrial cancer in Swedish Lynch syndrome families. *Hered Cancer Clin Pract.* 2018; 16: 16.

[51] Kim J, Braun D, Ukaegbu C, *et al.* Clinical factors associated with gastric cancer in individuals with Lynch syndrome. *Clin Gastroenterol Hepatol.* 2019.

[52] Syngal S, Brand RE, Church JM, *et al.* ACG clinical guideline: genetic testing and management of hereditary gastrointestinal cancer syndromes. *Am J Gastroenterol.* 2015; 110: 223−262; quiz 63.

[53] Mankaney G, Leone P, Cruise M, *et al.* Gastric cancer in FAP: a concerning rise in incidence. *Fam Cancer.* 2017; 16: 371−376.

[54] Walton SJ, Frayling IM, Clark SK, *et al.* Gastric tumours in FAP. *Fam Cancer.* 2017; 16: 363−369.

[55] Park SY, Ryu JK, Park JH, *et al.* Prevalence of gastric and duodenal polyps and risk factors for duodenal neoplasm in korean patients with familial adenomatous polyposis. *Gut Liver.* 2011; 5: 46−51.

[56] Bianchi LK, Burke CA, Bennett AE, *et al.* Fundic gland polyp dysplasia is common in familial adenomatous polyposis. *Clin Gastroenterol Hepatol.* 2008; 6: 180−185.

[57] Bertoni G, Sassatelli R, Nigrisoli E, *et al.* Dysplastic changes in gastric fundic gland polyps of patients with familial adenomatous polyposis. *Ital J Gastroenterol Hepatol.* 1999; 31: 192−197.

[58] Ngamruengphong S, Boardman LA, Heigh RI, *et al.* Gastric adenomas in familial adenomatous polyposis are common, but subtle, and have a benign course. *Hered Cancer Clin Pract.* 2014; 12: 4.

[59] Worthley DL, Phillips KD, Wayte N, *et al.* Gastric adenocarcinoma and proximal polyposis of the stomach (GAPPS): a new autosomal dominant syndrome. *Gut.* 2012; 61: 774−779.

[60] Li J, Woods SL, Healey S, *et al.* Point mutations in exon 1B of APC reveal gastric adenocarcinoma and proximal polyposis of the stomach as a familial adenomatous polyposis variant. *Am J Hum Genet.* 2016; 98: 830−842.

[61] Mitsui Y, Yokoyama R, Fujimoto S, *et al.* First report of an Asian family with gastric adenocarcinoma and proximal polyposis of the stomach (GAPPS) revealed with the germline mutation of the APC exon 1B promoter region. *Gastric Cancer.* 2018; 21: 1058−1063.

[62] Rudloff U. Gastric adenocarcinoma and proximal polyposis of the stomach: diagnosis and clinical perspectives. *Clin Exp Gastroenterol.* 2018; 11: 447−459.

[63] Al-Tassan N, Chmiel NH, Maynard J, *et al.* Inherited variants of MYH associated with somatic G: C-->T: A mutations in colorectal tumors. *Nat Genet.* 2002; 30: 227−232.

[64] Win AK, Reece JC, Dowty JG, *et al.* Risk of extracolonic cancers for people with biallelic and monoallelic mutations in MUTYH. *Int J Cancer.* 2016; 139: 1557−1563.

[65] Aretz S, Tricarico R, Papi L, *et al.* MUTYH-associated polyposis (MAP): evidence for the origin of the common European mutations p.Tyr179Cys and p.Gly396Asp by founder events. *Eur J Hum Genet.* 2014; 22: 923−929.

[66] Lipton L, Tomlinson I. The multiple colorectal adenoma phenotype and MYH, a base excision repair gene. *Clin Gastroenterol Hepatol.* 2004; 2: 633−688.

[67] Poulsen ML, Bisgaard ML. MUTYH associated polyposis (MAP). *Curr Genomics.* 2008; 9: 420−435.

[68] Kim CJ, Cho YG, Park CH, *et al.* Genetic alterations of the MYH gene in gastric cancer. *Oncogene.* 2004; 23: 6820−6822.

[69] Schreibman IR, Baker M, Amos C, *et al.* The hamartomatous polyposis syndromes: a clinical and molecular review. *Am J Gastroenterol.* 2005; 100: 476−490.

[70] Ishida H, Ishibashi K, Iwama T. Malignant tumors associated with juvenile polyposis syndrome in Japan. *Surg Today.* 2018; 48: 253−263.

[71] McColl I, Busxey HJ, Veale AM, *et al.* Juvenile Polyposis Coli. *Proc R Soc Med.* 1964; 57: 896−897.

[72] Watanabe A, Nagashima H, Motoi M, *et al.* Familial juvenile polyposis of the stomach. *Gastroenterology.* 1979; 77: 148−151.

[73] Chow E, Macrae F. A review of juvenile polyposis syndrome. *J Gastroenterol Hepatol.* 2005; 20: 1634−1640.

[74] Brosens LA, Langeveld D, van Hattem WA, *et al.* Juvenile polyposis syndrome. *World J Gastroenterol.* 2011; 17: 4839−4844.

[75] Agnifili A, Verzaro R, Gola P, *et al.* Juvenile polyposis: case report and assessment of the neoplastic risk in 271 patients reported in the literature. *Dig Surg.* 1999; 16: 161−166.

[76] Wirtzfeld DA, Petrelli NJ, Rodriguez-Bigas MA. Hamartomatous polyposis syndromes: molecular genetics, neoplastic risk, and surveillance recommendations. *Ann Surg Oncol.* 2001; 8: 319−327.

[77] van der Post RS, Carneiro F. Emerging concepts in gastric neoplasia: heritable gastric cancers and polyposis disorders. *Surg Pathol Clin.* 2017; 10: 931−945.

[78] Beggs AD, Latchford AR, Vasen HF, *et al.* Peutz-Jeghers syndrome: a systematic review and recommendations for management. *Gut.* 2010; 59: 975−986.

[79] Giardiello FM, Trimbath JD. Peutz-Jeghers syndrome and management recommendations. *Clin Gastroenterol Hepatol.* 2006; 4: 408−415.

[80] Giardiello FM, Brensinger JD, Tersmette AC, *et al.* Very high risk of cancer in familial Peutz-Jeghers syndrome. *Gastroenterology.* 2000; 119: 1447−1453.

[81] Marsh DJ, Kum JB, Lunetta KL, *et al.* PTEN mutation spectrum and genotype-phenotype correlations in Bannayan-Riley-Ruvalcaba syndrome suggest a single entity with Cowden syndrome. *Hum Mol Genet.* 1999; 8: 1461−1472.

[82] Pilarski R, Eng C. Will the real Cowden syndrome please stand up (again)? Expanding mutational and clinical spectra of the PTEN hamartoma tumour syndrome. *J Med Genet.* 2004; 41: 323−326.

[83] Al-Thihli K, Palma L, Marcus V, *et al.* A case of Cowden's syndrome presenting with gastric carcinomas and gastrointestinal polyposis. *Nat Clin Pract Gastroenterol Hepatol.* 2009; 6: 184−189.

[84] Heald B, Mester J, Rybicki L, *et al.* Frequent gastrointestinal polyps and colorectal adenocarcinomas in a prospective series of PTEN mutation carriers. *Gastroenterology.* 2010; 139: 1927−1933.

[85] Nichols KE, Malkin D, Garber JE, *et al.* Germ-line p53 mutations predispose to a wide spectrum of early-onset cancers. *Cancer Epidemiol Biomarkers Prev.* 2001; 10: 83−87.

[86] Masciari S, Dewanwala A, Stoffel EM, *et al.* Gastric cancer in individuals with Li-Fraumeni syndrome. *Genet Med.* 2011; 13: 651−657.

[87] Brose MS, Rebbeck TR, Calzone KA, *et al.* Cancer risk estimates for BRCA1 mutation carriers identified in a risk evaluation program. *J Natl Cancer Inst.* 2002; 94: 1365−1372.

[88] Johannsson O, Loman N, Moller T, *et al.* Incidence of malignant tumours in relatives of BRCA1 and BRCA2 germline mutation carriers. *Eur J Cancer.* 1999; 35: 1248−1257.

[89] Friedenson B. BRCA1 and BRCA2 pathways and the risk of cancers other than breast or ovarian. *MedGenMed.* 2005; 7: 60.

[90] Robson ME, Bradbury AR, Arun B, *et al.* American Society of Clinical Oncology Policy Statement Update: Genetic and Genomic Testing for Cancer Susceptibility. *J Clin Oncol.* 2015; 33: 3660−3667.

[91] Corso G, Figueiredo J, La Vecchia C, *et al.* Hereditary lobular breast cancer with an emphasis on E-cadherin genetic defect. *J Med Genet.* 2018; 55: 431−441.

第13章

内分泌癌

Jianliang Man, Norman G. Nicolson, Tobias Carling

■ 引言

内分泌癌一词通常指甲状腺癌、甲状旁腺癌、肾上腺癌，以及发生于胰腺和肠道的具有内分泌功能的恶性肿瘤。发生在这些脏器的肿瘤大多是良性的，但无论是良性或恶性内分泌肿瘤都可能与多发性肿瘤综合征相关。本章将讨论良性和恶性内分泌肿瘤及其遗传学基础。

■ 甲状腺非髓样癌

风险评估和管理

大多数甲状腺癌表现为新发的甲状腺结节。这些结节往往由患者或临床医师在体检中或偶然在影像学检查中发现。值得注意的是，在普通人群中发现的大多数甲状腺结节是良性的——只有5%～10%是恶性的。无论是哪种甲状腺恶性肿瘤，其风险因素都包括辐射暴露（尤其是儿童时期）、特殊年龄段（儿童或老年人）、女性和家族史[1-3]。

虽然大多数甲状腺非髓样癌（non-medullary thyroid cancers，NMTC）是散发性的，但仍有3%～9%的病例存在至少有2名一级亲属也罹患该疾病的家族聚集情况[4]。具有1名或以上罹患NMTC一级亲属的个体，其自身罹患该疾病的风险将增加4～10倍[5]。因此，在发现新发甲状腺结节后，有必要获得详细的个人和家庭疾病史。如病灶体积迅速增大，伴有呼吸困难、吞咽困难、声音嘶哑及新出现的Horner综合征，均提示存在恶性肿瘤可能。针对性的体检应评估整个颈部，并注意结节的大小、硬度和活动性。一些体格特征，如淋巴结病变或与周围组织粘连，增加了诊断为恶性肿瘤的可能性[1-3]。

进一步的检查方法包括甲状腺功能测试和甲状腺超声。甲状腺超声是一种对甲状腺结节敏感且特异的影像学检查方法。它可以提供关于病变性质的有用线索，如大小、内部钙化、实性与囊性成分、相关的淋巴结病变，甚至局部浸润情况。当发现甲状腺结节或甲状腺肿大时，即使患者已经进行了其他颈部影像学检查（CT、MRI等），也应该行甲状腺超声检查[1-3]。

甲状腺功能测试被用于确定甲状腺结节的功能状态。如果TSH水平被抑制且超声显示为孤立的甲状腺结节，而没有其他相关发现，那么最有可能的诊断是自主功能性甲状腺结节。这些结节也被称为"热结节"，它们很少是恶性的，可以定期通过影像学复查以确认其大小保持稳定。不建议对这类病灶做细针抽吸活检（FNA），因为结果往往具有误导性，而且不会改变管理策略。偶尔，当TSH水平处于临界下限或影像学上有多个结节时，难以分辨甲状腺结节是"热"或"冷"的[1-3]。

当病灶不是明显为良性时，应该行FNA。研究表明，与最终的手术病理结果相比，FNA在判断恶性肿瘤方面的准确率约为95%。在接受FNA的甲状腺病变中，细胞学检查发现5%～10%的病变为恶性。这个通常被引用的风险值是因患者的年龄和性别而异的。FNA实施之前考虑个体的验前概率很重要。由于病灶的恶性潜能只能通过侵入性检查来证实，因此FNA对某些良性和恶性滤泡病变的鉴别能力有限。在FNA分类为可疑或不确定的病例中，有20%～30%在术后被确诊为恶性，该比例在各机构病理科之间存在显著差异[6]。近年来，人们深入研究了甲状腺癌变背后的遗传学变化，从而可凭借分子标志物来提高FNA的准确性；这些分子标志物包括甲状腺癌组织内的蛋白质生物标志物、*BRAF*和*RAS*基因突变、*RET/PTC*和*PAX8/PPAR*基因融合，以及其他常见的遗传学改变[2, 6, 7]。

经FNA诊断为恶性或病灶性质不确定的患者，应被转诊至甲状腺外科医师处。手术目前依然是非转移性甲状腺癌的主要治疗手段。手术为治愈提供了良好的机会，尤其是对于分化良好的甲状腺癌（well-differentiated thyroid cancer，WDTC）。对大多数确诊为甲状腺癌的患者而言，甲状腺全切除术加或不加颈淋巴结清扫是最佳的治疗方案。有学者认为，甲状腺叶切除术可能足以治愈体积小的和低风险的甲状腺乳头状癌（PTC），而且随访观察可能适合于微小PTC。然而上述观点是存在争议的[8, 9]。如肿瘤扩展到甲状腺外组织，应尽可能进行整体切除。在WDTC病例中很少行气管和食管切除术，但在少数合适的情况下可考虑进行重建手术。当术前影像学或术中发现的颈部淋巴结转移时，需要进行彻底的颈部探查和淋巴结清扫。预防性中央组颈淋巴结清扫术的益处仍然是一个有争议的话题，但许多专家提倡这种方法，且已在一些机构中常规进行[1-3, 10]。虽然局部或淋巴结复发并不罕见，但WDTC的术后预后一般良好。

根据FNA结果，对存在性质不明确的滤泡性病变的患者，可选择进行甲状腺全切除术。如病灶被证实为癌变，需行甲状腺全切除术的情况下，可选择先行甲状腺叶切除术。尚无证据显示冰冻切片病理检查对改变诊疗流程有帮助[1-3]。

对原发性肿瘤不能切除者，应以姑息治疗为主要目标，通过多学科模式进行治疗。甲状腺癌伴远处转移者预后差。外科切除术在提供明确的组织学诊断、更准确的分期和姑息性治疗（如保留气道和吞咽功能）方面，仍可能发挥作用[1-3]。

术后管理应包括在6个月至1年内进行颈部超声随访，以及在第一年内每3～6个月进行一次血清Tg和TSH检测，之后每间隔3～5年随访一次。放射性碘消融术（radioactive iodine ablation，RAI）通常用于高危病变患者的术后治疗。美国甲状腺协会（American Thyroid Association，ATA）推荐将RAI用于Ⅲ和Ⅳ期患者、年龄小于45岁的Ⅱ期患者、部分年龄大于45岁的Ⅱ期患者，以及Ⅰ期但肿瘤较大、多灶性、淋巴结转移、血管浸润或组织学中分化患者。具有高风险病变患者也将受益于更密切的影像学检查，且复发后可能需要再次手术[1-3]。

疾病特异的流行病学

甲状腺结节在普通人群中相对常见，在65岁时患病率接近50%。据美国国家卫生研究院（NIH）统计，在2021年美国新增甲状腺癌病例约为44 280例，是一种最常见的内分泌恶性肿瘤，占所有新发内分泌癌的96%，约占所有因内分泌癌而死亡人数的2/3。在过去10年中，发病率以每年大约3%的速度增长。虽然有些小的、惰性的微PTC

病灶的检出率增加了，但单凭这一点不太可能完全解释发病率上升的原因[7, 11, 12]。在 3%～9%的NMTC病例中存在家族相关性，包括非综合征病例及与已知肿瘤综合征相关的病例，如家族性腺瘤性息肉病、Carney综合征和*DICER1*综合征。已知的遗传性肿瘤综合征仅占家族病例的5%左右，大多数病例没有可识别的遗传基因突变[4]。

至少95%的甲状腺癌起源于甲状腺滤泡细胞，并进一步分为高分化（WDTC）、低分化（PDTC）和间变性甲状腺癌（anaplastic thyroid cancer，ATC）。WDTC有两种主要的组织学亚型：PTC和滤泡性甲状腺癌（follicular thyroid cancer，FTC）。PTC是迄今为止最常见的甲状腺恶性肿瘤，占病例的80%～85%。FTC占所有甲状腺癌病例的10%～15%。也有一些独特的中分化亚型，如高细胞型、柱状细胞型、弥漫硬化型、鞋钉型、岛状癌和Hürthle细胞癌等。PDTC和ATC比WDTC更为罕见，各自占比不足2%[1, 2, 12]。

WDTC的预后非常好。PTC患者的5年生存率在98%左右；FTC的生存率略低。虽然高达66%的甲状腺癌患者在初次诊断时可能有局部淋巴结转移，但只有少数患者有远处转移。颈部淋巴结转移增加了局部复发的风险，但并不总是对总体死亡率产生负面影响。另一方面，诊断时存在远处转移是一个强烈提示预后不良的预测因子。存在颈部或纵隔之外转移灶的患者，其死亡率为43%～90%[1, 2]。

与WDTC相比，PDTC和ATC的生物学行为更具侵袭性。大多数被诊断为PDTC和ATC的患者在确诊时原发肿瘤已无法切除。PDTC的5年生存率在60%～85%。ATC预后更差，鲜见有长期存活的幸存者[1, 2, 13-17]。

研究发现，许多体细胞基因畸变被认为是导致甲状腺癌发生的原因。其中，最常见的突变导致MAPK和PI3K-AKT通路受影响。在甲状腺非髓样癌中最常见的单一突变基因是*BRAF*。约45%的PTC、10%～20%的PDTC和20%～40%的ATC中可检测到*BRAF* V600E突变[18]。它与更具侵袭性的表型、复发风险增加和对RAI治疗应答降低有关。

疾病特异性的风险评估、咨询和检测方法

无甲状腺癌家族史或肿瘤综合征的甲状腺非髓样癌或甲状腺腺瘤患者，通常不需要深入调查其谱系或基因检测，因为他们很可能患的是散发性疾病。如患者有2名或以上的甲状腺癌或甲状腺疾病病史的一级亲属，应怀疑为家族性综合征。

家族性甲状腺癌仍然是一个不断发展的研究领域，没有统一的分类方法，但传统上可将其分为两组：综合征型和非综合征型。综合征组与肿瘤综合征相关，包括Cowden综合征、家族性腺瘤性息肉病（FAP）、Carney综合征、Werner综合征和*DICER1*综合征，这些仅占所有家族性甲状腺非髓质癌病例的5%。它们还与非甲状腺起源的良性和恶性肿瘤相关，仅以甲状腺癌为唯一表现者非常少见。非综合征组，有时简称为家族性甲状腺非髓样癌，包括所有无已知遗传缺陷的家族性甲状腺癌。迄今尚未发现任何有用的标志物来识别这类疾病，因此它仍然是一种排除性诊断[4, 5]。

散发性NMTC通常与其他肿瘤或疾病的增高风险无关，大多数被治愈的患者可享受正常生活。针对体系突变的商业性基因诊断分析，可用于帮助细胞学诊断不确定的甲状腺结节的风险分层。但基因组学方法在确定甲状腺切除术后管理方面的作用仍然有限。然而，随着甲状腺癌研究的不断推进，有朝一日可能会基于肿瘤遗传图谱的结果来制订管理决策[7, 11]。

遗传性肿瘤综合征

家族性甲状腺非髓样癌 家族性甲状腺非髓样癌（familial non-medullary thyroid cancer，FNMTC）的定义是在一个家庭中当一级亲属中有2名或更多的成员被确诊为甲状腺非髓样癌，而没有其他相关的肿瘤易感综合征。这是一个笼统的诊断，其诊断标准将会被继续改进。根据上述标准诊断，有70%的患者事实上罹患散发性甲状腺癌。目前还没有确定的致病基因缺陷，也没有可用的验证性检测。由于亲属倾向较小，而且各种研究对该综合征的定义不一致，因此对该疾病的理解有限。一些公认的致病基因位点已被发现，但尚未得到验证。确切的遗传机制尚不清楚：一些作者认为它是外显不全的常染色体显性遗传，而其他人认为可能是多基因遗传的[19]。有一项研究提示了一种预期因素，即一种遗传现象——受影响的后代成员会罹患侵袭性更强且发病更早的疾病[4,5]。

一些研究表明，FNMTC往往是多灶性的，且比散发性NMTC更具侵袭性，然而这一学术观点仍存争议。FNMTC似乎还与其他良性甲状腺疾病相关，包括腺瘤、自身免疫性甲状腺炎、多结节性甲状腺肿和甲状腺功能亢进/甲状腺功能减退症。因此在了解详细家族史的同时，有必要认识到这些相关性的存在[4,5]。

家族性腺瘤样息肉病 家族性腺瘤样息肉病（FAP）被广为人知的是与结肠癌的相关性，有几种变体是由抑癌基因APC突变引起的。FAP的结肠外表现包括结肠外肿瘤，如硬纤维瘤、纤维瘤、骨瘤、甲状腺腺瘤/癌。FAP是一种常染色体显性疾病，但高达25%的病例是由新发突变引起的。大多数FAP病例可通过基因检测诊断。在少数情况下未发现胚系突变。只有不到2%的Gardner综合征患者会罹患甲状腺癌。然而，鉴于甲状腺癌的风险增加，建议每年进行甲状腺超声筛查。有关管理FAP的其他详细信息请参见第6章[20]。

Carney综合征 Carney综合征（CNC）是一种常染色体显性遗传疾病，其特征是皮肤黑斑和一系列良性肿瘤，偶尔也有恶性肿瘤。它被认为是由蛋白激酶A信号通路的破坏引起的。PRKAR1A是蛋白激酶A的一个调节亚单位，该基因的失活突变导致了一部分CNC的发生。PRKACA、PRKACB和磷酸二酯酶基因也涉及其中，但它们在CNC中的作用迄今尚未明确[21]。符合以下两个或两个以上的主要诊断标准时即可诊断为CNC：典型分布的斑点状皮肤色素沉着、皮肤或黏膜黏液瘤、心脏黏液瘤、乳腺黏液瘤病、原发性色素结节性肾上腺皮质病（primary pigmented nodular adrenocortical disease，PPNAD）、分泌生长激素的腺瘤、大细胞钙化Sertoli细胞瘤、在18岁之前发生的甲状腺癌或多发性甲状腺结节、蓝痣、乳腺导管腺瘤和骨软骨黏液瘤；或存在上述标准之一同时伴有PRKAR1A基因胚系突变或一级亲属罹患CNC[22]。

高达75%的CNC患者存在甲状腺疾病，其中大多数为无功能腺瘤。然而，他们罹患甲状腺乳头状癌和滤泡状癌的风险更高。CNC中的肾上腺疾病通常以PPNAD的形式出现（参见本章后文关于肾上腺皮质肿瘤的章节）。生长激素腺瘤是另一种与CNC相关的激素活性肿瘤。大约10%的成人CNC患者会有一定程度的，由生长激素腺瘤引起的肢端肥大症。肢端肥大症的评估手段包括测量IGF-1水平、脑部MRI和口服葡萄糖耐量试验等[21,22]。

CNC的管理以针对症状的药物和外科治疗为中心。一旦被确诊，建议CNC患者根据年龄情况进行常规临床监测。对于青春期前的儿童，应监测其生长速度，建议每年进行超声心动图和睾丸超声检查。如果出现生长异常，应进行适当的生长激素（GH）或皮质醇过量测定。对青春期后和成年患者，建议每年进行一次超声心动图、睾丸和甲状腺超声检查、尿皮质醇和血清IGF-1水平测定[21, 22]。

DICER1综合征　DICER1是一种核糖核酸内切酶，它调节microRNA的加工，并在DNA修复中发挥作用。该基因缺陷导致易患某些类型的肿瘤，并导致称为DICER1相关胸膜肺母细胞瘤易感综合征，也称为DICER1综合征。DICER1综合征以常染色体显性方式遗传，有20%的病例由新发突变所导致。该疾病的标志性肿瘤是胸膜肺母细胞瘤。它通常出现在儿童时期。其他相关的肿瘤也往往在较早年龄出现，包括卵巢性索间质瘤、囊性肾瘤、甲状腺肿瘤、睫状体髓质上皮瘤、葡萄状胚胎型横纹肌肉瘤、鼻软骨间质错构瘤、垂体母细胞瘤和松母细胞瘤。DICER1综合征中的甲状腺肿瘤可以是良性结节性甲状腺肿、腺瘤或分化型甲状腺癌，并且可用类似针对散发性甲状腺结节的方法治疗[23, 24]。

尚无针对DICER1综合征患者的甲状腺癌筛查或监测指南。然而，建议针对每个有疑似的肿瘤部位进行每年一次临床评估，包括靶病灶的影像学评估和生化功能评估[24]。

对风险增加患者的临床管理

虽然由于存在过度诊断的风险而不建议在普通人群中进行甲状腺癌常规筛查，但根据家族史筛查高危人群是合理的。存在甲状腺癌易感综合征或遗传方式的患者，应在家族中最年轻的确诊年龄之前5～10年起，每年接受病史和体格检查，之后重点进行甲状腺超声检查，也可以考虑颈部超声筛查[4, 5, 19]。

一些专家主张对患有已知遗传性综合征或FNTMC极高风险（3名或以上NMTC的一级亲属）的患者进行预防性甲状腺切除术，但这仍然存在争议。然而，大多数专家同意，对存在已知或高风险的遗传疾病患者，在新诊断为甲状腺癌后，应在手术时进行预防性中央区颈清扫术。考虑到疾病多灶性和复发风险的增加，应考虑术后行放射性碘消融术[4, 5, 19]。

患有甲状腺癌和已知或疑似肿瘤易感综合征的患者，应向具有这些相对罕见综合征经验的专家进行咨询。甲状腺癌在这些综合征中通常仍然是可以治愈的，死亡率和发病率往往来自同期或更晚发生的其他肿瘤的并发症。准确识别患者和适当筛查是至关重要的。作为患者可能罹患的一些肿瘤综合征，它们的表现可能非常不一致，并且需要多个不同的专业医师来管理。患者从多学科诊疗模式诊疗中的受益最大[4, 5, 19]。

▌ 甲状腺髓样癌

风险评估和管理

大多数甲状腺髓样癌（medullary thyroid cancer，MTC）表现为新发的甲状腺结节。诊断过程与非甲状腺髓样癌相似。应详细评估个人史和家族史，在体格检查后给予甲状腺超声和FNA检查。仅基于细胞学分析，FNA对MTC的诊断率就高达90%左右，并且可以通过分析其他标记物进一步提高诊断率。MTC起源于甲状腺的C细胞并分泌多种激素，包括降钙素、CEA、嗜铬粒蛋白、神经降压素和组胺酶。这些分泌产物可以在细针抽吸物中被检测出或使用免疫组织化学进行分析。如这些标志物呈高表达且同时伴甲状腺球蛋白（甲状腺滤泡细胞的产物）缺乏，提示了MTC的存在[25]。

所有甲状腺结节患者在确诊或可疑为MTC时，应进行胚系DNA分析，以检测RET基因突变。这种突变的存在将改变治疗策略，并需要进一步评估是否存在嗜铬细胞瘤和甲状旁腺功能亢进症。对于 *RET* 突变阴性的患者，不需要常规评估其他 *MEN2* 相关性肿瘤，除非是罕见的具有高度遗传性 MTC 特征但基因检测阴性的患者。可通过对血浆游离型甲氧基肾上腺素和（或）24 h 尿分馏甲氧基肾上腺素和儿茶酚胺的定量测定结果来排除嗜铬细胞瘤。

通过对血清钙和甲状旁腺激素水平的测定可评估是否存在甲状旁腺功能亢进。必须在开始治疗 MTC 之前手术切除嗜铬细胞瘤，而甲状旁腺切除术可以与 MTC 手术同时进行[25, 26]。

对所有确诊或疑似 MTC 的患者，还应测定血清降钙素和 CEA。降钙素（CT）不仅有助于检测 MTC，而且有助于预测预后。因为很高的 CT 水平与疾病分期更晚相关。治疗后对 CEA 和 CT 进行随访，以确定治疗成功并监测复发情况。在无 MTC 临床特征的情况下，把常规 CT 检查用于甲状腺结节随访的做法是有争议的。在某些疾病中血清 CT 是有可能升高的，如慢性肾功能不全、多结节性甲状腺肿和良性 C 细胞增生，从而导致 CT 结果呈假阳性。静脉血钙或五肽胃泌素刺激等激发性试验有助于区分由 MTC 引起的 CT 升高和其他疾病，但在美国大多数中心尚未开展。作为甲状腺结节检查的一部分，许多欧洲和亚洲中心定期进行血清基础钙和钙激发试验的检测。ATA 指南特别工作组建议临床医师根据自己的临床判断，决定是否对甲状腺结节患者进行血清 CT 检测[25, 27]。

对非转移性 MTC 的最佳手术方法是甲状腺全切除术，并至少清除颈部中央区淋巴结。研究表明，无论肿瘤大小，MTC 患者发生中央区和同侧淋巴结转移的概率为 50% ～ 75%。术前影像学显示为局部晚期疾病或存在颈部淋巴结转移，术前血清降钙素水平高以及术中探查，可提示是否有必要行侧方淋巴结清扫术。术前血清 CT 值有助于判断淋巴结转移的风险，低于 20 pg/mL 时几乎没有淋巴结转移的风险，而较高的 CT 浓度则与转移的程度相关。偶然地，MTC 是在甲状腺叶切除术后的病理回顾中被诊断。在这些情况下，应检测患者的胚系 *RET* 基因突变情况和血清 CT 浓度，并进行术后影像学检测以确定是否有残留疾病。与谨慎等待相比，应考虑进行完整的甲状腺切除术。但如基因检测提示 *RET* 胚系突变呈阳性，血清 CT 水平仍然升高，或存在残余疾病，则提示需要进行完整的甲状腺切除术[25, 27]。

如在随访影像中有广泛的淋巴结病变、甲状腺外侵犯或残留 MTC 病灶，则应考虑术后局部治疗（EBRT）。如初次手术被认为不够充分，可能需要再次手术或进一步的淋巴结清扫。尤其是淋巴结清扫不全者最有可能从再次手术中获益。放射性碘消融术（RAI）虽然常用于 NMTC 切除术后，但在 MTC 手术后并不适用，因为尚未证明其有益，但肿瘤具有 MTC 与 PTC 或 FTC 混合成分的罕见病例除外[25]。

晚期和转移性 MTC 通常无法通过手术治愈，并会导致大多数患者的死亡。治疗的目标是姑息，EBRT、全身化疗和其他非手术治疗是方案的主要组成部分。如果言语、吞咽和呼吸功能受到影响，则应考虑进行仅以减少并发症为目的的减瘤手术[25]。

患者应在术后 2 ～ 3 个月时进行一次颈部超声检查和血清 CT 和 CEA 检测，如果正常，则之后每年进行一次。治疗后 CT 水平升高与残余病灶有关，故应仔细随访。CT 升高程度可以为病灶的位置提供线索：降钙素 < 150 pg/mL 常提示局部区域内病灶，应随后每 3 ～ 6 个月重复测定血清降钙素和 CEA；降钙素 > 150 pg/mL 时提示有远处转移的可能性，应行进一步的影像学检查[25]。

疾病特异的流行病学

甲状腺髓样癌占所有甲状腺癌病例的3%～5%。遗传性MTC占所有MTC的25%～30%，由两种多发性内分泌肿瘤综合征引起：MEN2A（包括家族性MTC）和MEN2B。这两种疾病的合并发生率约为1/35 000。已在许多不同的RET基因密码子中发现致病突变，并与各不相同的表型相关。遗传性MTC中的RET突变似乎会导致一个可预测的过程——C细胞增生进展为MTC，之后发展为局部和远处转移。MEN2A患者发生MTC的概率为95%，而MEN2B患者发生MTC的风险接近100%[25, 26, 28-30]。

与分化良好的甲状腺癌相比，MTC更具有侵袭性。散发性MTC患者通常在中年发病，且确诊时常为局部进展期。10年生存率估计为80%。年龄越大、疾病分期越高及血清降钙素＞10 ng/mL与预后越差相关[2]。

MTC的一个显著特征是与RET突变相关。几乎所有遗传性MTC患者都会发现有胚系RET突变，而大约50%的散发性MTC会有体系RET突变。RET是位于染色体10q11.2上的原癌基因，编码参与许多细胞信号通路的受体酪氨酸激酶，引起RET蛋白结构性激活的突变或改变，可导致多种不同类型肿瘤的发生[30]。

1%～7%的无MEN2家族史的MTC患者存在新发的胚系RET突变。与遗传性MTC相比，真正的散发性MTC的发病年龄更迟，少见多灶性，通常缺乏C细胞增生。目前认为散发性MTC中的RET突变不是一种驱动突变，而是导致肿瘤进展的继发性突变。RET M918T密码子突变是散发性MTC中最常见的RET突变类型。不携带RET突变的散发性MTC常有RAS基因突变。RET突变和RAS突变是相斥的，它们被认为代表两种导致MTC肿瘤发生的不同途径[30]。

其他的表观遗传学和转录后变化也被发现在MTC的发展中起了作用。miR-21、miR-183和miR-375等microRNA（miRNA）被发现与更差的临床结局、复发和转移相关。而miR-224等则与更好的治愈率相关。此外，散发性和遗传性MTC似乎具有不同的miRNA图谱。目前仍在探索miRNA的确切作用，但其致癌和抑癌特性的失调可能参与MTC的肿瘤发生[30]。

疾病特异性的风险评估、咨询和检测方法

鉴于遗传性MTC和新胚系突变的高发病率，所有诊断为MTC的患者都应进行针对RET突变的胚系基因检测。导致MEN2综合征的RET致病性变体以常染色体显性方式遗传，可见于约5%的MEN2A病例和50%的MEN2B病例，而这些患者并无家族史。MEN2A和MEN2B通常都出现在生命早期，因此在低龄阶段时识别出这些综合征对于早期筛查和治疗是至关重要的。建议父母一方患MEN2A的儿童尽早进行RET基因检测。MEN2B早在出生后的前几个月即可被检出，因此，存在MEN2B风险的儿童应进行产前基因检测或在出生后尽快进行检测[25]。

此外，建议对诊断为MEN2B的儿童的父母进行胚系RET检测，无论其既往家族史如何，也无论所有一级亲属的情况如何。一些导致MEN2A的RET突变也与皮肤苔藓淀粉样变和先天性巨结肠相关。因此，皮肤苔藓淀粉样变患者或者具有RET基因第10号外显子突变的先天性巨结肠患者，也应进行MEN2A的检查[25, 26, 30]。

胚系基因检测可以使用选择性外显子检测、单基因检测或使用多基因检测进行。当已知一个家族中存在RET致病性变体时，对所选个体的筛查可以采用直接的有针对性的方法来检测高危成员是否携带特定等位基因。在RET突变未知的新诊断家族中，检测策略通常是多层级的。首先针对高频率致病性变体行选择性外显子检测。如果一级检测结果为阴性，则转为检测频率较低的变体。MEN2A的初次检查应评估 *RET* 基因中第10外显子（密码子609、611、618、620）、第11外显子（密码子630、634）和第8、13、14、15、16外显子的突变情况。疑似MEN2B患者应检测 *RET* 基因中第16外显子的密码子M918T突变和第15外显子的密码子A883F突变。这种检测策略可能会遗漏更罕见的变体；因此，如果未检测到突变或检测到的变体与表型不一致，则提示需要对整个编码区进行测序。鉴于基因检测的费用持续下调，在未来几年，对于初诊时检测的推荐可能会发生变化[25]。

目前尚无证据提示，在非研究情况下，需要对散发性或遗传性MTC中肿瘤体细胞突变、miRNA或其他遗传异常开展分子检测。

遗传性肿瘤综合征

MEN2综合征最初被称为Sipple综合征，在1961年首次被描述为由嗜铬细胞瘤、MTC和甲状旁腺腺瘤组成的肿瘤症候群。随着对该综合征认识的增加，MEN2被分为2种不同类型：MEN2A型和MEN2B型。两者都是由原癌基因 *RET* 的致病性激活突变所导致的。*RET* 基因位于染色体10q11.2上，编码参与许多细胞信号通路的跨膜受体酪氨酸激酶。突变导致激酶持续性被激活，从而促进细胞增殖、存活和迁移，该过程往往导致肿瘤发生。MEN2不同分型之间的显著差异在很大程度上取决于基因突变的位置[25, 28-30]。

MEN2A 根据ATA对MTC的建议，MEN2A有4种分型：经典型MEN2A、伴有皮肤苔藓淀粉样变性的MEN2A（CLA）、伴有先天性巨结肠的MEN2A（HD）和家族性髓样甲状腺癌（familial medullary thyroid cancer，FMTC）[25]。

经典型MEN2A：这种最常见的MEN2A代表了最初由Sipple描述的表型。它通常涉及 *RET* 基因第10或11外显子的突变。几乎100%的患者会发展为MTC，而嗜铬细胞瘤和原发性甲状旁腺功能亢进的发生率因 *RET* 的特异性突变而异。第11外显子的634密码子突变与嗜铬细胞瘤和甲状旁腺功能亢进（HPT）的高发病率相关。总体而言，约50%的经典MEN2A患者会发展为嗜铬细胞瘤，而20%～30%会发展为甲状旁腺疾病[28]。

MEN2A的甲状旁腺疾病通常表现为良性甲状旁腺腺瘤，多腺体增生较少。患者通常无症状或症状轻微。临床上严重的甲状旁腺功能亢进症在MEN2A中很少见。如果在MTC之前或同时被发现，大多数甲亢患者可以在MTC手术时进行甲状旁腺切除术[25, 28]。

MEN2A的嗜铬细胞瘤大多数为良性和呈双侧累及，仅约4%为恶性。嗜铬细胞瘤可能是MEN2综合征的第一个表现，嗜铬细胞瘤的诊断提示应该对 *RET* 突变进行评估。如同时患有MTC，则必须先治疗嗜铬细胞瘤。初期使用α受体阻滞剂（如苯氧苄胺）来控制血压。有时需要用β受体阻滞剂来治疗α受体阻滞剂引起的反射性心动过速。在血压恢复正常后再通过手术切除嗜铬细胞瘤[25, 28]。

MEN2A伴皮肤苔藓淀粉样变性：皮肤苔藓淀粉样变性（CLA）是一种皮肤病，其特征是背部肩胛间区域出现鳞屑样、瘙痒性皮肤病变。这种罕见的疾病可以作为一种孤立的疾病发生，但长期以来与MEN2A有关。这可能是MEN2A患者在发生MTC之前出现的第一个临床症状，因此，CLA患者应接受 *RET* 胚系突变检测，以排除MEN2A。CLA与 *RET* 基因密码子634的突变最为相关。在经典MEN2A中，MTC、嗜铬细胞瘤和甲状旁腺功能亢进症的发病率相似[25, 28]。

MEN2A伴先天性巨结肠（HD）：尽管MEN2A和HD均由*RET*突变引起，但RET蛋白在内分泌细胞和神经前体细胞中的作用可能不同。然而，一些致病性*RET*变体，尤其是涉及第10外显子的突变，均与MEN2A和HD发病相关。因此，应该对HD和明确存在*RET*基因第10外显子突变的患者进行评估并筛查MEN2A。同样，存在MEN2A和可疑胃肠道症状（如便秘和动力障碍）的患者应接受检查以排除HD[25, 28]。

FMTC：家族性甲状腺髓样癌的定义是存在致病性*RET*胚系突变，但未发展为嗜铬细胞瘤或甲状旁腺功能亢进的遗传性MTC。它曾经是一种独立的疾病，但在近期被作为MEN2A中的一个类型。超过50%的FMTC中存在一种胚系突变，该突变涉及第10外显子的密码子609、618和620。无论是否有嗜铬细胞瘤或甲状旁腺功能亢进的家族史，患者都应接受与MEN2A相同的筛查流程[25, 28]。

MEN2B MEN2B最初被称为MEN3。与MEN2A相比，MEN2B表现得更早，通常在出生后的第一年内。MTC可在婴儿期发病，通常具有高度侵袭性，并伴有早期转移。50% ~ 75%的MEN2B病例是由新发的基因突变引起的，只有25% ~ 50%的病例发生在有遗传性MTC病史的家族中。95%的MEN2B病例是由第16外显子的M918T突变引起的。在其他5%的MEN2B患者存在更为罕见的第15外显子（A883F）突变，这种突变被认为是导致该综合征侵袭性较低的原因。大约一半的MEN2B患者会发展为嗜铬细胞瘤。MEN2B具有在MEN2A中未发现的特征性非内分泌性特征。患者面部狭长，并发展为唇和舌黏膜神经瘤。骨骼异常很常见，可导致马方样体态、胸部畸形、脊柱侧凸和关节畸形。患者还易患胃肠道神经节细胞瘤，该疾病可能导致便秘、腹泻、恶心，甚至是需要手术治疗的肠梗阻。大多数死亡是由晚期MTC引起的，早期诊断对及时治疗是至关重要的。然而，大多数MEN2B患者就诊时太晚，MTC因而无法通过手术切除[25, 28, 29]。

对风险增加的患者的临床管理

鉴于近100%的MEN2患者将发展为MTC，管理策略围绕着预防肿瘤的死亡和发病。预防性甲状腺切除术被证明是安全的，可用以预防MEN2患者的MTC并发症。虽然手术通常被称为"预防性甲状腺切除术"，但更合适的术语可能是"早期甲状腺切除术"。因为在大多数情况下，手术时即已经存在C细胞增生，甚至是未诊断的MTC。与成人相比，婴幼儿甲状腺切除术的并发症发生率较高。最显著的并发症是甲状旁腺功能减退，因为甲状旁腺通常很小，尤其是儿童中很难被识别。因此，必须仔细权衡手术并发症的风险和益处[25]。

ATA指南特别工作组建议，甲状腺切除术的时机应根据患者的风险水平（取决于特定的*RET*突变）来确定。2015年修订了建议，并将患者分为3个风险类别：最高风险（highest-risk，HST）组包括密码子M918T突变的MEN2B患者；高危（high-risk，H）组包括密码子C634和A883突变的患者；中风险（moderate-risk，MOD）组包括所有其他*RET*突变的患者（表13.1）[25]。

ATA-HST级别的儿童通常在出生后一年内发展成MTC，且疾病常为高侵袭性的。这类婴儿应出生后不久即进行基因检测。如果可能的话，应在出生后第一年进内行甲状腺全切除术，并根据对甲状旁腺识别和保护能力而决定是否进行中央区颈清扫术。血清降钙素水平在出生后的前几个月是升高的，其在确定手术时机方面的作用有限。第1年内每6个月对患者进行一次的体检、颈部超声、血清降钙素和CEA测量，之后每年

表 13.1 美国甲状腺协会风险分级						
ATA 风险分级	MEN2 综合征和相关的突变	MTC 风险	嗜铬细胞瘤风险	HPT 风险	预防性甲状腺切除术的时机	甲状腺切除术后随访和推荐
ATA-HST 最高风险	MEN2B（密码子 M918T）	最高	50%	20%	出生后数月至一年内	第一年每6个月随访一次：体格检查，颈部超声波，血清降钙素和癌胚抗原水平，之后每年随访一次。自11岁开始筛查嗜铬细胞瘤
ATA-H 高风险	MEN2B（密码子 A883）和 MEN2A（密码子 C634）	高	50%	20%～30%	5岁以前或根据降钙素的水平而决定	临床随访，筛查嗜铬细胞瘤时间同上
ATA-MOD 中风险	MEN2A（除 C634之外的所有密码子）	中	10%～30%	～20%	取决于降钙素的水平或在成年前	临床随访同上，自16岁开始筛查嗜铬细胞瘤

数据来源：Wells SA Jr, Asa SL, Dralle H, et al: Revised American Thyroid Association guidelines for the management of medullary thyroid carcinoma, Thyroid 2015 Jun; 25(6): 567-610

评估一次。自11岁起，每年检测血浆甲氧基肾上腺素水平以筛查嗜铬细胞瘤。具有新发M918T突变的患者在婴幼儿期更难以被确诊。研究表明，与因有明显症状而确诊的MTC或嗜铬细胞瘤的患者相比，那些确诊时疾病无内分泌特征的患者有更好的预后。因此，让临床医师了解MEN2B的非内分泌特征是非常重要的[25]。

　　ATA-H级别的儿童通常在童年早期发展为MTC。应该通过每年一次的体检、颈部超声和从3岁起测定血清降钙素的方式来评估疾病。当检测到血清降钙素升高时或在5岁之前，应进行预防性甲状腺全切除术。这一风险类别的患者应自11岁起，每年测定血浆甲氧基肾上腺素水平以筛查嗜铬细胞瘤[25]。

　　ATA-MOD级别的儿童通常在青春期或之后发生MTC，尽管发病时间在该人群中存在显著差异。尽管他们的父母可能在血清降钙素水平升高后才愿意接受甲状腺全切除术，依然建议这类儿童自3岁起进行体检和血清降钙素测定。这可能需要长时间的高强度随访，一些不希望对孩子进行这种评估的家长可能会选择尽早进行预防性甲状腺切除术。对于ATA-MOD类患者，从16岁起每年测定血浆甲氧基肾上腺素水平以筛查嗜铬细胞瘤[25]。

原发性甲状旁腺功能亢进与甲状旁腺肿瘤

风险评估与管理

　　最易通过高钙血症的检查发现甲状旁腺肿瘤。通常有四个甲状旁腺分泌甲状旁腺激素（PTH），它们负责调节血清钙水平。原发性甲状旁腺功能亢进症（primary hyperparathyroidism，PHPT）是一种由一个或多个甲状旁腺过度和失常分泌甲状旁腺激素而引起的疾病。PHPT可由良性甲状旁腺腺瘤、甲状旁腺增生或偶尔由甲状旁腺癌引起。大多数病例为特发性和散发性。风险因素包括颈部辐射暴露、锂疗法和女性（女性发病风险可能增加2倍）。有时，PHPT可能是MEN1、MEN2A、钙敏感受体（CaSR）相关疾病，或 *CDC73* 相关疾病等家族性综合征的一个组成部分[31-34]。

PHPT的症状通常是由高钙血症引起的，这些症状可能没有特征性；虚弱、疲劳、腹痛、恶心、多尿、神经认知类症状、骨质疏松、肾结石和肾钙质沉着都有可能发生。PHPT的诊断基于血清钙和PTH水平升高的生化证据。大多数PHPT患者的两种生化指标都会升高，但一些患者可能只有钙水平升高，而PTH正常或临界升高。在高钙血症情况下PTH不合理的升高应被看作是PHPT的诊断依据。无论是有症状的患者在接受检查中发现PHPT，或在常规实验室检查中偶然发现PHPT，都应做进一步的并发症的评估检查。这包括骨密度和肾功能测试，因为这些并发症通常不在临床上显现出来[34, 35]。

甲状旁腺切除术适用于有症状的甲状旁腺功能亢进患者。可以给予轻度无症状患者保守治疗，但手术已被证明即使在正常血钙PHPT中也有益处，并且日益受到青睐。尤其是在年轻患者中，可用以防治高钙血症和甲状旁腺功能亢进对机体产生的长期影响。目前，无症状患者甲状旁腺切除术的适应证是：年龄 < 50岁，血钙 > 1 mg/dL高于正常上限，以及任何骨骼或肾脏受影响的证据（骨质疏松、病理性骨折、肌酐清除率降低、肾结石等）[35]。切除功能亢进的腺体通常可以治愈疾病。

术前成像最常用的方法 ^{99m}Tc-MIBI甲状旁腺闪烁扫描成像或4DCT定位肿大的腺体。超声也可以是一种有效的成像方式，并提供良好的定位，但在某种程度上受到检测人员主观性的限制及无法对异位甲状旁腺组织所在的纵隔进行成像。轻度HPT病例可能没有腺体明显增大，并且更难通过影像学定位。选择性甲状旁腺静脉采样是一种更具创伤性的操作，但当其他影像学检查呈阴性或复发或HPT持续发生时，该技术具有高度敏感性和实用性[35, 36]。

HPT传统的手术方式是通过双侧颈部探查以识别并切除肿大的腺体。随着术前影像定位准确性的提高，微创甲状旁腺切除术（minimally invasive parathyroidectomy，MIP）已成为首选手术，因为它可以最大限度地减少手术时间、手术创伤、住院时间和术后疼痛。MIP和常规双侧颈部探查术的治愈率相似（95% ～ 100%）。多腺体增生引起的HPT患者需要接受部分或全部甲状旁腺切除术，联合或不联合自体甲状旁腺移植。与甲状旁腺次全切除术相比，全切除术后的甲状旁腺功能减退的风险更高。某些医疗中心常规开展了术中监测血清PTH，以提高治疗成功率[31, 34, 35]。

有时，患者术后可能有残留或复发的HPT。病灶残留通常是由于手术遗漏了额外的甲状旁腺腺瘤或甲状旁腺部分切除术中的甲状旁腺组织切除不足所致。由于新出现的腺瘤或增生可以导致疾病复发，甚至在全甲状旁腺切除术后自体移植的甲状旁腺组织中发生疾病复发。无论病灶残留或复发，都可以通过再次手术来治疗。再次手术中喉返神经损伤等手术并发症的风险较高。术前通过影像学检查和（或）选择性甲状旁腺静脉采样的方式对病灶进行定位，对最大限度地提高治愈率和降低风险是至关重要的。复发风险较高的患者，如MEN1和MEN2A综合征，需要终身随访血钙和PTH水平[31, 34]。

然而，甲状旁腺癌极其罕见。血钙和甲状旁腺素水平过高可提示甲状旁腺癌的存在。如果怀疑，则不应进行FNA或切除活检，因为活检针道可能导致恶性细胞的种植。鉴于甲状旁腺癌的罕见性，目前尚无有足够的数据来帮助制订管理指南。然而，大多数专家同意对于疑似的甲状旁腺癌应予以整体切除。复发很常见，发生率高达49% ～

60%。晚期甲状旁腺癌的死亡通常是由甲状旁腺功能亢进和高钙血症引起的，而不常由肿块本身所致。病程中会发生高钙血症危象，这是一种医疗紧急情况，需要立即进行积极的静脉液体复苏、利尿剂和拟钙剂治疗。严重病例可能需要静脉注射降钙素和（或）透析治疗[36, 37]。

甲状旁腺癌复发后再手术的治愈率低，喉返神经损伤风险高，但可缓解症状并改善高钙血症。放疗和化疗在治疗甲状旁腺癌方面都没有明显的益处，但有报道称联合细胞毒性药物的化疗取得了一些成功[36-38]。

疾病特异的流行病学

据估计，在美国大约有0.1%人口罹患原发性甲状旁腺功能亢进症，最常见的诊断年龄为50～65岁。女性罹患的可能性较男性增加2倍。80%～85%的病例为单发腺瘤，约6%的病例为多腺体增生。甲状旁腺癌占比不到1%～2%。家族性综合征很少引起甲状旁腺功能亢进，仅占PHPT病例的2%～5%。与甲状旁腺功能亢进相关的常见综合征包括MEN1、MEN2A、MEN4、甲状旁腺功能亢进–颌骨肿瘤综合征（HPT-JT）、家族性孤立性甲状旁腺功能亢进（FIHPT）、家族性低尿钙性高钙血症（FHH）和新生儿重症甲状旁腺功能亢进（NSHPT）[32, 33, 35, 39]。

与甲状旁腺腺瘤相比，甲状旁腺癌是最罕见的癌症之一；它只占所有癌症病例的0.005%。甲状旁腺癌的危险因素包括*HRPT2/CDC73*基因突变和辐射。甲状旁腺癌可能是散发性的，也可能与遗传性HPT综合征有关。*HRPT2/CDC73*基因突变患者患甲状旁腺癌的风险约为15%。此外，在散发性甲状旁腺癌中*HRPT2/CDC73*的体细胞失活很常见[41]。

在2007年，有一项基于SEER肿瘤数据库的研究纳入了在1988—2003年间确诊的224例甲状旁腺癌。研究表明甲状旁腺癌的10年总生存率为50%～70%。40%～60%的患者术后复发。总体而言，关于甲状旁腺癌预后因素的数据有限[36-38]。

疾病特异性的风险评估、咨询和检测方法

虽然95%的PHPT病例是散发的，但代表家族性疾病的病例可能需要采取不同的处理方法。某些形式的遗传性HPT（如MEN1）与较高的复发风险相关。由于遗传性HPT的患病率相对较低，不建议将家族性综合征的常规基因检测作为甲状旁腺功能亢进检查的一部分。仔细评估家族史并确定其他遗传综合征的临床特征，将有助于确定哪些患者将从进一步的基因检查中受益。有一名或多名患有多种内分泌肿瘤、神经内分泌肿瘤或颌骨肿瘤一级亲属的HPT患者，应评估其是否存在遗传综合征。可以对以下基因进行胚系遗传检测，以排查疑似综合征：MEN1的*MEN1*突变、MEN2A的*RET*突变、MEN4的*CDKN1B*突变和HPT-JT的*HRPT2/CDC73*突变。由于FHH是一种良性的、通常无症状的疾病，且与其他肿瘤的风险无关，因此尚未研究基因检测对FHH的价值。NSHPT是一种罕见的疾病，临床上通常在受累新生儿中被诊断；*CASR*突变的胚系检测的适应证尚不清楚[32, 33, 35]。

遗传综合征

MEN1　多发性内分泌肿瘤综合征1（MEN1）最初由Wermer描述，是一种常染色体显性遗传疾病，其特征是多种内分泌和非内分泌肿瘤，即甲状旁腺肿瘤、垂体肿瘤、胃肠胰神经内分泌肿瘤（GEP-NET）、类癌，很少有甲状腺和肾上腺皮质肿瘤[42]。

MEN1综合征是由*MEN1/Menin*基因突变引起的。该基因编码一种转录调节因子，

参与细胞增殖、染色质重建和DNA修复的调节。约10%的MEN1病例是由家族史的基因突变引起的[26, 29, 42]。

甲状旁腺功能亢进是MEN1的主要特征，几乎在所有MEN1患者中都有发生。在大约90%的MEN1患者中，这是第一个内分泌系统的表现，通常在50岁之前出现。在MEN1中，HPT是由多个腺体的不对称增生引起的，复发率很高[42]。

腺垂体肿瘤（分泌催乳素、生长激素、促甲状腺素或促肾上腺皮质激素）发生率为30%～40%。MEN1的垂体瘤通常是大腺瘤，但侵袭性风险增加。催乳素瘤通常用多巴胺激动剂治疗，而其他垂体腺瘤可通过经蝶窦手术切除（表13.2）[42]。

约50%的病例发生胃肠胰神经内分泌肿瘤（GEP-NET）。MEN1中最常见的GEP-NET是胃泌素瘤，发生于约40%的患者。Zollinger-Ellison综合征是胃泌素分泌过多引起的，通常可以用质子泵抑制剂和药物来治疗。然而，与MEN1相关的胃泌素瘤通常是多灶性的，在被确诊时约有一半的病例发生了转移。同样，与MEN1相关的胰高血糖素瘤和血管活性肠肽瘤也具有较高的恶性风险。另外，胰岛素瘤几乎都是良性的。这些肿瘤的外科治疗和手术入路最好由经验丰富的外科医师来决定[26, 29, 42]。

约14%的MEN1病例发生类癌。MEN1中的类癌通常起源于胃、胸腺或支气管。虽然大多数类癌本质上是惰性的，但胸腺类癌尤其具有侵袭性，起病时通常已经为侵袭性的晚期。如果认为类癌可以切除，则应进行手术治疗[26, 29, 42]。

20%～70%的MEN1病例出现肾上腺皮质异常。这些异常通常是良性腺瘤、增生或囊肿。只有大约10%的肾上腺肿瘤具有激素活性，它们通常分泌皮质醇而较少分泌醛固酮。已有关于嗜铬细胞瘤的报道，尽管它通常与MEN1无关。据报道，直径大于1 cm的肿瘤有高达13%的风险是肾上腺皮质癌。所有肾上腺肿瘤都应接受全面的检查并给予适当的治疗（见肾上腺皮质肿瘤和嗜铬细胞瘤一节）[26, 29, 42]。

表 13.2　与甲状旁腺功能亢进相关的遗传综合征

遗传性疾病	致病基因	HPT 病因	其他相关的特征
MEN1	*MEN1/Menin*	多腺体增生	GEP-NET[1]，垂体腺瘤，肾上腺皮质肿瘤，嗜铬细胞瘤（罕见），类癌，甲状腺肿瘤
MEN2A	*RET*	腺瘤或多腺体增生	MTC[2]，嗜铬细胞瘤
MEN4	*CDKN1B*	腺瘤或多腺体增生	GEP-NET[1]，垂体腺瘤，肾上腺肿瘤，甲状腺肿瘤，性腺肿瘤
HPT-JT	*HRPT2/CDC73*	单发或多发腺瘤，甲状旁腺肿瘤	下颌骨和上颌骨骨化性纤维瘤，肾囊肿，错构瘤，子宫肿瘤
FIHPT	*MEN1*，*HRPT2/CDC73*，*CASR*，*GCM2*，*CDKN1B*	腺瘤或多腺体增生	无
FHH	*CASR*	中度增生	低尿钙
NSHPT	*CASR*，*GNA11*，*AP2S1*	重度增生	肋骨和其他骨的骨折，肌张力过低

GEP-NET[1]为胃肠胰神经内分泌肿瘤；MTC[2]为甲状腺髓样癌[31-33, 39, 40]

甲状腺肿瘤，包括腺瘤、甲状腺肿和癌的报道可见于 MEN1。对于这些疾病的治疗方法与散发性甲状腺疾病相似（参见甲状腺非髓样癌一节）[26, 29, 42]。

MEN4　MEN4 最初被归类为 MEN1 的一个变异型。直到最近发现 MEN4 是由 *CDKN1B* 基因突变引起的，因此才作为一个独立病种而加入 MEN 家族。最初认为它是 MEN1 的一个变异型是由于两者的临床表现相似。与 MEN1 一样，MEN4 最突出的特征是甲状旁腺和垂体肿瘤而几乎不发生 GEP-NET 肿瘤。肾上腺、甲状腺和性腺肿瘤也有报道。MEN4 的独特表现及与 MEN1 表现的重叠程度尚不完全清楚。对具 MEN1 特征但 *MEN1* 基因检测为阴性的患者，应怀疑是否为 MEN4[32, 39]。

MEN2A　20%～30% 的 MEN2A 患者罹患甲状旁腺功能亢进症，尽管个体的确切风险与其 *RET* 基因的病理变异相关。具体而言，第 11 外显子的 634 密码子突变与甲状旁腺功能亢进症的高发病率相关。虽然大多数 MEN1 患者最初表现为 PHPT，MEN2A 患者在起病时更常表现为 MTC（参见 MTC 下 MEN2A 部分）[28, 32]。

HPT-JT　家族性甲状旁腺功能亢进-颌骨肿瘤综合征（HPT-JT）是由 *HRPT2/CDC73* 基因失活突变引起的一种罕见疾病。据报道，有 1 例 HPT-JT 是由含有 *HRPT2/CDC73* 基因的染色体 1q31 片段的大规模缺失而导致[43]。它具有发生甲状旁腺功能亢进、甲状旁腺癌和下颌骨或上颌骨良性骨化性纤维瘤的高风险。约 20% 的患者也有肾脏病变，包括囊肿和错构瘤。HPT-JT 患者患甲状旁腺癌的风险高达 10%～15%。甲状旁腺功能亢进症通常在患者 30 多岁时发生，以严重高钙血症为特征。患有严重甲状旁腺功能亢进、可疑家族史的年轻患者或任何诊断为甲状旁腺癌的患者都应接受 HPT-JT 和 *HRPT2* 胚系突变的评估[31-33, 40, 43]。

家族性孤立性甲状旁腺功能亢进（FIHPT）　FIHPT 传统上是 PHPT 家族性病例的笼统诊断。发现一些病例存在 *MEN1*、*HRPT2/CDC73*、*CDKN1B* 和 *CASR* 基因突变，但没有其他非甲状旁腺综合征表现。最近，在 20% 的 FIHPT 病例中检测到 *GCM2* 基因突变。*GCM2* 突变与体积大于平均水平的甲状旁腺肿瘤相关，其中一例报告为潜在的恶性甲状旁腺肿瘤。随着对遗传性 HPT 遗传学机制的理解增加，FIHPT 的诊断可能会进一步被完善[32, 35]。

FHH 和 NSHPT　家族性低尿钙性高钙血症（FHH）和新生儿重症甲状旁腺功能亢进（NSHPT）都是由 *CASR* 基因失活突变引起的遗传性疾病。*CASR* 基因编码一种跨膜受体，该受体感知细胞外钙离子，并确定血钙调节轴的设定值。*CASR* 基因的失活突变导致设定值不适当升高，进而引起 PTH 的分泌和钙潴留。FHH 是一种良性疾病，通常无症状而且不会增加肾结石或骨质疏松症的风险[31, 32, 35]。

另外，NSHPT 导致在出生后不久出现危及生命的高钙血症，这通常是甲状旁腺 4 个腺体增生的结果。受影响的新生儿可能患有呼吸窘迫、骨折和肌张力过低[31, 32, 35]。

高危患者的临床管理

MEN1　患有 PHPT 的 MEN1 患者应接受甲状旁腺次全切除术或甲状旁腺全切除术，并将自体异位甲状旁腺移植术作为初治方案。切除时应小心谨慎，并且做经颈胸腺切除术以排除异位甲状旁腺组织。复发仍然经常发生，自体移植的甲状旁腺组织也可能受累。

MEN1 患者终身需要每年进行生化监测：8 岁开始监测血清钙、胰高血糖素、VIP、嗜铬粒蛋白 A 和胰多肽；20 岁开始监测血清胃泌素；5 岁开始监测血清催乳素、IGF-1、空腹血糖和胰岛素。应每3～5年进行一次影像学检查：5岁开始进行头部MRI检查，20岁开始进行腹部CT或MRI检查。也可以选择每年进行胸部CT和生长抑素受体显像检查。对于有MEN1风险但未进行基因检测的患者，如果有Zollinger-Ellison综合征症状，也应从5岁开始监测每年的血清催乳素水平，从10岁开始监测血清钙和PTH，从20岁开始监测血清胃泌素[26, 42]。

MEN4 虽然尚未制订MEN4的指南和建议，但以与MEN1患者类似的方式进行管理和随访患者是合理的[26, 39, 42]。

MEN2A 甲状旁腺疾病在MEN2A中通常只涉及一个腺体。因此，通常症状轻于MEN1的甲状旁腺疾病，甚至可能是无症状的。MEN2A甲状旁腺功能亢进患者的治疗方法与散发性PHPT患者相似。如果病情需要，甲状旁腺切除术可以与甲状腺切除术同时进行。所有MEN2A患者应根据ATA关于MTC和嗜铬细胞瘤的建议，进行MTC和嗜铬细胞瘤筛查[25, 28]。

HPT-JT 当发现甲状旁腺增大时，应予以切除，并对所有4个甲状旁腺进行进一步的探查和确认。如果发现或怀疑存在甲状旁腺癌，建议整体切除肿瘤，同时行同侧甲状腺叶切除术。目前没有针对HPT-JT患者的监测指南。合理的做法是从5岁开始，每年对患者进行血清钙和PTH的监测。还可以考虑每5年进行一次牙科X线检查，以评估下颌骨和上颌肿瘤，并定期进行颈部和肾脏超声检查[40, 44]。

FHH和NSHPT 通常认为，FHH是由PTH分泌异常而非甲状旁腺生长异常引起的，因此通常只引起甲状旁腺轻度肿大。大多数患者是无症状的，不需要干预。确实出现症状时可以使用拟钙剂治疗。鉴于与高复发率相关，通常避免行甲状旁腺次全切除术[31, 32]。

患有NSHPT的新生儿很少能在未经治疗的情况下存活到成年。有报道称，轻症变异型患者对拟钙剂反应良好，但大多数患者在出生后的头几个月内需要进行甲状旁腺全切除术。全甲状旁腺切除术是治愈性的，但会使患者终身伴随甲状旁腺功能减退[31, 32]。

▊ 肾上腺皮质肿瘤

风险评估和管理

起源于肾上腺皮质细胞的肿瘤通常是良性肾上腺皮质腺瘤（ACA），但肾上腺皮质癌（ACC）也有可能发生，尽管这很少见。导致ACA或ACC的环境风险因素尚未被明确。两者均与肿瘤易感综合征相关，包括MEN1、Carney综合征、McCune-Albright综合征、Gardner综合征、Beckwith-Wiedemann综合征和1型神经纤维瘤病。发生在儿童、青少年和年轻人的肾上腺肿瘤更有可能合并上述某一种综合征，并且恶性肿瘤的风险更高[45, 46]。

大多数ACA和ACC是无功能型的，这意味着它们不会导致可检测的激素过量。大多数肾上腺病变是因为其他原因进行影像学检查时偶然被发现的。这些被称为肾上腺"偶发瘤"。肾上腺病变也可能在针对内分泌紊乱的检查过程中发现。有生化数据证实存在皮质醇增多症、醛固酮增多症和儿茶酚胺升高的患者，应进行肾上腺的薄层腹部CT（用或不用静脉造影剂）或多平面MRI的成像检查[45, 47-49]。

所有新发现肾上腺偶发瘤的患者都应进行生化检查，以筛查临床或亚临床库欣综合征，因为这是最常见的内分泌异常相关疾病。用1 mg过夜地塞米松抑制试验筛查库欣综合征。早晨皮质醇水平的不同截断值用于代表阳性试验结果。通常，早晨皮质醇水平＞5 µg/dL 提示 ACTH 非依赖性皮质醇分泌，而低于 1.8 µg/dL 则排除了自身 ACTH 分泌。早晨皮质醇水平在 1.8 ～ 5 µg/dL 之间提示存在皮质醇增多，但应通过血清 ACTH 水平或 DHEA-S 测定（抑制 ACTH 和低 DHEA-S 水平支持皮质醇增多的诊断）来确认。如果诊断仍然不能定论，可以进行 2 日法或大剂量地塞米松抑制试验。任何水平的皮质醇自主分泌的患者都应该接受高血压和糖尿病的筛查[47, 50]。

合并高血压或低钾血症的偶发瘤患者应通过检测血浆醛固酮对肾素活性的影响来评估是否患有醛固酮瘤。如果疑似嗜铬细胞瘤，应测定血浆游离甲氧基肾上腺素和去甲氧基肾上腺素。应通过检测 24 h 尿分馏甲氧基肾上腺素和儿茶酚胺以确定升高的水平。通常不需要检测性激素，尽管欧洲内分泌学会建议，女性患者应检测 DHEA-S、雄烯二酮、17-羟孕酮和睾酮，对男性患者和存在男性化临床症状或疑似为 ACC 的绝经后女性患者应检测雌二醇。ACC 与一半以上的性激素或性激素前体水平升高的病例相关。除非怀疑肾上腺病变是由另一原发癌的转移所致，否则不建议对肾上腺病变进行活检。在这种情况下，必须在活检前排除嗜铬细胞瘤[47, 50]。

大多数肾上腺病变是良性的；偶发瘤癌变的风险随着病灶大小和某些放射学表现而增加。提示良性病变的特征包括直径＜4 cm，CT 值＜10 HU，边界光滑，造影剂清除快速。如发现直径＞4 cm、边界不规则、密度不均匀、造影剂延迟和钙化时，增加疑似癌症的可能性[45, 47-51]。

对于小于 4 cm、具有良性外观且不伴有任何内分泌紊乱的病变，可在第一年内每隔 3 ～ 6 个月重复进行一次影像学检查，之后的 1 ～ 2 年中每年复查一次。连续 5 年，每年重复进行一次生化评估[50]。

直径大于 4 cm 或在随访期内生长超过 1 cm 的病变疑似为癌性病变，应通过手术进行切除。导致临床上激素显著过量的功能性肾上腺肿瘤也可通过手术切除来治疗。如是单侧肿瘤引起的内分泌紊乱，手术切除可治愈内分泌紊乱。亚临床库欣病患者（有皮质醇增多症的生化证据但无明显临床症状的）仍应考虑行肾上腺切除术，因为它已被证明有助于减少高皮质醇症的长期并发症[50, 52]。

手术通常可以腹腔镜或后腹腔镜手术的微创方式进行，但对于大肿块和确定为癌性病变或恶性肿瘤高风险的病灶，仍然建议采用开放式手术。症状明显的或亚临床库欣综合征患者至少在围手术期需要接受类固醇替代治疗，尽管需要外源性糖皮质激素的总时间可能延长至 1 年以上[47-50, 52]。

双侧肾上腺偶发瘤患者应与单侧病变患者接受类似的治疗，但除外包括血清 17-羟孕酮等检测，以排除先天性肾上腺增生。在亚临床库欣病患者中，双侧肾上腺切除术通常是不必要的，尽管某些具有一个主要病变的患者可以通过单侧肾上腺切除术治疗[47, 50]。

与 ACA 相反，ACC 是一种侵袭性疾病，起病时通常为局部晚期或发生了转移。由于 ACC 罕见，因此缺乏前瞻性随机临床试验结果来指导疾病管理和随访策略。对可切除的肿瘤，R0 切除提供了最好的治愈机会，尽管复发率仍然很高。在某些已发生转移的病例中，可以考虑进行根治性手术，同时切除转移病灶。化疗通常包括米托坦联合或不联合其他细胞毒性药物。该方案已被证实可以作为局部晚期患者的术后辅助治疗方案和转移性疾病的主要治疗方案，为患者带来生存获益。有时候，最初无法切除的肿瘤在全身治疗后出现明显的退缩以至于可以考虑手术切除。但 ACC 中新辅助治疗的使用尚未得到充分研究。所有患者术后必须接受密切随访。患有产生类固醇的 ACC 患者应每隔3个月监测一次类固醇标志物，至少监测2年[48-50，53]。

疾病特异性流行病学

根据研究的纳入标准，无论是手术还是非手术病例，肾上腺偶发瘤在普通人群中发病率为2%～3%不等。肾上腺腺瘤的真实发病率尚不清楚，因为此类肿瘤的筛查不作为常规。根据尸检研究推断，肾上腺肿块的发病率约为2%，而放射学研究报告老年人肾上腺肿块的发病率高达10%。大多数偶发瘤都是良性的ACA——ACC是一种罕见的疾病，每年每100万人群中只有1～2例患者[47-50]。

在ACA中，70%～85%为无功能型（NFA），约12%为皮质醇生成型（CPA），约2.5%为醛固酮分泌型（APA）。产生性激素的ACA很少见，其真实发病率尚不清楚。大多数ACA为散发性，但偶尔与MEN1和家族性醛固酮增多症等遗传综合征相关。ACA中这些遗传综合征的确切患病率尚不清楚，但可能很低。

然而，多达5%～10%的ACC存在胚系突变，属于遗传综合征的一部分。在50%～80%的ACC儿童中发现存在胚系*TP53*基因突变，并被诊断为Li-Fraumeni综合征。多达3%的ACC与DNA错配修复突变和Lynch综合征有关。1%～2%的ACC与MEN1相关。与ACC较少相关的综合征包括家族性腺瘤性息肉病、Beckwith-Wiedemann、1型神经纤维瘤病和Carney综合征[45，46，54-58]。

疾病特异性的风险评估、咨询和检测方法

ACA很少与遗传综合征相关，确诊时通常不需要做进一步的遗传学研究。ACA通常见于MEN1患者（27%～36%），但几乎不是起病或唯一的表现。

另一方面，ACC可能是某些肿瘤综合征所表现出来的肿瘤，识别这些综合征患者以筛查其他相关肿瘤是非常重要的。儿童期出现的ACC被高度疑似为一种遗传综合征。由于ACC患者中胚系*TP53*突变的发生率高，因此建议所有被诊断为ACC的患者需接受*TP53*突变检测，无论是否有家族史。同样，有人建议对ACC患者进行DNA错配修复突变的筛查。一些学者主张使用多基因检测来评估所有被诊断为ACC患者的胚系突变情况。应该对存在胚系突变的ACC患者至少所有一级亲属进行评估[45，46，48，49，54-57，59-61]。

遗传性肿瘤综合征

Li-Fraumeni综合征　Li-Fraumeni综合征（LFS）是由肿瘤抑制基因*TP53*的致病性突变引起的。除肾上腺皮质癌以外，该基因的突变还导致易患肉瘤、白血病、脑癌、乳腺癌、肺癌和脉络丛肿瘤。据估计，该病的发病率为1/20 000～1/1 000 000。在某些地区，如巴西南部，由于"奠基者效应"，发病率更高。50%～80%的ACC儿童患有LFS，但只有3%～10%的LFS儿童会发展为ACC。LFS患者发生ACC的风险似乎随着年龄的增长而降低。受影响的儿童也面临发生性早熟和继发于激素过量的库欣综合征[57-59]。

经典型Li-Fraumeni综合征通对致病性*TP53*基因突变的分子遗传学检测而诊断。满足以下三条诊断标准时也可以做临床诊断：在45岁之前被诊断患有肉瘤，其一级亲属在45岁之前罹患任何类型的肿瘤，一级或二级亲属在45岁之前罹患任何类型肿瘤，或在任何年龄罹患肉瘤。对于*BRCA1*和*BRCA2*基因致病性突变为阴性的早发乳腺癌患者以及任何符合Chompret *TP53*检测标准的个体，也应疑似为LFS。符合三个Chompret标准中任何一个标准的患者*TP53*突变检测呈阳性的概率至少为20%：46岁之前被诊断为罹患LFS肿瘤谱中的肿瘤，同时其一级或二级亲属在56岁之前也被诊断为罹患LFS肿瘤（乳腺肿瘤除外）；诊断为多发性肿瘤（乳腺肿瘤除外），其中两个属于LFS肿瘤谱且第一个肿瘤起病于46岁之前；诊断为ACC或脉络丛肿瘤[57-59]。

Lynch综合征　Lynch综合征是由于DNA错配修复蛋白PMS2、MSH2、MSH6和MLH1的缺陷所致。据估计，在普通人群中患病率为1/440，并且最常与结直肠癌和子宫内膜癌相关。虽然ACC与Lynch综合征相关，但Lynch综合征患者发生ACC的风险仍然很低[56, 59]。

Beckwith-Wiedeman综合征　Beckwith-Wiedeman综合征（BWS）与染色体11p15.5的"BWS临界区"基因转录改变引起的IGF2信号异常有关。大约85%的病例是散发性的。BWS可能是由BWS关键区域内的基因突变或甲基化和印迹异常引起的。当特定的遗传或基因组异常未知的情况下，可以开展研究型检测项目，包括DNA甲基化研究、单基因检测、拷贝数分析、核型分析和多基因检测[55]。

目前尚无一致的BWS临床诊断标准。其特点是巨大胎儿、巨舌、身体偏侧发育过度、代谢异常、内脏肿大和肾脏异常。个体的表现各不相同，患者可能具有许多或只有少数的特征。BWS与几种类型的肿瘤有关，最常见的是肾母细胞瘤、肝母细胞瘤、神经母细胞瘤、横纹肌肉瘤和肾上腺皮质肿瘤。高达1%的BWS患儿发生ACC，但BWS患儿的肾上腺肿瘤也可能是良性腺瘤和囊肿。发生BWS肿瘤的风险在4%～21%，发病率在儿童早期最高。这种风险随着年龄的增长而降低，8岁以后则很少诊断出肿瘤[55, 59]。

MEN1　MEN1很少与肾上腺皮质肿瘤相关。该疾病在肾上腺的表现可以是ACA或ACC。1%～2%的ACC病例与MEN1基因突变有关。大多数患有ACC的MEN1患者已经有其他体征和症状，如甲状旁腺功能亢进、垂体或胃肠胰肿瘤。MEN1中的肾上腺肿瘤最常见的是无功能型。已经有关于MEN1患者的良性肾上腺肿瘤后来发展为ACC的病例报告，这提示腺瘤向癌发生了转化[42, 59]。

Carney综合征　原发性色素结节性肾上腺疾病在CNC患者中很常见。在45岁之前，约70%女性患者和45%男性患者中会出现临床上明显的库欣综合征。库欣综合征在这些患者中可能是非典型的，因为只有皮质醇被间断性分泌。建议患者通过每日皮质醇水平或地塞米松刺激试验和肾上腺成像来评估病情，而不仅仅是检测尿皮质醇水平。有关CNC相关肿瘤的更多信息，请参阅甲状腺非髓样癌一节。

高风险患者的临床管理

Li-Fraumeni综合征　目前尚无关于在LFS人群中筛查ACC的共识指南，但有学者主张从出生起到40岁，每隔3～4个月进行一次腹部超声和生化检测（17-羟孕酮、雄烯二酮、睾酮、DHEA-S、24 h尿皮质醇）。发现肿瘤之后应根据常规指南进行诊治。然而，如果临床获益不明确，则应避免辅助放疗，因为它可能会增加发生其他恶性肿瘤的风险[57, 59]。

MEN1　可以通过每3～5年一次的腹部横断面成像，对肾上腺肿瘤与GEP-NET同时进行筛查。在MEN1患者中检测到的肾上腺肿瘤的处理方式应与偶发瘤类似。如果在基线检查时高度怀疑恶性肿瘤，应进行完整的内分泌检查。有关MEN1综合征患者管理的其他指南，请参阅甲状旁腺一节[42, 59]。

Beckwith-Wiedemann综合征　BWS患者在被确诊之后应该接受常规的随访。诊断时应获得基线全身MRI或CT。在4岁之前，应每隔3～4个月进行一次腹部超声检查，以评估是否存在任何内脏肿瘤。在4岁之前，应每隔6～16周测量一次血清AFP。为了评估 Wilms 瘤和肾上腺肿瘤，在8岁之前应每隔3～4个月进行一次肾脏和肾上腺超声检查[55]。

Lynch 综合征和 FAP 尽管 Lynch 综合征或 FAP 患者发生肾上腺肿瘤的风险可能高于平均水平，但其风险仍然很低，因此没有专门针对肾上腺肿瘤的筛查建议[20, 56]。

■ 嗜铬细胞瘤和副神经节瘤

风险评估和管理

嗜铬细胞瘤（PCC）和副神经节瘤（PGL）属于神经内分泌肿瘤，分泌儿茶酚胺肾上腺素、去甲肾上腺素，偶尔分泌多巴胺。两者都起源于神经嵴衍生细胞。PCC 在肾上腺髓质的嗜铬细胞中发育，与肾上腺皮质相邻但功能不同。PGL 有时被称为肾上腺外嗜铬细胞瘤，是来源于交感神经和自主神经系统的副交感神经节细胞。它们最常见于椎旁交感干和 Zuckerkandl 器官。Zuckerkandl 器官是主动脉分叉附近的一簇嗜铬细胞，但也可以在头颈部以颈动脉体、迷走神经和颈静脉鼓室 PGL 的形式发育。鉴于两者的相似性，通常统称为嗜铬细胞瘤和副神经节瘤（PPGL）[62, 63]。

PPGL 是一种罕见的肿瘤。典型症状如高血压、发汗、头痛、心悸、心律失常、恶心/呕吐和焦虑，仅在交感组织释放儿茶酚胺的 PPGL 中出现。这些症状可能是间歇性的或由体位变化、特定的药物、麻醉诱导和运动引发。副交感神经的 PPGL，如大多数头颈部 PGL，通常为非分泌型的，临床上无症状。上胸部或颈部的 PGL 很少会由于肿块效应而引起 Horner 综合征或颅神经症状[50, 64]。

当疑似 PPGL 诊断时，应从测定血浆游离甲氧基肾上腺素和去甲肾上腺素开始进行生化评估，其敏感性为97%～100%，特异性为85%～89%。血浆游离甲氧基肾上腺素水平比正常值高3～4倍时，几乎总能提示嗜铬细胞瘤的存在。24 h 收集尿液分离甲氧基肾上腺素也具有较高的敏感性和特异性，可用于验证性试验或代替血浆试验。多种影像学检查可用于识别 PCC 和 PGL。建议首选 CT，其敏感性为85%～100%，特异性为70%～100%。MRI 的敏感性和特异性为95%～100%。因为 MRI 可以更高效地发现转移瘤和头颈部 PGL，因此被推荐用于已知存在胚系突变的患者。只能通过发现转移灶的方式来明确恶性病变的诊断。如果高度怀疑，可以进行功能成像，如 FDG- 或 ^{68}Ga-DOTATATE-PET 和 ^{123}I- 间碘苯甲基胍成像来评估转移性 PPGL[63-66]。

由 PPGL 引起的儿茶酚胺过量的初始治疗是使用诸如苯氧苄胺之类的药物进行 α 肾上腺素能阻滞。钙通道阻滞剂也可用作二线药物。只有在充分的 α 受体阻滞后，才能加入 β 受体阻滞剂来控制反射性心动过速或心律失常，以避免非对抗性 α 肾上腺素能活性。手术前应该稳定血压在正常范围内1～3周[47, 50, 66]。

PPGL 的根治性治疗方法是手术切除。大多数 PCC 手术可以通过腹腔镜或后腹腔镜的方式将创伤减少。头颈部 PGL 也可以被安全地切除，但一些非分泌型肿瘤可以通过放射治疗和观察等待来处理。密切的术中血压监测和支持至关重要，因为患者可能会经历严重的血流动力学不稳定状态，血压在高血压到低血压之间波动[50]。

术后24 h 尿甲氧基肾上腺素和（或）无血浆甲氧基肾上腺素浓度恢复正常，通常提示肿瘤完全切除了。患者应至少每年随访一次。即使在良性病例中，16%的 PCC 也会复发。转移性 PPGL 常通过 α 受体阻滞剂、放疗、全身化疗和（或）肿瘤切除的方式来治疗[50]。

疾病特异性流行病学

PCC在普通人群中的发病率约为每年0.6例/10万。过去认为10%的PCC是遗传性的，但随着发现由 *SDHx*、*TMEM127* 和 *MAX* 基因突变引起的PPGL综合征，现在认为至少25%的PCC和更高比例的PGL可归因于遗传性综合征[62, 67]。

恶性肿瘤的风险因研究而异，从2%～23%不等。大多数转移性PCC具有功能性，并导致儿茶酚胺过量。转移性PPGL的报告死亡率也各不相同，但总的5年死亡率为50%～60%[68]。

迄今为止，共鉴定出10个嗜铬细胞瘤易感基因：*RET*、*VHL*、*NF1*、*SDHA*、*SDHAF2*、*SDHB*、*SDHC*、*SDCD*、*TMEM127* 和 *MAX*。在大多数遗传性病例和10%～20%无家族史的病例中，可发现存在这10个基因之一的胚系突变。*MAX* 基因突变约占PPGL综合征的1%，*SDHA* 基因突变占0.6%～3%，*SDHAF2* 基因突变＜0.1%，*SDHB* 基因突变占10%～25%，*SDHC* 基因突变占2%～8%，*SDHD* 基因突变8%～9%，*TMEM127* 基因突变约占2%。值得注意的是，MEN1综合征也很少与嗜铬细胞瘤相关；它更多地与肾上腺皮质肿瘤有关[62, 67]。

遗传性PCC的临床表现与致病性胚系基因突变相关。例如，MEN2的嗜铬细胞瘤几乎总是位于肾上腺，通常为双侧，转移风险较低[28]。发生于VHL的PCC也倾向于良性，但与其他肿瘤相关，如视网膜血管瘤、中枢神经系统血管母细胞瘤、肾细胞癌和胰腺神经内分泌肿瘤。另一方面，*SDHD* 基因突变与头颈部PGL相关，高达50%的转移性PPGL可归因于 *SDHB* 基因突变[62, 67, 69]。

疾病特异性的风险评估、咨询和检测方法

鉴于遗传性PPGL的高患病率，任何诊断为PCC或PGL的患者都应评估是否存在遗传综合征。与PCC相比，PGL与遗传性疾病的相关性更强。早期发病、多发的同时性肿瘤、复发、转移和阳性家族史都强烈提示存在遗传综合征（表13.3）[62, 69]。

详细的个人和家族病史记录应重点关注是否存在综合征相关特征，如甲状腺髓样癌和甲状旁腺功能亢进（MEN2）病史；中枢神经系统血管母细胞瘤和肾细胞癌（VHL）病史，以及胃肠道间质瘤、甲状腺乳头状癌、垂体腺瘤和其他神经内分泌肿瘤（遗传性PPGL综合征）病史。基于这些相关临床特征，对某种特殊综合征的怀疑度可以增加或减少，然后针对性进行基因检测。*RET* 和 *VHL* 基因突变可以通过单个基因检测而明确。针对1型神经纤维瘤病的检测通常涉及染色体微阵列分析。遗传性PPGL综合征的基因检测可以使用以下多基因组，包括所有已知的致病基因（*SDHA*、*SDHAF2*、*SDHB*、*SDHC*、*SDCD*、*TMEM127*、*MAX*）[62, 68-70]。

遗传性肿瘤综合征

MEN2　MEN2患者发生嗜铬细胞瘤的概率约为50%；确切的风险与 *RET* 突变位点相关；涉及密码子634的突变似乎风险最高。MEN2中的嗜铬细胞瘤几乎总是局限于肾上腺，通常为双侧，很少为恶性。由于MTC的早期发病，MEN2B最常在儿童期被诊断出，但13%～27%的MEN2A患者在初诊时存在PCC。确定这组患者很重要，因为他们可能受益于预防性甲状腺切除术和（或）甲状腺髓样癌筛查（参见髓质甲状腺癌一节中有关MEN2的信息）[28]。

Von Hippel-Lindau　VHL由 *VHL* 基因的致病性突变引起，并以常染色体显性方式遗传。大约20%的病例是由新发突变引起的。除PPGL外，VHL患者还易患视网膜血

受影响的基因	PPGL 的风险	相关的肿瘤和临床特征
表 13.3　遗传性嗜铬细胞瘤和副神经节瘤综合征		
RET	根据受影响的密码子，10% ～ 50% 不等	MTC[1]，HPT[2]
VHL	10% ～ 25%	视网膜血管瘤，中枢神经系统血管母细胞瘤，肾透明细胞癌和囊肿，内淋巴囊肿瘤，胰腺神经内分泌肿瘤
NF1	0.1% ～ 5.7%	Café-au-lait 斑点，皮肤神经纤维瘤，Lisch 结节，中枢神经系统胶质瘤，周围神经鞘肿瘤
SDHA	约 10%	GIST[3]
SDHB	12% ～ 42%	RCC[4]，GIST[3]，可能的垂体和甲状腺肿瘤
SDHC	约 25%	GIST[3]，RCC[4]
SDHD	18% ～ 86%，可能是父系遗传	GIST[3]，RCC[4]，可能的垂体和甲状腺肿瘤
SDHAF2	不清楚，可能是父系遗传	无
TMEM127	不清楚	RCC[4]
MAX	不清楚	可能的 RCC[4]

[1]MTC，髓质甲状腺癌；[2]HPT，甲状旁腺功能亢进；[3]GIST，胃肠间质瘤；[4]RCC，肾透明细胞癌[28, 29, 62, 64, 67, 69, 71-74]

管瘤、中枢神经系统血管母细胞瘤、肾透明细胞癌和囊肿、内淋巴囊肿瘤和其他神经内分泌肿瘤。VHL 患者发生 PCC 的终生风险为 10% ～ 25%，肿瘤通常为良性。VHL 有两个主要的亚型：Ⅰ 型和Ⅱ型。Ⅰ 型与外显子或整个 *VHL* 基因的截断突变和缺失有关。它发生视网膜血管瘤和中枢神经系统血管母细胞瘤的风险较高，但 PPGL 的风险相对较低。Ⅱ 型与错义变体相关，并具有较高的 PPGL 风险[67, 69]。

　　1型神经纤维瘤病　1型神经纤维瘤病是一种遗传性疾病，通常与 café-au-lait 斑点、皮肤神经纤维瘤、Lisch 结节、中枢神经系统胶质瘤和周围神经鞘肿瘤相关。它是由 *NF1* 肿瘤抑制基因的功能缺失突变引起的。虽然 PPGL 不是 1 型神经纤维瘤病综合征的典型肿瘤，但 0.1% ～ 5.7% 的 NF1 患者将发展为 PCC，其发生率高于一般人群。*NF1* 中高达 12% 的 PPGL 是恶性的。有趣的是，许多散发性 PCC 病例被发现存在 *NF1* 基因体系突变，这支持 *NF1* 基因突变在 PCC 肿瘤发生中起了作用的假设[67]。

　　遗传性 PPGL 综合征　遗传性 PPGL 综合征是由 *SDHx*、*TMEM127* 和 *MAX* 基因的胚系突变而引起的一组疾病。这些基因突变除了导致 PGL 和 PCC，也易导致其他肿瘤，如胃肠道间质瘤（GIST）、肾细胞癌（RCC），还有甲状腺肿瘤和垂体肿瘤的发生。除 *MAX*、*SDHAF2* 和 *SDHD* 基因外，大多数突变是以常染色体显性方式遗传的，这些突变可能具有亲本效应，并且似乎仅为父系遗传[62, 67]。

　　SDHA 基因的致病性突变与头部、颈部和胸部的 PCC 和 PGL 有关。肿瘤通常是良性的，很少是双侧的。它们似乎也与 GIST 和 *SDHA* 突变有关[72]。

　　SDHB 基因致病性突变与恶性肿瘤的最高风险相关。具有这些突变的患者可以发展

为 PGL 和 PCC，并且通常有多发性和双侧肿瘤。高达 50% 的转移性 PGL 患者存在 *SDHB* 胚系突变。此外，患者发生肾肿瘤的风险较高，包括肾透明细胞癌、GIST、甲状腺乳头状癌和垂体腺瘤[62, 67]。

SDHC 基因致病性突变的临床表现与 *SDHAF2* 突变相似，主要与头颈部 PGL 相关。然而，胸部 PGL 的发生率高达 10%。患者发生 GIST 的风险也可能增加[62, 67]。

SDHD 基因致病性突变最常与头颈部 PGL 相关。PCC 和其他位置的 PGL 也可能发生。它们还与 GIST、RCC、垂体和甲状腺肿瘤的发生相关[62, 67]。

SDHAF2 基因致病性突变仅与良性头颈部 PGL 相关。它们似乎没有发生其他肿瘤的风险[62, 67, 72]。

TMEM127 基因致病性突变与 PCC 和 PGL 相关，也可能增加发生肾细胞癌的风险[62, 67, 72]。

MAX 基因致病性突变与 PCC 相关，但很少与 PGL 相关[62, 67, 72]。

高危患者的临床管理

MEN2　MEN2 患者应根据 ATA 的建议进行嗜铬细胞瘤、MTC 和甲状旁腺功能亢进的筛查。最高危患者和高危人群应从 11 岁开始每年进行嗜铬细胞瘤生化筛查。中度风险患者应在 16 岁开始每年进行嗜铬细胞瘤的生化筛查。

VHL　有些组织提出了 VHL 患者的肿瘤筛查建议。大多数专家主张每年进行病史收集和包括血压在内的体格检查，每 1～2 年进行一次神经系统评估、眼和视网膜检查，每年进行一次血浆游离甲氧基肾上腺素的测定，每 2～3 年进行一次听力学评估，每 1～2 年进行一次脑部 MRI 检查，每年进行一次腹部超声或 CT/MRI 检查。开始筛查的年龄也存在争议，大多数专家建议从出生时开始视网膜检查，从 2 岁开始嗜铬细胞瘤筛查，从 5 岁开始听力检查，从 8 岁开始脑部成像检查，从 10 岁开始腹部成像检查[69]。

1 型神经纤维瘤病　对于这类患者没有可推荐的筛查方案。临床医师应该意识到 *NF1* 患者中 PPGL 的患病率较高。应根据临床症状和体征判断是否存在 PPGL，继而进行常规的血浆游离甲氧基肾上腺素和（或）24 h 尿儿茶酚胺测定[75]。

遗传性 PPGL 综合征　关于 *SDHx*、*TMEM127* 和 *MAX* 基因突变患者的管理和筛查没有一致的建议。通过年度病史和体检、血压测量、血浆游离甲氧基肾上腺素或 24 h 尿液分馏甲氧基肾上腺素的测定和每 1～2 年一次横断面全身成像的方法来进行筛查是合理的。儿童患者应在 6 岁后开始终身随访。MRI 可用于儿童或孕妇患者，以尽量减少辐射暴露。不建议对 GIST 进行常规随访，但应对有不明原因胃肠道症状的患者进行 GIST 筛查[64, 69, 72]。

（王静文　译）

参考文献

[1] Cooper DSD, Haugen GM, Kloos BR, et al. Revised American Thyroid Association management guidelines for patients with thyroid nodules and differentiated thyroid cancer. *Thyroid*. 2009; 19(11): 1167−1214.

[2] Carling T, Udelsman R. Thyroid cancer. *Annu Rev Med*. 2014; 65: 125−137.

[3] Callender GG, et al. Surgery for thyroid cancer. *Endocrinol Metab Clin North Am*. 2014; 43(2): 443−458.

[4] Khan AS, Nutting C, Harrington K, et al. Familial nonmedullary thyroid cancer: a review of the genetics. *Thyroid*. 2010; 20(7).

[5] Sippel RS, Caron NR, Clark OH. An evidence-based approach to familial nonmedullary thyroid cancer: screening, clinical management, and follow-up. *World J Surg*. 2007; 31(5): 924−933.

[6] Carling TU. Follicular neoplasms of the thyroid: what to recommend. *Thyroid*. 2005; 15(6).

[7] Nicolson NG, et al. Comprehensive genetic analysis of follicular thyroid carcinoma predicts prognosis independent of histology. *J Clin Endocrinol Metab*. 2018; 103(7): 2640–2650.

[8] Ito Y, et al. An observational trial for papillary thyroid microcarcinoma in Japanese patients. *World J Surg*. 2010; 34(1): 28–35.

[9] Welch HGD, Saving GM. Saving thyroids: overtreatment of small papillary cancers. *N Engl J Med*. 2018; 379(4): 310–312.

[10] Carling T, Long WD, Udelsman R. Controversy surrounding the role for routine central lymph node dissection for differentiated thyroid cancer. *Curr Opin Oncol*. 2010; 22(1): 30–34.

[11] Xing M. Molecular pathogenesis and mechanisms of thyroid cancer. *Nat Rev Cancer*. 2013; 13(3): 184–199.

[12] Carling TO, Udelsman R. Special variants of differentiated thyroid cancer: does it alter the extent of surgery versus well-differentiated thyroid cancer? *World J Surg*. 2007; 31: 916–923.

[13] Patel KNS. Poorly differentiated and anaplastic thyroid cancer. *Cancer Control*. 2006; 13(2).

[14] Landa I, et al. Genomic and transcriptomic hallmarks of poorly differentiated and anaplastic thyroid cancers. *J Clin Invest*. 2016; 126(3): 1052–1066.

[15] Kunstman JW, et al. Characterization of the mutational landscape of anaplastic thyroid cancer via whole-exome sequencing. *Hum Mol Genet*. 2015; 24(8): 2318–2329.

[16] Dong W, et al. Clonal evolution analysis of paired anaplastic and well-differentiated thyroid carcinomas reveals shared common ancestor. *Genes Chromosomes Cancer*. 2018; 57(12): 645–652.

[17] Sasanakietkul T, et al. Epigenetic modifications in poorly differentiated and anaplastic thyroid cancer. *Mol Cell Endocrinol*. 2018; 469: 23–37.

[18] Cancer Genome Atlas Research. Integrated genomic characterization of papillary thyroid carcinoma. *Cell*. 2014; 159(3): 676–690.

[19] Bonora E, Tallini G, Romeo G. Genetic predisposition to familial nonmedullary thyroid cancer: an update of molecular findings and state-of-the-art studies. *J Oncol*. 2010; 2010: 385206.

[20] Jasperson KP, Ahnen D. APC-associated polyposis conditions, in *GeneReviews*, Pagon RA, Adam MP, Ardinger HH, et al. (Eds). 2017.

[21] Stratakis CA. Carney complex: A familial lentiginosis predisposing to a variety of tumors. *Rev Endocr Metab Disord*. 2016; 17(3): 367–371.

[22] Stratakis CA, Raygada M. Carney complex, in *GeneReviews*, Pagon RA, Adam MP, Ardinger HH, et al. (Eds). 2018.

[23] Doros LS, Steward K, Bauer DR, et al. DICER1-related disorders, in *GeneReviews*, Pagon RA, Adam MP, Ardinger HH, et al. (Eds). 2014.

[24] Schultz KAP, et al. DICER1 and associated conditions: identification of at-risk individuals and recommended surveillance strategies. *Clin Cancer Res*. 2018; 24(10): 2251–2261.

[25] Wells SAJr., et al. Revised American Thyroid Association guidelines for the management of medullary thyroid carcinoma. *Thyroid*. 2015; 25(6): 567–610.

[26] Norton JA, Krampitz G, Jensen RT. Multiple endocrine neoplasia: genetics and clinical management. *Surg Oncol Clin N Am*. 2015; 24(4): 795–832.

[27] Rosario PW, Calsolari MR. Usefulness of serum calcitonin in patients without a suspicious history of medullary thyroid carcinoma and with thyroid nodules without an indication for fine-needle aspiration or with benign cytology. *Horm Metab Res*. 2016; 48(6): 372–276.

[28] Marquard JE. Multiple endocrine neoplasia type 2, in *GeneReviews*, Pagon RA, Adam MP, Ardinger HH, et al. (Eds). 2015.

[29] Khatami F, Tavangar SM. Multiple endocrine neoplasia syndromes from genetic and epigenetic perspectives. *Biomark Insights*. 2018; 13: 1177271918785129.

[30] Accardo G, et al. Genetics of medullary thyroid cancer: an overview. *Int J Surg*. 2017; 41(Suppl.1): S2–S6.

[31] Carling TU. Parathyroid surgery in familial hyperparathyroid disorders. *J Int Med*. 2005; 257: 27–37.

[32] Marx SJ, Lourenco DM Jr. Familial hyperparathyroidism: disorders of growth and secretion in hormone-secretory tissue. *Horm Metab Res*. 2017; 49(11): 805–815.

[33] Li Y, Simonds WF. Endocrine neoplasms in familial syndromes of hyperparathyroidism. *Endocr Relat Cancer*. 2016; 23(6): R229–247.

[34] Starker LF, et al. Minimally invasive parathyroidectomy. *Int J Endocrinol*. 2011; 2011: 206502.

[35] Silva BC, Cusano NE, Bilezikian JP. Primary hyperparathyroidism. *Best Pract Res Clin Endocrinol Metab*. 2018.

[36] Sharretts JM, Kebebew E, Simonds WF. Parathyroid cancer. *Semin Oncol*. 2010; 37(6): 580–590.

[37] Wei CH, Harari A. Parathyroid carcinoma: update and guidelines for management. *Curr Treat Options Oncol*. 2012; 13(1): 11–23.

[38] Lee PK, et al. Trends in the incidence and treatment of parathyroid cancer in the United States. *Cancer*. 2007; 109(9): 1736–1741.

[39] Alrezk R, Hannah-Shmouni F, Stratakis, CA. MEN4 and CDKN1B mutations: the latest of the MEN syndromes. *Endocr Relat Cancer*. 2017; 24(10): T195–T208.

[40] Howell VM, Khoo SK, Petillo D, et al. HRPT2 mutations are associated with malignancy in sporadic parathyroid tumours. *J Med Genet*. 2003; 40: 657−663.

[41] Shattuck TV, Obara T, Gaz, RD, et al. Somatic and germ-line mutations of the HRPT2 gene in sporadic parathyroid carcinoma. *N Engl J Med*. 2003; 349(18): 1722−1729.

[42] Giusti FIM, Brandi ML. Multiple endocrine neoplasia type 1, in *GeneReviews*, Pagon RA, Adam MP, Ardinger HH, et al. (Eds). 2017.

[43] Rubinstein JC, et al. Hyperparathyroidism: jaw tumor syndrome associated with large-scale 1q31 deletion. *J Endocr Soc*. 2017; 1(7): 926−930.

[44] Hyde SMR, Waguespack SG, Perrier ND, et al. CDC73-related disorders, in *GeneReviews*, Pagon RA, Adam MP, Ardinger HH, et al. (Eds). 2018.

[45] Lerario AM, Moraitis A, Hammer GD. Genetics and epigenetics of adrenocortical tumors. *Mol Cell Endocrinol*. 2014; 386(1−2): 67−84.

[46] Nicolson NG, Man J, Carling T. Advances in understanding the molecular underpinnings of adrenocortical tumors. *Curr Opin Oncol*. 2018; 30(1): 16−22.

[47] Fassnacht M, et al. Management of adrenal incidentalomas: European Society of Endocrinology Clinical Practice Guideline in collaboration with the European Network for the Study of Adrenal Tumors. *Eur J Endocrinol*. 2016; 175(2): G1−G34.

[48] Fassnacht M, et al. Adrenocortical carcinoma: a clinician's update. *Nat Rev Endocrinol*. 2011; 7(6): 323−335.

[49] Allolio B, Fassnacht M. Clinical review: adrenocortical carcinoma: clinical update. *J Clin Endocrinol Metab*. 2006; 91(6): 2027−2037.

[50] Zeiger MA, Thompson GB, Duh Q, et al. The American Association of Clinical Endocrinologists and American Association of Endocrine Surgeons medical guidelines for the management of adrenal incidentalomas. Endocr Pract. Jul-Aug 2009; 15 Suppl 1: 1−20.

[51] Mendiratta-Lala M, et al. Adrenal imaging. *Endocrinol Metab Clin North Am*. 2017; 46(3): 741−759.

[52] Starker LF, Kunstman JW, Carling T. Subclinical Cushing syndrome: a review. *Surg Clin North Am*. 2014; 94(3): 657−668.

[53] Dickson PV, et al. Adjuvant and neoadjuvant therapy, treatment for advanced disease, and genetic considerations for adrenocortical carcinoma: an update from the SSO Endocrine and Head and Neck Disease Site Working Group. *Ann Surg Oncol*. 2018; 25(12): 3453−3459.

[54] Akerstrom T, et al. Genetics of adrenocortical tumours. *J Intern Med*. 2016; 280(6): 540−550.

[55] Shuman CB, Weksberg R. Beckwith-Wiedemann syndrome, in *GeneReviews*, Pagon RA, Adam MP, Ardinger HH, et al. (Eds). 2016.

[56] Kohlmann WG. Lynch syndrome, in *GeneReviews*, Pagon RA, Adam MP, Ardinger HH, et al. (Eds). 2018.

[57] Schneider KZ, Nichols KE, Garber J. Li-Fraumeni syndrome, in *GeneReviews*, Pagon RA, Adam MP, Ardinger HH, et al. (Eds). 2013.

[58] Juhlin CC, et al. Whole-exome sequencing characterizes the landscape of somatic mutations and copy number alterations in adrenocortical carcinoma. *J Clin Endocrinol Metab*. 2015; 100(3): E493−502.

[59] Petr EJ, Else T. Adrenocortical carcinoma (ACC): when and why should we consider germline testing? *Presse Med*. 2018; 47(7−8 Pt. 2): e119−e125.

[60] Assie G, et al. Integrated genomic characterization of adrenocortical carcinoma. *Nat Genet*. 2014; 46(6): 607−612.

[61] Zheng S, et al. Comprehensive pan-genomic characterization of adrenocortical carcinoma. *Cancer Cell*. 2016; 29(5): 723−736.

[62] Else TG, Fishbein L. Hereditary paraganglioma-pheochromocytoma syndromes, in *GeneReviews*, Pagon RA, Adam MP, Ardinger HH, et al. (Eds). 2008.

[63] Pacak KL, Eisenhofer G, Walther MM et al. Recent advances in genetics, diagnosis, localization, and treatment of pheochromocytoma. *Ann Intern Med*. 2001; 134(4): 345−329.

[64] Alrezk R, et al. Update of pheochromocytoma syndromes: genetics, biochemical evaluation, and imaging. *Front Endocrinol (Lausanne)*. 2018; 9: 515.

[65] Dhir ML, Hogg ME, Bartlett DL, et al. Clinical predictors of malignancy in patients with pheochromocytoma and paraganglioma. *Ann Surg Oncol*. 2017; 24(12): 3624−3630.

[66] Lenders JW, et al. Pheochromocytoma and paraganglioma: an endocrine society clinical practice guideline. *J Clin Endocrinol Metab*. 2014; 99(6): 1915−1942.

[67] Gimenez-Roqueplo AP, Dahia PL, Robledo M. An update on the genetics of paraganglioma, pheochromocytoma, and associated hereditary syndromes. *Horm Metab Res*. 2012; 44(5): 328−333.

[68] Hamidi O, et al. Outcomes of patients with metastatic phaeochromocytoma and paraganglioma: A systematic review and meta-analysis. *Clin Endocrinol (Oxf)*. 2017; 87(5): 440−450.

[69] Rednam SP, et al. Von Hippel-Lindau and hereditary pheochromocytoma/paraganglioma syndromes: clinical features, genetics, and surveillance recommendations in childhood. *Clin Cancer Res*. 2017; 23(12): e68−e75.

[70] NGSnPPGL Study Group, et al. Consensus statement on next-generation-sequencing-based diagnostic testing of hereditary phaeochromocytomas and paragangliomas. *Nat Rev Endocrinol*. 2017; 13(4): 233−247.

[71]　Casey RT, et al. Clinical and molecular features of renal and pheochromocytoma/paraganglioma tumor association syndrome (RAPTAS): case series and literature review. *J Clin Endocrinol Metab*. 2017; 102(11): 4013−4022.

[72]　Bausch B, et al. Clinical characterization of the pheochromocytoma and paraganglioma susceptibility genes SDHA, TMEM127, MAX, and SDHAF2 for gene-informed prevention. *JAMA Oncol*. 2017; 3(9): 1204−1212.

[73]　Fishbein L, et al., Comprehensive molecular characterization of pheochromocytoma and paraganglioma. *Cancer Cell*. 2017; 31(2): 181−193.

[74]　Kavinga Gunawardane PT, Grossman A. The clinical genetics of phaeochromocytoma and paraganglioma. *Arch Endocrinol Metab*. 2017; 61(5): 490−500.

[75]　Ferner, RE, et al. Guidelines for the diagnosis and management of individuals with neurofibromatosis 1. *J Med Genet*. 2007; 44(2): 81−88.

第 14 章

皮肤癌：风险评估与临床管理

Katherine Given Ligtenberg, Jake X. Wang, David J. Leffell

风险评估与临床管理

背景

在美国，皮肤癌是常见的恶性肿瘤之一，据估计，1/5 的美国人一生中会罹患某种类型的皮肤恶性肿瘤[1-4]。其中，最常见的是基底细胞癌（basal cell carcinoma，BCC）、鳞状细胞癌（squamous cell carcinoma，SCC）和恶性黑色素瘤（melanoma，MM）。大部分皮肤恶性肿瘤都起源于皮肤最外层或表皮的细胞成分，其中最主要的是角化细胞和黑色素细胞（图 14.1）。角化细胞（基底角化细胞和鳞状上皮角化细胞）的恶变会导致基底细胞癌和鳞状细胞癌，而神经嵴衍生的黑色素细胞（散布在整个表皮的基底层）的突变将导致恶性黑色素瘤[5]。

皮肤由多种类型的细胞组成，因此皮肤癌遗传学本身也很复杂。表皮、真皮、附件结构及皮下组织等在不同的分化阶段均可发生恶性转化。大多数皮肤癌的发生是多因素同时起作用的，通常包括环境暴露，而遗传易感性则会放大这些因素的作用。在皮肤癌风险因素识别的过程中，逐渐形成了相关的风险规避原则与筛查建议[5-7]。

一般来说，与罹患散发性皮肤肿瘤的患者相比，遗传易感性高的患者群体具有发病年龄更早、病灶更多、癌肿侵袭性更高等特点。尽管如此，对存在黑色素瘤家族史人群的调查发现，其对风险规避行为与早期筛查措施的采纳态度存在较大差异[8,9]。目前，暴露规避与风险降级相关的推荐在高危人群和一般人群中是一致的[5,6]。在对总体风险（包括遗传因素和环境因素）进行评估的基础上，可制订针对个体或家庭的筛查建议。恰当的人群选择可避免不必要的检查和假阳性，高效且合理地分配有限资源。

一般的风险评估原则，即完整的病史和全面的体格检查，同样适用于皮肤病学[10]。具体来讲，皮肤病学风险评估应询问患者日照暴露史，既往皮肤癌、癌前病变、异常或先天性痣的个人史及家族史，防晒行为，职业暴露，吸烟史，HPV 或 HIV 暴露史，以及是否存在任何疼痛、出血、不愈合或发生改变的病灶。此外，还应关注一些可能促进皮肤癌发展的因素，如性别、年龄、免疫抑制状态、药物应用史等。表 14.1 列出了其他常见的危险因素。还应检查患者的 Fitzpatrick 皮肤分型，是否存在慢性日晒损伤的体征，雀斑及痣的数量、大小和位置[10]（图 14.2）。这些风险因素的重要性因皮肤癌类型而异，其中最常见的因素将在本章后续部分进行讨论。患癌风险高的人群应定期由皮肤科医师或有经验的内科医师进行全身皮肤检查，并根据整体风险评估的结果调整筛查频率。皮肤镜通过偏振光来可视化色素结构和血管的形状、大小，目前已成为皮肤科医师

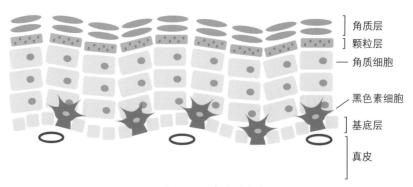

角质层
颗粒层
角质细胞
黑色素细胞
基底层
真皮

图 14.1　表皮的构成

	基底细胞癌	鳞状细胞癌	黑色素瘤
	表 14.1　皮肤癌的危险因素		
遗传因素或遗传综合征	• 皮肤白皙、雀斑、红头发 • 色素性干皮病 • Rothmund–Thomson综合征 • Gorlin综合征 • Bazer–Dupré–Christol综合征 • Rombo综合征 • BAP-1突变综合征	• 皮肤白皙、雀斑、红头发 • 色素性干皮病 • Rothmund–Thomson综合征 • 眼皮肤白化病 • Bloom综合征 • Muir-Torre综合征 • 疣状表皮发育不全 • 大疱性表皮松解症 • Ferguson–Smith综合征	• 皮肤白皙、红头发 • 皮肤黑色素瘤家族史 • 色素性干皮病和DNA修复缺陷 • 家族性非典型多痣黑色素瘤综合征 • BAP-1突变综合征 • Cowden综合征
环境暴露	• 间歇性日光暴露 • 日光浴床 • 电离辐射	• 累积性、职业性日光暴露 • 日光浴床 • 电离辐射 • 化学物质（砷） • HPV感染 • 吸烟	• 强烈的间歇性和慢性日光暴露 • 日光浴床 • 居住地（近赤道）
其他易感因素	• 免疫抑制（如器官移植）	• 免疫抑制（如器官移植）	• 获得性黑色素细胞痣总数增加（＞100个，相对风险为8 ～ 10倍） • 典型的黑色素细胞痣（＞5个，相对风险为4 ～ 6倍） • 多发的晒斑，相对风险为3 ～ 4倍 • 免疫抑制（如器官移植）

提高检查准确性的手段。现已证实，皮肤癌（尤其是黑色素瘤）的早期发现和早期治疗，与生存率直接相关[4, 11]。就5年生存率而言，早期、浸润较浅（深度0.8 mm以内）的皮肤恶性黑色素瘤患者约为98%；局部进展期患者约为80%；已发生局部淋巴结或远处转移者，其5年生存率分别降至64%和23%[4, 11]。

　　近年来，多方研究机构包括美国国家癌症研究中心（https://mrisktool.cancer.gov）在开发黑色素瘤风险预测工具方面做出了诸多尝试。这些尝试大多都基于各种风险因素（如性别、年龄、家族史、光照暴露、肤色等）来预测无黑色素瘤个人史的个体罹患黑

皮肤分型	肤 色	对紫外线照射的反应
Ⅰ	白色	极易晒伤，从不晒黑
Ⅱ	白色	容易晒伤，很难晒黑
Ⅲ	浅褐色	容易晒伤，逐渐晒黑
Ⅳ	棕色	很少晒伤，容易晒黑
Ⅴ	深棕色	罕见晒伤，更易晒黑
Ⅵ	黑色	从不晒伤，极易晒黑

图 14.2　Fitzpatrick 皮肤分型

色素瘤的风险。这些预测工具大多免费提供给患者和供应商使用，并可给出相应的建议（如全身皮肤检查的频率等）。目前，已经开发了两个仅用于科研的模型（MelPREDICT 和 MelaPRO），以预测家族性黑色素瘤病例中最常涉及的胚系突变之一（CDKN2A 突变）的发生概率。但这些工具的性能并未得到严格的验证，目前尚不推荐广泛应用。

临床管理

预防是所有类型皮肤癌防治的关键。研究表明绝大多数皮肤癌，包括黑色素瘤及其相关的死亡，都是可预防的。这促使了"美国外科医师总会对采取行动预防皮肤癌的呼吁"这一倡议的发表，以提高人们对紫外线（UV）损伤与皮肤癌发病之间关系的认识[7]。该倡议建议通过穿防护服（包括长袖、长裤、宽边帽），戴墨镜，应用广谱的（同时阻断 UVA 和 UVB）、SPF ≥ 30 的防水防晒霜，尽可能待在阴凉处，避免上午 10 点至下午 4 点之间的阳光照射，杜绝日光浴或室内美黑等减少紫外线暴露。此外，由于儿童期的严重晒伤与随后黑色素瘤的发生和发展相关，建议儿童进行更严格的防晒[4]。儿童期的一次水疱性晒伤，将导致随后患黑色素瘤的概率增加 1 倍；而发生在 15 ～ 20 岁 ≥ 5 次的水疱性晒伤将导致黑色素瘤和非黑色素瘤皮肤癌（NMSC）的患病风险分别增加 80% 和 68%[12, 13]。以上建议分别得到了美国皮肤病学会（AAD）、美国国家癌症研究中心、美国疾病控制和预防中心、环境保护署、美国食品药品管理局、职业安全与健康管理局、美国儿科学会和美国癌症协会的正式声明回应[4, 6, 7, 14]。非皮肤科医师也可以向其患者进行相关的健康宣教，这有助于整体上提高人群的依从性。

一旦皮肤癌进入发展阶段，早期检测就至关重要，尤其是黑色素瘤，早期发现、及时治疗可显著降低死亡率。应鼓励患者定期监测自己的皮肤，加强对新的或变化的皮肤生长的重视，并及时就诊进行评估。值得一提的是，约一半的黑色素瘤病例是自查发现的[15]。评估痣时，AAD 建议使用 ABCDE 原则：不对称（A，asymmetry，痣的两半不对称），边界（B，border，边界不规则、有缺口或边界模糊），颜色（C，color，多种颜色或分布不均匀），直径（D，diameter，> 5 mm），进展（E，evolution，随时间变化）以帮助识别相关的病变（图 14.3）。其他重要特征包括视觉上与患者其他大多数痣明显不同的痣（"丑小鸭"征），病变部位出血、疼痛或无法正常愈合等。然而，疾病并不总遵循教科书，有可能不出现任何典型体征。

一般而言，病灶出现或进展持续 1 个月以上就应该进行评估[4]。基底细胞癌通常表现为扁平或略微凸起的粉红色、半透明、有光泽的病变，皮肤镜检查血管呈树枝状。某

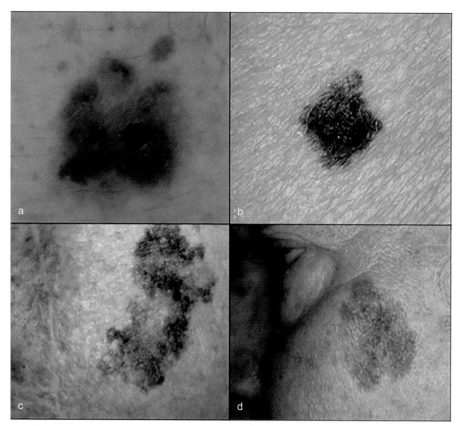

图14.3 黑色素瘤的ABCDE原则。A，不对称性（a）；B，边界不规则性或呈缺口状（b）；C，染色不均匀（c）；D，直径＞5 mm（d）；E，被引进以加强对病变进化的重视

些基底细胞癌看起来与瘢痕类似，缓慢增大，创伤很小时可出血，也可无症状。鳞状细胞癌可有以下表现形式：扁平的、粗糙的斑块，角化过度形成的凸出肿块，皮角或具有中央角质栓的火山口样病变，以及其他皮损形态（图14.4）。一般而言，皮肤科医师通过视诊，结合皮损的形态、所处的解剖位置，患者的遗传危险因素，以及病史等相关信息即可做出临床诊断。必要时，也可借助活检进行组织病理学检查加以确认。一经活检确诊，患者需接受治疗。

值得庆幸的是，几乎所有NMSC均可通过早期诊断与干预而被治愈，其5年生存率＞99%[4]。相反，黑色素瘤的生存率在很大程度上依赖于诊断时的浸润深度。

皮肤癌的正式筛查建议

美国预防服务工作组并不建议进行定期皮肤癌早期筛查。相反，AAD鼓励个体定期进行皮肤自查，并建议咨询皮肤科医师以获得个性化的皮肤检查频率的建议。一旦确诊NMSC，美国国家综合癌症网络（NCCN）建议在确诊后的前5年中每6～12个月进行一次全身皮肤检查，后续至少每年进行一次[14, 16, 17]。有遗传综合征的患者，则需要接受更加频繁的皮肤检查。此外，专病组织，如基底细胞痣综合征座谈会小组，也给出了专门的筛查意见。如出现以下情况（尤其是≥2种同时出现时），很可能是合并了遗传综合征，需要考虑转诊进行专科诊治：皮肤癌发病年龄早、肿瘤呈侵袭性、一些已知的成对恶性肿瘤（如胰腺癌与黑色素瘤）、病史提示可能有家族史。

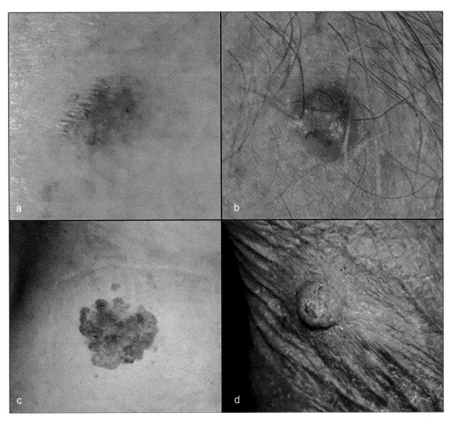

图14.4 基底细胞癌、原位鳞状细胞癌及鳞状细胞癌的代表性图像。a. 浅表的基底细胞癌表现为粉红色的斑片，边缘有棕色色素形成点状沉积；b. 结节性基底细胞癌表现为典型的珍珠外观伴树枝状毛细血管扩张；c. 原位鳞状细胞癌表现为有鳞片的粉红色斑块；d. 浸润性鳞状细胞癌表现为晒伤皮肤上的外生性鳞状结节

皮肤癌的流行病学

非黑色素瘤皮肤癌

目前已发现100多种皮肤肿瘤，其中一些与家族性综合征有关[14]。最常见的皮肤恶性肿瘤为基底细胞癌、鳞状细胞癌及恶性黑色素瘤，它们占了每年确诊皮肤癌的99%以上[1-4]。三者中最常见的是BCC，占所有确诊皮肤癌的75% ～ 85%；其次是SCC，占20%左右。因为并非所有皮肤癌确诊时都进行了登记报告，所以尚不能确定NMSC的年发病率。据最新估计，在2012年，将近540万例NMSC在330万例患者中被诊断[4]。1970—2010年，BCC与SCC的病例数分别增加了145%和263%，其中30 ～ 59岁女性的增幅最大[18]。病例的大幅增加可部分归因于随着平均寿命的延长及日益严重的人口老龄化，以及皮肤癌防范意识的增加，相应的筛查与活检也增加了。欧洲人群BCC和SCC的终生发病率分别为30%和9%左右[14, 16, 19]。每年约有200万～ 400万例新发SCC，及3 000例相关死亡[19]。

虽然大多数角质细胞衍生的肿瘤是自发形成的，但它们也与各种遗传变异及遗传综合征密切相关。如基底细胞痣综合征会增加BCC患病风险，而着色性干皮病、眼皮肤白化病等可增加SCC的易感性。这些综合征将在后续进行进一步讨论。

黑色素瘤

尽管黑色素瘤仅占皮肤癌确诊病例的1%，却导致了大多数皮肤癌相关死亡。据估计，在2020年，将诊断95 710例新发非侵袭性黑色素瘤，100 350例新发侵袭性黑色素瘤，以及6 850例相关死亡（>18例/天）[4, 20]。在美国，侵袭性黑色素瘤排男性最常见恶性肿瘤的第五位，在女性中排第六位。在15～29岁的人群中，黑色素瘤在男性和女性最常见的肿瘤诊断中分别位列第三和第四[21]。男性终生罹患黑色素瘤的风险约为1/33，女性约为1/52（总人群中为2%～3%）。有趣的是，即便在过去30年中高加索男性和女性的黑色素瘤发病率处于稳步上升（每年上升3%～7%）中，但某些年龄组的死亡率却保持稳定甚至下降。这主要归因于防范意识的提高、皮肤癌自查与筛查更加频繁、诊断时处于较早的阶段，以及近年来晚期恶性黑色素瘤的治疗取得了重大进展[2, 4, 5, 21]。在所有确诊的黑色素瘤中，家族性黑色素瘤（或家族中多个成员罹患黑色素瘤）占5%～10%[22]。

其他注意事项　虽然皮肤癌可以在任何类型皮肤中发生和发展，但当肿瘤发生在较深的Fitzpatrick分型时存在显著的流行病学差异。首先，分型为Ⅲ～Ⅵ型（主要是亚裔、西班牙裔、非裔）时，黑色素瘤往往发生在身体的避光区域，如手掌、脚底、指甲、腹股沟和口腔黏膜等。其次，SCC是非裔美国人最常见的皮肤癌，BCC则少见[14]。最后，以上人群的皮肤癌确诊时通常处于较晚的阶段，患者预后差[23]。

经济影响　2007—2011年，约有490万美国人接受了皮肤癌治疗，平均每年治疗费用约81亿美元[1]，其中一半以上用于NMSC的治疗。皮肤癌诊断和治疗的支出约占美国医疗保健系统支出的0.53%。

■ 皮肤癌的风险评估及检测

所有类型皮肤癌的风险评估与分层应从病史着手。主要的风险指标包括：环境暴露、表型特征及遗传易感性。一般而言，风险因素越多，个体患皮肤癌的概率越高[10]。尽管许多危险因素是BCC、SCC和黑色素瘤所共有的，但也存在细微的差别。

BCC的重要风险因素包括[14]：

- BCC或其他皮肤癌个人史。
- BCC或其他皮肤癌家族史，或存在皮肤癌易感的遗传综合征。
- 间歇性暴露于强烈的紫外线辐射（自然光或使用日光浴床）。
- 暴露于电离辐射。
- 慢性砷摄入。
- Fitzpatrick皮肤分型为Ⅰ～Ⅱ型。
- 处于免疫抑制状态。

SCC的重要风险因素包括[14]：

- SCC或其他皮肤癌个人史。
- SCC或其他皮肤癌家族史，或存在皮肤癌易感的遗传综合征。
- 慢性累积性日光暴露（通常与职业暴露相关）。
- 治疗性辐射（如银屑病的补骨脂素和UVA治疗）。
- 暴露于电离辐射。
- 慢性砷摄入。
- 慢性的瘢痕和伤口（如Marjolin溃疡）。

- HPV 感染。
- Fitzpatrick 皮肤分型为Ⅰ～Ⅱ型，但不限于该两型。
- 雀斑严重程度与 SCC 风险相关。
- 处于免疫抑制状态。

黑色素瘤的重要风险因素包括[4, 14]：

- 发育不良性痣或黑色素瘤个人史。
- 黑色素瘤家族史（一级亲属），或存在皮肤癌易感的遗传综合征。
- 痣（数个 6 mm 以上的大痣，非典型痣，50 个以上的小痣）。
- 间歇性、急性的阳光暴露导致晒伤，尤其是发生在儿童期或青春期。
- 慢性累积性阳光暴露。
- Fitzpatrick 分型Ⅰ～Ⅱ型（易晒伤，自然金发或红发，浅色虹膜，中度雀斑）。
- 处于免疫抑制状态。

如上所示，家族史是皮肤癌的重要危险因素。双胞胎研究发现，NMSC 的遗传力为 43%，即接近一半的 NMSC 发病风险可归因于遗传因素。与异卵双生子相比，同卵双生子 NMSC 的累积发病风险高出近 2 倍[24]。同样，皮肤癌个人史也是患其他类型皮肤癌的强力预测因素。2015 年的一项前瞻性队列研究发现，在确诊某一种 NMSC 后的前 5 年，发生其他类型 NMSC 的风险为 40.7%；若合并 > 1 种 NMSC，之后的 5 年内，再发其他类型 NMSC 的风险为 82%[17]。若为确诊后的 10 年，上述风险分别上升至 59.6% 和 91.2%[16, 17, 19]。

许多研究还评估了在不同的免疫抑制状态下皮肤癌的发生风险[14]。在实体器官移植受者（SOTR）中，BCC 发生风险为普通人群的 10 倍，SCC 发生风险为普通人群的 65 ～ 250 倍。这类风险的高低因移植类型及免疫抑制剂使用情况而异。研究还表明，SOTR 和慢性淋巴细胞白血病患者发生 NMSC 时年龄更小，并且肿瘤往往侵袭性更强，更易复发和转移。

对于 BCC，一级预防至关重要。同其他皮肤癌预防一致，应指导患者避免过度的日光照射。BCC（尤其是 BCNS）患者，需要避免或尽量减少电离辐射暴露，以减少肿瘤负荷[25]。一级预防在 SCC 中也同样重要，患者应尽量减少光暴露。在某些疾病情况，如疣状表皮发育不良（EDV），患者应该避免 X 线治疗[14]。

对黑色素瘤，如患者有黑色素瘤或发育不良性痣个人史，则应询问其有无黑色素瘤或其他肿瘤（包括胰腺癌）家族史，若存在，则提示可能存在家族性综合征或遗传易感性。条件允许时，还应确定家族成员黑色素瘤确诊时的年龄和病理诊断。此外，还应重点关注先证者确诊的原发性黑色素瘤的数目。对散发性黑色素瘤，仅 4% ～ 5% 患者存在 > 1 个原发灶（常为男性，老年群体）；而约 30% 遗传性黑色素瘤综合征患者会发展出 > 1 个原发灶。因此，在黑色素瘤中，关注家族史是很必要的。拥有色素性病变（痣大、多等）的个体发生黑色素瘤的风险增加 2 ～ 3 倍，而患有家族性发育不良性痣综合征个体的风险约增加 5 倍[14]。仅有黑色素瘤家族史的个体的患病风险约增加 2 倍，但根据该个体家族中患黑色素瘤的家庭成员数目及原发灶的总数而不同。双胞胎研究显示，黑色素瘤的遗传力为 58%；与散发性黑色素瘤相比，这些受遗传因素影响更大的黑色素瘤更易发生在身体的避光处[24]。目前尚不清楚 BCC 或 SCC 是否是黑色素瘤的独立危险因素，或是由于共同的危险因素（如阳光暴露）而存在相关性。然而，两项大型前瞻性队列研究发现，NMSC的诊断会增加随后患黑色素瘤的风险，男性和女性的相对风险分别为1.99和2.58；另一项小型的研究中，SCC诊断后黑色素瘤的相对发生风险为3.62[19, 26]。

皮肤癌高风险人群应定期随访观察。无论风险类别如何，都应咨询专业人士，了解如何规避高风险行为。此外，基因检测的作用在皮肤癌中尚不明确。

遗传性肿瘤综合征

现已发现很多种遗传性肿瘤综合征，大多数发生率极低。本部分主要讨论其中较常见的，同时将发病率较低者罗列于表14.2[27]。皮肤癌相关遗传性肿瘤综合征可分为四大类：① 关键分子通路阻断；② 免疫缺陷相关；③ 皮肤色素异常；④ 皮肤脆性异常[27]。这些综合征所致的皮肤癌发生时往往病灶较多，并且随着治疗疗程增加，可能会毁容等。更糟的是，这些皮肤肿瘤综合征还可能导致皮肤以外的病变（如其他恶性肿瘤）。这些综合征患者的临床管理需要皮肤科、肿瘤科及遗传学科等多学科参与。皮肤恶性肿瘤是肉眼可见的，正确识别这些病变可协助早期诊断，这也强调了全科医师和皮肤科医师在此过程中的重要性。

表 14.2　伴有皮肤癌风险增加的遗传综合征			
遗传综合征	皮肤癌易感性	表　现	基因突变
BAP-1肿瘤综合征	MM（皮肤和葡萄膜），BCC	多发性BAP-1突变的非典型黑素细胞内皮瘤、间皮瘤、肾细胞癌	BAP-1
基底细胞痣综合征	BCC	手掌点状凹陷、牙源性角化囊肿、分叉肋	PTCH1，PTCH2，SUFU
Bazex-Dupré-Christol综合征	BCC	虫蚀状皮肤萎缩、多发性面部粟粒疹、少毛症、毛发上皮瘤、少汗症、面部色素沉着、发绀	ARCT1（疑似）
Brooke-Spiegler综合征	BCC	圆柱瘤、毛发上皮瘤、螺旋腺瘤	CYLD
Cowden综合征	MM	毛鞘瘤、硬化性纤维瘤、肢端角化病、乳腺/甲状腺/子宫内膜/肾恶性肿瘤	PTEN
家族性非典型多痣黑色素瘤综合征（FAMMM）	MM	>50个黑素细胞痣、非典型黑素细胞痣，胰腺癌风险增加	CDKN2A，CDK4
Ferguson-Smith综合征	SCC	多发性自愈性鳞状上皮癌	TGFBR1，TGFBR2
角膜炎-鱼鳞病-耳聋综合征	SCC	一过性红皮病、角化过度斑块、掌跖皮肤角化病、先天性感音神经性耳聋、血管化角膜炎、皮肤黏膜感染	GJB2
Muir-Torre综合征	SCC（角化棘皮瘤），BCC	皮脂腺肿瘤、胃肠道/泌尿生殖道恶性肿瘤	MLH1，MSH2，MSH6
Schöpf-Schulz-Passarge综合征	BCC	汗腺囊肿、掌跖角化、外胚层发育不良（少毛症、牙缺失、指甲发育不良）	WNT10A

遗传综合征	皮肤癌易感性	表　现	基因突变
Werner综合征	MM，SCC	斑驳色素沉着、硬皮样病变、溃疡、小颌畸形、喙鼻、早衰	*RECQL2*
着色性干皮病	SCC，BCC，MM	光敏性、干燥病、皮肤过早老化、色素变化、畏光、角膜炎、角膜混浊、反射减弱、耳聋	*XPA*，*XPB*，*XPC*，*XPD*，*XPE*，*XPF*，*XPG*，*POLH*
免疫缺陷			
Chédiak–Higashi综合征	SCC	轻度弥漫性色素减少、银发、光分布性高/低色素沉着、畏光、眼球震颤、斜视、复发性化脓性感染、噬血细胞综合征	*LYST*
疣状表皮发育不良	SCC	类似于扁平疣的广泛性丘疹	*EVER1/TMC6*，*EVER2/TMC8*
Griscelli综合征（1、2、3型）	SCC	色素减少、银发、神经损伤（GS1）、噬血细胞综合征（GS2）	*MYO5A*，*RAB27A*，*MLPH*
Hermansky–Pudlak综合征	SCC	色素减少、眼白化病、出血性体质、间质性肺纤维化、肉芽肿性结肠炎、复发性细菌感染（HSP2，HSP10）、噬血细胞综合征（HSP2）	*BLOC1*，*BLOC2*，*BLO3*，*AP3B1*，*AP3D1*
色素沉着紊乱			
Bloom综合征	SCC	红斑、皮肤异色病、面部和手背部毛细血管扩张、唇炎、咖啡斑、生长迟缓、高音调、胃肠道恶性肿瘤、白血病、淋巴瘤	*BLM*
先天性角化不良	SCC（皮肤和黏膜）	网状色素沉着、指甲营养不良、白斑、全血细胞减少	*DKC1*，*TINF2*，*TERC*，*TERT*，*RTEL1*，*CTC1*，*WRAP53*，*NHP2*，*NOP10*，*PARN*，*ACD*
范科尼贫血	SCC	弥漫性色素沉着、全血细胞减少、恶性肿瘤（白血病＞实体瘤）	*FANCA*，*FANCB*，*FANCD1*，*FANCD2*，*FANCE*，*FANCF*，*FANCG*，*FANCI*，*FANCJ*，*FANCL*，*CANCM*，*CANCN*，*CANCO*，*CANCP*，*FANCQ*，*FANCS*
眼部皮肤白化病1型	SCC	白皮肤/头发或色素减少、光敏性、蓝灰色眼睛、虹膜半透明、视力下降	*TYR*
眼部皮肤白化病2型	SCC	皮肤/头发/虹膜色素减少	*OCA2*
Rothmund–Thomson综合征（1、2型）	SCC，BCC	面部红斑、皮肤异色症、色素沉着异常、毛细血管扩张、生长迟缓、青少年白内障、牙齿发育不良、骨肉瘤	*REFQL4*

续　表

遗传综合征	皮肤癌易感性	表　现	基因突变
皮肤脆性紊乱			
结节性大疱性表皮松解症	SCC	糜烂、水疱、萎缩性瘢痕形成、指甲营养不良、气管咽喉狭窄	*LAMA3*，*LAMB3*，*LAMC2*，*COL17A1*
隐性营养不良性大疱性表皮松解症	SCC	糜烂、水疱、萎缩性瘢痕、指甲营养不良、食管狭窄、假性并指	*LAMA3*，*LAMB3*，*LAMC2*，*COL17A1*
未知突变			
Rombo综合征	BCC	虫蚀状皮肤萎缩、少毛症、毛发上皮瘤、脂肪瘤、发绀	未知

基底细胞痣综合征（BCNS）

详见图14.5A。

其他名称：Gorlin-Goltz综合征。

皮肤癌易感性：BCC。

遗传方式：常染色体显性遗传，完全外显。

发生率：1/60 000[25]。

皮肤癌发病年龄：青春期至35岁。

基因突变：*PTCH1*（9q22），*PTCH2*（1p32），*SUFU*（10q24-q25）。

涉及的通路：Hedgehog信号通路。

其他皮肤表现：手掌点状凹陷、粟粒疹。

皮外表现：① 脑/神经，大脑镰钙化、髓母细胞瘤；② 眼部，内眦外侧移位、高度近视；③ 口腔/腭，牙源性角化囊肿（下颌/牙囊肿）、唇裂或腭裂；④ 骨骼肌肉，下颌前突、额突和双顶突、脊柱后凸、分叉肋（及其他肋骨异常）、并指畸形；⑤ 其他部位，卵巢或心脏纤维瘤。

其他：根据表14.3中主要标准和次要标准可作出诊断。一些患者一生中可能仅发展出少数几个BCC，另一些则可能出现数百个病灶。

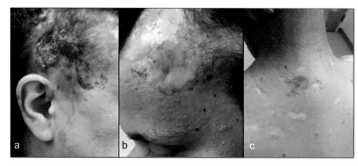

A

图14.5A　皮肤癌相关遗传综合征的典型图像：基底细胞痣综合征（BCNS）。Gorlin综合征患者中，基底细胞癌表现为：右顶骨头皮的侵蚀斑块（a）；左颞头皮不规则的粉褐色斑块，伴有毛细血管扩张（b）；后颈处粉红色珍珠状斑块（c）

表 14.3　基底细胞痣综合征的诊断	
主 要 标 准	次 要 标 准
• 20 岁前出现的 BCC 或 BCC 数量过多与皮肤分型及先前日光暴露史不符 • 20 岁前出现的下颌牙源性角化囊肿 • 手掌或足底点状凹陷 • 大脑镰板层钙化 • 典型的促纤维增生的髓母细胞瘤 • 一级亲属存在 BCNS	• 肋骨畸形 • 其他骨骼畸形或放射学改变（如脊柱畸形、脊柱后突、第四掌骨短、轴后多指/趾畸形） • 大头畸形 • 唇腭裂 • 卵巢或心脏纤维瘤 • 肠系膜囊肿 • 眼部异常（如斜视、眼距过宽、先天性白内障、青光眼、先天性眼组织缺损）

基底细胞痣综合征的诊断应符合以下情况之一：① 1 个主要标准和分子水平的确认；② 2 个主要标准；③ 1 个主要和 2 个次要标准

Rombo 综合征

皮肤癌易感性：BCC。

遗传方式：常染色体显性遗传（疑似）。

皮肤癌发病年龄：20 ～ 40 岁。

基因突变：未知。

其他皮肤表现：虫蚀状皮肤萎缩、少毛症（睫毛和眉毛缺失）、毛发上皮瘤。

皮外表现：外周血管扩张伴发绀。

Bazex–Dupré–Christol 综合征

皮肤癌易感性：BCC。

遗传方式：X 连锁显性遗传。

流行病学：约在 20 个家系中被报道，男女比例为 1∶2[27]。

皮肤癌发病年龄：可低至 3 岁，10 ～ 30 岁更常见。

基因突变：ARCT1（疑似）。

涉及的通路：Hedgehog 信号通路。

其他皮肤表现：虫蚀状皮肤萎缩、多发性面部粟粒疹、少毛症、毛发上皮瘤、少汗症、面部色素沉着。

皮外表现：外周血管扩张伴发绀。

着色性干皮病

详见图 14.5B。

皮肤癌易感性：SCC、BCC、MM。

遗传方式：常染色体隐性遗传。

流行病学：1/250 000（美国）[5]。

皮肤癌发病年龄：8 岁。

基因突变：XPA、XPB、XPC、XPD、XPE、XPF、XPG、POLH。

涉及的通路：核苷酸切除修复（NER）。

其他皮肤表现：严重光敏性（严重晒伤伴延迟愈合）、皮肤过早老化、色素性变化、迟发性色素减退斑点、毛细血管扩张。

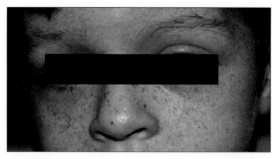

图14.5B 皮肤癌相关遗传综合征的典型图像：着色性干皮病。色素性干皮病患者早期即出现晒斑

皮外表现：① 眼部，畏光、角膜炎、角膜混浊、睑外翻；② 神经系统，反射减弱、进行性耳聋。

其他：此类综合征患者SCC发病年龄较普通人群早约50年，且其20岁前NMSC与黑色素瘤的风险分别较一般人群高1 000倍和2 000倍。

Ferguso-Smith综合征

皮肤癌易感性：SCC。

遗传方式：常染色体显性遗传。

皮肤癌发病年龄：青春期至35岁。

基因突变：*TGFBR1*、*TGFBR2*。

涉及的通路：TGFb通路。

其他皮肤表现：多发性自愈性鳞状上皮癌（MSSE）。

其他：MSSE具有以下特征：① 临床上类似于角化棘皮瘤；② 组织学上难以与SCC区分开；③ 一般肿瘤生长超过3～4周，并可在2～4个月自行消退，残留瘢痕；④ 具有局部侵袭性，一般不转移。

Muir-Torre综合征

皮肤癌易感性：角化棘皮瘤（SCC）。

遗传方式：常染色体显性遗传，高外显率，表达多变。

流行病学：目前有200例被报道，男女比例为3：2[27]。

皮肤癌发病年龄：21岁（平均为53岁）。

基因突变：*MLH1*、*MSH2*、*MSH6*。

涉及的通路：DNA错配修复。

其他皮肤表现：角化棘皮瘤（多发性）、皮脂腺肿瘤（腺瘤、上皮瘤、癌）。

皮外表现：内脏恶性肿瘤，结肠、生殖泌尿系统恶性肿瘤。

其他：此综合征被认为是遗传性非息肉病性结直肠癌（HNPCC）的一个亚型；该综合征患者应接受与HNPCC患者一样严格的筛查（早期的、频繁的结肠镜检查，乳腺X线检查，皮肤科筛查，腹部/盆腔影像学检查）。

Rothmund-Thomson综合征（Ⅰ型和Ⅱ型）

皮肤癌易感性：SCC＞BCC。

遗传方式：常染色体隐性遗传。

流行病学：＞300例报告病例[5]。

基因突变：*RECQL4*（RTS- I 中为杂合子，RTS- II 中为纯合子或复合杂合子）。

涉及的通路：RECQ 解旋酶编码，DNA 双链断裂修复。

其他皮肤表现：① 皮肤，3 ～ 6 个月大时出现红斑、水肿、起疱性面部皮疹，后来累及臀部和四肢（诊断标志）；慢性期会导致皮肤异色症、色素沉着紊乱（不足和过度），毛细血管扩张，点状萎缩。② 头发，薄、脆、稀疏。③ 指甲，营养不良、厚甲症。

皮外表现：生长迟缓；青少年白内障；小牙、牙齿未发育或发育不良；骨肉瘤的风险增加。

其他：RTS- I 型较轻（皮肤异色症、青少年白内障、外胚层发育不良）；RTS- II 型患者表现为皮肤白斑、先天性骨缺损、儿童骨肉瘤风险增加。该综合征患者也需要多学科临床管理。此外，该综合征不影响患者的预期寿命。

Bloom 综合征

皮肤癌易感性：SCC。

遗传方式：常染色体隐性遗传。

流行病学：总体患病率未知，犹太人发病率为 1/48 000[28]。

皮肤癌发病年龄：平均为 31.8 岁。

基因突变：*BLM*。

涉及的通路：RecQL（可恢复 DNA 复制中失误的复制叉）编码。

其他皮肤表现：严重光敏性、皮肤异色症、毛细血管扩张。

皮外表现：严重生长迟缓、声音高亢、皮下脂肪层较薄导致肌肉突出、反复感染、糖尿病、慢性肺部疾病、易患肿瘤。

其他：Bloom 综合征所致肿瘤 14% 为 SCC；患者对 DNA 损伤治疗敏感，因此应避免放疗和烷基化药物的使用。

疣状表皮发育不良

皮肤癌易感性：SCC。

遗传方式：常染色体隐性遗传。

流行病学：< 1/1 000 000[27]。

发病年龄：10 ～ 30 岁。

基因突变：*EVER1/TMC6*、*EVER2/TMC8*。

涉及的通路：跨膜通道的编码。

其他皮肤表现：① 婴儿期，类似于扁平疣状的红色鳞状病变，或类似花斑癣的红棕色斑块和皮损；② 青春期和成年期，暴露在阳光下的癌前病变可能发展为侵袭性 SCC。

其他：此类综合征的基因突变使患者对 HPV 感染高度敏感，约 90% SCC 患者 HPV 5 或 8 型阳性（目前的 HPV 疫苗尚不包括该两型）。

交界性大疱性表皮松解

皮肤癌易感性：SCC。

遗传方式：常染色体隐性遗传。

流行病学：0.49/1 000 000（患病率）；2.68/1 000 000（发病率）[14]。

基因突变：*LAMA3*、*LAMB3*、*LAMC2*、*COL17A1*。

其他皮肤表现：糜烂、水疱、萎缩性瘢痕、指甲营养不良。

皮外表现：角膜水疱、气管咽喉狭窄、尿道口狭窄、扩张型心肌病、骨质疏松。

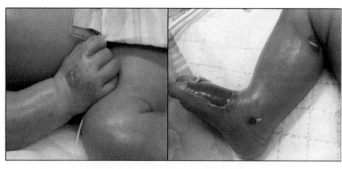

C

图14.5C　皮肤癌相关遗传综合征的典型图像：大疱性表皮松解症。图示为一诊断为隐性营养不良性大疱性表皮松解症的新生儿，其肢端出现了完整的大疱及糜烂，基因检测证实其携带Ⅶ型胶原突变

隐性营养不良性大疱性表皮松解症

详见图14.5C。

皮肤癌易感性：SCC、MM。

遗传方式：常染色体隐性遗传。

流行病学：1.4/1 000 000（患病率）；3.0/1 000 000（发病率）[5]。

基因突变：*COL7A1*。

其他皮肤表现：糜烂、水疱、萎缩性瘢痕、指甲营养不良、假性并指。

皮外表现：角膜水疱、食管狭窄、尿道口狭窄、扩张型心肌病、骨质疏松。

眼皮肤白化病1型

皮肤癌易感性：SCC。

遗传方式：常染色体隐性遗传。

流行病学：1/40 000[27]。

基因突变：*TYR*。

涉及的通路：缺乏（OCA1A）或酪氨酸酶活性下降（OCA1B）。

其他皮肤表现：白色皮肤/头发、光敏感。

皮外表现：蓝灰色眼睛、虹膜半透明、视力降低。

眼皮肤白化病2型

详见图14.5D。

皮肤癌易感性：SCC。

遗传方式：常染色体隐性遗传。

流行病学：1/36 000[27]。

基因突变：*OCA2*。

涉及的通路：可调节细胞pH和酪氨酸酶加工/运输的跨膜蛋白。

其他皮肤表现：皮肤/头发色素少。

皮外表现：虹膜色浅。

Cowden综合征

皮肤癌易感性：MM。

遗传方式：常染色体显性遗传。

基因突变：*PTEN*。

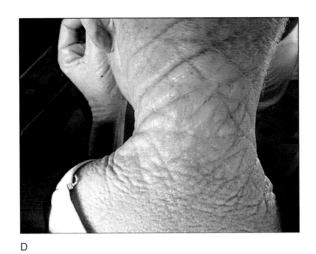

D

图 14.5D　皮肤癌相关遗传综合征的典型图像：眼皮肤白化病。图示为一患有 2 型眼皮肤白化病的非洲患者，其后颈部出现了明显的日光性弹力组织变性

流行病学：1/200 000[5]。

涉及的通路：PI3K/AKT/mTOR 通路、细胞周期调节和细胞凋亡。

其他皮肤表现：毛鞘瘤、硬化性纤维瘤、肢端角化病、口腔乳头状瘤。

皮外表现：乳腺、甲状腺、子宫内膜、肾恶性肿瘤、胃肠错构瘤。

其他：筛查建议。从 18 岁开始每年进行皮肤、甲状腺、乳腺检查；每年进行甲状腺超声检查；从 35 岁或更早开始，每 5 年进行一次结肠镜检查。对于女性，从 25 岁开始每半年进行一次乳腺检查；从 30～35 岁或更早开始，每个月进行一次乳腺自查，每年进行一次乳腺 X 线检查和乳腺 MRI 检查。

家族性非典型多痣黑色素瘤综合征（FAMMM）

皮肤癌易感性：黑色素瘤。

遗传方式：常染色体显性遗传，外显率低。

流行病学：5%～10% 的恶性黑色素瘤可遗传，其中 40% 由 CDKN2A 突变引起，大多数由未知突变引起[29]。

皮肤癌发病年龄：10～30 岁。

基因突变：CDKN2A、CDK4、CDK6、BAP1、BRCA2。

涉及的通路：P16 和 P14ARF 编码；TP53 肿瘤抑制通路；CDK4 对蛋白 P16 的抑制不敏感。

其他皮肤表现：多发性黑色素细胞痣（＞50 个），通常＞1 mm。

皮外表现：胰腺癌风险增加。

其他：诊断标准：① ≥1 名一级或二级亲属患有恶性黑色素瘤；② 全身痣的数目多，且伴有非典型痣（ABCDE 标准）；③ 具有特定组织学特征的痣，包括不对称、表皮下纤维增生等。家族聚集性病例中往往存在 CDKN2A 突变。然而，一项基于人群的研究表明，CDKN2A 突变可能对黑色素瘤的总体发病率没有实际影响。此外，大部分家族性病例中并未检测到已知易感基因的致病突变[22]。

***BAP-1* 突变综合征**

皮肤癌易感性：MM、黑素细胞 BAP-1 突变的非典型皮内肿瘤（MBAIT）、BCC。

遗传方式：常染色体显性遗传，高外显率。

流行病学：未知。

皮肤癌发病年龄：10～20岁（MBAIT）；平均50岁，最低16岁（葡萄膜黑色素瘤）。

基因突变：*BAP1*（BRCA-1相关蛋白1）。

涉及的通路：在DNA损伤反应、凋亡调节、衰老和细胞周期中具有一定作用。

其他皮肤表现：葡萄膜黑色素瘤。

皮外表现：恶性间皮瘤、肾细胞癌。

其他：建议每半年行一次皮肤检查，每年进行眼科评估和腹部超声检查；每年评估间皮瘤相关风险；每2年一次MRI。

其他导致黑色素瘤风险增加的情况

基因突变：*MITF*、*POT-1*、*ACD*、*TERF2IP*、*TERT*。

涉及的通路：MITF（黑素细胞谱系转录因子）；后四者均与端粒酶调控有关。

■ 高风险患者的临床管理

皮肤恶性肿瘤的临床管理需要多学科的参与，包括社区、皮肤科、肿瘤科及外科等。下文主要给皮肤癌的诊断、治疗、潜在皮肤癌患者的临床管理提供框架性的建议，并不包括现行的所有治疗策略，并且应根据患者的具体情况加以调整。本部分不讨论特定疾病的治疗。

黑色素瘤的管理

对于有黑色素瘤高危因素的个体，建议转诊至皮肤科进行筛查。其高危因素包括肤色较浅（皮肤类型Ⅰ～Ⅱ型）、全身痣较多（>100个黑色素细胞痣）、强烈间歇性日光暴露史或慢性日光暴露史、家族史、日光浴床使用史等。疑似黑色素瘤患者（根据ABCDE标准判定或存在"丑小鸭征"等）也应转诊进行专业的皮肤科评估。

由于5%～10%的黑色素瘤为遗传性的，家族性黑色素瘤的遗传基因筛查引起了相关学者的极大兴趣[29]。然而，该领域的基因检测存在争议，即使是*CDKN2A*（占家族性黑色素瘤相关基因变异的20%）等高频位点的检测也不例外。目前，对于大部分患者尚不推荐常规检测*CDKN2A*，因为临床发现即使是有明显家族性指向的患者，其相关检测也为阴性。并且，即便检测结果为阳性，也不影响临床管理策略。文献报道的*CDKN2A*致病突变的外显率存在很大差异（28%～91%），因此高危家族中，检测结果呈阴性参考价值不大。这些假阴性的个体仍会因其他未知因素而处于患病高风险状态（单独家族史就会使患病风险增加2倍）[30]。过度的诊断还具有潜在的危害，如不必要的诊断检查或治疗干预导致的美容或功能方面的并发症，并给患者带来严重的心理负担。支持基因检测的专家认为阳性结果可能会提高对预防策略的依从性；然而，研究表明真实情况或许并非如此。

对于美国等黑色素瘤高发病率国家，建议为以下人群提供基因检测：① 有3个及以上原发性侵袭性黑色素瘤的患者；② 一级和二级亲属中有至少一个侵袭性黑色素瘤，并且存在2个或以上病例患黑色素瘤或胰腺癌的家庭[29]。基因检测确定的家系成员应进一步进行全身皮肤检查，以发现早期病变[31]。存在*CDKN2A*突变的家系，胰腺癌患病风险升高（存在该突变系的发病风险为28%，不存在时为6%）；然而，尚无相关胰腺癌筛查指南[32]。

鳞状细胞癌的管理

对于至少有一个原发性鳞状细胞癌的患者，ADD建议每年至少由皮肤科医师进行一次全身皮肤检查[19]。此外，对于存在高危病灶的患者，还应触诊其局部淋巴结进行评估。值得注意的是，非黑色素瘤皮肤癌的确诊将导致随后恶性黑色素瘤的发病风险升高，男性和女性中的相对风险分别为1.99和2.58[33]。

有SCC个人史的个体应注意日常防晒，包括防晒服、宽边帽、广谱防晒霜等的使用。局部使用或口服药物以降低SCC患病风险相关的研究还很有限。一项随机、双盲、对照Ⅲ期临床试验发现烟酰胺的使用（1天2次，1次500 mg，持续12个月）可使新发NMSC的发生率降低23%；该研究纳入的患者在入组前5年内有至少2个NMSC[34]。对于肾移植受者，维A酸的使用（每天30 mg，持续6个月）相较于安慰剂，显著降低了新发SCC的发生率[35]。

对于着色性干皮病患者，建议从小积极避免日光暴露。建议留取此类患者的全身皮肤、结膜和眼睑等的图像资料，以供监测使用。此外，应每6个月和12个月分别进行一次皮肤科和眼科筛查。对于大疱性表皮松解症，若为隐性营养不良性（重度亚型），建议从10岁开始每3～6个月进行一次皮肤筛查；在先前未确诊SCC情况下，建议从20岁开始每6～12个月进行一次皮肤筛查。以上患者还需每6个月行一次牙科检查[14]。

基底细胞癌的管理

一旦确诊为BCC，患者应至少每年行一次全身皮肤检查[16]。AAD强烈建议对此类患者提供防晒咨询服务。然而，因为相关证据的缺乏，AAD尚未正式推荐任何降低BCC患病风险的局部使用或口服药物，如维A酸。

遗传性肿瘤综合征的基因检测

根据第一届基底细胞痣综合征国际学术研讨会的指导，Gorlin综合征的诊断应符合主要与次要标准（表14.3）[36]。为避免延误诊断，有以下表现时应尽早筛查：BCC或牙源性角化囊肿的发生早于20岁、手掌或足底点凹、大脑镰板层钙化，以及促纤维组织增生的髓母细胞瘤。一般而言，临床表现就足以确诊遗传性皮肤肿瘤综合征，所以基因检测常常不做。然而，产前诊断中可检查PTCH1突变。确诊为BCNS的儿童应每年接受遗传学随访，并在第一个BCC发生后每6～12个月进行全身皮肤检查。成人则需更频繁的全身皮肤检查，建议至少每4个月一次。

其他遗传性肿瘤综合征的基因检测可在NIH基因检测登记处查询。现可针对以下综合征进行检测：BAP-1肿瘤综合征（*BAP1*）、Bloom综合征（*BLM*）、Brook-Spiegler综合征（*CYLD*）、Chediak-Higashi综合征（*LYST*）、Cowden综合征（*PTEN*）、先天性角化不良（*DKC1/TERC/TINF2/NHP2/NOP10/TERT*）、营养不良性大疱性表皮松解症（*COL7A1*）、范科尼贫血（*BRIP1/FANCA/FANCC/FANCE/FANCF/FANCG/PALB2/BRCA1/BRCA2/ERCC4/RAD51C/SLX4*）、Gricelli综合征（*RAB27A*）、Hermansky-Pudlak综合征（*HPS1/HPS3/HPS4/HPS7*）、交界性大疱性表皮松解症（*LAMA3/LAMB3/LAMC2/COL17A1*）、角膜炎-鱼鳞病-耳聋综合征（*GJB2*）、Muir-Torre综合征（*MLH1/MSH2*）、眼皮肤白化病（*TYR/TYRP1/OCA2*）、Rothmund-Thomson综合征（*RECQL4*）、Schöpf-Schulz-Passarge综合征（*WNT10A*）和着色性干皮病（*XPA/XPC*）（改编自美国国家癌症研究中心，https://www.cancer.gov/types/skin/hp/skin-genetics-pdq）[14]。

目前尚不清楚对这些综合征患者进行基因检测的临床价值。随着全基因组和外显子组测序逐渐成为标准，以及更多低外显率致病突变的识别，基因检测将发挥越来越重要的作用。

（王梦婷 袁海花 译）

参考文献

[1] Guy GP Jr., Machlin SR, Ekwueme DU, et al. Prevalence and costs of skin cancer treatment in the U.S., 2002−2006 and 2007−2011. *Am J Prev Med*. 2015; 48(2): 183−187.

[2] Guy GP Jr., Thomas CC, Thompson T, et al. Vital signs: melanoma incidence and mortality trends and projections: United States, 1982−2030. *MMWR Morb Mortal Wkly Rep*. 2015; 64(21): 591−596.

[3] Stern RS. Prevalence of a history of skin cancer in 2007: results of an incidence-based model. *Arch Dermatol*. 2010; 146(3): 279−282.

[4] American Cancer Society. Cancer Facts & Figures 2020.

[5] Bolognia JL, Schaffer JV, Cerroni L. *Dermatology*. Fourth Edition. 2018.

[6] American Academy of Dermatology. *Prevent Skin Cancer*. 2020.

[7] U.S. Department of Health and Human Services. In *The Surgeon General's Call to Action to Prevent Skin Cancer*. Washington, DC; 2014.

[8] Bergenmar M, Brandberg Y. Sunbathing and sun-protection behaviors and attitudes of young Swedish adults with hereditary risk for malignant melanoma. *Cancer Nurs*. 2001; 24(5): 341−350.

[9] Manne S, Fasanella N, Connors J, et al. Sun protection and skin surveillance practices among relatives of patients with malignant melanoma: prevalence and predictors. *Prev Med*. 2004; 39(1): 36−47.

[10] Maguire-Eisen M. Risk assessment and early detection of skin cancers. *Semin Oncol Nurs*. 2003; 19(1): 43−51.

[11] Swetter SM, Tsao H, Bichakjian CK, et al. Guidelines of care for the management of primary cutaneous melanoma. *J Am Acad Dermatol*. 2019; 80(1): 208−250.

[12] Dennis LK, Vanbeek MJ, Beane Freeman LE, et al. Sunburns and risk of cutaneous melanoma: does age matter? A comprehensive meta-analysis. *Ann Epidemiol*. 2008; 18(8): 614−627.

[13] Wu S, Han J, Laden F, et al. Long-term ultraviolet flux, other potential risk factors, and skin cancer risk: a cohort study. *Cancer Epidemiol Biomarkers Prev*. 2014; 23(6): 1080−1089.

[14] PDQ® Cancer Genetics Editorial Board. PDQ Genetics of Skin Cancer. *National Cancer Institute*. Updated February 14, 2019.

[15] Koh HK, Miller DR, Geller AC, et al. Who discovers melanoma? Patterns from a population-based survey. *J Am Acad Dermatol*. 1992; 26(6): 914−919.

[16] Work G, Invited R, Kim JYS, et al. Guidelines of care for the management of basal cell carcinoma. *J Am Acad Dermatol*. 2018; 78(3): 540−559.

[17] Wehner MR, Linos E, Parvataneni R, et al. Timing of subsequent new tumors in patients who present with basal cell carcinoma or cutaneous squamous cell carcinoma. *JAMA Dermatol*. 2015; 151(4): 382−388.

[18] Muzic JG, Schmitt AR, Wright AC, et al. Incidence and Trends of Basal Cell Carcinoma and Cutaneous Squamous Cell Carcinoma: A Population-Based Study in Olmsted County, Minnesota, 2000 to 2010. *Mayo Clin Proc*. 2017; 92(6): 890−898.

[19] Work G, Invited R, Kim JYS, et al. Guidelines of care for the management of cutaneous squamous cell carcinoma. *J Am Acad Dermatol*. 2018; 78(3): 560−578.

[20] Siegel RL, Miller KD, Jemal A. Cancer statistics, 2020. *CA Cancer J Clin*. 2020; 70(1): 7−30.

[21] Noone A, Howlader N, Krapcho M, et al. SEER Cancer Statistics Review, 1975−2015. *National Cancer Institute*. 2018.

[22] Berwick M, Orlow I, Hummer AJ, et al. The prevalence of CDKN2A germ-line mutations and relative risk for cutaneous malignant melanoma: an international population-based study. *Cancer Epidemiol Biomarkers Prev*. 2006; 15(8): 1520−1525.

[23] Agbai ON, Buster K, Sanchez M, et al. Skin cancer and photoprotection in people of color: a review and recommendations for physicians and the public. *J Am Acad Dermatol*. 2014; 70(4): 748−762.

[24] Mucci LA, Hjelmborg JB, Harris JR, et al. Familial risk and heritability of cancer among twins in Nordic countries. *JAMA*. 2016; 315(1): 68−76.

[25] High A, Zedan W. Basal cell nevus syndrome. *Curr Opin Oncol*. 2005; 17(2): 160−166.

[26] Rees JR, Zens MS, Gui J, et al. Non melanoma skin cancer and subsequent cancer risk. *PLoS One*. 2014; 9(6): e99674.

[27] Jaju PD, Ransohoff KJ, Tang JY, et al. Familial skin cancer syndromes: Increased risk of nonmelanotic skin cancers and extracutaneous tumors. *J Am Acad Dermatol*. 2016; 74(3): 437−451; quiz 452−434.

[28] Shahrabani-Gargir L, Shomrat R, Yaron Y, et al. High frequency of a common Bloom syndrome Ashkenazi mutation among Jews of Polish origin. *Genet Test*. 1998; 2(4): 293−296.

[29] Leachman SA, Carucci J, Kohlmann W, et al. Selection criteria for genetic assessment of patients with familial melanoma. *J Am Acad Dermatol*. 2009; 61(4): 677 e671‒614.

[30] Badenas C, Aguilera P, Puig-Butille JA, et al. Genetic counseling in melanoma. *Dermatol Ther*. 2012; 25(5): 397‒402.

[31] Carli P, De Giorgi V, Palli D, et al. Dermatologist detection and skin self-examination are associated with thinner melanomas: results from a survey of the Italian Multidisciplinary Group on Melanoma. *Arch Dermatol*. 2003; 139(5): 607‒612.

[32] Goldstein AM, Chan M, Harland M, et al. High-risk melanoma susceptibility genes and pancreatic cancer, neural system tumors, and uveal melanoma across GenoMEL. *Cancer Res*. 2006; 66(20): 9818‒9828.

[33] Song F, Qureshi AA, Giovannucci EL, et al. Risk of a second primary cancer after non-melanoma skin cancer in white men and women: a prospective cohort study. *PLoS Med*. 2013; 10(4): e1001433.

[34] Chen AC, Martin AJ, Choy B, et al. A phase 3 randomized trial of nicotinamide for skin-cancer chemoprevention. *N Engl J Med*. 2015; 373(17): 1618‒1626.

[35] Bavinck JN, Tieben LM, Van der Woude FJ, et al. Prevention of skin cancer and reduction of keratotic skin lesions during acitretin therapy in renal transplant recipients: a double-blind, placebo-controlled study. *J Clin Oncol*. 1995; 13(8): 1933‒1938.

[36] Bree AF, Shah MR, Group BC. Consensus statement from the first international colloquium on basal cell nevus syndrome (BCNS). *Am J Med Genet A*. 2011; 155A(9): 2091‒2097.

第15章

儿科肿瘤和其他类型肿瘤：风险评估与临床管理

Stephanie Prozora, Gary M. Kupfer

■ 引言

在过去的半个世纪里，在提高儿科肿瘤的预后方面取得了大踏步的进展，其死亡率下降超过50%。尽管医疗不断进步，但全世界范围内肿瘤仍然是儿童死亡的主要原因之一。仅在美国，20岁以下约有15 800名儿童被确诊为肿瘤，近2 000名儿童死于该疾病。白血病、淋巴瘤和中枢神经系统肿瘤是最常见的新诊断的儿科肿瘤。当患者和家属问及为何会罹患如此灾难性的疾病，得到的结果却是大部分儿科肿瘤没有明确的发病原因。直到最近几年，小部分儿科肿瘤被认为与遗传易感性相关。随着现代科学技术在分子分析中的发展，更多遗传性肿瘤易感综合征被确定，10%的儿科肿瘤是由遗传因素引起的。这些患者的早期确诊和疾病初始监测指南对于减少肿瘤相关死亡是十分必要的[1-4]。

在儿童人群中，遗传性肿瘤易感综合征（heritable cancer predisposition syndromes）是一组异质性疾病，具有广泛的基因型和表型特征。简而言之，儿童基因构成变化会导致调节细胞生长、分化增殖和死亡的能力系统失衡。这种不平衡或不稳定导致恶性肿瘤发展的机制，可以用来将遗传性肿瘤易感综合征划分为以下几组缺陷：① DNA 修复；② 抑癌基因；③ 原癌基因；④ 转录因子；⑤ 端粒和RNA代谢；⑥ 常染色体病；⑦ 原发性免疫缺陷（表15.1）。

■ DNA修复障碍相关疾病

共济失调毛细血管扩张症（AT）

概述　共济失调毛细血管扩张综合征（AT）是一种罕见的常染色体隐性遗传病，发病率为1∶100 000～1∶40 000。共济失调毛细血管扩张症致病基因（*ATM*）缺失变异与儿童疾病发病相关。*ATM*基因通常编码激活的磷脂酰肌醇蛋白-3激酶蛋白家族中细胞周期检查点激酶，该激酶由DNA损伤激活，并可调节多种抑癌基因，包括*P53*和*BRCA1*。在遗传毒性应激下，细胞产生双链DNA断裂；在*ATM*中突变抑制对这种DNA损伤的正确应答，导致基因不稳定性。这种基因不稳定性经常导致细胞死亡，特别是神经元细胞，引起AT最主要表现即进行性小脑共济失调。这种多系统疾病的其他临床特征包括舞蹈病、动眼运动失调、毛细血管扩张和与免疫缺陷相关的鼻窦感染[5-7]。

缺陷类别	疾病（综合征）	常见相关儿科肿瘤
DNA 修复	共济失调毛细血管扩张综合征	非霍奇金淋巴瘤、霍奇金病、急性淋巴细胞白血病
	Bloom 综合征	非霍奇金淋巴瘤、急性淋巴细胞白血病、急性髓性白血病、肾母细胞瘤、癌（胃肠道、乳腺）
	先天性错配修复缺陷综合征	胶质瘤、非霍奇金淋巴瘤（T 细胞）、急性淋巴细胞白血病（T 细胞）、癌（胃肠道）
	范科尼贫血	急性髓性白血病、癌（头/颈、乳腺）、中枢神经系统肿瘤
	Nijmegen 断裂综合征	非霍奇金淋巴瘤（弥漫性大 B 细胞淋巴瘤、T 细胞淋巴母细胞性淋巴瘤）
	Rothmund–Thomson 综合征	骨肉瘤
	着色性干皮病	非黑色素瘤皮肤癌、黑色素瘤
抑癌基因	Bohring–Opitz 综合征	肾母细胞瘤
	家族性腺瘤性息肉病	癌（胃肠道）、肝母细胞癌、成神经管细胞瘤
	Gorlin 综合征	基底细胞癌、成神经管细胞瘤
	遗传性平滑肌瘤病和肾细胞癌	肾细胞癌
	遗传性嗜铬细胞瘤和副神经节瘤综合征	副神经节瘤、嗜铬细胞瘤
	遗传性视网膜母细胞瘤	视网膜母细胞瘤、肉瘤（骨肉瘤）
	Li–Fraumeni 综合征	肉瘤（骨肉瘤、软组织）、中枢神经系统肿瘤、肾上腺皮质癌
	幼年性息肉病综合征	癌（胃肠道）
	多发性内分泌腺瘤病 1 型	前垂体腺瘤、胰岛素瘤、甲状旁腺腺瘤
	Ⅰ型神经纤维瘤病	胶质瘤（视神经、中枢神经系统）、恶性周围神经鞘瘤（MPNST）、幼年型粒单核细胞白血病（JMML）
	Ⅱ型神经纤维瘤病	神经鞘瘤、脑膜瘤、室管膜瘤
	Peutz–Jeghers 综合征	胃肠道肿瘤、胰腺肿瘤、性腺肿瘤
	PTEN 错构瘤综合征	上皮样分化甲状腺癌
	RAS 相关信号通路综合征（非 NF1）	横纹肌肉瘤、神经母细胞瘤、膀胱肿瘤、幼年型粒单核细胞白血病（JMML）
	横纹肌样肿瘤易感综合征	横纹肌样肿瘤（脑部、肾）
	Simpson–Golabi–Behmel 综合征	肾母细胞瘤、神经母细胞瘤
	结节性硬化症	室管膜下巨细胞星形细胞瘤
	Von Hippel–Lindau 病	血管母细胞瘤、嗜铬细胞瘤

表 15.1　按类别划分的遗传性肿瘤易感综合征

缺陷类别	疾病（综合征）	常见相关儿科肿瘤
原癌基因	遗传性神经母细胞瘤	神经母细胞瘤
	Mulibrey侏儒症	肾母细胞瘤
	多发性内分泌腺瘤2型	甲状腺髓样癌、嗜铬细胞瘤
转录因子基因	Beckwith-Weidemann综合征	肾母细胞瘤、肝母细胞瘤、神经母细胞瘤
	WT1相关综合征	肾母细胞瘤
端粒和RNA	Diamond-Blackfan贫血	骨髓增生异常综合征、急性髓系白血病
	DICER1综合征	胸膜肺母细胞瘤、性腺肿瘤、横纹肌肉瘤
	先天性角化不良	骨髓增生异常综合征、急性髓系白血病、鳞状细胞癌
	Perlman综合征	肾母细胞瘤
	Schwachman-Diamond综合征	骨髓增生异常综合征、急性髓系白血病
常染色体病	18-三体综合征（Edwards syndrome）	肾母细胞瘤、肝母细胞瘤
	21-三体综合征（Down syndrome）	急性淋巴细胞白血病、急性髓系白血病、急性巨核细胞白血病
原发性免疫缺陷疾病	常见变异性免疫缺陷综合征	非霍奇金淋巴瘤
	DiGeorge综合征	急性淋巴细胞性白血病、非霍奇金淋巴瘤
	高免疫球蛋白M综合征	癌（胃肠、肝）、霍奇金病
	严重联合免疫缺陷病	非霍奇金淋巴瘤、霍奇金病
	严重先天性中性粒细胞减少症	急性髓系白血病
	Wiskott-Aldrich综合征	非霍奇金淋巴瘤、急性淋巴细胞性白血病
	X连锁淋巴增生症	非霍奇金淋巴瘤

　　诊断　AT在新生儿筛查中即可诊断。通常应用于诊断严重的联合免疫缺陷症的T细胞受体重排删除环检测，也可以用来诊断婴儿由AT继发的淋巴细胞减少症。对于那些没有在新生儿筛查中确诊的患者，诊断应当由儿童早期典型临床表现、甲胎蛋白水平升高及异常头部MRI推测。对于所有的患者，都需要进行*ATM*基因测序检测[5, 7, 8]。

　　肿瘤风险　考虑到DNA修复缺失和基因组不稳定的易感性，AT患者罹患恶性肿瘤的风险显著提高。在考虑大部分病例基础下，大约有25%非霍奇金淋巴瘤风险，尽管淋巴母细胞白血病和霍奇金淋巴瘤也十分常见。肿瘤多发生于老年人。这些患者对电离辐射的敏感性显著升高增加了罹患恶性肿瘤的风险[5, 7, 9, 10]。

　　治疗和监测　AT是一个复杂疾病，需要包括神经病学家、免疫学家、肺脏病学家及康复医师在内的多学科团队。基本治疗策略包括静脉注射人免疫球蛋白来降低感染并发症和避免电离辐射以减轻恶性肿瘤风险。目前，对于肿瘤监测并没有基于循证医学指南。建议肿瘤科医师每年对其进行检查监测白血病和淋巴瘤，包括实验室评估（全血细胞计数、代谢相关检测、乳酸脱氢酶）。对于恶性肿瘤患者，因DNA修复缺陷会增加治疗相关毒性的风险，故而在选择化疗方案时要谨慎考虑[5-7]。

Bloom综合征

概述　Bloom综合征是一种罕见常染色体隐性遗传病，有数百名确诊患者。德裔犹太人后裔更容易受到影响。*BLM*基因编码一种负责解开DNA和限制姐妹染色单体互换的DNA解旋酶。在Bloom综合征的患者中，*BLM*的等位基因突变导致缺失蛋白产生造成姐妹染色单体交换变高，随之引起基因不稳定性。显著的临床特征包括生长缺陷、反复感染、生育能力下降及光敏表现[5, 11, 12]。

诊断　单基因测序可用于诊断，但可能产生不明确的结果，其变异的意义也不甚明确。随访功能检测可以采用姐妹染色单体互换试验评估基因功能，结果显示较基线有10 ～ 20倍升高率[5, 11]。

肿瘤风险　该人群的确切恶性肿瘤患病风险因患病人群较少尚不十分明确。在136例确诊Bloom综合征患者中大约报道了212种肿瘤。白血病和淋巴瘤是与该疾病最常见的儿童恶性肿瘤，但恶性肿瘤范围十分广泛，包括结直肠癌、肉瘤、肾母细胞瘤、视网膜母细胞瘤和髓母细胞瘤。而在同一患者中，罹患多重肿瘤发生率较高[5, 11, 12]。

治疗和监测　考虑到该类患者患多重肿瘤的可能性较高，患者可能从医师咨询和多种监测手段中获益。患者家庭应清晰了解肿瘤普遍症状，并且可以将任何持续症状告知医师。白血病和脊髓发育不良共识指南推荐从疾病确诊起，每3 ～ 4个月进行全血细胞计数检测。Wilms肿瘤监测应从疾病诊断开始，每3个月进行肾脏超声检查直至患儿8岁。对于结直肠癌的监测，建议从15岁开始每6个月进行结肠镜和粪便免疫化学检查。早期乳腺癌监测应从18岁开始每年进行MRI检查。考虑到电离辐射会增加恶性肿瘤风险，请远离电离辐射[5, 11]。

先天性错配修复缺陷综合征（congenital mismatch repair deficiency syndrome, CMMRD）

概述　CMMRD是一种发病率不明的常染色体隐性遗传疾病。自1999年发现以来报告的病例不到200例。在健康个体中，错配修复系统在复制的过程中会纠正碱基错配。几种确定的基因（*MSH2*、*MLH1*、*PMS2*、*MSH6*）和相关启动子（如上皮细胞黏附分子EPCAM）的突变与肿瘤综合征有关。杂合突变导致Lynch综合征，该综合征常与成人结直肠癌的发病相关。而纯合突变导致CMMRD最常见的是*MSH6*和*PMS2*。除早期发生的儿童肿瘤之外，该疾病的临床表现包括皮肤损伤（即咖啡斑和毛母质瘤）、静脉畸形和轻度免疫缺陷[13]。

诊断　由于相关基因的不同外显率，许多患者的父母未受到影响，因此CMMRD患者很难诊断。关怀CMMRD联合会研发了一个评分系统用于鉴别风险人群和需要测试的患者。检测4个错配修复基因的双等位基因突变对于诊断是必要的。在CMMRD患者的正常组织和肿瘤组织中通常都有错配修复蛋白表达缺失，因此免疫组织化学也有助于诊断。由于临床意义不确定的变异的蛋白表达存在差异，通过免疫组织化学发现的错配修复蛋白并不排除CMMRD的诊断，基因检测是必需的[13, 14]。

肿瘤风险　大部分CMMRD的患者会发展成儿童期肿瘤，同时发展成为多种恶性肿瘤的风险增加。与该综合征相关的最常见肿瘤包括中枢神经系统肿瘤（如胶质瘤）和非霍奇金淋巴瘤（如T淋巴细胞性淋巴瘤）。在生命最初20年中，CMMRD患者经历的其他恶性肿瘤包括白血病、肉瘤、肾母细胞瘤、神经母细胞瘤和生殖泌尿系肿瘤。Lynch综合征典型的肠息肉病和恶性肿瘤也很常见，包括结直肠癌[13]。

治疗和监测 CMMRD患者预后极差。CMMRD对于放化疗的敏感性尚未确定，在为这些患者设计化疗方案时必须特别考虑，并且应避免使用作用机制上需要适当错配修复的药物（如硫基嘌呤）。利用免疫检查点抑制剂治疗和潜在肿瘤预防方面已显示出获益，但仍需要进一步研究。早期对于肿瘤的鉴别筛查方案对迅速开始治疗至关重要。建议在诊断时和每6个月进行一次脑肿瘤筛查。其他筛查建议包括从6岁开始每年一次的结肠镜检查，以及8岁开始每年一次的内镜检查。如果发现息肉，筛查间隔应缩短至6个月一次。建议从1岁开始每年进行2次全血细胞计数筛查和腹部超声检查。最新指南建议，额外的筛查应该包括从6岁开始每年一次全身磁共振成像检查[13, 15]。

范科尼贫血

概述 范科尼贫血（FA）是一种罕见的疾病，发病率为1：100 000～1：40 000。该疾病是典型的常染色体隐性遗传病，但是目前也发现了常染色体显性突变和X连锁突变。现至少有22个基因在FA通路中被证实。在完整的情况下，这些基因转录的蛋白质负责修复DNA交联。突变影响的通路引起基因不稳定性，导致骨髓衰竭和肿瘤发生率增高。在2/3的患者中，发现了一些其他临床表现，如拇指或桡骨的异常或缺失、身材矮小及小头畸形[5, 16, 17]。

诊断 FA常见的临床症状表现为骨髓衰竭。在这些病例中，需要应用骨髓抽吸和穿刺活检。此外通过二环氧丁烷或丝裂霉素C染色体断裂试验检测外周血淋巴细胞的功能确诊FA。同样，基因检测也要囊括在疾病确诊之中[5, 16]。

肿瘤风险 FA患者儿童时期开始即有较高的罹患恶性肿瘤风险。至50岁时，约有10%患者发展为AML，30%患者发展为实体瘤（即头颈部鳞状细胞癌、乳腺癌、脑瘤）。而FA患者几乎为常染色体隐性遗传（FA-B属于X连锁），携带多种FA基因突变的杂合子包括*FANC*（*BRCA1*）和*FANCD1*（*BRCA2*）携带者提示具有较高的乳腺癌和卵巢癌风险。在*FANCJ*（*BRIP1*）、*FANCN*（*PALB2*）和*FANCO*（*RAD51C*）的杂合子突变同样增加罹患肿瘤风险。除此之外，引起DNA损伤的电离辐射暴露和化疗也会增加FA患者罹患肿瘤的风险[5, 16-18]。

治疗和监测 由于FA合并AML患者治疗难度极大，目前治疗策略集中于AML发展前的造血干细胞移植。早期转诊至干细胞移植中心是至关重要的。虽然此策略预防AML有效，但并没有降低未来实体瘤患病风险，并且移植后患者罹患鳞状细胞癌的风险甚至会升高。因此，对于所有患者常规监测是十分必要的，特别是移植后的患者。建议通过每年的骨髓活检和频繁的全血细胞计数监测骨髓衰竭和血液恶性肿瘤。由于合并头颈部鳞状细胞癌风险极高，建议患者从青春期开始除每年耳鼻喉科检查外，还要每月进行口腔自检。除了对患有FA的儿童进行监测，携带抑癌基因杂合子突变的家庭成员也可以从包括成人乳腺癌监测在内的早期筛查中获益[5, 16]。

Nijmegen 断裂综合征

概述 Nijmegen 断裂综合征（NBS）是一种常染色体隐性遗传病，发病率约为1：100 000，在东欧和中欧人群中流行率较高。*NBN*基因编码DNA修复复合体的必要蛋白成分nibrin。在*NBN*基因中等位基因突变导致功能缺失，进而积累了较多DNA双链断裂。除较高肿瘤易感性之外，NBS临床特点还包括免疫缺陷、反复鼻窦和肺部感染、小头畸形和异常"鸟嘴"样面部特征。NBS患者通常在出生2年后开始出现智力下降[5, 19]。

诊断 NBS的评估需要根据患者最初临床表现：小头畸形、反复鼻窦和肺部感染及恶性肿瘤。NBS患者染色体断裂实验呈阳性。确诊需要进行*NBN*基因测序[5, 19]。

肿瘤风险 恶性肿瘤是NBS患者主要死亡原因。大约40%的患者在20岁前确诊肿瘤。最常见的肿瘤包括B细胞或T细胞非霍奇金淋巴瘤。然而，合并肿瘤还包括白血病、中枢神经系统肿瘤（如髓母细胞瘤、胶质瘤）和肉瘤（包括横纹肌肉瘤）。正如其他DNA修复异常疾病一样，暴露在电离辐射之下的NBS患者也有较高风险罹患恶性肿瘤[5, 19]。

治疗和监测 由于疾病的复杂性，NBS患者受益于免疫学、肺病学、内分泌学、肿瘤学在内的多学科团队。治疗策略降低感染并发症包括常规静脉丙种球蛋白（IVIG）补充。在恶性肿瘤监测中，应每年进行全血细胞检测、血液生化检查、乳酸脱氢酶检测等[5]。

Rothmund–Thomson 综合征

概述 Rothmund–Thomson（RTS）是一种罕见的常染色体隐性遗传病，目前仅有几百个病例被报道。RTS有2种亚型，RTSⅠ亚型发病原因尚不明确，临床上，RTSⅠ型表现为在幼儿时期出现皮肤异色症（毛细血管扩张和萎缩伴色素沉着改变），其他相关表现如头发改变、身材矮小、骨骼/牙齿异常和白内障。RTSⅡ亚型是由于*RECQL4* DNA解旋酶基因突变导致端粒DNA修复缺失和维持缺陷。除RTSⅠ亚型患者特点之外，RTSⅡ亚型患者罹患恶性肿瘤风险增加[5, 20]。

诊断 根据RTS患者临床特点，特别是皮肤症状患者，进行*RECQL4*基因测序确认。该检测对于识别RTSⅡ亚型及筛查恶性肿瘤高风险十分重要[5, 20]。

肿瘤风险 由于报道的病例数较少，RTSⅡ亚型发病率尚不清晰，但似乎比总体人数要高。*RECQL4*基因突变似乎提示不同的恶性肿瘤风险，基因分型可能会提高个体风险的认识。早期骨肉瘤是最常见的表现，有7%～32%患者会出现该疾病。皮肤基底细胞癌和鳞状细胞癌及血液恶性肿瘤也被报道。罹患恶性肿瘤的风险随电离辐射暴露程度而升高[5, 20, 21]。

治疗和监测 RTS患者治疗需要皮肤病学、眼科学和肿瘤学配合。建议每年进行皮肤检查和白内障眼科检查。对于骨肉瘤风险较高患者，常规检测的作用尚不明确。目前建议在5岁之前进行基线骨骼检查确定是否有骨骼异常。患者应被告知肿瘤风险并且评估相关症状[5]。

着色性干皮病

概述 着色性干皮病（Xeroderma Pigmentosum，XP）是一种罕见的常染色体隐性遗传病，发病率大约为1∶1 000 000。几种不同核苷酸剪切修复基因突变与该疾病相关。由于核苷酸剪切修复缺失对紫外线高度敏感，这些突变导致基因组不稳定。光敏雀斑样疹和较高的皮肤癌风险是本病的标志。其他临床特点可能包括认知障碍、角膜炎和感音神经性听力缺失[5, 22]。

诊断 XP的诊断需要通过临床表现确诊。临床高度怀疑该病的患者可进行基因测序[5]。

肿瘤风险 XP患者有极大的风险发展为皮肤癌，该病患者在20岁之前罹患基底细胞癌或鳞状细胞癌的风险增加了1万倍，罹患黑色素瘤的风险增加了2 000倍。皮肤癌与光暴露相关，特别是紫外线 UVA 和 UVB。其他恶性肿瘤如白血病和神经系统肿瘤也被报道过 [5, 23]。

治疗和监测 对 XP 患者主要的治疗策略在于通过限制皮肤和眼睛暴露于阳光下作为预防措施。同时建议每 3 个月进行一次皮肤病学评估，每 6 个月由耳鼻喉科和眼科分别进行听力和视力评估，作为肿瘤监测的检查 [5]。

■ 抑癌基因异常

Bohring–Opitz 综合征

概述 Bohring–Opitz 综合征（BOS）是一种常染色体显性遗传病，几乎所有的病例都表现为头部畸形，仅有一小部分病例与亲代性腺嵌合相关。该病极其罕见，目前文献报道不足 50 例。BOS 与 *ASXL-1* 突变相关，该基因是调节 *Hox* 基因的抑癌基因。BOS 临床表现为严重的发育迟缓、小头畸形、唇腭部异常、视网膜异常、上肢/下肢骨性异常（桡骨头脱位、手指尺偏）、脑结构异常和癫痫。几乎一半罹患此病者在儿童时期即死亡 [24, 25]。

诊断 具备相应临床特征的患者应进行基因检测。

肿瘤风险 鉴于 BOS 疾病罕见性及确诊患者早期死亡率较高，其肿瘤的风险可能被低估了。根据报道病例 7% 患者原发恶性肿瘤为肾母细胞瘤 [24, 25]。

治疗和监测 BOS 患者具有复杂的症状，需要多个亚专科护理。从肿瘤监测角度建议儿童 3 ~ 7 岁每 3 个月进行一次肾脏超声检查 [24]。

家族性腺瘤性息肉病

概述 家族性腺瘤性息肉病（FAP）是一种常染色体显性遗传病，发病率约为 1∶18 000 ~ 1∶9 000。在 WNT 通路中肿瘤抑制因子 *APC* 基因突变导致功能缺失引起细胞增殖增加。主要的临床表现为胃肠道息肉。结肠外特征包括软组织肿瘤、眼部异常、牙齿异常和骨肿瘤等 [26, 27]。

诊断 临床表现与 FAP 有关的患者包括息肉病（＞100 枚息肉）、眼部病变、Gardner 相关纤维瘤等，需要进行 *APC* 基因测序。对 FAP 家系进行检测以期发现患者的做法目前存在争议，但可考虑在筛查起始年龄前（10 岁）进行检测 [26, 27]。

肿瘤风险 FAP 患者罹患胃肠道恶性肿瘤十分常见。如果不切除结肠，几乎所有的患者成年后会发展成结直肠癌。除了结直肠癌，FAP 儿童有 1% ~ 2% 的风险罹患肝母细胞瘤，以及低于 1% 风险罹患 WNT 激活的髓母细胞瘤。一般情况下，患者罹患甲状腺乳头状癌的风险增加，但在儿童中并不常见 [26, 27]。

治疗和监测 目前的医学治疗和成熟的监测方案已提高 FAP 生存率。建议包括从 10 岁开始每年进行纤维乙状结肠镜或结肠镜检查，直至决策实施结肠切除术。建议从 20 岁开始进行上述内镜检查，每年身体检查应当包含甲状腺评估以发现潜在的恶性肿瘤。关于肝母细胞瘤，目前尚无统一的指南。可考虑从 4 ~ 7 岁起，每 3 个月进行一次超声检查和 AFP 评估 [26, 27]。

Gorlin 综合征

概述 Gorlin 综合征（GS）是一种罕见的常染色体显性遗传病，发病率约为 1∶15 000。*PTCH1* 和 *SUFU* 基因被认为与 GS 发病相关。这两个基因都是 *Sonic Hedgehog* 基因通路中编码肿瘤抑制因子。随着杂合性的丧失，这些基因的突变导致细胞增殖和肿瘤发展。

当本病首次被报道时，与GS相关的3个原发临床包括基底细胞癌、颌骨囊肿及肋骨分叉。GS患者常见的其他临床表现为手掌/脚掌小凹、大脑镰的片层钙化、肋骨过长和大头畸形[28, 29]。

诊断 GS的临床诊断标准包括：① 多发基底细胞癌或基底细胞癌且年龄小于30岁；② 多发性角化囊肿；③ 手掌或足底凹；④ 大脑镰的片层钙化；⑤ 与GS具有一级亲属关系。对于所有满足相关临床特征的患者均建议进行*PTCH1*和*SUFU*基因检测。对有家族史的婴儿也建议进行基因检测。此外，如果神经母细胞瘤患者的家庭成员符合任何GS标准，或者在3岁前诊断神经母细胞瘤，伴有体细胞*Sonic Hedgehog*基因异常、组织学呈结缔组织增生或结节样等，应进行基因检测[28, 29]。

肿瘤风险 基底细胞癌是GS患者常见的原发性肿瘤。在儿童时期，也有髓母细胞瘤增加的风险，特别是促结缔组织亚型，约占5%。相较于*PTCH1*突变，发生髓母细胞瘤的风险在*SUFU*突变患者更多。其他罕见的恶性肿瘤，如横纹肌肉瘤，在GS患者中也有报道，但发病率尚不清楚[28, 29]。

治疗和监测 GS监测策略因基因突变不同而异。对携带*SUFU*或*PTCH1*变异的患者，建议从10岁开始每年进行基底细胞癌监测。对于*SUFU*突变患者，建议3岁之前每4个月，以及5岁之前每6个月进行头MRI检测来进行髓母细胞瘤监测。*PTCH1*突变患者不需要常规筛查髓母细胞瘤。无论基因变异如何，所有发生髓母细胞瘤的GS患者尽可能避免放疗以减少罹患皮肤肿瘤的风险[28]。

遗传性平滑肌瘤病和肾细胞癌

概述 遗传性平滑肌瘤病和肾细胞癌（HLRCC）是一种常染色体显性疾病。富马酸水合酶基因受到影响，由于其在Krebs循环（三羧酸循环）中的作用，导致富马酸增加，随后激活通路导致细胞增殖。HLRCC临床特征包括皮肤平滑肌瘤、多发性子宫平滑肌瘤和早期乳头状肾细胞癌（Ⅱ型）[30, 31]。

诊断 HLRCC的临床诊断标准包括多发性皮肤平滑肌瘤或以下两种：① 40岁前接受平滑肌瘤切除手术；② 40岁前出现Ⅱ型乳头状肾细胞癌；③ 一级家庭成员情况符合以上叙述的标准。在大多数情况下，对符合临床标准的患者进行分子检测确定富马酸水合酶基因突变。肿瘤细胞的功能免疫组化检测也可用于无法确定的生殖系突变的患者。对于受亲属影响的儿童，建议在8岁时可进行生殖系统监测以便于早期筛查[31]。

肿瘤风险 HLRCC患者一生中发展为Ⅱ型肾细胞癌的发生率约为15%。对儿科患者，该风险为1%～2%。嗜铬细胞瘤和副神经节瘤在这一群人中也很少被报道[30]。

治疗和监测 HLRCC患儿的治疗包括每年一次的皮肤检查，以及在8岁开始尽早开始肾MRI检查。考虑到20岁之前罹患肿瘤风险较低，筛查情况应与受影响儿童的家庭进行讨论，妇科检查可以推迟至成年[30, 31]。

遗传性嗜铬细胞瘤和副神经节瘤综合征

概述 遗传性嗜铬细胞瘤和副神经节瘤综合征（HPP）是一种常染色体显性遗传病，发病率约为1∶1 000 000。在一些情况下，基因印迹可以影响疾病外显率。HPP的发病机制涉及多种不同的基因突变。最常见的是琥珀酸脱氢酶（SDH）家族基因（*SDHA*、*SDHB*、*SDHC*、*SDHD*、*SDHAF2*）破坏了它们作为抑癌因子的作用。SDH将琥珀酸转化为富马酸，其功能障碍引起琥珀酸累积，导致缺氧抑制因子（HIF1）的分解减少。这种情况可引起细胞生长失调和血管生成。HPP患者中也发现了其他肿瘤抑制因子突变，包括*TMEM127*和*MAX*。HPP的主要临床特征为副神经节瘤、嗜铬细胞瘤及其他罕见肿瘤（如胃肠道间质瘤、垂体腺瘤、肾癌等）[32, 33]。

诊断 考虑到嗜铬细胞瘤或副神经节瘤患者具有较高的遗传因素，所有诊断HPP的患者均应进行基因检测[32]。

肿瘤风险 嗜铬细胞瘤和副神经节瘤是HPP的主要诊断。这些肿瘤通常为良性的，但会由于肿块效应和儿茶酚胺效应危及生命。关于HPP患者肿瘤风险的多项研究表明疾病外显率是不完整的，肿瘤发展的风险为14% ～ 90%。HPP中副神经节瘤和嗜铬细胞瘤的患者出现治疗耐药和侵袭转移疾病的风险增加。值得注意的是，该人群也会发生胃肠间质瘤，特别是出现胃肠道出血[32, 33]。

治疗和监测 HPP患者监测建议开始于6 ～ 8岁。监测包括每年进行血压检测、血浆甲氧酪胺和血/尿儿茶酚胺检测。嗜铬粒蛋白A也有助于提升检出率。建议每隔一年进行一次全身MRI检查，但其在胃肠道小肿瘤检测中疗效尚不明确。每年全血细胞计数以确定贫血被认为是该人群检测胃肠间质瘤的一种手段[32]。

遗传性视网膜母细胞瘤

概述 视网膜母细胞瘤（RB）是眼部恶性肿瘤，其中40%病例属于遗传基因疾病。遗传性视网膜母细胞瘤是一种罕见的疾病，发病率在儿童中为（3 ～ 5）/100万。本病呈常染色体显性遗传模式，80%病例源于自发性突变。*RB1*基因通常编码核磷蛋白（pRB1）作为肿瘤抑制因子阻止细胞周期进展。*RB1*基因是由Knudson最开始提出的肿瘤抑制因子的"二次打击"假说模型。生殖系*RB1*突变的患者需要获得杂合性缺失（二次打击）来发展肿瘤。一般而言，肿瘤易感性是遗传性RB的主要特征，尽管一部分基因完全缺失的患者可能有其他的临床表现（异常面孔、认知障碍）[34, 35]。

诊断 *RB1*基因测序适用于RB患者或有遗传性RB家族史的患者。有家族史的患者可以进行产前筛查[36]。

肿瘤风险 遗传性RB具有很高的外显率，90% ～ 95%的儿童在5岁之前发展成RB。这些儿童主要表现为双侧疾病，然而患者也可能出现单侧病变（15%）或松果体母细胞瘤（三侧性RB）。单侧眼部疾病者如果具有生殖系*RB1*突变，在诊断疾病后2 ～ 3年内健侧眼睛有极高的风险发展为RB。此外，40% ～ 50%接受放疗患者或20%未接受放疗患者继发肿瘤的风险显著增加。这些继发肿瘤包括肉瘤，特别是骨肉瘤、黑色素瘤和其他神经系统肿瘤等[34, 37, 38]。

治疗和监测 RB患者的早期确诊和治疗对保护视力和生存至关重要。监测方案基础是从出生到患者至少5岁时频繁的眼科检查。最初的眼科检查应在出生24 h内进行，并应每隔2周重复检查直至患者2个月大。在麻醉下的检查最初建议每个月1次，之后缓慢增加间隔期。诊断时应完成MRI检查以发现三侧性视网膜母细胞瘤，可以考虑6个月进行一次检查直至5岁。对于继发肿瘤，患者应每年进行皮肤科检查监测黑色素瘤。对于年龄较大的儿童，全身MRI检查作为评估继发肉瘤的手段正在研究中[34]。

Li-Fraumeni 综合征

概述 Li-Fraumeni 综合征（LFS）是常染色体显性遗传的肿瘤易感综合征。考虑到其不完全外显率，流行病状态很难估计。LFS是由*TP53*肿瘤抑癌基因的胚系突变引起。正常情况下，*TP53*编码转录因子（P53）负责上调细胞周期阻滞和控制凋亡所需蛋白的转录。在LFS中已发现高于250个*TP53*突变。据估计，25%突变可能是自发性突变。这些突变导致没有其他临床特征的早期肿瘤风险增加。一种特异性突变，即TP53（R337H），在巴西更为普遍，同时与儿童肾上腺皮质肿瘤特异性相关[39-41]。

　　诊断　修正后的Chompret标准用于诊断鉴别TP53突变的高危患者。这些标准包括：① 先证者46岁之前罹患LFS肿瘤（如乳腺癌、软组织肉瘤、神经系统肿瘤、肾上腺皮质癌、骨肉瘤），以及56岁前罹患LFS肿瘤（如果先证者患乳腺癌，则不包括乳腺癌）的一级或二级亲属；② 先证者46岁前患有多个肿瘤（至少2个LFS肿瘤）；③ 先证者罹患罕见肿瘤（肾上腺皮质癌、脉络膜丛癌或胚胎间变性横纹肌肉瘤）；④ 先证者于31岁前罹患早期乳腺癌。满足临床标准的患者应进行生殖系TP53测序[40-42]。

　　肿瘤风险　约41%LFS患者在18岁前发展为恶性肿瘤，甚至在5岁以下幼儿中也有很高的比例（22%）。在此儿童阶段最常见的肿瘤为骨肉瘤、肾上腺皮质癌、神经系统肿瘤和软组织肉瘤。在较小的程度上，儿童LFS患者也被诊断为白血病（特别是急性淋巴母细胞性白血病）、淋巴瘤、肾母细胞瘤和神经母细胞瘤[39, 40]。

　　治疗和监测　加强监测以促进肿瘤早期发现是至关重要的，可以将LFS患者总生存率从60%提高近90%。建议所有符合临床标准的LFS患者进行监测，无论是否存在致病性LFS变异。目前儿童组患者的监测策略包括每3～4个月的体检，采用腹部超声监测肾上腺皮质癌直至18岁。建议患者终生每年一次头部MRI检查和全身MRI检查以检测神经系统肿瘤和软组织肉瘤。此外，还有针对成年人筛查指南，包括每年一次乳腺检查、每2年一次的结肠镜检查及频繁的血液计数监测[40, 42]。

幼年性息肉病综合征

　　概述　幼年性息肉病综合征（JPS）是一种常染色体显性遗传病，发病率约为1∶100 000。JPS的病因尚未完全明确，但大约75%患者具有家族史。两种抑癌基因SMAD4和BMPR1A突变已被证实在至少40%的JPS患者中出现。除被命名为幼年性息肉病综合征，JPS患者还可以表现为血管异常。SMAD4突变患者也具有遗传性出血性毛细血管扩张综合征的特征，伴有脑、肺和腹部毛细血管扩张及动静脉畸形[26, 43]。

　　诊断　JPS的临床诊断可以基于以下3个标准：① 结肠中有5个或更多幼年性息肉；② 结肠外胃肠道的幼年性息肉；③ 结肠中有幼年性息肉及有JPS家族史。满足以上临床标准的患者应进行SMAD4和BMPR1A基因检测[26, 43]。

　　肿瘤风险　JPS主要增加了罹患胃肠道肿瘤的风险，然而，乳腺癌和甲状腺癌也有报道。一生中罹患结肠癌和胃癌的风险分别增加40%～70%和20%～30%。在日本确诊的JPS患者，罹患胃癌的风险估计高达73%[26, 40, 43]。

　　治疗和监测　降低JPS的肿瘤风险可以通过早期识别息肉和息肉切除术。确诊为JPS的患者应该每年进行一次体检，包括全血细胞计数以评估是否贫血。结肠镜监测也应在12～15岁儿童开始。如果发现息肉则应每年进行一次结肠检查；如果正常，则每3年进行1次。小肠镜随访应于12～15岁开始。SMAD4突变患者需要在青春期前后以及每5～10年进行动静脉畸形的额外筛查。筛查内容应包括头MRI评估中枢神经细胞血管和氧饱和度以评估胸廓畸形[26, 43]。

多发性内分泌腺瘤病1型

　　概述　多发性内分泌腺瘤病1型（MEN1）是一种常染色体显性遗传病，发病率1∶30 000。MEN1是一种导致激素分泌、肿瘤发展的一组显性综合征。MEN1源于肿瘤抑制基因MEN1突变。MEN1基因通常编码menin蛋白，失活突变导致细胞周期失调以及促进增殖。MEN1临床表现为前垂体腺瘤、胰岛瘤和甲状旁腺腺瘤，伴有原发性甲状旁腺功能亢进。患者还可以有其他表现，包括脂肪瘤、血管纤维瘤、肾上腺皮质腺瘤，以及其他罕见的中枢神经系统肿瘤[45, 46]。

诊断 MEN1临床诊断标准包括至少存在三种典型MEN1肿瘤中的两种或一种肿瘤和具有MEN1家族史。这些患者应进行确诊性分子检测。此外，30岁前诊断任何胰岛肿瘤或胰腺前体病变和原发性甲状旁腺亢进的患者应该接受基因检测。多达10%～30%的MEN1患者在MEN1基因中没有可识别的突变[45, 47]。

肿瘤风险 MEN1具有极高的外显率，患者容易发展与疾病相关的主要肿瘤之一（前垂体腺瘤、胰岛瘤、甲状旁腺腺瘤）。大于17%肿瘤在儿童和青年时期被诊断[45, 46]。

治疗和监测 所有MEN1患者均应该进行常规体检，由医师详细评估与激素紊乱相关的体征和症状。MEN1患儿应从5岁开始进行监测，每年一次检查，包括催乳素和空腹胰岛素/血糖检测。这一年龄段的影像学检查应包括每3年进行一次头MRI检查以评估垂体腺瘤。建议从8岁开始每年进行一次钙检测。嗜铬粒蛋白A、胰高血糖素、胰岛素原、胰多肽和血管活性肠多肽的检测应早在10岁时即考虑。从10岁开始，每年进行腹部MRI检查以评估胰腺和肾上腺肿瘤。随着患者成年，监测指南还应包括胃泌素检测和胸部影像学检查[45, 46]。

1型神经纤维瘤病

概述 1型神经纤维瘤病（NF1）是常染色体显性遗传病，一半的病例属于自发性突变。这是一种相对常见的疾病，发病率为1:2 800～1:1 900。广义而言，NF1是一组称为RAS信号通路相关综合征的疾病之一。影响该疾病的基因为NF1基因，它编码神经纤维蛋白，后者是一种抑制RAS信号通路的GTP酶。NF1突变导致RAS通路失调和细胞增殖增加，特别是在神经嵴细胞。如下所述，除肿瘤易感性外，NF1患者还会出现多种皮肤、眼科和骨性病变[48-51]。

诊断 符合下列临床诊断标准之一的患者应进行NF1突变检测：① 咖啡牛奶斑（6枚或更多，在青春期前≥5 mm，青春期后≥15 mm）；② 纤维神经瘤（2枚或更多，或1个丛状神经纤维瘤）；③ 腋窝或腹股沟区斑点；④ 视神经胶质瘤；⑤ Lisch结节（2个或更多）；⑥ 特征性骨病变（如蝶骨发育不良、假关节等）；⑦ 直系亲属罹患NF1。NF1检测阴性患者但符合临床标准应进一步进行外显子测序，以寻找由类似表现的综合征，包括CMMRD、RASopathies、Leigus综合征和McCune-Albright综合征[48, 49]。

肿瘤风险 NF1患者患多种恶性肿瘤的风险增加。视神经胶质瘤是最常见的恶性肿瘤，在儿童时期有15%患者可以发病。其他肿瘤出现在1%或更少的NF儿童中，包括恶性周围神经鞘肿瘤（MPNST）、高级别胶质瘤、幼年性粒单核细胞白血病、胚胎性横纹肌肉瘤、嗜铬细胞瘤、胃肠道类癌和胃肠道间质瘤等[49, 51]。

治疗和监测 NF1患者在儿童时期有很大的风险发展为视神经胶质瘤，因此，建议每6～12个月直到8岁，每1～2年直至20岁进行常规的眼科检查。对于视力变化的患者，建议2周后重复检测。持续性视力丧失采用MRI进行评估。值得注意的是，不建议对视神经胶质瘤进行常规MRI监测，因为无症状视神经胶质瘤不需要治疗也不影响患者生存。对于该患者群体中其他肿瘤监测包括每年体检和全面神经系统评估。鉴于发生嗜铬细胞瘤的风险增加，血压也应进行评估。评估MPNST需要完整的病史，包括神经纤维瘤的变化（生长、疼痛）。儿童期不需要对MPNST进行额外的影像学检查，然而，因肿瘤负荷的增加与MPNST的未来发展有关，全身MRI可用来评估16～20岁患者全身肿瘤负荷[49]。

2型神经纤维瘤病

概述　2型神经纤维瘤病（NF2）是常染色体显性遗传病，发病率约为1：33 000～1：25 000。很大一部分病例是嵌合体或新突变。NF2的发病机制涉及*NF2*基因突变，这种突变通常编码细胞生长调节因子merlin蛋白。与其他肿瘤抑制因子失调的疾病一样，杂合性缺失导致的临床表现包括神经鞘瘤、脑膜瘤、胶质瘤（室管膜瘤）和白内障。疾病的严重程度与突变类型相关，更严重表现与截断突变相关[48, 52, 53]。

诊断　已有一套名为Manchester的诊断标准用以确诊NF2。有NF2家族史的患者，如具有单侧前庭神经鞘瘤或其他两种特征表现，可以临床诊断为NF2（如黑色素瘤、胶质瘤、神经纤维瘤、神经鞘瘤、晶体后囊混浊）。对没有家族史的患者，临床诊断标准如下：① 双侧前庭神经鞘瘤；② 单侧前庭神经鞘瘤及其他两个特征性表现；③ 多发性脑膜瘤伴前庭神经鞘瘤或其他两种特征性表现。满足上述临床标准的患者或任何脑膜瘤、神经鞘瘤的儿童应完成基因检测。基于血液标本和肿瘤组织的测序有助于检测嵌合体患者。对孤立性神经鞘瘤（*SMARCB1*、*LZTR1*）或孤立性脑膜瘤（*SMARCE1*）的患者，也可能需要进行其他神经鞘瘤病的额外检查[52, 53]。

肿瘤风险　NF2临床特点是肿瘤发展，神经鞘瘤、脑膜瘤和室管膜瘤的风险增加[52, 53]。

治疗和监测　多学科团队对NF2患者的有效管理至关重要。除肿瘤护理外，患者可从神经学、外科学、听觉学、眼科、遗传学随访中获益。患者应该每年接受一次体检。监测建议包括从10岁开始进行神经影像学检查。如果诊断为阳性结果，应每年进行一次头颅MRI检查并进行密切随访，以及每2～3年进行一次脊柱MRI检查[52, 53]。

Peutz–Jeghers 综合征

概述　Peutz-Jeghers 综合征（PJS）是常染色体显性遗传病，约25%的病例为新生突变。本病的发病率尚不明确，估计从1：200 000～1：8 500。*STK11*基因突变被认为是引起PJS的原因。*STK11*编码LKB1蛋白，LKB1蛋白是一种丝氨酸/苏氨酸激酶，可作为肿瘤抑制因子最终下调mTOR通路。PJS的临床特征包括（胃肠道和肠外）错构瘤性息肉、唇周褐色色素沉着斑[26, 43, 54, 55]。

诊断　PJS临床诊断需要满足以下标准中一条：① 2个或更多PJS息肉；② 任何PJS息肉和PJS类似的息肉；③ 特征性色素沉着变化与PJS密切相关；④ 任何带有特征性色素沉着的PJS息肉。对*STK11*基因测序可以发现90%患者突变[26, 43]。

肿瘤风险　PJS患者发生恶性肿瘤的风险随年龄增长而增加。对20岁以下患者，恶性肿瘤确诊率在1%～2%，至50岁时风险可增至30%。恶性肿瘤的诊断范围较广，包括胃肠道肿瘤、胰腺肿瘤和性腺肿瘤[26, 55]。

治疗和监测　目前PJS监测指南建议在8岁或更早出现症状时对胃肠道肿瘤或息肉进行积极筛查。筛查应包括胶囊内镜和结肠镜检查。对有息肉的患者，每3年进行影像学复查。考虑到罹患性腺肿瘤的风险增加，患者还需接受全面的体格检查，特别要注意与激素异常相关的变化。成人患者需要额外筛查乳腺癌、卵巢癌、宫颈癌和子宫内膜癌[26, 43, 55]。

PTEN 错构瘤综合征

概述　*PTEN*错构瘤综合征（PTHS）是一种罕见的常染色体显性遗传综合征。Cowden综合征、Bannayan-Riliey-Ruvalcaba综合征（BBRS）和*PTEN*相关Proteus样综合征属于PTHS的一种类别。这些综合征都导致*PTEN*基因突变，该基因通常作为肿瘤抑制因子通过mTOR通路下调细胞增殖。PHTS患者临床特点取决于不同综合征，但通常包括自闭症、大头畸形、血管畸形、脂肪瘤和息肉病等[30, 43, 56]。

诊断 诊断PHTS需要通过*PTEN*基因测序进行分子遗传学检测。已有专门的临床标准并可用于指导检测[43]。

肿瘤风险 PHTS患者的肿瘤风险随年龄和特定的突变类型而变化。对于PHTS的儿童患者，上皮分化性甲状腺癌是最常见的恶性肿瘤，在低于25岁的患者中发病率为5%。这些肿瘤通常不会在年龄较小的儿童中发生，据报道最小的发病年龄为7岁。最近研究表明，成人中与*PTEN*相关的恶性肿瘤范围较广，包括乳腺癌、子宫内膜癌、结直肠癌和黑色素瘤，但这些肿瘤与儿童年龄组无关[30, 56, 57]。

治疗和监测 由于儿童PHTS的恶性肿瘤谱局限在甲状腺癌，监测应包含甲状腺超声。关于筛查的开始和间隔，指南各有不同。美国癌症协会推荐的最新指南即从7岁开始进行超声检查，如果正常则每2年重复一次[30, 43, 56]。

RASopathies（RAS相关信号通路综合征，非NF1）

概述 RASopathies指的是影响RAS细胞信号通路的遗传疾病。除NF1之外（分章论述），这些疾病包括Noonan综合征、心-面-皮肤综合征、Legius综合征、Costello综合征、CBL综合征及其他。影响这些综合征的基因各不相同，但都导致RAS通路失调。临床特征也因疾病而异，然而，患者会表现Noonan表型（如先天畸形、异常生长、心脏缺陷、皮肤异常）[50, 51, 58]。

诊断 特异性RASopathies通常是通过识别疾病的特异性临床特征和完成确定性基因测序来诊断的[58]。

肿瘤风险 一般来说，RASopathies患者发展为肿瘤的风险较高。确切的风险是由每种疾病和基因突变类型来决定的。Costello综合征有极高的风险发展为肿瘤，大约有15%儿童在20岁时发展为恶性肿瘤。Costello综合征患者最常见的肿瘤为胚胎性横纹肌肉瘤、神经母细胞瘤和膀胱肿瘤。值得注意的是，Noonan综合征（*PTPN*和*RAS*突变）和CBL综合征的患者在儿童早期发生幼年型单核细胞白血病的风险增加[50, 51]。

治疗和监测 对所有的RASopathies患者，关于恶性肿瘤风险评估的咨询和医师对新症状发展的评估是至关重要的。对Costello综合征患者的监测还应包括从8～10岁开始的腹部/盆腔超声检查和10岁开始进行的尿液分析。胸部X线可考虑用于监测神经母细胞瘤，但尿液甲氧基肾上腺素检测通常没有帮助，因为Costello综合征患者的尿液儿茶酚胺基线可能会升高。对幼年型单核细胞白血病风险增加的患者，患者应从诊断到5岁接受全面的体检和完整的血细胞计数检查[34, 50]。

横纹样瘤易感综合征（rhabdoid tumor predisposition syndrome, RTPS）

概述 RTPS是一种非常罕见的常染色体显性遗传病，其发病率尚不明确。横纹肌样肿瘤是一种具有侵袭性的儿童早期罕见肿瘤，常见于出生后1年内，发病率约为5∶1 000 000。RTPS被认为是大约35%病例的病因。两种抑癌基因与该综合征相关，分别为*SMARCB1*和*SMARCA4*。这些基因编码的蛋白质通常是染色质重构复合体的一部分，并调节基因表达。与RTP相关患者的正常等位基因杂合性缺失所致的胚系突变，会发展成横纹肌样肿瘤。恶性发展是RTPS的主要临床特征，尽管相关基因的一些突变会导致其他罕见的先天性异常和发育迟缓[28, 59, 60]。

诊断　*SMARCB1* 和 *SMARCA4* 基因测序是所有横纹肌样肿瘤患者应该考虑的。检测还应考虑对患者直系亲属发现有任何一个胚系突变的基因[28, 59]。

肿瘤风险　考虑到 RTPS 罕见性和疾病外显率不明确，这些患者罹患恶性肿瘤的准确风险仍然不清楚。中枢神经的横纹肌样肿瘤（非典型畸胎瘤/横纹肌样肿瘤）和颅外部分（如肾脏肿瘤），是与 RTPS 相关的原发恶性肿瘤。*SMARCB1* 突变的患者发生神经鞘瘤、恶性周围神经鞘瘤和脑膜瘤的风险也增加。相比而言，*SMARCA4* 突变的女性罹患高钙型卵巢小细胞癌风险增加[28, 59, 60]。

治疗和监测　对 RTPS 患者的监测建议因突变类型而异。对于 *SMARCB1* 突变的患者，应每 3 个月进行一次头部 MRI 和腹部超声直至 5 岁。*SMARCA4* 突变患者监测还不清晰。女性患者在儿童时期可以考虑超声检查监测卵巢小细胞癌。这一群体的青春期后女性可能会受益于预防性卵巢切除术，尽管这还需要进一步研究[28]。

Simpson-Golabi-Behmel 综合征

概述　Simpson-Golabi-Behmel 综合征（SGBS）是一种罕见的 X 染色体连锁遗传综合征，全球约有 250 例报道。该综合征与肿瘤抑癌基因 *GPC3* 突变相关，该基因是调节 hedgehog 通路和抑制细胞增殖所必需。在 hedgehog 通路中另一个肿瘤抑制因子 GPC4 可潜在影响 SGBS 发病，但其具体内容尚不明确。SGBS 患者常出现多种先天性异常，包括巨头畸形、异常面部伴粗糙特征、巨大儿、巨大舌骨、腭部缺陷、心脏缺陷、泌尿生殖系统缺陷、膈肌/脐部/直肠疝、肋骨和椎骨异常、多指畸形、髋关节脱位及智力障碍[24, 61, 62]。

诊断　诊断方法采用 *GPC3* 基因分子测序以寻找临床表现为 SGBS 的基因缺失、基因重复和点突变。在已确定罹患 SGBS 男性患者中，仅有 20% ～ 30% 是自发性突变。因此，其母亲应接受检测。如果母亲检测为阳性，兄弟姐妹也可能从检测中获益[61, 62]。

肿瘤风险　SGBS 患儿具有罹患肾母细胞瘤和神经母细胞瘤的风险。同样也有肝母细胞瘤、性腺母细胞瘤和髓母细胞瘤的报道[24, 61]。

治疗和监测　SGBS 患者需要多学科团队监测其多种先天性异常。从肿瘤学角度来看以监测肾母细胞瘤为中心。患者从诊断开始，每 3 个月进行肾脏超声检查直至 7 岁。目前，没有关于其他恶性肿瘤的特异性指南，尽管有人建议采用尿儿茶酚胺监测神经母细胞瘤、α胎蛋白和 β 人绒毛膜促性腺激素浓度监测性腺母细胞瘤或肝母细胞瘤[24, 61, 63]。

结节性硬化症

概述　结节性硬化症（TS）是常染色体显性遗传病，约 60% 病例属于新生突变。发病率估计在 1：5 800。受影响的主要基因是编码错构瘤蛋白（Hamartin）的 *TSC1* 和编码结节蛋白（Tuberin）的 *TSC2*。Hamartin 和 Tuberin 在脑中抑制 mTORC1 发挥肿瘤抑制因子作用。TS 患者有多种临床表现，包括癫痫发作、皮质发育不良（结节）、皮肤异常（鲨革样斑、低黑色素斑）、视网膜错构瘤、血管纤维瘤和中枢神经系统肿瘤[64-67]。

诊断　TS 诊断采用临床标准和分子标准。临床标准包括 2 项主要标准或 1 项主要标准和 2 项次要标准。主要标准为定义为：① 3 个或更多的血管纤维瘤；② 3 个或更多的低黑色素斑；③ 2 个或更多指甲纤维瘤；④ 鲨革样斑；⑤ 多个视网膜错构瘤；⑥ 皮质发育不良；⑦ 室管膜下结节；⑧ 室管膜下巨细胞星形细胞瘤（SEGA）；⑨ 心脏横纹肌瘤；⑩ 淋巴管肌瘤病；⑪ 2 个或更多肾血管平滑肌脂肪瘤。次要标准为牙釉质凹陷、口腔内纤维瘤、非肾错构瘤、视网膜无色性斑块、皮肤白斑及多发肾囊肿。*TSC1*或*TSC2*已知致病变异的确定符合诊断遗传标准且足以对 TS 进行诊断。重要的是，多达 15% 的临床 TS 患者没有可识别的突变，阴性基因检测并不能排除诊断[64-67]。

肿瘤风险 TS 与 SEGAs 的风险增加有关，特别是在儿童时期。此外，患者终生患肾细胞癌的风险增加了 1% ～ 2%[64-67]。

治疗和监测 TS 是一种需要多学科管理的复杂综合征。国际结节性硬化症共识小组已经制订了详细的管理和监测指南。与儿童年龄组监测最相关的是 SEGA 和肾细胞癌的筛查方案。对无症状的患者，建议每 1 ～ 3 年进行一次头部和腹部 MRI 检查，对肿瘤患者则应更加频繁监测。有症状或生长性病变的治疗策略包括切除（SEGA）和栓塞（肾血管平滑肌脂肪瘤）。mTOR 抑制剂也被发现对许多与 TS 相关的肿瘤有效[64-67]。

Von Hippel-Lindau 病

概述 Von Hippel-Lindau 病（VHL）是一种罕见的遗传病，发病率大约为 1∶35 000。它是一种常染色体显性遗传病，只有约 20% 的病例是自发性突变。*VHL* 基因通常是一种肿瘤抑制因子，并编码一种多功能蛋白产物，该蛋白产物在低氧诱导因子的蛋白降解中发挥重要作用，而低氧诱导因子参与调节细胞生长和血管生成。*VHL* 突变导致细胞不受控制生长。临床上，VHL 患者有一系列良性和恶性肿瘤。该疾病的不同亚型根据特定的肿瘤分类，并与特定的遗传异常相关。VHL 患者多见血管母细胞瘤、肾细胞癌、嗜铬细胞瘤、神经内分泌肿瘤、多发囊肿（肾囊肿、胰腺囊肿、附睾囊肿、阔韧带囊肿等）[32, 68, 69]。

诊断 对有 VHL 一级亲属的儿童进行基因检测，以便完善监测和减少并发症。对没有家族史的儿童患者，在中枢神经系统/视网膜血管母细胞瘤、嗜铬细胞瘤、副神经节瘤、透明细胞肾癌、胰腺神经内分泌肿瘤、附睾或附件乳头状囊腺瘤、内淋巴细胞瘤（内淋巴囊瘤）或肾/胰腺多发囊肿等表现者中，应完成 VHL 分子检测[32]。

肿瘤风险 VHL 患者具有较高的肿瘤发病风险，其一生中罹患血管母细胞瘤的风险高达 80%，肾细胞癌的风险高达 70%，嗜铬细胞瘤的风险高达 25%。虽然所有与 VHL 相关的肿瘤在儿童年龄组都有报道，但血管母细胞瘤和嗜铬细胞瘤更常见于儿童早期[32, 69, 70]。

治疗和监测 目前制订了多种监测方案以指导 VHL 患者管理。监测可识别 VHL 提前出现的临床症状，降低与该疾病相关疾病的发生率和死亡率。目前，监测指南适用于所有 VHL 患者，无论其临床亚型和致病基因变化。对儿童患者而言，在出生时即应开始每年视网膜血管母细胞瘤筛查与眼科视网膜检查。患者还应监测嗜铬细胞瘤，即在 2 岁开始进行血压检查和每年血浆/尿液甲氧基肾上腺素分析。自 5 岁开始建议每隔一年进行一次听力检查以监测内淋巴囊肿瘤。从 8 岁开始，应每隔一年进行头部和脊柱 MRI 检查以监测中枢神经血管细胞瘤。此外，从 10 岁开始每年进行腹部 MRI 检查以监测肾细胞癌和胰腺神经内分泌肿瘤[32, 70]。

■ 原癌基因失调

遗传性神经母细胞瘤

概述 遗传性神经母细胞瘤（HN），发病率占每年约 650 例确诊的神经母细胞瘤的 1% ～ 2%。HN 的病因较多，本章的其他部分将对此进行讨论（Li-Fraumeni 综合征、

CDKN1 突变、RASopathies 等）。除了这些基因综合征，*ALK* 和 *PHOX2B* 基因突变可以导致 HN 的发生。*ALK* 编码一种酪氨酸激酶，被认为是一种致癌基因，具有激活突变、抑制凋亡和促进不受调控细胞生长的作用。*PHOX2B* 在神经细胞分化和特异性突变，特别是非聚丙氨酸重复突变（*NPARM*）中起到重要作用，增加了神经母细胞瘤的患病风险。继发于 *ALK* 突变的 HN 患者较少表现其他临床特征。在 *PHOX2B* 突变患者中，可能有其他临床表现，如先天性中央低通气综合征和先天性巨结肠等[34, 71-73]。

诊断 有神经母细胞瘤或双侧/多局灶性疾病家族史的患者，应接受已知引起 HN 综合征的胚系突变检测[34]。

肿瘤风险 神经母细胞瘤的风险因患者的基因型而异。在 *PHOX2B* 中继发 *ALK* 或 *NPARM* 的 HN 患者，神经母细胞瘤风险可能高达 50%。HN 更可能出现在较早年龄，并伴有多部位疾病[34, 73]。

治疗和监测 对已被诊断为 HN 患者进行神经母细胞瘤监测，有明确家族史或没有确定致病变异的双侧/多灶性疾病的患者，建议从诊断至 6 岁每 3 个月进行监测，包括腹部超声、尿甲氧基肾上腺素和胸片 X 线检查。监测间隔可以增加至每 6 个月直至 10 岁[34]。

Mulibrey 侏儒症

概述 Mulibrey 侏儒症（MN）是一种非常罕见的遗传病，全世界仅有 130 例报道，而主要病例集中于芬兰。*TRIM37* 双等位基因突变引起的常染色体隐性遗传并已被确定为 MN 的病因。在 MN 患者中 *TRIM37* 在肿瘤发生的具体作用尚不明确。*TRIM37* 是已知的致癌基因，它过表达时会导致体细胞癌变及恶性增殖。然而，MN 患者的 *TRIM37* 表达呈下调状态，但他们仍有罹患肿瘤的较高风险。从临床角度来看，MN 的主要特征包括肌肉、肝、脑、眼异常和侏儒症。患者通常有生长迟缓、肝肿大、畸形特征、代谢紊乱和显著肿瘤易感性[24, 74, 75]。

诊断 具有相关临床特征的患者，诊断可采用 *TRIM37* 分子基因分析[24]。

肿瘤风险 74% 的 MN 患者可能受到良性或恶性肿瘤的影响。在儿童组，有较高的罹患肾母细胞瘤风险，大约为 6.7%。良性囊肿、嗜铬细胞瘤、肾乳头状癌和甲状腺癌等也常见于成人[24, 75]。

治疗和监测 MN 是一种复杂疾病需要多学科监测。从肿瘤学的角度来看，肾母细胞瘤的监测可用于患有该疾病的儿童患者。筛查应包括从确诊到 7 岁每 3 个月进行一次肾超声检查。其他肿瘤筛查不推荐用于儿童人群，但附加的监测指南适用于成年人[24]。

多发性内分泌腺瘤 2 型

概述 多发性内分泌腺瘤 2 型（MEN2）是一种常染色体显性遗传病，属于多发性内分泌瘤综合征。发病率为 1∶40 000。与 MEN1 不同，MEN2 与肿瘤抑制功能障碍无关，而与癌基因激活有关。*RET* 基因编码酪氨酸激酶受体，激活该基因突变导致细胞分裂失控是 MEN2 的特点。多个突变类型已经被确定，每种突变对肿瘤发展具有不同的风险。临床上，有 2 种不同的 MEN2 亚型：MEN2A 和 MEN2B。更常见的是，MEN2A 患者有发生甲状腺髓样癌、嗜铬细胞瘤和甲状旁腺腺瘤导致原发性甲状旁腺功能亢进的风险。MEN2B 还与甲状腺髓样癌、嗜铬细胞瘤、黏膜神经瘤、肠神经节瘤相关。MEN2B 患者也可能有异常的 Marfanoid 特征[45, 46, 76]。

诊断 对怀疑至少两种特征性肿瘤类型或家族史的 MEN2 患者，应通过 *RET* 基因分子检测进行评估[40, 77]。

肿瘤风险　MEN2肿瘤风险与基因突变类型相关。在*RET*密码子918（MEN2B）中甲状腺髓样癌的最高风险与甲状腺功能异常有关。高风险是通过密码子634和883等位基因变异传递。所有其他突变都有中等风险。在高风险患者中，外显率或甲状腺髓样癌接近100%，许多病例发生在婴儿和幼儿期。嗜铬细胞瘤可发生在高达50%的MEN2患者中，并且一些患者在青春期前确诊[40, 46, 76]。

治疗和监测　MEN2患者恶性肿瘤的监测也取决于他们的基因变异。所有患者应从出生开始进行筛查，第一年每6个月进行一次降钙素、癌胚抗原检测和甲状腺超声检查，之后每年一次复查。在高风险患者中，预防性甲状腺切除术在1年内进行。高危类别的患者在5岁或更早筛查出现异常时进行甲状腺切除术。中等风险患者可以推迟到降钙素异常时或父母要求时进行甲状腺切除术。对于发展为甲状腺髓样癌患者，特异性RET抑制剂已经被研发，并且正在临床试验中以评估其疗效。尿/血浆甲氧基肾上腺素对嗜铬细胞瘤的额外筛查应在高风险和最高风险类别的患者11岁和中等风险类别病患者16岁时开始。高危突变的患者应从11岁开始进行原发性甲状旁腺功能亢进的血钙检测，对于中等风险患者可推迟至16岁[45, 46, 76]。

■ 转录因子基因失调

Beckwith-Weidemann 综合征

概述　Beckwith-Weidemann 综合征（BWS）是一种遗传学疾病，据估计发病率为1∶10 500，85%的病例发生是由于新生突变。其余的遗传性病例可能与11号染色体上的几种变化之一相关：印迹控制中心1（*IC1*）、印迹控制中心2（*IC2*）基因甲基化缺失，单亲呈双体或*CDKN1C*基因突变。这些基因变化导致生长基因调节改变，从而导致一种临床综合征，包含半身肥大、巨舌、腹壁缺陷（脐膨出、脐疝）、面部红痣、新生儿低血糖和肿瘤易感性[24, 78]。

诊断　诊断BWS主要依赖于临床。各种评分系统可以帮助诊断，但目前尚无一致性诊断标准。有任何该疾病临床特征的患者应由遗传学家进行评估，并进行染色体11p15甲基化改变的分子检测及*CDKN1C*测序。值得注意的是，由于该疾病的嵌合率很高，阴性基因检测结果并不能完全排除BWS诊断[24, 78]。

肿瘤风险　BWS患者发展为恶性肿瘤的发病率为5%～10%，2岁以下儿童风险极大。最常见的恶性肿瘤是肾母细胞瘤和肝母细胞瘤。*CDKN1C*突变患者发生神经母细胞瘤风险也增加。少数情况下，嗜铬细胞瘤和横纹肌肉瘤也与诊断有关。特定的基因型表示不同的肿瘤风险。据报道在*IC1*甲基化的风险最高发生率在28%[24, 78]。

治疗和监测　诊断为BWS患者应该接受肾母细胞瘤的监测。4岁之前建议每3个月进行一次完整的腹部超声检查；至7岁前，建议每3个月进行一次肾脏超声检查。有研究表明，由于*IC2*甲基化缺失的患者发生肾母细胞瘤风险较低，这些患者的筛查也许不会获益。腹部超声也可用于肝母细胞瘤的筛查。考虑到婴儿AFP水平的变化使得结果难以解释，是否建议AFP检测存在争议。如果AFP监测在计划中，应每3个月进行检测。对于AFP从50～100大幅度增加的患者应在6周内重复检测。如果AFP水平持续偏高则应进行MRI检查。任何患者AFP＞1 000则应立即进行MRI检查。对于*CDKN1C*突变患者，6岁前每3个月、10岁前每6个月，采用腹部超声、尿液甲氧基肾上腺素及神经母细胞瘤（CXR）的额外筛查[24, 34, 78]。

WT1 相关综合征

概述　WT1 相关综合征是一组 WT1 基因异常的常染色体疾病。这些疾病包括 Wilms 瘤伴无胆管、生殖-泌尿系统异常和智力发育迟缓（WAGR）综合征、Denys-Drash 综合征（DDS）和 Frasier 综合征。WT1 编码一种转录因子，负责调节肾脏和性腺在内的多种器官细胞生长。WAGR 患者具有 4 种主要临床表现：肾母细胞瘤、无虹膜症、泌尿生殖系统异常和智力障碍。DDS 的临床特点还包括肾母细胞瘤、肾病综合征和性腺发育不良。FS 患者可能发展局灶节段性肾小球硬化、性腺发育不良和性腺母细胞瘤[24, 79]。

诊断　对具有临床特征的 WT1 相关疾病患者进行分子检测可以明确诊断。WAGR 患者及 WT1 邻近基因 PAX6 存在较大的基因缺失。DDS 通常与 WT1 外显子 8 或 9 错义突变相关。FS 患者通常具有 WT1 9 号内含子的单个核苷酸改变[24, 80]。

肿瘤风险　WAGR 和 DDS 患者有极高的风险发展为肾母细胞瘤，风险分别为 50% 和 90%。FS 和 DDS 也增加了约 40% 的性腺母细胞瘤风险，特别是在 46XY 的性腺发育不良患者中[24, 79, 80]。

治疗和监测　WT1 相关综合征患者需要在年龄较小时进行肿瘤监测。WAGR 和 DDS 患者在诊断时进行肾脏超声检查以监测肾母细胞瘤，且每 3 个月重复检查。关于停止筛查的截止年龄的建议各不相同，但持续筛查的年龄建议到 7 岁。对于性腺发育不良且诊断为 DDS 和 FS 患者，应考虑进行性腺切除术[24, 81]。

▓ 端粒和 RNA 紊乱

Diamond-Blackfan 贫血

概述　Diamond-Blackfan 贫血（DBA）是一种非常罕见的常染色体显性遗传病，其发病率为（1 ~ 4）/50 万。大约一半的 DBA 患者具有新生突变。多种核糖体蛋白已被证实与发病机制相关。DBA 患者的核糖体不稳定性已被证明会导致髓系应激，从而增加细胞生长和增殖。临床上，DBA 患者可能会出现一系列表现，包括大细胞性贫血、全血细胞减少、异常面容（即鼻梁扁平、眼距过宽）、腭部异常、拇指三指节畸形、白内障、肾脏异常、结构性心脏病和尿道下裂等[82-84]。

诊断　DBA 是一种表型变异较大的异质性疾病，因此需要高度警惕才能做出诊断。大约 90% 的患者在 1 岁以内被诊断为大细胞性贫血和网织红细胞减少症。在少数情况下，还可以观察到全血细胞减少症。这些患者应评估红细胞腺苷脱氨酶活性升高，并骨髓穿刺进行核型分析，以评估红细胞前体细胞减少。对于临床表现与 DBA 一致的患者，应进行已知基因的分子检测；然而，只有 65% 的病例发现了突变。DBA 患者的家属也应接受检测[82-84]。

肿瘤风险　DBA 患者恶性肿瘤谱很广。在儿科患者中，骨髓增生异常综合征、急性髓系白血病和骨肉瘤的风险最大，发生率高达 30%。在患有 DBA 的成年人群中，其他常见的癌症是结直肠癌和泌尿生殖系统肿瘤[85, 86]。

治疗和监测　对于 DBA 患儿，贫血通常可以通过类固醇疗法、输血或干细胞移植来治疗。建议至少每 3 ~ 4 个月进行一次血细胞计数监测。如果患者的全血计数出现其他异常，则需要对骨髓增生异常综合征和白血病进行骨髓评估。目前，没有其他针对

DBA患儿的常规肿瘤监测建议[82, 86]。

DICER1综合征

概述 DICER1综合征是一种罕见的常染色体显性遗传病。该疾病的确切发病率尚不清楚，但预计为1：10 000 ～ 1：2 500。DICER1基因的已知功能是编码处理miRNA的RNAse III内切酶。该基因突变则导致肿瘤易感和甲状腺肿大。临床上，患者也可能出现巨头畸形，嵌合症亚群患者可能具有过度生长的其他特征[87-89]。

诊断 应对有以下任何一种疾病的患儿进行DICER1诊断的分子检测：① 胸膜肺母细胞瘤；② 结节性甲状腺肿（年龄＜18岁）；③ 囊性肾瘤；④ 卵巢性索间质肿瘤；⑤ 子宫颈、膀胱或卵巢的胚胎性横纹肌肉瘤；⑥ 睫状体髓质上皮瘤；⑦ 鼻软骨间叶错构瘤；⑧ 垂体母细胞瘤；⑨ 松果母细胞瘤；⑩ 两性母细胞瘤；⑪ 子宫原始神经外胚层肿瘤；⑫ 肾脏未分化肉瘤；⑬ 个人/家族史提示DICER1及上皮来源分化型甲状腺癌、幼年错构瘤性肠息肉、髓母细胞瘤、眼球痨或幼年型粒层细胞瘤。在家族性病例中，婴儿检测应在出生后4个月之内进行，以避免不必要的胸膜肺母细胞瘤筛查[87-89]。

肿瘤风险 DICER1突变的患者有发展成多种肿瘤类型的风险。更常见的肿瘤是胸膜肺母细胞瘤、Sertoli-Leydig细胞瘤和胚胎性横纹肌肉瘤[87-89]。

治疗和监测 DICER1综合征患者需要复杂的肿瘤监测。对于胸膜肺母细胞瘤，应在3至6个月时进行胸部CT检查，如果正常，应在3岁左右进行后续CT检查。在8岁之前，患者应考虑每6个月进行一次胸部X线检查，然后每年进行一次，直到12岁。建议在该人群中筛查肾母细胞瘤，包括从8岁开始每6个月进行一次肾脏超声检查，然后每年至少进行一次，直到12岁。在整个儿童期，至少每12个月进行一次盆腔超声检查，也可用于评估性腺肿瘤。甲状腺肿大和恶性肿瘤的甲状腺超声检查应从8岁开始，每3年重复一次。值得注意的是，在无症状的DICER1综合征患者中，不需要使用MRI监测中枢神经系统[30-89]。

先天性角化不良

概述 先天性角化不良（DKC）是一种罕见的遗传性疾病，患病率目前尚不清楚，预计为1：1 000 000。DKC的发病机制中已经确定了10多个基因，遗传模式复杂（常染色体显性、常染色体隐性或X连锁），依赖于特定的突变。该疾病受影响基因的突变导致端粒维持中断。除了易患肿瘤和骨髓功能衰竭外，DKC的常见临床特征包括指甲营养不良、皮肤色素沉着异常和黏膜白斑。患者还可能患有眼畸形、牙齿异常、肺纤维化和胃肠道解剖异常[5, 90]。

诊断 通过流式细胞术结合荧光原位杂交（FISH）检测白细胞端粒长度可以诊断DKC[5]。

肿瘤风险 DKC患者发生血液疾病的风险增加，包括骨髓功能衰竭、骨髓增生异常综合征和白血病。该类患者罹患实体瘤的风险也会增加，特别是头颈部鳞状细胞癌和泌尿生殖道肿瘤[5, 90]。

治疗和监测 DKC患者需要跨学科的治疗方法。从血液学观点来看，建议每年进行全血计数和骨髓穿刺/活检。由于头颈部鳞状细胞癌的风险增加，皮肤科和耳鼻喉科检查也建议每年进行一次。应鼓励患者从16岁开始每个月进行口腔检查，并立即向其医疗保健医师报告新的病变或症状[5]。

Perlman综合征

概述　Perlman综合征（PS）是一种罕见的发病率未知的常染色体隐性遗传病。PS患者的 *DIS3L2* 基因中有一个变体，该基因通常编码miRNA降解所需的蛋白质。PS患者预后不良，约有一半在新生儿期死亡。该疾病的临床特征包括胎儿过度生长、羊水过多、巨婴、异常面容（鼻梁凹陷、上唇外翻、眼睛深陷、耳朵低垂）、巨内脏和肾发育不良伴肾母细胞瘤[24, 91]。

诊断　具有PS临床特征的患者应进行分子检测，以与其他过度生长综合征区分开来[24]。

肿瘤风险　对于新生儿期存活的PS患者，肾母细胞瘤的发病率估计为64%。这些患者早期发病和双侧发病的风险增加[24, 91]。

治疗和监测　鉴于PS患者肾母细胞瘤的高发病率，应考虑对新生儿期存活的患者进行监测。监测应与其他Wilms高危综合征相似，包括在7岁之前每3个月进行一次肾脏超声检查[24]。

Schwachman–Diamond综合征

概述　Schwachman–Diamond综合征（SDS）是一种主要的常染色体隐性遗传病，估计发病率为1∶76 000。在90%的病例中，发病机制与 *SBDS* 基因突变有关。该基因编码的蛋白质已被证明与导致细胞增殖失调的核糖体成熟有关。SDS患者的临床特征存在很大差异，通常包括血细胞减少、骨髓功能衰竭和胰腺功能障碍。一些患者的其他特征包括身材矮小、骨骼畸形和认知障碍[92-94]。

诊断　在婴儿期，临床上出现血细胞减少、反复感染和生长不良的情况应考虑诊断。老年患者的表现可能仅限于骨髓功能衰竭。*SDBS* 基因的分子分析应与其他SDS相关基因（即 *EFL1*、*DNAJC21*、*SRP54*）一起进行。在符合临床症状的患者中缺乏分子分析并不排除诊断[92, 93]。

肿瘤风险　SDS与骨髓增生异常综合征和急性髓系白血病的高风险相关，多达20%的患者一直到18岁仍受影响。成年人群中也有实体瘤的报道，但目前尚不清楚其对儿童年龄组的影响[92, 93]。

治疗和监测　SDS是一种需要多学科联合诊治的多系统紊乱疾病。生长发育的内分泌学评估和胰腺功能障碍的胃肠病管理对患者至关重要。从血液学的角度来看，治疗骨髓功能衰竭和预防急性髓系白血病的唯一方法是干细胞移植。未接受移植的患者应接受恶性血液系统疾病相关监测，每3个月进行一次全血计数，如果计数保持正常，则至少每1～3年进行一次骨髓评估[92, 93]。

■ 常染色体病

18-三体综合征（Edwards综合征）

概述　18-三体综合征是常染色体异常性疾病，新生儿发病率1∶8 000～1∶6 000。患者由于18号染色体三体导致生长不良、摇篮足、下颌小、手紧握、肾脏异常、心脏结构缺陷和发育迟缓等临床综合征。18-三体综合征患者死亡率很高，只有10%的患者活到一年[24, 95, 96]。

诊断　18-三体综合征可通过出生前后进行染色体分析，18号染色体三体可诊断[24, 96]。

肿瘤风险　18-三体综合征患者肾母细胞瘤和肝母细胞瘤的发病率增加。预计该类患者发生恶性肿瘤的风险为1%。然而，鉴于该类患者的早期死亡率，可能低估了相关风险[24,95]。

治疗和监测　18-三体综合征患者的不良预后使得恶性肿瘤的监测备受争议。鉴于有报道称18-三体综合征患者可耐受恶性肿瘤相关治疗并存活下来，早期发现恶性肿瘤可能是有益的。监测计划应根据每个家庭的个性化安排。对于肾母细胞瘤和肝母细胞瘤的筛查应在4岁之前每3个月进行一次腹部超声检查。在7岁之前每3个月进行一次肾脏超声检查。AFP监测也应每3个月进行一次，并采用类似于伯-韦（Beckwith-Wiedemann）综合征患者的管理计划[24,95]。

21-三体综合征（Down综合征）

概述　21-三体综合征是最常见的常染色体病，新生儿发病率为1：1 000。21号染色体三体导致发育或认知延迟、心血管系统疾病、肌张力低下、小头、异常面容（小口/鼻子、内眦赘皮、鼻梁扁平、双眼外眦上斜）、白内障、颈背皮肤过多、单横掌纹，以及第五指短斜。与21-三体综合征相关的特定遗传特征与恶性肿瘤的发病机制有关。该群体患者罹患血液系统恶性肿瘤风险的增加与GATA1和JAK2突变有关，这导致了异常巨核细胞生成和骨髓增生增加。有趣的是，21-三体综合征患者发生实体瘤的风险降低，这可能与抑瘤因子的增加有关。21-三体综合征患者的血管内皮抑素水平升高，这会减少实体瘤中的血管再生或血管生成[97-99]。

诊断　21-三体综合征可进行产前筛查。产前诊断通常通过羊水穿刺来进行。目前，可以收集孕妇血清以获取无细胞胎儿DNA，通过扩增和测序，从而获得更早、更安全的诊断。可在出生后通过染色体分析、FISH或PCR以确诊[99]。

肿瘤风险　21-三体综合征患者发生血液系统恶性肿瘤的风险增加10～20倍。该类患者中急性髓系白血病的发病率比普通人群高得多。同时，他们患急性淋巴细胞白血病（最常见的儿科血液系统恶性肿瘤）的风险也增加。约10%的21-三体综合征患者在新生儿期会出现一过性骨髓增生性疾病（TMD）。对没有多器官受累的患者，这通常会自行解决。大约20%的TMD患者在5岁之前会发展为急性髓系白血病。有GATA1突变的患者在TMD后发生急性髓系白血病的可能性更大，并且对于TMD的治疗不会改变这种风险[97,98]。

治疗和监测　美国儿科学会发布了21-三体综合征患者的治疗指南。目前的建议是在新生儿期进行全血计数以筛查TMD，并对父母进行有关白血病症状和体征的教育。任何有相关体征或症状的患者应立即进行医学评估；除此之外，可以每年监测全血计数。几乎没有公开的数据证明对于有TMD病史患者的监测方案的合理性。然而，考虑到在出生前4年发生急性髓系白血病的高风险，应该考虑每3～4个月进行一次全血计数监测。如果患者罹患白血病，因化疗相关毒性的增加，因此，应该针对21-三体综合征患者制订个体化的方案。总的来说，21-三体综合征患儿患急性髓系白血病的预后要优于同龄人[97-101]。

■ 原发性免疫缺陷疾病

原发性免疫缺陷疾病（primary immunodeficiency disorders，PID）是一组异质性疾病，可导致细胞免疫或体液免疫缺陷。在感染之后，恶性肿瘤是PID患者死亡的第二大原因。这些患者的恶性肿瘤发病机制因免疫缺陷的具体类型而有不同。淋巴细胞分化或成熟的缺陷可直接导致淋巴细胞感染类型的血液系统恶性肿瘤。例如，在联合变异性免疫缺陷综合征中，B细胞分化障碍可导致B细胞淋巴瘤的发生。同样，在严重联合免疫缺陷病中，淋巴细胞DNA修复缺陷可导致淋巴瘤或白血病。在PID患者中，干细胞缺陷，如严重的先天性中性粒细胞减少，可致髓系成熟改变，并导致急性髓系白血病。此外，对于T细胞缺乏的患者，由于缺乏免疫监测，恶性肿瘤的风险增加。此外，在病毒触发的情况下，如EBV，或慢性炎症、环境因素可能会引发PID患者恶性肿瘤的发生[102-104]。

常见变异性免疫缺陷综合征（common variable immunodeficiency syndrome，CVID）

概述 CVID是一种发病率为1∶50 000～1∶25 000的散发性疾病。很多基因都被发现可能导致这种疾病。然而，该疾病的发病机制似乎涉及了遗传和环境因素。CVID是由B细胞分化障碍导致低丙种球蛋白血症引起的。该综合征中的恶性肿瘤可能与固有B细胞分化缺陷及继发于感染的慢性炎症有关。除恶性肿瘤外，患者还会反复出现窦性肺炎、自身免疫性及肉芽肿性疾病。CVID通常在成人发病，患儿通常在2岁以后才会出现症状[102-104]。

诊断 由于对CVID的遗传学知之甚少，该病主要为临床诊断。可能患有CVID的反复感染患者的B细胞数量较低或正常，IgG（低于平均值的2个标准差）、IgA和IgM水平降低[104-106]。

肿瘤风险 CVID患者的恶性肿瘤风险随着年龄的增长而增加。小儿患者患恶性肿瘤的风险为2.2%。该人群中最常见的肿瘤是非霍奇金淋巴瘤，其风险增加超过了30倍。成年人也会罹患胃癌，与幽门螺杆菌感染有关[104, 105]。

治疗和监测 CVID患者的主要治疗是静脉注射免疫球蛋白和预防性抗生素。目前尚无针对CVID患儿肿瘤监测的指南。成人患者可能受益于内镜检查和幽门螺杆菌检测[104, 105]。

DiGeorge综合征

概述 DiGeorge综合征是一种散发性疾病，新生儿中发病率为1∶6 000～1∶3 000。非散发病例主要为常染色体显性遗传。DiGeorge综合征患者的染色体22q11.2存在微缺失。这种微缺失导致大约75%的患者存在免疫缺陷。这些患者免疫监视功能的失调可能会增加患恶性肿瘤的风险。与这种微缺失相关所导致恶性肿瘤的其他致病特征包括COMT基因（致癌物解毒）、SMARCB1基因（肿瘤抑制）和DGCR8基因（miRNA加工）的单倍体不足。DiGeorge综合征患者的临床特征包括心血管系统疾病、异常面容、甲状腺功能紊乱/不全、腭裂和低钙血症。认知异常和发育迟缓也很常见[107, 108]。

诊断 检测到22号染色体上的微缺失可确诊DiGeorge综合征。荧光原位杂交或染色体微阵列分析可帮助诊断大部分病例[108]。

肿瘤风险 DiGeorge综合征患者的恶性肿瘤患病率尚不清楚，但据报道高于一般人群。与许多免疫缺陷综合征一样，常见的恶性肿瘤是血液病，肝母细胞瘤、肾母细胞瘤和非典型畸胎样/横纹肌样肿瘤也有报道[107]。

治疗和监测 由于疾病的复杂性，DiGeorge综合征患者需要多学科诊治。相关治疗包括补钙、生长激素治疗、言语（心理）治疗和免疫功能低下患者的静脉免疫球蛋白治疗。考虑到与DiGeorge综合征相关的多种血液学和肿瘤学疾病的风险，患者应每年进行全血计数监测。不建议进行其他常规肿瘤监测[108]。

高免疫球蛋白M综合征

概述　高免疫球蛋白M综合征（hyper-IgM syndrome）是一种遗传性的X连锁免疫缺陷综合征，在男性新生儿中发病率为1:500 000。该病是由*CD40LG*基因的突变引起的，该基因编码T细胞上表达的CD40配体，这是与B细胞相互作用所必需的蛋白质。患者通常表现为IgG、IgA的数值常呈现低下的状况，IgM量则升高或正常。临床上，高IgM患者在2岁之前就开始出现反复的肺部感染。同时经常出现慢性腹泻，导致生长不良。患者还会出现中性粒细胞减少症、硬化性胆管炎和肝硬化[105,109]。

诊断　具有临床特征及免疫球蛋白试验符合高IgM的患者，可通过流式细胞术检测CD40配体表达降低的情况。*CD40LG*基因的分子测序可确诊[109]。

肿瘤风险　80%的高IgM患者在20岁时，胃肠癌和肝癌的风险增高。同时淋巴瘤的发病率也在增加[105,109]。

治疗和监测　感染预防是管理高IgM患者的关键。儿童需要预防性使用抗生素和静脉免疫球蛋白治疗。干细胞移植是治愈的手段。应向患者及其家人提供有关恶性肿瘤风险增加的咨询。建议每年进行一次内镜检查以评估胃肠道情况。通过全面的病史和体格检查定期评估恶性肿瘤的其他症状。应进行全血计数以监测中性粒细胞减少[109]。

严重联合免疫缺陷病（severe combined immunodeficiency disease，SCID）

概述　SCID是一类系统免疫缺陷病，包括几种破坏细胞免疫和体液免疫的遗传性疾病。该病通过基因遗传，X连锁和常染色体隐性变异都已见报道。总体来看，SCID的患病率约为1:50 000。诸多基因中的一个基因（即*IL2RG*）缺陷导致在出生后的前几个月出现反复感染（细菌、病毒和真菌）的临床综合征，并伴有发育不良、腹泻和皮疹。如果不行治疗，患儿的早期死亡率很高。SCID发生恶性肿瘤的原因可能是多因素的。DNA修复的缺陷导致基因组不稳定及淋巴细胞恶性转化为淋巴瘤/白血病。此外，免疫监测的缺陷降低了SCID患者监测和消除恶性细胞的能力[102,105]。

诊断　新生儿筛查对SCID的早期诊断至关重要。T细胞受体删除环测试可以鉴别出生时淋巴细胞减少的患者，这是大多数美国地区行常规筛查的一部分。对于新生儿筛查阳性或疑似具有临床特征的患者，进一步检查包括通过流式细胞术和免疫球蛋白水平来评估淋巴细胞亚群。分子基因分析可以确诊[110]。

肿瘤风险　SCID患者的肿瘤发病率约为1.5%。大多数患者通常会发展为非霍奇金淋巴瘤，但霍奇金淋巴瘤和白血病也时有发生[105]。

治疗和监测　对大多数SCID患者来说，干细胞移植或基因治疗可改善早期生存。在治疗前，患者应通过静脉注射免疫球蛋白及使用预防性抗生素。目前，没有针对SCID患者恶性肿瘤的具体监测指南[105,110]。

严重先天性中性粒细胞减少症（婴儿致死性中性粒细胞减少症）

概述　严重先天性中性粒细胞减少症（SCN）是一种临床综合征，预计发病率为1:200 000。SCN的特点是骨髓细胞发育停滞，导致中性粒细胞减少。在其发病机制中已发现多种不同的基因突变。超过一半的病例有*ELA2*基因突变，可能是散发性或常染色体显性遗传。另一种常见的突变是*HAX1*，它具有常染色体隐性遗传模式。SCN患者通常在婴儿期反复感染，同时伴有持续的低中性粒细胞计数。患者也可能出现周期性中性粒细胞减少症，这是SCN的一种亚型，伴随着中性粒细胞计数的波动。SCN恶性肿瘤的发病机制与淋巴细胞缺陷或免疫监视的功能失调无关，而是与固有的干细胞缺陷有关。这些缺陷有可能导致骨髓增生异常和骨髓增生异常综合征/急性髓系白血病[102, 104, 105]。

诊断　对于反复感染和持续性或周期性中性粒细胞减少症的患者，应怀疑SCN。诊断时应进行骨髓活检和细胞遗传学检查，并应显示中性粒细胞成熟停止，其他细胞系无异常。应进行已知SCN相关基因的分子检测[101, 111]。

肿瘤风险　SCN患者患白血病的风险增加。SCN最常见与急性髓系白血病相关。患者也可能发展为急性淋巴细胞白血病、双表型白血病和慢性髓系白血病[101, 104, 105]。

治疗和监测　SCN患者的管理通常涉及使用粒细胞集落刺激因子（G–CSF）增加外周血中的中性粒细胞计数预防感染。可惜的是，它的使用与白血病的发展有关，而且大部分白血病患者都有G-CSFR基因突变。白血病的频繁监测需要每3～4个月进行一次全血计数。如果出现新的细胞减少症，建议每年或更早进行骨髓评估[101, 105]。

Wiskott-Aldrich 综合征

概述　Wiskott-Aldrich综合征（WAS）是一种X染色体连锁疾病。100万名男性中有1～10人患有此病。在女性中很少发病。WAS基因突变导致WAS蛋白（WASP）异常。WASP通常调节造血干细胞的细胞骨架组织。WASP蛋白的畸变导致黏合缺陷，从而打乱细胞免疫反应。WAS患者在婴儿期通常有三种临床特征：反复感染、微血小板减少症和湿疹。患者自身免疫性疾病和恶性肿瘤的风险也增高。恶性肿瘤的发病机制可能与免疫监视减弱有关，但也有假设认为WASP对基因组稳定性有更直接的影响[104, 105, 112]。

诊断　具有典型临床特征或有WAS家族史的患者应怀疑WAS。虽然血小板异常和伴有淋巴细胞异常或WASP表达缺失的流式细胞术可以指导诊断，但仍需要通过WAS基因的分子测序进行验证[104, 105, 112]。

肿瘤风险　WAS患者罹患恶性肿瘤的风险显著增加，发生率为13%～23%。非霍奇金淋巴瘤和白血病最常见，通常出现在青春期。在该人群中，恶性肿瘤常与EB病毒（EBV）有关[103-105, 112]。

治疗和监测　WAS患者的管理主要由预防性抗生素和静脉注射免疫球蛋白支持。治愈性疗法包括同种异体干细胞移植，可防止感染所致的早期死亡。目前尚无监测WAS恶性肿瘤患者的具体指南。全面的病史采集和体格检查应与全血计数一起进行，以评估血小板减少症的严重程度[104, 105, 112]。

X连锁淋巴增生性疾病（X–Linked Lymphoproliferative Disease）

概述　X连锁淋巴增生性疾病（XLP）是一种X染色体连锁遗传的免疫缺陷性疾病。XLP有两种类型：XLP1（SH2D1A基因突变）和XLP2（XIAP基因突变），发病率分别为1/1 000 000和1/5 000 000。XLP1型患者的自然杀伤细胞（NK细胞）和T细胞功能失调及淋巴细胞凋亡受损。当感染EB病毒后，XLP1型患者出现过度应答而导致噬血细胞综合征（HLH）及器官衰竭。淋巴瘤的发生很常见。XLP2型患者以HLH和结肠炎为主要特征。发生淋巴瘤的报道比较少。XLP1或XLP2型患者都可能出现低免疫球蛋白血症[105, 113]。

诊断　所有EB病毒感染、HLH、淋巴瘤复发、多发性淋巴瘤，或者原因不明的低免疫球蛋白血症的男性严重病例均应接受检测。对于有XLP相关特征的男性亲属家族史的患者，也应考虑诊断。流式细胞术可用于SH2结构域蛋白1A（XLP1低）和XIAP（XLP2低）表达的检测。但仍建议进行基因测序[113]。

肿瘤风险 多达30%的XLP1型患者会发展为淋巴瘤，主要是非霍奇金淋巴瘤，中位发病年龄为6岁。与普通人群相比，这些患者更容易患淋巴结外疾病或肠道疾病。同时，他们也更容易患有EB病毒相关疾病[103, 105]。

治疗和监测 异基因造血干细胞移植是XLP唯一的治疗方法，同时有利于早期预防并发症。低免疫球蛋白血症患者需要静脉注射免疫球蛋白的支持治疗。对于XLP患者没有具体的监测建议。然而，如果淋巴瘤出现进展，应接受标准化疗，随后接受干细胞移植[105, 113]。

（徐燕　董家欢　译）

参考文献

[1] Smith M, Hare ML. An overview of progress in childhood cancer survival. *J Pediatr Oncol Nurs*. 2004; 21(3): 160–164.

[2] Siegel RL, Miller KD, Jemal A. Cancer statistics, 2018. *CA Cancer J Clin*. 2018; 68(1): 7–30.

[3] Ward E, DeSantis C, Robbins A, et al. Childhood and adolescent cancer statistics, 2014. *CA: A Cancer Journal for Clinicians*. 2014; 64(2): 83–103.

[4] Malkin D, Nichols KE, Schiffman JD, et al. The future of surveillance in the context of cancer predisposition: through the murky looking glass. *Clin Cancer Res*. 2017; 23(21): e133–e137.

[5] Walsh MF, Chang VY, Kohlmann WK, et al. Recommendations for childhood cancer screening and surveillance in DNA repair disorders. *Clinical Cancer Research*. 2017; 23(11): e23–e31.

[6] Spacey SD, Gatti RA, Bebb G. The molecular basis and clinical management of ataxia telangiectasia. *The Can J Neurol Sci*. 2000; 27(3): 184–191.

[7] Rothblum-Oviatt C, Wright J, Lefton-Greif MA, et al. Ataxia telangiectasia: a review. *Orphanet J Rare Dis*. 2016; 11(1): 159.

[8] Mallott J, Kwan A, Church J, et al. Newborn screening for SCID identifies patients with ataxia telangiectasia. *J Clin Immunol*. 2013; 33(3): 540–549.

[9] Suarez F, Mahlaoui N, Canioni D, et al. Incidence, presentation, and prognosis of malignancies in ataxia-telangiectasia: a report from the French national registry of primary immune deficiencies. *J Clin Oncol*. 2015; 33(2): 202–208.

[10] Suarez F, Mahlaoui N, Canioni D, et al. Incidence, presentation, and prognosis of malignancies in ataxia-telangiectasia: a report from the French national registry of primary immune deficiencies. *J Clin Oncol*. 2015; 33(2): 202–208.

[11] Sanz MM, Cunniff C. Bloom's syndrome. GeneReviews® [Internet]. Seattle: University of Washington.

[12] Cunniff C, Bassetti JA, Ellis NA. Bloom's syndrome: clinical spectrum, molecular pathogenesis, and cancer predisposition. *Mol Syndromol*. 2017; 8(1): 4–23.

[13] Tabori U, Hansford JR, Achatz MI, et al. Clinical management and tumor surveillance recommendations of inherited mismatch repair deficiency in childhood. *Clinical Cancer Research*. 2017; 23(11): e32–e37.

[14] Wimmer K, Kratz CP, Vasen HF, et al. Diagnostic criteria for constitutional mismatch repair deficiency syndrome: suggestions of the European consortium "care for CMMRD" (C4CMMRD). *J Med Genet*. 2014; 51(6): 355–365.

[15] Westdorp H, Kolders S, Hoogerbrugge N, et al. Immunotherapy holds the key to cancer treatment and prevention in constitutional mismatch repair deficiency (CMMRD) syndrome. *Cancer Lett*. 2017; 403: 159–164.

[16] Longerich S, Li J, Xiong Y, et al. Stress and DNA repair biology of the Fanconi anemia pathway. *Blood*. 2014; 124(18): 2812–2819.

[17] Nalepa G, Clapp DW. Fanconi anaemia and cancer: an intricate relationship. *Nat Rev Cancer*. 2018; 18(3): 168–185.

[18] Alter BP. Fanconi anemia and the development of leukemia. Best Pract Res *Clin Haematol*. 2014 Sep–Dec; 27(3–4): 214–21.

[19] Chrzanowska KH, Gregorek H, Dembowska-Bagińska B, et al. Nijmegen breakage syndrome (NBS). *Orphanet Journal of Rare Diseases*. 2012; 7: 13.

[20] Wang LL, Levy ML, Lewis RA, et al. Clinical manifestations in a cohort of 41 Rothmund-Thomson syndrome patients. *Am J Med Genet*. 2001; 102(1): 11–17.

[21] Colombo EA, Locatelli A, Cubells Sánchez L, et al. Rothmund-Thomson syndrome: insights from new patients on the genetic variability underpinning clinical presentation and cancer outcome. *Int J Mol Sci*. 2018; 19(4).

[22] DiGiovanna JJ, Kraemer KH. Shining a light on xeroderma pigmentosum. *J Invest Dermatol*. 2012; 132(3 Pt. 2): 785–796.

[23] Bradford PT, Goldstein AM, Tamura D, et al. Cancer and neurologic degeneration in xeroderma pigmentosum: long

term follow-up characterises the role of DNA repair. *Journal of Medical Genetics*. 2011; 48(3): 168–176.

[24]　Kalish JM, Doros L, Helman LJ, et al. Surveillance recommendations for children with overgrowth syndromes and predisposition to Wilms tumors and hepatoblastoma. *Clinical Cancer Research*. 2017; 23(13): e115–e122.

[25]　Russell B, Johnston JJ, Biesecker LG, et al. Clinical management of patients with ASXL1 mutations and Bohring-Opitz syndrome, emphasizing the need for Wilms tumor surveillance. *American Journal of Medical Genetics, Part A*. 2015; 167a(9): 2122–2131.

[26]　Achatz MI, Porter CC, Brugières L, et al. Cancer screening recommendations and clinical management of inherited gastrointestinal cancer syndromes in childhood. *Clinical Cancer Research*. 2017; 23(13): e107–e114.

[27]　Aihara H, Kumar N, Thompson CC. Diagnosis, surveillance, and treatment strategies for familial adenomatous polyposis: rationale and update. *Eur J Gastroenterol Hepatol*. 2014; 26(3): 255–262.

[28]　Foulkes WD, Kamihara J, Evans DGR, et al. Cancer Surveillance in Gorlin Syndrome and Rhabdoid Tumor Predisposition Syndrome. *Clinical Cancer Research*. 2017; 23(12): e62–e67.

[29]　Bresler SC, Padwa BL, Granter SR. Nevoid basal cell carcinoma syndrome (Gorlin syndrome). *Head Neck Pathol*. 2016; 10(2): 119–124.

[30]　Schultz KAP, Rednam SP, Kamihara J, et al. PTEN, DICER1, FH, and their associated tumor susceptibility syndromes: clinical features, genetics, and surveillance recommendations in childhood. *Clinical Cancer Research*. 2017; 23(12): e76–e82.

[31]　Menko FH, Maher ER, Schmidt LS, et al. Hereditary leiomyomatosis and renal cell cancer (HLRCC): renal cancer risk, surveillance and treatment. *Fam Cancer*. 2014; 13(4): 637–644.

[32]　Rednam SP, Erez A, Druker H, et al. Von Hippel–Lindau and hereditary pheochromocytoma/paraganglioma syndromes: clinical features, genetics, and surveillance recommendations in childhood. *Clinical Cancer Research*. 2017; 23(12): e68–e75.

[33]　Henegan JC Jr., Gomez CR. Heritable cancer syndromes related to the hypoxia pathway. *Front Oncol*. 2016; 6: 68.

[34]　Kamihara J, Bourdeaut F, Foulkes WD, et al. Retinoblastoma and neuroblastoma predisposition and surveillance. *Clinical Cancer Research*. 2017; 23(13): e98–e106.

[35]　Alfred GK. Mutation and cancer: statistical study of retinoblastoma. *Proc Natl Acad Sci U S A*. 1971; 68(4): 820–823.

[36]　Rao R, Honavar SG. Retinoblastoma. *Indian J Pediatr*. 2017; 84(12): 937–944.

[37]　Soliman SE, Racher H, Zhang C, et al. Genetics and molecular fiagnostics in tetinoblastoma: an update. *Asia Pac J Ophthalmol*. 2017; 6(2): 197–207.

[38]　Temming P, Viehmann A, Biewald E, et al. Sporadic unilateral retinoblastoma or first sign of bilateral disease? *Br J Ophthalmol*. 2013; 97(4): 475–480.

[39]　Bougeard G, Renaux-Petel M, Flaman JM, et al. Revisiting Li-Fraumeni syndrome from TP53 mutation carriers. *J Clin Oncol*. 2015; 33(21): 2345–2352.

[40]　Kratz CP, Achatz MI, Brugieres L, et al. Cancer screening recommendations for individuals with Li-Fraumeni syndrome. *Clinical Cancer Research*. 2017; 23(11): e38–e45.

[41]　Ferreira AM, Brondani VB, Helena VP, et al. Clinical spectrum of Li-Fraumeni syndrome/Li-Fraumeni-like syndrome in Brazilian individuals with the TP53 p.R337H mutation. *J Steroid Biochem Mol Biol*. 2019; 190: 250–255.

[42]　Guha T, Malkin D. Inherited TP53 mutations and the Li-Fraumeni syndrome. *Cold Spring Harb Perspect Med*. 2017; 7(4).

[43]　Syngal S, Brand RE, Church JM, et al. ACG clinical guideline: Genetic testing and management of hereditary gastrointestinal cancer syndromes. *Am J Gastroenterol*. 2015; 110(2): 223–262; quiz 63.

[44]　Ishida H, Ishibashi K, Iwama T. Malignant tumors associated with juvenile polyposis syndrome in Japan. *Surg Today*. 2018; 48(3): 253–263.

[45]　Wasserman JD, Tomlinson GE, Druker H, et al. Multiple endocrine neoplasia and hyperparathyroid-jaw tumor syndromes: clinical features, genetics, and surveillance recommendations in childhood. *Clinical Cancer Research*. 2017; 23(13): e123–e132.

[46]　Al-Salameh A, Baudry C, Cohen R. Update on multiple endocrine neoplasia Type 1 and 2. *Presse Med (Paris, France: 1983)*. 2018; 47(9): 722–731.

[47]　Agarwal SK. The future: genetics advances in MEN1 therapeutic approaches and management strategies. *Endocr Relat Cancer*. 2017; 24(10): T119–T134.

[48]　Yohay KH. The genetic and molecular pathogenesis of NF1 and NF2. *Semin Pediatr Neurol*. 2006; 13(1): 21–26.

[49]　Evans DGR, Salvador H, Chang VY, et al. Cancer and central nervous system tumor surveillance in pediatric neurofibromatosis 1. *Clinical Cancer Research*. 2017; 23(12): e46–e53.

[50]　Villani A, Greer M-LC, Kalish JM, et al. Recommendations for cancer surveillance in individuals with RASopathies and other rare genetic conditions with increased cancer risk. *Clinical Cancer Research*. 2017; 23(12): e83–e90.

[51]　Niemeyer CM. RAS diseases in children. *Haematologica*. 2014; 99(11): 1653–1662.

[52]　Evans DGR, Salvador H, Chang VY, et al. Cancer and central nervous system tumor surveillance in pediatric neurofibromatosis 2 and related disorders. *Clinical Cancer Research*. 2017; 23(12): e54–e61.

[53]　Ardern-Holmes S, Fisher G, North K. Neurofibromatosis type 2: presentation, major complications, and management, with a focus on the pediatric age group. *J Child Neurol*. 2017; 32(1): 9–22.

[54] Riegert-Johnson D, Westra W, et al. Peutz-Jeghers syndrome. In: Riegert-Johnson DL, Hefferon T, et al. (Eds). *Cancer Syndromes* [Internet]. Bethesda, MD: National Center for Biotechnology Information; 2008.

[55] Beggs AD, Latchford AR, Vasen HF, et al. Peutz-Jeghers syndrome: a systematic review and recommendations for management. *Gut*. 2010; 59(7): 975–986.

[56] Mester J, Charis E. PTEN hamartoma tumor syndrome. *Handb Clin Neurol*. 2015; 132: 129–137.

[57] Tan MH, Mester JL, Ngeow J, et al. Lifetime cancer risks in individuals with germline PTEN mutations. *Clinical Cancer Research*. 2012; 18(2): 400–407.

[58] Rauen KA. The RASopathies. *Annu Rev Genomics Hum Genet*. 2013; 14: 355–369.

[59] Sredni ST, Tomita T. Rhabdoid tumor predisposition syndrome. *Pediatr Dev Pathol*. 2015; 18(1): 49–58.

[60] Fitzhugh VA. Rhabdoid tumor predisposition syndrome and pleuropulmonary blastoma syndrome. *J Pediatr Genet*. 2016; 5(2): 124–128.

[61] Tenorio J, Arias P, Martínez-Glez V, et al. Simpson-Golabi-Behmel syndrome types I and II. *Orphanet Journal of Rare Diseases*. 2014; 9: 138.

[62] Vuillaume ML, Moizard MP, Baumer A, et al. CUGC for Simpson-Golabi-Behmel syndrome (SGBS). *European Journal of Human Genetics*. 2019; 27(4): 663–668.

[63] Scott RH, Walker L, Olsen ØE, et al. Surveillance for Wilms tumour in at-risk children: pragmatic recommendations for best practice. *Arch Dis Child*. 2006; 91(12): 995–999.

[64] Krueger DA, Northrup H. Tuberous sclerosis complex surveillance and management: recommendations of the 2012 International Tuberous Sclerosis Complex Consensus Conference. *Pediatr Neurol*. 2013; 49(4): 255–265.

[65] Northrup H, Krueger DA. Tuberous sclerosis complex diagnostic criteria update: recommendations of the 2012 International Tuberous Sclerosis Complex Consensus Conference. *Pediatric Neurology*. 2013; 49(4): 243–254.

[66] Samueli S, Abraham K, Dressler A, et al. Tuberous Sclerosis Complex: new criteria for diagnostic work-up and management. *Wien Klin Wochenschr*. 2015; 127(15-16): 619–630.

[67] Wataya-Kaneda M, Uemura M, Fujita K, et al. Tuberous sclerosis complex: Recent advances in manifestations and therapy. *Int J Urol*. 2017; 24(9): 681–691.

[68] Gossage L, Eisen T, Maher ER. VHL, the story of a tumour suppressor gene. *Nature Reviews Cancer*. 2014; 15: 55.

[69] Chittiboina P, Lonser RR. Von Hippel-Lindau disease. *Handbook of Clinical Neurology*. 2015; 132: 139–156.

[70] Poulsen M, Budtz-Jørgensen E, Bisgaard M. Surveillance in von Hippel-Lindau disease (VHL). *Clin Genet*. 2010; 77(1): 49–59.

[71] Liu Z, Thiele CJ. ALK and MYCN: when two oncogenes are better than one. *Cancer Cell*. 2012; 21(3): 325–326.

[72] Mossé YP, Laudenslager M, Longo L, et al. Identification of ALK as a major familial neuroblastoma predisposition gene. *Nature*. 2008; 455(7215): 930–935.

[73] Tolbert VP, Coggins GE, Maris JM. Genetic susceptibility to neuroblastoma. *Curr Opin Genet Dev*. 2017; 42: 81–90.

[74] Tang SL, Gao YL, Wen-Zhong H. Knockdown of TRIM37 suppresses the proliferation, migration and invasion of glioma cells through the inactivation of PI3K/Akt signaling pathway. *Biomed Pharmacother*. 2018; 99: 59–64.

[75] Brigant B, Metzinger-Le Meuth V, Rochette J, et al. TRIMming down to TRIM37: relevance to inflammation, cardiovascular disorders, and cancer in MULIBREY nanism. *Int J Mol Sci*. 2018; 20(1).

[76] Wells SA Jr. Advances in the management of MEN2: from improved surgical and medical treatment to novel kinase inhibitors. *Endocr Relat Cancer*. 2018; 25(2): T1–T13.

[77] Marquard JEC. Multiple endocrine neoplasia type 2. In: Adam MP, Ardinger HH, Pagon RA, et al. (Eds). *GeneReviews® [Internet]*. Seattle: University of Washington; 1999 [Updated 2015].

[78] Brioude F, Kalish JM, Mussa A, et al. Expert consensus document: Clinical and molecular diagnosis, screening and management of Beckwith-Wiedemann syndrome: an international consensus statement. *Nat Rev Endocrinol*. 2018; 14(4): 229–249.

[79] Charlton J, Irtan S, Bergeron C, et al. Bilateral Wilms tumour: a review of clinical and molecular features. *Expert Rev Mol Med*. 2017; 19: e8.

[80] Dome JS. Wilms tumor predisposition. In: Adam MP, Ardinger HH, Pagon RA, et al. (Eds). *GeneReviews® [Internet]*. Seattle: University of Washington; 2003.

[81] McCann-Crosby B, Mansouri R, Dietrich JE, et al. State of the art review in gonadal dysgenesis: challenges in diagnosis and management. *International Journal of Pediatric Endocrinology*. 2014; 2014(1): 4.

[82] Vlachos A, Muir E. How I treat Diamond-Blackfan anemia. *Blood*. 2010; 116(19): 3715–3723.

[83] Lipton JM, Ellis SR. Diamond-Blackfan anemia: diagnosis, treatment, and molecular pathogenesis. *Hematol Oncol Clin North Am*. 2009; 23(2): 261–282.

[84] Engidaye G, Melku M, Enawgaw B. Diamond Blackfan anemia: genetics, pathogenesis, diagnosis and treatment. *EJIFCC*. 2019; 30(1): 67–81.

[85] Vlachos A, Rosenberg PS, Atsidaftos E, et al. Incidence of neoplasia in Diamond Blackfan anemia: a report from the Diamond Blackfan Anemia Registry. *Blood*. 2012; 119(16): 3815–3819.

[86] Bartels M, Bierings M. How I manage children with Diamond-Blackfan anaemia. *Br J Haematol*. 2019; 184(2): 123–133.

[87] Schultz KAP, Rednam SP, Kamihara J, et al. PTEN, DICER1, FH, and their associated tumor susceptibility

syndromes: Clinical features, genetics, and surveillance recommendations in childhood. *Clinical Cancer Research*. 2017; 23(12): e76−e82.

[88]   Robertson JC, Jorcyk CL, Oxford JT. DICER1 syndrome: DICER1 mutations in rare cancers. *Cancers*. 2018; 10(5).

[89]   Schultz KAP, Williams GM, Kamihara J, et al. DICER1 and associated conditions: identification of at-risk individuals and recommended surveillance strategies. *Clinical Cancer Research*. 2018; 24(10): 2251−2261.

[90]   Dokal I. Dyskeratosis congenita. *Hematology Am Soc Hematol Educ Program*. 2011; 2011: 480−486.

[91]   Astuti D, Morris MR, Cooper WN, et al. Germline mutations in DIS3L2 cause the Perlman syndrome of overgrowth and Wilms tumor susceptibility. *Nature Genetics*. 2012; 44(3): 277−284.

[92]   Nelson AS, Myers KC. Diagnosis, treatment, and molecular pathology of Shwachman-Diamond syndrome. *Hematology/oncology Clinics of North America*. 2018; 32(4): 687−700.

[93]   Dror Y, Donadieu J, Koglmeier J, et al. Draft consensus guidelines for diagnosis and treatment of Shwachman-Diamond syndrome. *Ann N Y Acad Sci*. 2011; 1242: 40−55.

[94]   Nakhoul H, Ke J, Zhou X, et al. Ribosomopathies: mechanisms of disease. *Clin Med Insights Blood Disord*. 2014; 7: 7−16.

[95]   Satgé D, Nishi M, Sirvent N, et al. A tumor profile in Edwards syndrome (trisomy 18). *Am J Med Genet C Semin Med Genet*. 2016; 172(3): 296−306.

[96]   Cereda A, Carey JC. The trisomy 18 syndrome. *Orphanet Journal of Rare Diseases*. 2012; 7: 81.

[97]   Rabin KR, Whitlock JA. Malignancy in children with trisomy 21. *Oncologist*. 2009; 14(2): 164−173.

[98]   Gamis AS, Alonzo TA, Gerbing RB, et al. Natural history of transient myeloproliferative disorder clinically diagnosed in Down syndrome neonates: a report from the Children's Oncology Group Study A2971. *Blood*. 2011; 118(26): 6752−6759; quiz 996.

[99]   Asim A, Kumar A, Muthuswamy S, et al. Down syndrome: an insight of the disease. *J Biomed Sci*. 2015; 22(1): 41.

[100]   Bull MJ. Health supervision for children with Down syndrome. *Pediatrics*. 2011; 128(2): 393−406.

[101]   Porter CC, Druley TE, Erez A, et al. Recommendations for surveillance for children with leukemia-predisposing conditions. *Clinical Cancer Research*. 2017; 23(11): e14−e22.

[102]   Hauck F, Voss R, Urban C, et al. Intrinsic and extrinsic causes of malignancies in patients with primary immunodeficiency disorders. *J Allergy Clin Immunol*. 2018; 141(1): 59−68.

[103]   Riaz IB, Faridi W, Patnaik MM, et al. A systematic review on predisposition to lymphoid (B and T cell) neoplasias in patients with primary immunodeficiencies and immune dysregulatory disorders (inborn errors of immunity). *Front Immunol*. 2019; 10: 777.

[104]   Mortaz E, Tabarsi P, Mansouri D, et al. Cancers related to immunodeficiencies: update and perspectives. *Frontiers in Immunology*. 2016; 7: 365.

[105]   Shapiro RS. Malignancies in the setting of primary immunodeficiency: implications for hematologists/oncologists. *Am J Hematol*. 2011; 86(1): 48−55.

[106]   Ameratunga R, Brewerton M, Slade C, et al. Comparison of diagnostic criteria for common variable immunodeficiency disorder. *Frontiers in Immunology*. 2014; 5: 415.

[107]   Lambert MP, Arulselvan A, Schott A, et al. The 22q11.2 deletion syndrome: Cancer predisposition, platelet abnormalities and cytopenias. *AM J Med Genet A*. 2017.

[108]   McDonald-McGinn DM, Zackai EH. 22q11.2 deletion syndrome. In: Adam MP, Ardinger HH, Pagon RA, et al. (Eds). *GeneReviews® [Internet]*. Seattle: University of Washington; 1999.

[109]   Johnson J, Zhang K. X-linked hyper IgM syndrome. In: Adam MP, Ardinger HH, Pagon RA, et al. (Eds). *GeneReviews® [Internet]* Seattle: University of Washington; 2007.

[110]   Allenspach E, Scharenberg AM. X-linked severe combined immunodeficiency. In: Adam MP, Ardinger HH, Pagon RA, et al. (Eds). *GeneReviews® [Internet]*. Seattle: University of Washington; 2003.

[111]   Dale DC. ELANE-related neutropenia. In: Adam MP, Ardinger HH, Pagon RA, et al. (Eds). *GeneReviews® [Internet]*. Seattle: University of Washington; 2002 (Updated 2018).

[112]   Candotti F. Clinical manifestations and pathophysiological mechanisms of the Wiskott-Aldrich syndrome. *J Clin Immunol*. 2018; 38(1): 13−27.

[113]   Zhang K, Marsh R. Lymphoproliferative Disease, X-Linked. In: Adam MP, Ardinger HH, Pagon RA, et al. (Eds). *GeneReviews® [Internet]*. Seattle: University of Washington; 2004.

第 16 章

肿瘤遗传学评估和基因检测中的伦理、法律和心理社会问题

Jennifer Scalia Wilbur, Jessica Haddad, Marcina Beaston, Katherine Crawford

我们欣慰地发现，肿瘤遗传学和肿瘤风险评估被日益广泛应用，增加了对肿瘤高危家庭的识别，也为肿瘤患者的治疗提供了更加个性化的方案。然而，知识快速增长带来的这些发展，也同时影响着伦理、法律和心理社会问题的重要原则，反过来又直接影响了高危人群的临床诊疗。本章讨论的主题包括医疗从业者的责任、关于有义务警告处于疾病危险中的家庭成员的法律明确性，以及确定可能受益于这场医学革命性发展的弱势患者群体。

■ 伦理与法律问题

尽管在生物医学领域，许多伦理理论存在一定的争议，但与基因检测最相关的两个理论是关怀伦理学和基于原则的伦理学[1, 2]。关怀伦理学的重点是满足患者需求，并代表他们的利益行事。这一理论是对基于权利理论的回应，可以忽略人类依存的现实，从而强调关系[2-4]。基于原则的伦理学则源于广泛的道德原则，为解决伦理问题提供了一个分析框架。这些指导方针可以帮助人们确定能产生最大整体效益的行为[1, 4, 5]。通常而言，这些准则被定义为自主性、有利、不伤害和公正[1, 5]。

自主性指的是承认每个人都有自己独特的观点，应该尊重他们的个人决策[2]。在生物医学伦理学的背景下，自主性较少关注一个能够自主管理的人，而更多关注自主选择的原则。Beauchamp 和 Childress 等断言，自主选择者的特点应该具有意图、理解、在决策中不受其他的影响。意图是这些标准中最直接的，因为一个人的行为要么是有意的，要么是无意的。然而，控制性影响的存在也会表现出一系列自主同意[1]。例如，儿童不能离开父母的意见独立地做出决定，但他们从 7 岁起就可以独立签署知情同意。通常认为儿童并不具有自主性，但他们能够自主表达意图，许多伦理审查委员会要求相关研究获得儿童参与者的同意。理解与知情同意密切相关，保证参与者对医疗行为的益处、后果和局限性有着全面、清晰的理解。类似地，Uhlmann 提出了与遗传学领域生物伦理学相关的自主性义务：告知实情、保密和知情同意。告知实情是对患者忠诚和承诺的重要组成部分，也与患者对其医疗行为的认知有关。只有在信息交流真实的情况下，同意才有效。保密和知情同意将在本章后面进行更详细的讨论，但需要注意的是，这些原则也属于自主性的范畴。

有利原则的定义是为创造或促进他人福祉的行为[6]。该行为的净收益最终将有利

于社会的整体福利。在临床实践中需要注意的是，有利原则是指假设医务人员和患者对受益的理解具有相似的看法。事实上，有利原则要求医务人员真诚地为患者考虑和辩护。有时，当医务人员认为的有利原则侵犯患者的自主权时，有利原则可被解释为专制。因此，有利原则不应取代患者的自主权，医务人员必须尊重患者自己的选择[2]。

不伤害原则可以被视为源于有利原则。最常见的说法是"无害"原则。在医疗体系中，不伤害患者既是一项道德义务，也是一项法律义务[1]。这是遗传学中关于研究及其他伦理问题的一项重要原则，如警告义务和偶然发现等，将在本章后面详细讨论。

公正原则是伦理理论中的一个共同原则，与公平公正地对待人们有关[2]。这在生物医学伦理学中最容易应用的是资源和医疗服务的分配公平[7]。医疗领域的公正指四大价值观：平等、自由、卓越和效率。平等也被称为分配公正，医疗系统的资源应该在整个社会中平均分配，这是一个原则[2, 8]。虽然从概念上讲这可能很简单，但医疗服务资源的有限性和美国医疗体系的市场经济属性，可能会使这成为一个非常复杂的伦理问题[2, 8]。自由是指在医疗系统内医务人员和患者都有选择的自由。卓越代表着对所有人的最佳照护，而效率也被称为管理，指的是医疗成本的管理[2]。

伦理原则和肿瘤遗传学应用实例见表 16.1[9]。

遗传学问题经常会被分类讨论，可能有助于读者思考伦理决策。值得注意的是，并不是每一个遗传学问题都可以被纯粹地归为一类，它们旨在提供一个基本框架（表 16.2）。第一个主要区别是儿童发病与成人发病。许多遗传性肿瘤综合征直到成年才发病，只有少数的例外情况，这就是为什么检测往往被推迟，直到患者得到相关信息后可以做出明智的检测决定。第二个主要区别是治疗，以及医疗干预是否可以治愈或者极大改善生活质量。若是可进行医疗干预，如对致病性 *BRCA1* 或 *BRCA2* 突变携带者进行乳腺疾病筛

表 16.1　伦理学基本原则的定义

伦理原则	定　义	举　例
自主性	个人在不受外力操纵的情况下做出决定和采取行动的权利	允许患者在获悉相关信息后自行决定是否接受基因检测
有利原则	以有利于他人的方式行事的道德义务	将临床可操作的结果反馈给死者家属
不伤害原则	不造成伤害的义务	在意义不明的基因突变（VUS）成为致病性变异后重新联系患者，因为这将改变患者的治疗方案
公正原则	平等分配和获得医疗服务的原则	无论社会经济地位如何，所有符合NCCN检测指南的个人都可以进行基因检测

表 16.2　遗传综合征评估的干预框架

类　别	儿 童 发 病	成 人 发 病
可干预	Beckwith–Wiedemann综合征	*BRCA1/BRCA2*
不可干预	杜氏肌营养不良	亨廷顿病

查，从道德上讲更值得去检测。基于上述思维框架，我们将探讨基因检测领域内出现的伦理和法律问题，特别关注与肿瘤学相关的问题。

知情同意

知情同意是自主性的主要表现，是在理解、意图明确和不受他人控制的情况下做某事的授权[2, 10]。然而，当涉及基因检测时，这种治疗契约可能较难达成[11-13]。由于遗传机制的复杂性及重要决策常取决于这些检测结果，人们需要在知情同意方面做出特别的考虑[11]。提供的信息准确性和数量都应根据实际情况进行调整。这些信息应始终真实，因为真实性对医患关系至关重要。这些信息应包括风险和益处，以及患者是否具有其他替代选择。信息提供者应评估患者对信息的理解，并尝试克服任何障碍，如语言障碍、不科学的信仰，或因疾病而产生的恐惧或困惑[2]。如果患者不能理解，就无法获得知情同意。重要的是，患者必须是自愿同意，授权是一项积极的协议，而不仅仅是遵从提供者的建议。此外，患者必须有能力做出这些选择，这意味着他们必须能够充分理解相关信息和后果，并表达他们想要的选择[2, 14]。能力是一个法律术语，指有能力就其医疗照护做出决定[14, 15]。有些人在18岁时被认为是有能力的，但如果能力问题令人担忧，可以由法院决定，法院可以指派监护人代表个人做出决定[15]。知情同意既是一个伦理问题，也是一个法律问题，尤其是在临床研究中，知情同意必须包括信息披露、患者（或代理人）的能力及自愿同意。如果没有这三个要素，根据美国食品药品管理局（FDA）的规定就无法获得知情同意[16]。知情同意的例外情况确实出现在临床照护中，如低风险干预具有明显的益处时，就会默许。此外，它还适用于患者可能无法积极参与自身照护的紧急情况。在这些情况下，会使用"理性人"标准，这意味着理性人在类似情况下会同意，因此会推定同意[2, 17]。

在基因检测方面，风险和益处并不明显，因此并不能默许。然而，出于基因检测目的的抽血是符合默许标准的。虽然基因检测很少被视为紧急事件的一部分，但在未经监护人知情同意的情况下对没有决定能力的人进行基因检测，既违反了自主权，也违反了既定的法律原则。获得知情同意的过程应始终允许患者选择不进行基因检测的自由，因为许多"理性人"选择这样做[18, 19]。此外，《人权与生物医学公约》制定了《世界人类基因组与人权宣言》，其中规定，个人有权了解自己的基因信息，或如果他们愿意也同样有权保持不知情[11, 20]。

从法律上讲，基因检测在美国大约一半的州需要某种类型的知情同意，其中至少一个州规定需要获得被检测者的书面同意[21]。知情同意的相关法律主要集中在数据隐私和测试后样品的处理上[22]。美国医学遗传学和基因组学学院（American College of Medical Genetics and Genomics，ACMG）和美国国家遗传顾问协会（National Society of Genetic Counselors，NSGC）都有关于知情同意的声明，涉及与外显子组测序分析相关的二次发现，但不是针对临床试验[23, 24]。ACMG开展的一项调查结果发现，人们在外显子组测序获得偶然发现的经验越多，他们就越不支持患者可以选择退出或定制二次发现基因列表的想法[23]。这表明更有经验的从业者并不总是支持在基因检测中需要获得知情同意。遗传例外论的概念将在本章后面讨论，涉及一些矛盾的观点，认为既然一些其他能够获得偶然发现的更加复杂的医学检测并不需要知情同意，基因检测也不需要知情同意。例如，令人关注的最常见的新生儿基因筛查（newborn screen，NBS），涉及29种遗传性疾病，大多州并没有让检测者选择退出的选项。NBS项目未获得家长的知情同意，大多数家长对此一无所知或信息错误[25]。关于每个州的最新知情同意是很重要的。详见https://www.genome.gov/about-genomics/policy-issues/Genome-Statute-Legislation-Database。

关键点

- 基因检测在法律上不需要知情同意，在道德上可能被认为是有利的。知情同意的核心原则是：

  a. 能力

  b. 信息的准确性和数量

  c. 耐心理解

  d. 自愿同意

- 知情同意既是一项伦理原则，也是一项法律原则

▨ 未成年人的测试

对未成年人的测试可能是一个道德泥潭。一般来说，人在18岁以下没有能力做出有关医疗照护的决定。美国医学协会（AMA）、NSGC、美国人类遗传学协会（ASHG）、欧洲人类遗传学协会（ESHG）和许多其他管理协会都发表了关于未成年人检测的声明。他们一致认为，如果在没有干预措施的情况下，或在18岁之前对未成年人进行成人发病病种相关检测（表16.2），基因检测应推迟到成年，允许患者自行决定，从而保护患者的自主权[26-29]。显然，这是一个不伤害和有利原则的例子，因为它试图保护患者的心理健康，不让他们承受潜在的创伤或生活的改变。

肿瘤学的大多数基因测试属于成人测试，直到18岁以后才可进行。然而，一些家长主张对未成年人进行检测，尤其是在 *BRCA1/2* 基因突变方面。一项调查 *BRCA* 突变阳性父母对未成年人基因检测态度的研究结果发现，24%接受调查的成年突变携带者描述了适合未成年人检测的特定情况。这些场景既包括未成年人的成熟度，也包括能认识到检测带来的健康益处。然而，同一项研究发现，大多数 *BRCA* 突变阳性父母反对对未成年人进行检测，理由是心理伤害和缺乏成熟度[30]。一些人认为，同意的年龄越早，可以更好地促进自主决策，而另一些人则认为，决策的成熟度是可变的，父母的决定侵犯了孩子未来的自主性[30-35]。总的来说，就检测可能适用的情况而言，*BRCA* 突变阳性父母的观点不一。在社会的支持下，关于推迟检测的公开和诚实的交流往往是得到支持的。值得注意的是，在一些国家，未成年人可能会在较年轻时给予同意的权利，在美国，一些州允许未成年人同意特定服务，但基因检测不属于该服务范围[36, 37]。

然而，在肿瘤基因检测领域也有值得注意的例外情况，建议对未成年人进行检测，如 *TP53* 基因的突变或家族性腺瘤性息肉病（FAP）综合征。这些疾病属于儿童期或近儿童期发病，早期干预可降低风险或改善预后。有利和不伤害原则可能与自主性相冲突。然而，监护人可以同意，并以未成年人的最佳利益为出发点。不过，对未成年人进行检测需要谨慎，如果可能的话，最好等到未成年人达到能够更好地理解检测的范围和目的的年龄。在某些情况下，在此之前需要为医疗决策提供信息，只有基因检测可以提供医疗照护所需的信息[11, 38-40]。ACMG规定，在基因检测中，未成年人最终的表达是

有异议的，但如果检测符合儿童的最佳利益，且家长已考虑到对儿童及家庭的潜在心理社会危害，则可以进行基因检测。AAP指出，随着年龄的增长，未成年人应该在自己的医疗照护中发挥更大的作用，但AAP和ACMG都缺乏向未成年人提供知情同意的指导方针[41-44]。

对未成年人进行肿瘤遗传学测试的要点如下：

- 如果可能的话，应将18岁之前未发生疾病情况的检测，推迟到18岁后。
- 对于18岁之前发生疾病改变的情况，可以进行检测。
- 对未成年人的检测需要谨慎，并且只应以儿童的最佳利益为前提，并仔细考虑心理、社会影响。

■ 直接面对消费者（DTC）检测

当个人缺乏适当的遗传咨询途径，或当基因信息的不准确解释影响临床决策时，基因测试存在伤害风险[45]。带有肿瘤遗传性信息的DTC检测在公开市场上的广泛运用，供应商必须有解决相关后果的准备[46]。DTC检测的目的是获得更多的信息，但仍有人担心受试者的教育问题和知情同意使用这些检测[45]。美国FDA授权23andMe检测方法仅适用于检测德裔犹太人群体中的*BRCA1/2*基因突变[46]。并且美国FDA指出，该检测具有局限性，不应代替医师的指导治疗[47]。值得注意的是，23andMe不是CLIA批准的实验室，因此不符合基因检测实验室人员能力验证和质量控制的严格标准[45]。实验室人员的能力验证与结果质量的提高及减少报告的分析错误密切相关[45, 48]。然而，DTC检测的推广有可能增加对基因检测的需求，可以减少高危女性被定向转诊的情况，这表明这些检测的推广并没有充分弥补其局限性[45, 49]。此外，最近的一项研究发现，38%的参与者在购买DTC检测之前没有考虑过可能会收到不需要的信息[46, 50]。DTC检测的高风险结果会引起人们对自身行为的改变，以及联系医疗专业人员的意愿改变和心理伤害的担忧[46, 51]。因此，需要进一步研究，以充分了解DTC检测所带来医学上的效果。

围绕这项检测的其他问题包括其他偶然发现，如常染色体隐性遗传或非亲子关系。非亲子关系可以通过其他基因检测途径产生。然而，基因检测对意外家族关系发现的影响，可以在结果出来之前进行讨论。DTC检测也会给检测结果为阴性但携带除常见的德裔犹太人创始人变体（Ashkenazi Jewish founder variants）以外突变的患者提供虚假的安全感。在不了解检测范围的情况下，这些患者可能不太可能寻求进一步检测。

因此，NSGC、ACMG、ASHG和其他协会发布了声明，呼吁提高检测限制、实验室CLIA等级和检测风险的透明度，同时建议受试人仔细考虑检测后的结果、可能对自己和家人的影响[52-54]。

关键点

- 消费者通常没有考虑到他们可能会从DTC检测中收到不需要的信息。
- 公开提供的23andMe检测只包括*BRCA1/2*上三种常见的德裔犹太人变体。
- 23andMe和其他DTC实验室未经CLIA批准，未经验证性检测，不得改变临床管理。

遗传例外论

"遗传例外论"是 Thomas Murray 创造的一个术语，特指遗传信息与其他健康信息有质的不同[55]。由于 DNA 中包含的大量信息及其作为唯一标识符的潜在用途，遗传信息被认为具有明显的心理、社会、经济和政治后果[56-58]。遗传例外论的批评者说，它有助于遗传还原论（即认为理解基因就足以理解人类行为的所有方面）和遗传决定论（即我们的基因最终决定我们行为的观点），从而增加了与遗传疾病相关的耻辱感[55, 57, 59, 60]。如前所述，"理性人"在选择上的差异是基因检测独特性的一部分，并导致人们对其作用的看法不同。其他人则认为遗传例外论是不必要的[60]。尽管存在不同意见，但在日常实践中，很难将基因信息与电子健康记录（EHR）中的其他健康信息区分开来。

ACMG 提供了有关遗传信息与 EHR 接口的建议[61]。根据美国联邦和各州法律，EHR 系统及其用户有保护敏感健康信息的法律责任，防止敏感信息的意外披露。ACMG 建议，EHR 内的遗传信息文件应标准化，以便简化访问。与此相关的是，提供者需要包括他们对检测结果的解释和遗传咨询的细节，以明确其他人能够了解患者遗传状态的含义。一些人则建议将遗传信息限制在 EHR 内敏感信息的指定区域，但目前的 EHR 系统并不具备这一功能。此外，《健康保险可携带性和责任法案》（HIPAA）赋予患者访问和修改其医疗记录的权利，因此法律规定医疗保健提供者必须提供所需的文件。最后，ACMG 建议，在由 CLIA 认证的实验室进行确认之前，DTC 检测不得纳入 EHR，以便仅记录质量受控的基因数据。

关键点

- 鉴于对遗传例外论缺乏共识，医疗保健提供者应将基因信息视为 EHR 中的敏感健康信息。

■ 公平

在基因检测中并不总是考虑公平的，它与基因服务和精准医学的获得性有关。少数民族群体在基因服务中的代表性普遍不足，在肿瘤遗传学中使用基因检测和咨询方面存在明显差异[62-64]。有欧洲的研究结果显示，被转诊到遗传学诊所的高社会阶层白种人女性比例过高[45]。不同种族的肿瘤易感基因突变频率相似，因此较低的转诊率并不能通过遗传性肿瘤风险的差异来解释[62, 64]。

研究表明，文化认知的差异可能导致对肿瘤和肿瘤家族史持宿命论态度[45, 62]。持宿命论观点的人不太可能进行基因检测[65]。缺乏对遗传学在医疗保健中的认知也是一个重要障碍。美国的非裔患者和西班牙裔患者称，他们不太可能接受基因检测的主要原因是缺乏来自医师的信息和知识[62, 66-68]。了解跨文化交流仍然是为少数群体提供准确信息和护理的重要组成部分，尤其是美国，当遗传咨询领域主要由只说英语的白种人提供者组成时[62, 69]。遗传服务的其他障碍可能包括更高的社会经济负担，以及基于地理位置、公共交通选择和缺乏足够的儿童保育的提供者难以获得服务，所有这些都对少数民族人口产生了影响[63, 67-72]。这些医疗障碍造成了一种现象，阻止少数群体可轻松获得基因咨询，并进一步加剧了缺乏熟悉和理解的情况，进而导致令人沮丧的结果。

　　这些系统性障碍导致基因服务不适合少数群体。全基因组关联研究（GWAS）最常在欧洲血统的人群中进行，但最近，多样性人群已被用于重复队列研究，识别在少数群体中更常见的新变体，并在精细绘制突变图谱中提供更高的分辨率[73, 74]。然而，在GWAS中，少数民族人口明显不足，截至2017年，已公布的GWAS参与者中只有19%来自非欧洲背景[74-76]。然而，非裔和西班牙裔人群在基因型和基因型相关性方面的贡献不成比例，由于缺乏对这些人群的研究，关于这些人群外显子组的临床可操作性研究报告较少[74, 77, 78]。预计目前的参考人群不能完全获悉西班牙裔和拉丁裔背景中的基因组变异，因此，可操作信息较少[74, 79]。基因工具是围绕白种人收集的数据而建立的；例如，BRCAPRO是使用白种人的数据构建的，因此，尽管不同人群的突变流行率相似，但在所有少数民族中表现不佳[67, 80-83]。BRCA1/2变异的临床研究报告，少数民族患者的VUS发病率较高，长期风险降低研究中提供的少数民族携带者数据也很少[67, 84-87]。因此，即使检测是公平的，基因检测的结果为少数群体只提供了较少的临床可操作信息。在提供有关遗传服务的转诊和信息时，必须考虑平等获得服务的机会。

关键点

- 尽管所有人群在肿瘤相关基因中具有相似的致病性变异风险，但大多数基因检测都是对欧洲血统的人进行的。
- 文化、社会经济和科学障碍都存在于少数群体中，少数民族患者更可能从遗传学中获得不确定或不具有临床可操作性的结果。
- 少数族裔患者认为缺乏信息或知识是不进行基因检测的主要原因。
- BRCAPRO等预测模型在少数民族人口中的应用表现不佳。

重新联系的义务（duty to recontact）

　　在肿瘤遗传学中，重新联系的责任是一个特别突出的问题。它指的是当患者的基因结果更新时（如VUS被重新分类为良性）或可能与其医疗保健相关的新基因发现时（即仅向之前进行过BRCA检测的人提供靶向检测），重新联系患者。反对再次联系进行额外基因检测的理由包括无致残性和患者不知情的权利[88, 89]。关于重新联系患者的可行性，以及它给医疗保健专业人员带来的负担，即重新联系患者关于修改后的结果及新的检测选项，会带来更多的实际问题。赞成重新联系的共识是，个人对自己的基因信息感兴趣，因为这与他们的健康有关[88, 89]。因此，有利和自治原则可以支持个人的重新联系。从历史和概念而言，供应商一直支持重新联系。1999年对遗传学服务提供者进行的一项调查报告称，重新联系在伦理上是有利的，但实际上是困难的[90, 91]。最近的文献进一步讨论了关于偶然发现和VUS作为复合因素的担忧。伦理和法律问题仍然是重新联系案件背后的驱动力，但实际和社会问题仍然是反对的理由。有关责任的法律问题在较老的文献中提出，但由于没有现有的法律先例，使用频率较低[89]。最近的研究对重新联系得出了相同的结论，即虽然在伦理和道德上是可取的，但联系义务没有法律依据[88-90]。最近的一项研究表明，基因咨询师对确保患者保持知情是患者还是提供者的责任，何时应再次联系患者，以及在试图联系患者时应满足的频率等，有不同的看法[90]。

当考虑公平分配医疗资源成为现实障碍时，有人认为，重新联系的义务可能会影响就诊患者的数量和提供的医疗服务质量[90]。基因检测的快速增长给遗传咨询师和其他专业人员带来了压力，肿瘤遗传性检测是第二常见的基因检测类型[92]。因此，与那些没有做过基因检测的患者相比，必须考虑数据更新对之前接受过检测患者的益处[90]。这不仅会给医疗保健提供者带来负担，也会给支持人员带来负担，尤其是在联系信息没有系统地保持最新更新的情况下。

关键点

- 在道德上，有义务用修改后的结果和可能对临床产生影响的新检测选项重新联系患者，但没有法律先例。
- 可能会存在一些实际困难，占用遗传咨询提供者的时间和资源，从而对其他患者产生影响。医疗服务可获得性的公平性还必须考虑到一个机构如何进行重新联系。

向患者披露的义务

美国有明确的法律先例，医师有义务就肿瘤遗传性风险向个别患者发出警告[93]。Ann Chadwick 是一名 43 岁的护士，有广泛的乳腺癌和卵巢癌家族史，她在 28 岁和 37 岁时从双侧乳腺癌中幸存下来，但随后在 43 岁时死于卵巢癌。她的家人向华盛顿州西雅图的一家医疗中心提起了医疗事故诉讼，因为该中心未能为 Chadwick 提供如双侧输卵管卵巢切除术等降低罹患肿瘤风险的方案，也未能对一种假定的肿瘤遗传性综合征进行基因诊断。2001 年，这起诉讼以 160 万美元结案。该病例强调了医疗保健提供者的责任，即识别肿瘤遗传性综合征，并在患者有可疑的个人或家族病史时进行基因检测。现在，人们普遍认为，医师有责任向患者披露具有临床意义的健康信息，尤其是在可能与决策相关的情况下[94, 95]。

一个更具有争议的问题是，医疗保健提供者是否有法律责任披露偶然或次要发现，即与原始检测指标不直接相关的信息[96]。最近，由于这些检测的价格和可及性不断提高，基于靶向定制的基因检测、非靶向性的全基因组和外显子组测序的使用越来越多[97]。因此可以预计，偶然发现和次要发现的频率会大幅增加[96]。由于患者有权查阅 HIPAA 下的医疗记录和检测结果，他们可能会独立发现这些结果。因此，在知情同意过程中，主治医师有责任警告患者潜在的意外发现[95, 98, 99]。ACMG 最初要求医疗保健提供者向患者披露所有基因检测结果，无论患者或检测提供者的偏好或与患者临床问题的相关性如何[99]。然而，在受到广泛批评后，ACMG 后来修改了政策，允许患者拒绝接受二次结果[100]。

上述问题尤其适用于肿瘤测序，因为在肿瘤测序过程中，某些实验室可能会发现胚系序列变体[95]。医疗保健提供者应该尊重患者的偏好，如果患者拒绝接受偶然的种系发现，实验室应仅报告主要发现[61, 96, 101]。另外，如果患者同意接受这些结果，并发现医学上可行，美国临床肿瘤学会（ASCO）建议患者进行确认性胚系检测，以区分胚系易感性与肿瘤发展过程中出现的新发突变[95]。

此外，ACMG 还列出了 59 个基因的清单，如果在临床外显子组或基因组中发现致病性变体，无论临床适应证如何，都应将其结果返回给患者[100]。该列表包括如果发现致病性变体，临床决策将发生改变的基因。值得注意的是，该列表包括*BRCA1/2*、*TP53*、4个与Lynch综合征相关的基因，以及其他肿瘤高风险基因。虽然偶然发现的比率很低，次要或偶然发现可能会导致家庭进一步进行肿瘤遗传咨询和检测[102, 103]。由于外显子组检测的适应证不同于肿瘤风险，也可以在年轻患者中识别出肿瘤高风险基因。

> **关键点**
>
> - 医疗保健提供者应该向患者披露临床重要的健康信息，特别是如果这些信息与医疗决策相关。
> - 医疗保健提供者应在知情同意过程中警告患者潜在的偶然或次要结果，他们应评估及尊重患者的偏好。
> - 如果患者在肿瘤分析后同意接受次要结果，他们应随后进行验证性胚系检测。

■ 警告高危亲属的责任

医疗保健提供者遇到拒绝向高危亲属透露其基因状况的患者并不罕见[104-106]。拒绝的原因包括与家庭成员之前存在的身体或情感隔阂、保护个人隐私、担心社会耻辱、误解对亲属的健康影响、不愿意传递坏消息，或讨论该话题时存在情感困难等[104-107]。人们普遍认为，医疗保健提供者应该鼓励患者将家族中遗传性疾病告知他们的高危亲属[106, 108, 109]。然而，对于医疗保健提供者是否在道德或法律上有义务在患者本人拒绝警告家人的情况下发出警告，仍存在争议。由于对医疗保健提供者的不信任，警告义务可能会阻止患者接受基因检测，这可能会造成负担或不可行，并可能对受试者亲属造成心理伤害。相反，向有风险的家庭成员披露信息符合公正和有利的伦理原则[59, 60, 101, 107, 108, 110]。以下4起具有里程碑意义的法庭案件在警告义务问题上确立了优先权（表16.3）。

基因检测引发了复杂的伦理和法律问题[59, 101, 108, 111]。自基因检测在20世纪90年代中期发展以来，许多与基因歧视和信息隐私相关的法律保护已经制定出来[57, 112]。这些法律是针对几起具有里程碑意义的医疗案件制定的，这些案件强调了对基因隐私权广泛适用法律原则的必要性[96, 107]。在越来越强大的基因技术、获取受保护健康信息（PHI）实体的扩张及目前向精确医学发展的背景下，立法越来越难以平衡风险家庭成员的自主性、公正性、有利性和保密性[96, 111, 112]。下文概述了相关法律保护和典型案例。

表 16.3 关于警告义务的判例法

案　列	判　例
Tarasoff起诉加利福尼亚大学案（1976年）	如果存在可预见的受伤或死亡风险及可识别的接触者，医师有义务警告第三方避免伤害
Pate v. Threlkel（1995年）	医师有义务警告先证者风险是可传播的。义务由先证者履行
Safer v. Pack（1996年）	作为先证者，医师的警告义务并不总是得到履行
Molloy v. Meier（2004年）	作为先证者，医师的警告义务并不总是得到履行。如果风险可传染给未来的孩子，医师有义务警告患病孩子的亲生父母

判例法

在 Tarasoff 诉加利福尼亚大学一案（1976 年）中，一名研究生 Prosenjit Poddar 向他的心理治疗师透露，他计划杀害一名拒绝了他求婚的同学 Tatiana Tarasoff[113]。心理医师通知了警方，但 Poddar 被认为是具有独立理性行为能力的，并立即被释放。然而 Tarasoff 和她的家人没有得到警告，几个月后，Poddar 残忍地杀害了她。她的家人起诉了这所大学及其几名员工。加利福尼亚州最高法院认为，如果存在可预见的伤亡风险和可识别的接触者，精神卫生工作者有义务警告第三方避免受到伤害。自那以后，该原则已扩大到涵盖所有医疗服务提供者。

另一个里程碑式的案例是 Pate 起诉 Threlkel 案[114]。1987 年，Marianne New 因多发性内分泌肿瘤（MEN）相关的甲状腺髓样癌接受治疗。3 年后，她的成年女儿 Heidi Pate 被诊断出患有晚期甲状腺髓样癌。Pate 随后起诉了 New 的医师，声称：① 医师知道或应该知道该疾病是可遗传的；② 医师有义务警告 New 孩子罹患该疾病的风险；③ 如果医师警告了 Pate 她可能有的风险，她将在当时即接受检测，并在疾病过程中进行早期干预。佛罗里达州最高法院确认，作为严谨的医师有义务警告患者其疾病的遗传性。当面临医师是否也有义务警告患者的高危亲属的问题时，法院承认警告患者也有利于他们的亲属，未经患者许可警告亲属将与佛罗里达州的保密法规相冲突。换句话说，法院认为，警告的义务是应该在先证者这一级履行的。

在 Pate 诉 Threlkel 案仅一年后，法院在 Safer 诉 Pack 案（1996 年）中裁定，先证者并不总是履行那些可能因遗传性疾病而受到可避免伤害的人的警告义务[115]。1956 年，外科医师 George Pack 为 Robert Batkin 实施了结肠 "多发性息肉病" 的内科和外科治疗。Batkin 于 1964 年死于这种疾病，享年 45 岁，当时他的女儿 Donna Safer 10 岁。1990 年，当时 36 岁的 Safer 被诊断出患有转移性结肠癌，原因与她父亲的情况相同。1992 年，Safer 起诉了 Pack 的遗属（他于 1969 年去世），声称他未能告知她该疾病的遗传性质，使她无法获得早期和潜在的治疗。新泽西州上诉法院认为，无论患者是否同意，医师都有义务直接警告有遗传疾病风险的个人。这一决定被批评为过于宽泛，可能会破坏医患关系中的信任。事实上，2001 年，新泽西州立法机构推翻了 Safer 诉 Pack 案的裁决，颁布了一项广泛的基因隐私法，规定医师未经患者或其法定代表人同意，向患者的高危亲属披露基因信息是非法的（N. J. Stat. Ann. § 10：5-47）。该法的例外情况包括法医鉴定、亲子鉴定和执行法院命令等。

另一个经常被提及的案例是 Molloy 诉 Meier 案[116]。2001 年，Kimberly Molloy 起诉了 3 名医师医疗失当，指控他们未能诊断出其女儿患脆性 X 综合征，且未及时告知家人这一漏诊的遗传风险。Molloy 声称，她被明确告知女儿的病情不是遗传性的，她不太可能再有一个患有类似疾病的孩子。随后，她生了一个患有脆性 X 综合征的儿子。2004 年，明尼苏达州最高法院裁定，"医师在基因检测和诊断方面的职责不仅局限于患者，还包括可能因违反该义务而受到伤害的生父和生母。"

综上所述，上述案例说明了医师的道德和法律义务，即警告处于风险中的亲属致病基因可遗传的情况，该领域内尚存较多关于肿瘤遗传学法律方面的讨论。然而，未经患者知情同意而披露医疗信息的行为目前受到 HIPAA 的监管，本章后文将详细介绍。因此，基于道德和法律的考虑，医疗保健提供者既不需要也不允许在未经患者知情同意或授权的情况下警告高危亲属[117]。

关于警告义务的政策声明

继 Pate 和 Safer 后，ASHG 发布了一项政策，建议医师在基因检测前后均告知患者对家庭的影响，从而进一步重申保密规则[118]。该政策还描述了医师披露相关情况是合适的。该政策提醒，当存在以下 4 个因素时，医师有权通知家属：① 鼓励患者披露信息的尝试失败；② 伤害极有可能发生，且严重可预见；③ 高风险是可识别的；④ 该疾病是可以预防或治疗的，或者医学上公认的标准表明，早期监测将降低遗传性风险。这项政策不仅让人想起了 Tarasoff 案，而且还符合 HIPAA 隐私规则，该规则允许在"对公众健康或安全构成严重和紧迫威胁"时违反患者保密规定[117]。

然而，其他专业团体持相反意见。与 Pate 和 Safer 所在的法院不同，NSGC 和 AMA 都发布了道德规范，强调保护患者信息的义务。NSGC 认为，患者有权决定谁可以访问其医疗信息，医师应"维护客户机密信息和个人可识别健康信息的隐私和安全，除非客户发布或法律要求披露。"AMA 同样强调了医师的保密义务："医师应在何种情况下，希望患者通知生物亲属与疾病风险相关信息的可用性。在这方面，医师应帮助患者与亲属沟通，讨论咨询和检测的机会。"[119] 同样，ASCO 认为，提供者应鼓励家庭内部的沟通，并强调向他们的高危亲属披露信息的重要性[56]。ASCO 和 AMA 都承认之前审查过的法律优先权，但坚称医师的保密义务通常高于相互竞争的警告义务。无论采取何种干预措施，医师都应出于法律目的记录他们的咨询过程。最后，美国妇产科医师学会（ACOG）同意，尽管患者的健康信息应该保密，但如果获得患者同意或授权，医疗保健提供者有权向家庭风险成员提供咨询[94]。ACOG 还强调了在伦理或法律不明确的情况下咨询遗传学专业人士、伦理学家或法律顾问的情况。

如果患者死亡，则披露结果

理想情况下，医疗保健提供者应该与每位患者制订一个计划，方便在患者死亡时和他人交流遗传信息[120]。然而，如果没有记录此类对话，医疗保健提供者可以参考几条隐私原则。HIPAA 隐私规则适用于在世和已故患者。2013 年，HIPAA 隐私规则进行了修改，医疗保健提供者在死者死亡后的 50 年内可以保护死者的可识别健康信息[121]。尽管如此，现在政策允许向死者的家庭成员和看护人披露医疗信息，包括基因检测结果，除非死者另有明确表示，或者医疗保健提供者不愿意这样做。在披露之前，医疗保健提供者必须进行尽职调查，以确定患者偏好，并通过查阅文件和回顾过去的互动，确保接收者是亲属或看护人。提供者必须权衡利弊和不伤害原则及尊重死者的自主权，决定是否披露相关信息。机构伦理委员会也可以作为此类决策的资源，并提供指导。

遗传咨询师和医学遗传学家的经验

三项研究探讨了遗传学专业人员在警告义务方面的实践经验。Falk 等（2003 年）和 Dugan 等（2003 年）分别研究了医学遗传学家和遗传咨询师的行为和经验[104, 105]。25%的医学遗传学家和 21% 的遗传咨询师面临警告义务冲突时，他们会认真考虑在未经同意的情况下通知高危亲属。只有一小部分人（31 名医学遗传学家中的 4 名和 24 名遗传咨询师中的 1 名）在未经患者同意的情况下向家庭成员披露了基因信息。

Perry 等在 2020 年重复了这些研究。研究中的 51 名医学遗传学家中，有 30 名（59%）遗传学家的患者拒绝通知高危亲属。其中，8 名遗传学家（27%）认可未经同意就披露，但实际没有人披露。在 206 名遗传咨询师中，95 名（46%）遗传学家的患者拒绝通知高危亲属。其中，17 名（18%）认可未经同意就披露，但只有两人真正同意披露[106]。因此，与早期的研究相比，遗传学专业人员在本研究中不太可能相信他们有义务告知。这种差异的一种可能解释是，在当前的社交媒体时代，人们更加强调隐私和保密性。值得注意的是，如果继续披露信息的提供方会将自己置于法律诉讼的风险之中。

> **关键点**
>
> - 医疗保健提供者应鼓励家庭内的沟通，并向患者强调与高危亲属分享基因信息的重要性和益处。
> - 医疗保健提供者应随时帮助患者与亲属沟通，讨论咨询和检测的机会（视情况而定）。
> - 在绝大多数情况下，医疗保健提供者在患者没有明确同意的情况下向其高危亲属披露患者的基因信息是不合适的。
> - 作为检测前和检测后咨询的一部分，医疗保健提供者应仔细记录关于这个问题的讨论。

基因歧视

当一个人因为基因突变导致或增加遗传性疾病的风险而受到他人的不同对待时，就会发生遗传歧视[122]。遗传歧视造成社会影响的一个例子是，由于遗传条件可能会传染给未来的后代，就会降低寻找伴侣的欲望[59]。遗传歧视造成经济影响的情况包括工作场所的歧视、由于"先决条件"而被拒绝购买人寿保险，或拥有更高的人寿保险费[59]。尽管很少有关于遗传歧视的报道，但人们对这种歧视的恐惧感仍然很高[59, 96, 108, 120]。如前所述，联邦和州一级的立法有助于保护人们免受遗传歧视。

联邦法律

1990年的《美国残疾人法》（ADA；42 U.S.C. § 12101）[123]是一部民权法，禁止歧视残疾人，尤其是在工作场所。它还要求雇主为残疾雇员提供合理的住宿，并对公共和商业建筑、交通和通讯服务强制性实施无障碍要求。它提供了有限的遗传保护。如果个人患有遗传疾病，导致其履行一项或多项职能的能力严重受损，则其疾病符合《美国残疾人法》规定的残疾资格，并且只要他们能够在合理的条件下履行其职业职责，他们将受到保护，免受就业歧视。大多数遗传性肿瘤综合征患者不符合ADA规定的"残疾"条件，但也有一些例外情况（如 *PTEN* 错构瘤肿瘤综合征导致认知障碍）。

在1996年颁布的HIPAA，其主要目的是确保在雇员及其家属更换雇主时，雇主为他们提供医疗保险的连续性。HIPAA赋予美国卫生和公众服务部（HHS）管辖权，以监管提供医疗保健或支付医疗保健费用的实体（保险公司）。HHS发布了个人可识别健康信息隐私标准（"隐私规则"），该标准于2003年开始实施，作为一套保护个人健康信息的国家标准[124]。它指出，在治疗、支付和医疗保健操作之外使用和披露受保护的健康信息需要患者签署符合HIPAA的书面授权。值得注意的是，对遗传信息没有特别规定；相反，它包含在一般健康信息中。隐私规则涵盖的实体包括健康计划（即健康保险公司、HMO、医疗保险或医疗补助计划，或其他提供或支付医疗保健费用的实体）、大多数医疗保健提供者、医疗保健信息交换所（即账单服务或健康信息管理系统），以及涵盖实体的商业伙伴和分包商。未涵盖的实体包括人寿保险公司、学校、工伤赔偿机构、执法机构、药品制造商、研究机构、销售健身追踪设备的公司、DTC检测服务，以及儿童保护服务等许多国家机构。值得注意的是，其中许多实体存储和使用健康和遗传数据。

HIPAA隐私规则允许未经个人授权或同意，出于以下"公开"目的披露受保护的健康信息：① 法律要求；② 公共卫生活动；③ 关于虐待、忽视或家庭暴力受害者；④ 健康监督活动；⑤ 司法和行政程序；⑥ 执法；⑦ 关于死者；⑧ 尸体器官、眼睛或组织捐赠；⑨ 对于某些类型的研究；⑩ 避免对健康或安全造成严重威胁；⑪ 基本政府职能，包括国家安全；⑫ 工人补偿。最适用的条款是"对健康或安全的严重威胁"，在该条款中，受保护实体"可以披露其认为可以防止或减轻对个人或公众的严重和紧迫威胁所必需的受保护健康信息，前提是此类信息披露给其认为可以防止或减轻威胁的人（包括威胁的目标）"[124]。如前所述，这一规定令人想起Tarasoff案。在考虑警告义务时，医疗保健提供者可能难以理解"严重"和"迫在眉睫的威胁"，尤其是对于外显率不完全的遗传病[112]。

《遗传信息非歧视法》（GINA）是一部联邦法律，乔治·W·布什总统在国会经过13年的审议后，于2008年签署成为法律，以解决人们对遗传歧视的广泛担忧。GINA分为两部分：第一部分禁止医疗保险中的遗传歧视，第二部分禁止就业中的遗传歧视。更具体地说，第一部分规定，医疗保险提供者在承保或注册（即确定资格或保险范围）时使用或要求提供遗传信息是非法的；而第二部分规定，拥有15名以上雇员的雇主在做出雇用、晋升、安置、终止聘用、保险和保险决策时使用或要求提供雇员的遗传信息是非法的。GINA对遗传信息的定义很宽泛，包括基因检测结果、患者寻求的遗传评估服务信息，或四级亲属（包括四级亲属）的家族史等信息。GINA并不是在所有情况下都禁止遗传歧视。例如，GINA不适用于雇员少于15人的雇主，也不适用于除人寿、残疾或长期护理保险等健康保险以外的其他形式的保险。有关GINA涵盖和未涵盖的实体完整列表，请参见表16.4。

除上述限制外，GINA仅适用于无症状个体。无症状个体只有患遗传病的风险，而有症状的个体有已知的、现有的疾病。幸运的是，还有其他法律，如《患者保护和平

表 16.4　GINA 所覆盖和未覆盖的实体	
需要遵守 GINA 的保险供应商和雇主	**不需要遵守 GINA 的保险供应商和雇主**
大多数团体或个人健康保险提供者 大多数雇主	医疗保险提供者： • 联邦政府雇员 • 军事 • 退伍军人管理局 • 印度卫生服务 雇主： • 联邦政府 • 军事 • 雇员少于15人的雇主 其他形式的保险： • 人寿保险 • 残疾保险 • 短期/长期护理保险

数据引自 Gammon A, Neklason DW. Confidentiality & the Risk of Genetic Discrimination: What Surgeons Need to Know, Surg Oncol Clin N Am 2015 Oct; 24(4): 667–681

价医疗法》保护有症状的个人[125]。2010年通过的《平价医疗法案》(ACA)禁止基于预先存在的健康状况(如已出现的遗传性肿瘤综合征)的医疗保险歧视。通过 GINA 与 ACA 的互动，有症状前和有症状的个体都得到了保护。尽管存在诸多限制，GINA 仍在防止遗传歧视方面发挥着关键作用。

州法律

在 GINA 之前，许多州都制定了禁止遗传歧视的法律[126]。这些法律因管辖权的不同而存在着很大差异。有关在 GINA 之前颁布的有关遗传歧视的法律最新列表，请参见美国国家立法机构会议网站汇编的列表(http://www.ncsl.org)。值得注意的是，一些州的法律提供了比 GINA 更强大或更广泛的隐私保护，包括有关人寿保险或残疾保险的规定。正如 GINA 明确规定的，无论是 GINA 还是更强大的地方法律，更全面的法律优先适用。因此，GINA 在联邦一级提供"最低限度"的隐私保护，而州法律可以加强这些保护。

关键点

- 联邦和州一级的立法禁止遗传歧视，尤其是在就业和医疗保险方面。
- 遗传信息受 HIPAA 和 GINA 保护，但目前并不是所有群体的个人都受保护。

■ 人类基因能获得专利吗

自从基因组技术出现以来，美国专利局在几十年的时间里一直在发布人类基因专利。2013年，位于盐湖城的分子诊断公司 Myriad Genetics 为分离 *BRCA1* 和 *BRCA2* 的 DNA 序列申请专利后，美国公民自由联盟(ACLU)和公共专利基金会(PUBPAT)代表研究人员、遗传顾问、患者、医师及几个医学专业协会(分子病理学协会)向联邦法院提起诉讼[127]。这场诉讼主要是为了回应人们对 Myriad 公司声称垄断基因诊断技术、限制遗传学研究并要求其基因检测高费用(高达4 000美元)的担忧[128-130]。在最高法院的一项开创性裁决中，9名法官一致认为，自然产生的人类基因不能获得专利，因为它们是自然产物(《美国法典》第35卷第101节)。然而，法院认为，互补DNA(cDNA)，即人类DNA的实验室重建，可以获得专利，因为这些分子不是自然产生的。总的来说，法院的判决旨在促进科学发现和激励生物医学创新。从伦理上讲，它防止人类基因组被用于经济利益，在精准医学时代开创了一个强有力的先例[131]。

关键点

- 人类基因不能获得专利。

在肿瘤基因检测方面，医疗保健提供者面临许多法律问题。第一，医疗机构有义务确定患者在披露偶然或次要发现方面的偏好。如果患者同意接受此类检查，医疗机构除应遵守与主要临床问题相关的检测结果外，还应遵守这些偏好。第二，法律禁止医疗机构在未经患者同意的情况下就基因可遗传的情况向患者亲属发出警告，但医疗机构应尽最大努力鼓励患者自己警告他们的高危亲属。第三，提供者应该熟悉遗传歧视法，特别是 HIPAA、GINA 和他们所在州的具体法律。对患者和提供者有用的资源包括：

- 根据全国州立法机构会议制定的有关遗传歧视的州法律：① 基因就业法：https://www.ncsl.org/research/health/genetic-employment-ment-laws.aspx；② 遗传健康保险法：www.ncsl.org/research/health/genetic nondiscrimination in-health-insurance-laws.aspx。
- 关于 GINA 的信息，它在医疗保险和就业方面的保护及其缺点：www.ginahelp.org/。
- 关于 HIPAA 政策的信息：www.hhs.gov/hipaa/index.html。

■ 心理社会问题

为什么心理社会问题很重要？

由于肿瘤遗传学的快速发展和多基因靶向检测的出现，与肿瘤基因检测相关的心理社会问题可能正在增加。肿瘤基因检测的国家标准及可供检测的基因数量每年都在扩大，影响着越来越多患者的常规医疗管理，以及现在的肿瘤治疗。过去，与遗传学无关的研究表明，根深蒂固的心理社会应激源可以显著影响身心健康，也可能与吸烟和饮酒等危险行为有关。例如，Cohen 等（1998 年）发现有严重慢性应激源的个体患普通感冒的风险显著增加[132]。另一项研究强调了压力性生活事件在不同发育阶段对抑郁、行为和健康的影响[133]。这强调了了解心理社会应激源对接受基因检测患者的潜在影响，和（或）避免与基因检测结果相关的医疗管理建议的重要性。与肿瘤遗传顾问的典型关系不同，初级保健医师、妇科医师和胃肠科医师等医疗保健提供者有定期的机会在肿瘤基因检测之前、期间和之后，以及在较长时间内定期护理患者。这使非基因医疗从业者有机会引导高危患者走向健康的方向，避免不必要的痛苦、焦虑或抑郁，对一些人来说，这与肿瘤基因检测的经验有关。最近研究结果表明，医疗保健提供者持续参与在应对与基因检测和遗传性肿瘤相关的痛苦、焦虑或抑郁时可能受益于额外支持的个人。我们提供的建议和工具可以帮助提供者更有效地指导患者完成肿瘤基因检测过程，提高患者对医疗管理建议的依从性，并向所爱的人传播潜在的救命信息。

几十年前，随着与遗传性乳腺癌卵巢癌综合征（HBOC 综合征）和 Lynch 综合征相关的致病性突变临床检测的出现，开始了肿瘤基因检测的心理社会影响的广泛研究。结果相互矛盾。一些人发现基因检测对心理社会问题的影响很小，如痛苦、焦虑和抑郁，而另一些人则表现出显著的影响。最近，研究人员开始更细致地研究肿瘤基因检测的心理社会影响，更多地关注年龄、生活方式、性别、支持系统、应对方式、家族史和家族动态等因素。研究人员还致力于描述在整个遗传咨询和检测过程中不同时间点的影响。例如，患者在初次会诊时，或在结果披露就诊期间或之后，可能会经历更多的痛苦或焦虑。目标是针对那些更可能需要额外支持和（或）资源的人，以及他们可能最有利的时候。这一点尤其重要，因为我们进入了一个新的时代，由于检测成本较低，以及直接面向消费者，获得基因检测的机会要大得多。即使是对于那些有个人和（或）肿瘤家族史可能无法保证进行肿瘤基因检测的人来说，也是如此。近年来，随着多基因靶向检测的出现和方便使用，一些研究人员担心这些更大、更复杂的检测对个人心理和社会的影响。尽管这项研究相对较新且正在出现，但已有证据表明，尽管许多人不需要通过肿瘤基因检测获得额外的支持，但知道何时及如何提供支持、资源和指导，可以为患者及其家人带来更健康的结果。人们还可以认为，在确定那些可能在某些领域需要额外支持的人时，财务效益可能会成为必要的、有时甚至是挽救生命的医疗管理建议的障碍。

痛苦、焦虑和抑郁的来源是什么?

为了阐明如何指导可能正在应对日益增加的痛苦、焦虑或抑郁的患者,我们必须首先在肿瘤遗传咨询和检测的背景下考虑这些情绪的各种来源。值得注意的是,寻求遗传咨询以考虑检测的行为本身就表明了某种程度的担忧。因此,无论是不是第一个接受肿瘤基因咨询的家庭成员,寻求肿瘤基因咨询的个体,其痛苦、焦虑和(或)抑郁的基线水平都高于普通人群。Cicero 等(2017年)在研究中考虑了两组人。第一组由60名先证者组成(这些先证者是在一个家庭中首先进行检测的人员),据报道他们在很小的时候就被诊断出患有乳腺癌或卵巢癌。第二组由60名家庭成员组成,他们接受了遗传咨询,并接受了遗传性乳腺癌和(或)卵巢癌基因检测,这是因为60名先证者中有一人就家族风险进行了沟通。这些研究人员发现,两组人的焦虑和抑郁症状水平都高于一般人群的预期水平。事实上,他们发现焦虑和抑郁症状的水平具有"临床意义",并最终建议对这一主题进行进一步调查[134]。

基因检测和医疗管理选择决策过程的一个重要方面涉及数字、机会和统计数据。在寻求遗传咨询和潜在检测的个体中,风险认知已被证明会影响痛苦、焦虑和(或)抑郁。在遗传咨询会议期间围绕肿瘤风险的讨论具有多个层面的意义。首先,它是可量化的。通过人口研究,我们知道,普通女性一生中患乳腺癌的风险为8%到12%。而与 *BRCA1* 或 *BRCA2* 致病性变体相关的乳腺癌终生风险可高达60%至80%[135]。然而,这种终生乳腺癌风险可根据 *BRCA* 阳性患者的年龄进行调整[135]。例如,一名未受影响的60岁女性的 *BRCA1* 基因中存在致病性变异,其剩余的终生风险可能接近20%。这些数字是具体和客观的;然而,它们的意义对于个人来说是主观的。例如,对一个人来说,20%的人可能会感到安心,尤其是考虑到这意味着有80%的概率没有乳腺癌。对于另一个人,也许是因为肿瘤失去亲人的人来说,这20%可能是非常痛苦的。相反,一名面临80%乳腺癌终生风险的25岁女性可能没有意识到这意味着大约20%的 *BRCA* 阳性女性从未被诊断出患有乳腺癌。

在遗传咨询过程中,风险感知的另一个方面是遗传风险感知,即在与肿瘤风险增加相关的基因中遗传致病性变异的感知机会。在已知家族致病性变异的情况下,风险很容易量化。如果一级亲属携带已知的家族变异,则呈阳性的概率为50%。如果二级亲属为阳性,则可能性为25%,依此类推。更常见的是,在缺乏已知的家族致病性变异的情况下,许多变量在起作用。血统和家庭结构可以提供信息,例如,是否有德裔犹太人的血统?这可能意味着,每40人中就有1人有可能遗传了一种德裔犹太人 *BRCA1* 或 *BRCA2* 基因突变。一个小的家庭规模可能会掩盖家族中其他明显的肿瘤模式,从而产生关于遗传风险的错误结论。家里有很多女人吗?她们多大了?家族中有哪些类型的肿瘤?此外,患者观察或照顾肿瘤患者所爱的人的经历可能会影响他或她对阳性检测结果机会的看法。由于知识基础各不相同,个体对遗传致病性变异的可能性有着截然不同的看法;然而,临床经验始终表明,大多数人对肿瘤的遗传程度有夸大的认识。

研究人员已经考虑了这样一种可能性,即确定患者的风险感知可能会揭示测试和(或)降低风险选项的重大障碍。两项研究发现,在有明显乳腺癌家族史的未受影响女性中,风险感知可以预测她们的痛苦增加[136, 137]。Cabrera 等(2010年)和 Tong 等(2015年)也发表了研究,支持乳腺癌家族史可以极大地影响担忧情绪和增加风险的结果[138, 139]。Cicero 等(2017年)发现先证者群体(60名受疾病影响的个体)及其家庭群体（60名未受影响的家庭成员，他们寻求咨询和测试，以回应先证者关于家庭风险的沟通）中的遗传风险感知与焦虑和（或）抑郁之间存在显著关系。他们得出的结论是，遗传风险感知和肿瘤风险认知都可以作为抑郁、焦虑和（或）抑郁等心理症状发展的潜在预测因子。在先证者中，遗传风险感知和肿瘤风险认知仅与抑郁症相关。正如人们所料，在肿瘤治疗期间，焦虑和抑郁的程度更高。在未受影响的家庭成员中，遗传风险感知与所有变量相关，包括焦虑、抑郁和痛苦。更高的肿瘤风险认知与更高的遗传风险感知（遗传致病性变异的感知机会）及焦虑和痛苦相关。家庭成员的具体担忧包括担心在基因检测结果呈阳性的情况下面临医疗管理方面的变化，以及担心在确诊时面临治疗[134]。

最近，研究人员还利用基因检测结果来帮助他们更清楚地确定哪些人可能面临心理社会问题的风险，从而从额外的支持和（或）资源中受益。Voorwinden等考虑到了存在家族性 BRCA1 和 BRCA2 基因变异或导致Lynch综合征的错配修复基因的个体。他们的受试者每人都有50%的概率遗传了一种致病性变异，这种变异以往在一个家庭成员中被发现。该研究的目标是在三个时间点描述不良检测结果后心理问题的预测因素：在最初的遗传学咨询中、2天后、收到检测结果后4～6周。研究人员发现，与那些没有遗传家族变异体的人相比，基因突变阳性的受试者在评估后4～6周没有更多的情绪困扰，但他们确实有更多的肿瘤担忧。肿瘤担忧的总体预后因素包括预先存在的肿瘤担忧、孤独单身（支持系统）、高风险认知和不利的检测结果[140]。

几项研究探讨了肿瘤基因检测对新诊断乳腺癌女性的影响。Meiser等研究了特定基因检测结果对有家族史新诊断女性与无家族史新诊断女性的影响。这些女性是通过澳大利亚的8家诊所招募的。研究人员通过4个阶段完成评估；在招募时，初始遗传学咨询后1周，结果公布后2周，以及注册后12个月。总的来说，与非携带者相比，致病性或可能致病性（P/LP）变异体携带者的焦虑程度随着时间的推移而显著降低。他们的研究表明，在解释肿瘤诊断的原因时，尽管额外肿瘤诊断的风险可能会增加，但随着时间的推移，阳性基因检测结果可能会产生平静的影响[141]。

其他研究揭示了携带一种致病性变异的个体会出现内疚感的证据。Mahat Shamir 和 Possick 于2017年通过半结构式访谈的定性研究，深入研究了13名被发现携带 BRCA1 或 BRCA2 致病性变体的德裔犹太女性的经历。他们发现他们的研究对象同情他们的祖先，因为他们将致病性突变遗传给了自己的孩子，同时他们对将该变体遗传给自己的孩子感到内疚。具体而言，这些女性对让孩子看着她们面对疾病、将致病性突变体转移到孩子身上，以及让孩子不得不思考计划生育问题表示内疚[142]。人们可以想象，这将如何影响医学管理建议的采纳，这些建议是由阳性的基因检测结果或与风险家庭成员沟通的意愿产生的，他们可能也遗传了这种肿瘤基因变异体。

在大约5年的时间里，成本的降低、NCCN指南的改变及直接面向消费者的检测转化使接受多基因肿瘤靶向检测人数的显著增加。随着检测的增加，以及随之而来的知识体系的不断增长，需要探索这些规模更大的检测对那些选择追求它们的人的心理健康的影响。这起源于与这些检测所增加的复杂性、潜在的不确定性及偶然发现的机会。2018年，西班牙研究人员探索了多基因靶向检测的心理影响。187名临床怀疑患有遗传性肿瘤的无关患者接受了25个基因的靶向测试，在四个时间点完成了问卷调查：在初次咨询时，以及结果披露后1周、3个月和12个月。他们发现，与高致病性变体携带者相比，中等致病性变体携带者对肿瘤的担忧有所增加。然而，得出这一结论的队列非常小，因为只有 34 名高致病性 P/LP 变体携带者和 4 名中度 P/LP 变体携带者。总的来说，他们的研究表明，患者有能力应对多基因肿瘤靶向检测中日益增加的不确定性[143]。

另一组研究人员在 2019 年发表的前瞻性观察性研究纳入了多基因靶向检测。他们利用遗传性肿瘤（PAHC）的社会心理因素，在基因检测前后对 460 名女性进行了评估。该工具由 6 个量表组成，即痛苦、焦虑和（或）抑郁的来源，包括遗传易感性、家庭和社会问题、情绪、家庭肿瘤、个人肿瘤及与儿童相关的问题。受试者分别在测试前和测试后 2 个月后完成评估，让研究人员考虑到时间的推移及特定检测结果的影响。这项研究跨越了法国、德国和西班牙三个地点。随着时间的推移，人们仍然高度关注个人肿瘤风险、家族肿瘤风险和儿童相关问题。无论基因检测结果如何，在情绪、家族性肿瘤、个人肿瘤和儿童相关问题方面都没有影响。具体的检测结果确实影响了人们对遗传易感性、家庭和社会问题的担忧。在测试后 2 个月的评估中，检测呈阳性或结果不具信息性（阴性，没有已知的家族致病性变体）的女性的遗传易感性担忧几乎没有变化。令人惊讶的是，在那些被发现患有 VUS 的人中，研究人员注意到遗传易感性问题在临床上显著减少，尽管它事实上代表着不确定性的增加。结果为 VUS 的患者与结果为真阴性的患者（已知的家族致病性变体为阴性，通常将肿瘤风险恢复到普通人群的风险，而不管肿瘤家族史如何）相比，结果不具非信息性的患者更具可比性。尽管研究中有这些发现，但总体研究表明，心理社会问题大多不受多基因靶向检测的影响。然而，在选择结果披露咨询期间使用的特定语言时，发现存在 VUS 者的担忧减少是重要的考虑因素[144]。

关键点

- 寻求基因咨询和检测的行为本身就表明了某种程度的担忧。
- 遗传风险感知和癌症风险认知可以预测心理症状的发展，如痛苦、焦虑和（或）抑郁。
- 到目前为止，没有证据表明接受基因测试的人或发现携带致病性变体的人存在心理功能障碍的主要风险。这包括对那些接受多基因靶向检测的人的研究。
- 应密切关注 VUS 结果的讨论，因为它可能会导致与遗传性肿瘤风险相关的虚假安全感。虽然这一结果通常不会影响医疗管理，但将其转给了解肿瘤遗传学经验丰富的从业者进行解释是很重要的。
- 家庭结构值得注意。例如，生孩子可能会让患者对阳性检测结果感到内疚。

考虑向谁提供更多支持、信息和（或）额外资源？

除风险认知和基因检测结果外，研究还涉及性别、年龄、家庭结构和家族史等其他因素。研究人员努力更好地了解与肿瘤家族史背景下未受影响的女性、有或没有重大肿瘤家族史的新诊断女性及有个人肿瘤史的女性相关的心理社会问题。对高危男性的研究也在蓬勃发展，最新研究关注的是被诊断为乳腺癌的男性群体未满足的需求。除了基因检测较易获得，其他感兴趣的话题包括选择推迟或拒绝基因检测的成年人群体，以及对青少年进行成人发病条件的检测。

一些研究人员观察了个人面对压力情境的方式及他们如何应对的情况。Ho 等

（2010年）调查了中国香港接受遗传性结直肠癌基因检测的成年人心理状况的预测因素。他们的研究包括来自9个家族性腺瘤性息肉病家族和24个Lynch综合征家族的71名个体。在结果公布前，参与者完成了一份希望量表问卷。此外，在结果披露前及在结果披露后的第2周、4个月和1年，他们分别完成了一份心理调查问卷，测量心理痛苦、焦虑和抑郁。他们发现基线时的希望值是适应力的一个重要预测因素。具体来说，那些希望基线测量值较高的人在随后的所有时间点（披露后2周、4个月和1年），在心理困扰、焦虑和（或）抑郁方面的得分都较低[145]。

另一组研究发现，有遗传性乳腺癌风险但未受影响的女性中，长期抑郁的预测因素包括应对方式和过度的乳腺自我检查。在这些女性中，他们认为被动应对方式是一个风险因素，使患者更容易不知所措、感到无助，并依赖他人解决问题。这项研究表明，一种缓和的应对方式，即从问题中转移注意力的倾向，也是一个风险因素。他们认为通过让人安心的想法来应对问题是一种有益的应对方式[136]。

近年来，随着遗传状态越来越多地被用于指导治疗决策，新诊断出乳腺癌的女性发现自己可以进行基因检测，只需花少量的时间来获取大量信息，权衡自己和家人的利弊。最近的研究提示了基因检测对这些新诊断为乳腺癌女性产生的影响。2018年发表的一项研究发现，没有肿瘤家族史的新诊断乳腺癌女性是一个特别脆弱的群体，与新诊断的有肿瘤家族史的女性相比，在确诊后12个月内，她们的适应能力较差，焦虑感降低较少，对手术选择的反悔也更多。那些没有肿瘤家族史的女性，对于选择接受以治疗为中心的基因检测（为手术决定而进行的检测）感到更后悔，以及与检测相关的痛苦更大。值得注意的是，这个结果跟测试结果无关。与有肿瘤家族史的人相比，没有肿瘤家族史的新诊断女性更容易因基因检测而感到后悔，并且随着时间的推移，焦虑感的降低也更少。人们可能会质疑，这一结果是否与自己有亲属被诊断为肿瘤，从而对肿瘤的熟悉度和（或）舒适度增加有关。因此，在诊断时正在考虑肿瘤基因检测的女性，如果没有肿瘤家族史，可能会从其他可能提供的支持之外获益。例如，这群女性可能会受益于额外的后续咨询，以促进对其结果的心理调整，在做出手术决定时获得额外的支持，以及关于如何最好地向家庭成员传达结果的咨询[141]。

2017年，研究人员对17名被诊断患有乳腺癌或卵巢癌的女性进行了基因检测。随后，他们进行了4次半结构化的焦点小组访谈。值得注意的是，他们没有像后来Meiser等（2018年）所做的那样，区分有肿瘤家族史和无肿瘤家族史的女性。然而，他们也发现个性化的支持和咨询在这一群体中尤其重要。新诊断的女性表达的需求包括对基因检测的解释，帮助其确定信息的优先顺序，使其更易于管理，以及在根据个人情况调整信息方面加强关注[146]。

专门针对接受肿瘤基因检测男性的研究非常有限。其中一项研究考虑了已知BRCA基因突变家庭成员的心理困扰。他们发现，男性只有在有已知致病性变体的兄弟姐妹时才会表现出高度的痛苦[147]，而女性无论兄弟姐妹的状态如何，通常会经历不良的短期心理反应[147]。Lodder等发现了类似的结果，报告称有女儿的男性患抑郁症的风险更大[148]。2020年年初，两项研究探索了痛苦、焦虑和抑郁，重点关注肿瘤基因检测的影响和男性特有的需求。Pellini等发现，与未受影响的男性相比，受影响的男性在医院焦虑和抑郁量表（HADS-A和HADS-D）上的平均得分显著较高[149]。在接受基因检测、高危或患有乳腺癌的男性中，没有证据表明他们感到痛苦[149]。他们还发现，结果和年龄没有差异[149]。

通过使用焦点小组和问卷，Bootsma 等旨在确定 107 名男性乳腺癌患者中未满足的需求。患者认为缺乏心理影响/应对、遗传学和家庭方面信息方面的经验[150]。他们发现，在乳腺癌治疗后的一段时间内，男性寻求与情绪和身体不良反应有关的性行为信息[150]。

随着获得基因检测的更容易及公众意识的提高，我们可能会看到青少年和（或）他们的父母更多地要求青少年进行与遗传性乳腺癌和卵巢癌等成年发病条件相关的基因检测。然而，多年来，不同组织均发表了关于未成年人成年发病条件基因检测的立场声明。美国儿科学会和美国医学遗传学学院提供以下声明："AAP 和 ACMG 不支持在未成年人中进行常规基因检测，因为此类检测在儿童期没有益处。"他们的声明还考虑了与心理和社会负担有关的例外情况。"除非在儿童时期开始的干预可能降低发病率或死亡率，否则成人发病条件的预测性基因检测一般应推迟。对于诊断不确定性造成重大心理和社会负担的家庭，可能会有例外，尤其是当青少年及其父母同意他们对预测性的基因检测"。美国国家遗传顾问协会（NSGC）于 2018 年 4 月更新了他们的立场声明，该组织不鼓励对未成年人进行成人发病条件的检测，同时也考虑到了一些人会继续这样做的一个现实。NSGC 立场声明包括以下内容："对未成年人进行基因检测识别成人发病条件变异体，应谨慎做出决定，并尽可能征得未成年人的适当同意。如果未成年人接受了基因检测，且检测结果未向该儿童披露，医疗保健提供者应与父母/监护人讨论策略，以便在他/她具有能力时或在成年时分享检测结果。"

由于明显的原因，没有太多研究涉及针对成年发病条件的未成年人基因检测，然而，由于所有年龄段的人都能轻松地获得基因检测，大家对这一领域的关注越来越多。Bradbury 等（2012 年）发现，大多数父母确实会与子女讨论他们的家庭和（或）遗传风险，尤其是随着他们的年龄增长[151]。2013 年的一项定性研究对 9 名接受基因检测的青少年（6 名结果为阳性）进行了调查，结果表明，在预检测过程中虽然存在焦虑，但没有心理伤害[151]。他们检测的成人发病条件疾病包括遗传性乳腺癌卵巢癌综合征（HBOC 综合征）、遗传性弥漫性胃癌综合征（HDGC）、亨廷顿病和常染色体显性小脑共济失调（ADCA）[152]。检测前的生活经历，包括有肿瘤家族史和家族内遗传风险知识，可能会让这些人更好地处理基因信息[152]。Bradbury 等在 2016 年发现，与一般人群风险相比，BRCA1 或 BRCA2 阳性和（或）具有乳腺癌家族史的少女表现出更大的乳腺癌特异性痛苦，并增加了乳腺癌的感知风险[153]。这结果也有这样一种可能性，即尽管这些青少年表现出更具乳腺癌特异性的痛苦，但由于他们接触肿瘤，可能比那些没有肿瘤家族史的青少年更容易获得基因检测信息。

专业组织认为在特定参数下这些研究有助于对青少年进行成人发病条件的检测。然而，相关研究非常有限，在考虑希望接受成人发病条件（如 HBOC 综合征）基因检测青少年的具体需求时，需要强调案例研究的重要性。通过两个案例报告，Callard 和 Kirton 讨论了建立融洽关系和让青少年参与有关基因检测讨论所面临的挑战。他们推荐预期后悔模型作为有用的工具[154]。这种模式最早出现在 20 世纪 80 年代，当时心理健康研究人员正在探索青少年的特殊需求，考虑到他们独特的局限性[155]。后来，它被用作一种工具，帮助妊娠青少年在遗传咨询环境中做出决策[156]。该模型鼓励个体思考假设的结果，想象他们可能的感受。随着接触变得越来越广泛，甚至可能通过越来越多的人接受直接面向消费者的检测，需要进行更大规模的研究，以便更好地为这些年轻的检测人群服务。

尽管之前的成本和准入等障碍已经消除，并融入了主流临床护理，但肿瘤基因检测仍被一些风险最高的人拒绝或推迟，而这些医疗管理的改变可能挽救生命。拒绝或推迟基因检测的决定可能会让患者无法获得重要的筛查来降低肿瘤风险，甚至无法进行预防性手术。1998年，Lerman等研究了*BRCA1*或*BRCA2*存在已知致病性变的家族。他们发现，在基线检查时，拒绝者报告有抑郁症状，而所有人均具有肿瘤相关的痛苦增加[157]。第二年发表的另一项研究也发现了同样的情况，研究人员观察了被诊断为Lynch综合征患者的家庭成员。他们发现临床上的抑郁水平对男性和女性接受基因检测都有着显著的负面影响[158]。Smith等在2008年发表了一项纵向研究，报告了接受基因测试的参与者，并在测试后3个月和6个月完成了问卷调查。此外，那些拒绝基因检测的人也被邀请完成问卷调查。在检测后3个月或未测试者拒绝检测后，无信息/负面或VUS结果的参与者报告的侵入性想法少于拒绝者和携带者[159]。在测试后6个月，拒绝者报告的肿瘤相关痛苦明显多于VUS结果的患者[159]。这些研究表明，由于检测所产生的心理障碍，需要时间和额外的支持才能克服。同样有趣的是，与那些被发现携带VUS或结果不具有信息性的检测者相比，拒绝基因检测可能对个体造成更大的伤害。初级保健医师、妇产科医师和胃肠科医师可以在这一群体中发挥特别重要的作用，这些人的个人和（或）家族病史需要肿瘤基因检测，但他们选择拒绝检测。具体而言，这些非基因医疗从业者可以通过鼓励他们探索自己的感受，或者通过引导他们找到能够帮助他们探索这些障碍的人（即肿瘤基因专业人士），这些障碍可能会阻止他们获得关键的、可能挽救生命的医疗管理变革。

关键点

- 应对方式有助于预测心理困扰、焦虑和（或）抑郁的发展。
  - 危险因素：被动或姑息性应对方式。
  - 有利的：通过让人安心的想法来应对。
- 希望是恢复能力的一个预测因素。
- 没有肿瘤家族史的新诊断女性是一个特别脆弱的群体。
- 患有乳腺癌的男性表达了对特定诊断信息的渴望。
- 专业组织发表的立场声明不鼓励对未成年人进行成人发病条件的检测。
- 研究表明，临床上显著的抑郁水平会对男性和女性接受基因检测产生负面影响。

什么时候额外的支持才是有益的？

在进行肿瘤基因检测的过程中，能够有效地针对那些可能从额外支持中受益的个体，不仅取决于知道什么可能是触发因素，以及谁可能更需要帮助，而且还取决于在经历过程中，他们什么时候可能从这种支持中受益最多。如前所述，Bredart等在其前瞻性研究中纳入了接受多基因靶向检测的个体。他们的研究中收集了646个人的信息，其中75%的人有乳腺癌病史。其中一个目标是研究在肿瘤基因检测过程中，痛苦、焦虑和抑郁情绪何时更容易出现。研究人员探索了女性乳腺癌和卵巢癌易感性基因检测前后心理社会问题的变化。他们跟踪了2016年11月至2018年4月期间接受多基因靶向检测的患者，他们的目标是在这一过程中确定时间点，以考虑是否需要为那些面临更大痛苦、焦虑和（或）抑郁风险的人提供额外的支持。遗传性肿瘤的心理社会方面（PAHC）

问卷在测试前进行，结果公布后 2 个月再次进行。在这两个评估点，家庭和社会问题的平均分最低，这表明人们在这些领域的问题比其他领域的问题少，包括遗传易感性、情绪、家庭肿瘤、个人肿瘤和儿童相关问题。结果公布 2 个月后，在家族性肿瘤（担心家人被诊断为肿瘤）和个人肿瘤（担心自己被诊断为肿瘤）方面得分最高。这些结果表明，患者支持的领域将在很大程度上取决于患者在检测过程中的位置。从检测中获得的信息自然会增加患者对个人或家庭肿瘤诊断的担忧，因此密切关注患者收到结果后的时间可能是进行心理社会评估的重要时间[144]。

与 Bredart 等（2019）的结果相比，Meiser 等跟踪了新诊断为乳腺癌并接受基因检测的女性。总体而言，受试者在 12 个月内完成了 4 份问卷调查，分别为招募后的基线调查、遗传咨询后的 1 周调查、结果公布后的第 2 周调查和初次登记后的第 12 个月调查。他们发现，乳腺癌特有的担忧随着时间的推移而减少。与基线相比，焦虑在所有方面都显著降低。如前所述，随着时间的推移，有家族史的新诊断乳腺癌女性比没有家族史的女性经历的痛苦更少[141]。尽管之前 Bredart 等的研究中共包括 646 名受试者，而 Meiser 等的研究共有 128 名受试者，但结果的差异很可能与 Meiser 等只检查新诊断的患者有关，因此他们在基线检查时的痛苦在发病时可能最高。

在查验现有研究时，我们确实掌握了一些信息，即在肿瘤基因检测过程中，青少年何时可能受益于额外的支持。2013 年，研究人员对 9 名青少年进行了定性研究，他们接受了成人发病条件的基因检测。他们在检测前发现了痛苦的证据，但没有心理伤害[152]。从这项研究中，我们承认这一领域的知识非常有限，并基于专业组织的立场声明，我们强调，在青少年接受成人期肿瘤基因检测之前，应该强调给予他们谨慎、小心和时间。

在研究了为数不多的针对男性肿瘤基因检测经验的研究后，到目前为止，还没有研究阐明在整个基因检测过程中，男性可能更容易受到伤害的任何特定时刻。Bootsma 等于 2020 年年初发表的研究发现，被诊断为乳腺癌的男性在接受治疗后往往会寻找与情绪和身体不良反应有关的性行为信息[150]。这些男性还表示缺乏和渴望获得更多关于男性乳腺癌的信息。这些缺失的信息与了解男性乳腺癌的身体特征一样基本。似乎与男性乳腺癌相关的基本信息及与基因检测相关的信息，可能对男性在初步诊断乳腺癌时有所帮助。

关键点

- 在收到结果后不久，个人可能更容易经历心理担忧。
- 接受基因检测的新诊断乳腺癌女性显示，随着时间的推移，担忧情绪会减少。
- 虽然对未成年人进行成人发病条件的测试应该是例外，但有一些证据表明，在测试之前的时间里，他们的痛苦程度更高。
- 患有乳腺癌的男性在诊断时和治疗后都表示需要有关性行为和治疗不良反应的信息。

医疗保健提供者如何提供支持？

在承认不断增长的新兴知识体系的同时，本章的目标是协助提供者解决帮助患者面对可能让他们难以承受的问题。研究告诉我们，大多数患者能够应对肿瘤基因检测所揭示的大量信息。这项研究的价值在于确定少数可能需要额外支持的人。一旦我们能够预

表 16.5	在肿瘤遗传咨询和检测过程中可能会增加痛苦的患者群体，并建议对积极结果做出反应	
值得关注的患者群体	**有效应对**
肿瘤或遗传风险认知扭曲的患者	交流基本信息 • "大多数肿瘤不是遗传性的" • "我们都有基因，它们可以保护我们免受肿瘤的侵袭" • "基因检测有助于我们准确估计您和您的家人患肿瘤的风险，因此能够保护您不患肿瘤或及早发现肿瘤" • "检测结果呈阳性并不意味着诊断为肿瘤"
新诊断为乳腺癌的女性（尤其是那些没有肿瘤家族史的女性）	• 提供有关基因检测的说明 • 优先处理信息，使其更易于管理 • 根据个人情况定制信息 • 请咨询基因专家
被诊断为乳腺癌的男性 • 与携带者的兄弟姐妹 • 带着女儿	• 提供有关心理影响/应对和遗传学的信息，以及它如何影响家庭（https://www.mannenmetborstkanker.nl/） • 荷兰乳腺癌协会（BVN）和乳腺癌研究小组（BOOG） • Alan·F·Herbert《The Pink Unicorns of Male Breast Cancer》 • 请咨询基因专家
拒绝者 • 遗传咨询 • 基因检测 • 风险管理建议	• 交流基本信息 • 请咨询基因专家 • 专门针对未受影响的 BRCA1/2 阳性女性的决策工具（https://www.brcadecisionaid.com）
未能将阳性检测结果告知家人的个人	• 定期随访该主题可以对测试产生积极影响 • 提供信件和其他策略来缓解沟通复杂信息的压力 • 当患者希望交流信息但不确定如何交流时，请咨询基因专家
患者在线支持资源	
BRCA 阳性患者 • 直面肿瘤风险（FORCE）：https://www.facingourrisk.org/ • Bright Pink 网站：https://brightpink.org/ Lynch 综合征患者 • Lynch 综合征国际网站：https://lynchcancers.com/ 遗传性弥漫型胃癌患者 • https://www.nostomachforcancer.org/ Li–Fraumeni 综合征患者 • Li–Fraumeni 综合征协会：https://www.lfsassociation.org/	

测谁需要帮助，当他们需要帮助时，拥有必要的知识和资源就变得至关重要。表 16.5 提供了现有研究中关于哪些患者可能需要支持、他们从这些额外资源中受益的关键点，以及如何提供这些支持服务的建议。

■ 结论

医疗保健提供者的出发点是希望帮助个人健康长寿。普遍的事实是，没有人能得到帮助，除非他们愿意接受这种帮助。研究与肿瘤基因检测相关的心理社会问题的目的是确定获取所需信息的障碍，这些信息可能会提高患者生活质量，甚至挽救生命，使患者能够获得最佳自我。

　　本综述中讨论的社会心理研究存在许多局限性，包括样本量小、受试者之间的同质性、研究地点和招募偏见。作者建议进行更多的研究，不仅是为了解决研究的局限性，而且因为他们也认识到证据会不断增长和变化。因此，我们必须在我们的期望和建议中不断发展。在撰写本章节时，我们承认这一点，并欢迎信息的发展和未来的新建议。随着信息呈现指数级增长，这点在肿瘤遗传学研究中尤为重要。

（陈志翔　译）

参考文献

[1]　Beauchamp TL, Childress JF. *Principles of biomedical ethics*. Oxford University Press; 2001.

[2]　Uhlmann WR, Schuette JL, Yashar B. *A guide to genetic counseling*. John Wiley & Sons; 2011.

[3]　Held V. *The ethics of care: Personal, political, and global*. Oxford University Press on Demand; 2006.

[4]　Balcom JR, Kotzer KE, Waltman LA, et al. The genetic counselor's role in managing ethical dilemmas arising in the laboratory setting. *J Genet Couns*. 2016; 25(5): 838−854.

[5]　Beauchamp TL. Methods and principles in biomedical ethics. *J Med Ethics*. 2003; 29(5): 269−274.

[6]　Murphy LB. The demands of beneficence. *Philosophy & Public Affairs*. 1993; 22(4): 267−292.

[7]　Twomey J. Ethical, legal, psychosocial, and cultural implications of genomics for oncology nurses. *Semin Oncol Nurs*. 2011; 27(1): 54−63.

[8]　Morrison EE. *Ethics in health administration: a practical approach for decision makers*. Jones & Bartlett Publishers; 2011.

[9]　Beauchamp TL. The principle of beneficence in applied ethics. In Zalta EN, ed. *The Stanford Encyclopedia of Philosophy*. 2019. https://plato.stanford.edu/archives/spr2019/entries/principle-beneficence. Metaphysics Research Lab, Stanford University.

[10]　McGuire AL, Beskow LM. Informed consent in genomics and genetic research. *Annu Rev Genomics Hum Genet*. 2010; 11: 361−381.

[11]　Bin P, Conti A, Capasso E, et al. Genetic testing: ethical aspects. *Open Med*. 2018; 13(1): 247−252.

[12]　Borello A, Ferrarese A, Passera R, et al. Use of a simplified consent form to facilitate patient understanding of informed consent for laparoscopic cholecystectomy. *Open Medicine*. 2016; 11(1): 564−573.

[13]　Ferrarese A, Pozzi G, Borghi F, et al. Informed consent in robotic surgery: quality of information and patient perception. *Open Medicine*. 2016; 11(1): 279−285.

[14]　Leo RJ. Competency and the capacity to make treatment decisions: a primer for primary care physicians. *Prim Care Companion J Clin Psychiatry*. 1999; 1(5): 131−141.

[15]　Black HC. Black's Law Dictionary, St. Paul, MN: West; 1990.

[16]　Shah PT, Turrin, D. *Informed Consent*. Treasure Island, FL: StatPearls Publishing; 2020.

[17]　Reasonable Person. *Wex*. Legal Information Institute: Cornell Law School.

[18]　Menko FH, ter Stege JA, van der Kolk LE, et al. The uptake of presymptomatic genetic testing in hereditary breast-ovarian cancer and Lynch syndrome: a systematic review of the literature and implications for clinical practice. *Fam Cancer*. 2019; 18(1): 127−135.

[19]　Ropka ME, Wenzel J, Phillips EK, et al. Uptake rates for breast cancer genetic testing: a systematic review. *Cancer Epidemiol Biomarkers Prev*. 2006; 15(5): 840−855.

[20]　Lenoir N. Universal declaration on the human genome and human rights: the first legal and ethical framework at the global level. *Colum Hum Rts L Rev*. 1998; 30: 537.

[21]　Genetic Testing: Informed Consent. 2016.

[22]　NHGRI. Genome Statute and Legislation Database. NIH.

[23]　Scheuner MT, Peredo J, Benkendorf J, et al. Reporting genomic secondary findings: ACMG members weigh in. *Genet Med*. 2015; 17(1): 27−35.

[24]　NSGC. Secondary and Incidental Findings in Genetic Testing. 2020; https://www.nsgc.org/p/bl/et/blogaid=30.

[25]　Tluczek A, Orland KM, Nick SW, et al. Newborn screening: an appeal for improved parent education. *J Perinat Neonatal Nurs*. 2009; 23(4): 326−334.

[26]　Botkin JR, Belmont JW, Berg JS, et al. Points to consider: ethical, legal, and psychosocial implications of genetic testing in children and adolescents. *Am J Hum Genet*. 2015; 97(3): 501.

[27]　Borry P, Evers-Kiebooms G, Cornel MC, et al. Genetic testing in asymptomatic minors: recommendations of the European Society of Human Genetics Recommendations of the European Society of Human Genetics. *Eur J Hum Genet*. 2009; 17(6): 720−721.

[28] Counselors NSoG. Genetic Testing of Minors for Adult-Onset Conditions. *Position Statements*. NSGC Headquarters; 2018.

[29] AMA. Genetic Testing of Children: Code of Medical Ethics Opinion 2.2.5. *Code of Medical Ethics: Decisions for Minors*, https://www.ama-assn.org/delivering-care/ethics/genetic-testing-children, 2020.

[30] Bradbury AR, Patrock-Moller L, Pawlowski K, et al. Should genetic testing for BRCA1/2 be permitted for minors? Opinions of BRCA mutation carriers and their adult offspring. *Am J Med Genet C Semin Med Genet*. 2008; 148C(1): 70–77.

[31] Wertz DC, Reilly PR. Laboratory policies and practices for the genetic testing of children: a survey of the helix network. *Am J Hum Genet*. 1997; 61(5): 1163–1168.

[32] Elger BS, Harding TW. Testing adolescents for a hereditary breast cancer gene (BRCA1): respecting their autonomy is in their best interest. *Arch Pediatr Adolesc Med*. 2000; 154(2): 113–119.

[33] Richards FH. Maturity of judgement in decision making for predictive testing for nontreatable adult-onset neurogenetic conditions: a case against predictive testing of minors. *Clin Genet*. 2006; 70(5): 396–401.

[34] Bloch M, Hayden MR. Predictive testing for Huntington Disease in childhood — challenges and implications: opinion. *Am J Hum Genet*. 1990; 46(1): 1–4.

[35] Clarke A. The genetic testing of children. *J Med Genet*. 1994; 31(10): 785–797.

[36] Dickenson DL. Can children and young people consent to be tested for adult onset genetic disorders? *BMJ*. 1999; 318(7190): 1063–1065.

[37] Boonstra H, Nash E. Minors and the right to consent to health care. *Issues Brief (Alan Guttmacher Inst)*. 2000(2): 1–6.

[38] Conti A. I test genetici: etica, deontologia, responsabilità. Giuffrè Editore; 2007.

[39] Newson AJ. Whole genome sequencing in children: ethics, choice and deliberation. *J Med Ethics*. 2017; 43(8): 540–542.

[40] Anderson JA, Hayeems RZ, Shuman C, et al. Predictive genetic testing for adult-onset disorders in minors: a critical analysis of the arguments for and against the 2013 ACMG guidelines. *Clinical Genetics*. 2015; 87(4): 301–310.

[41] Ross LF, Saal HM, David KL, et al. Amer Acad Pediatrics, Amer Coll Med Genetics Genomics. Technical report: ethical and policy issues in genetic testing and screening of children. *Genet Med*. 2013; 15(4): 321.

[42] Clayton EW. How much control do children and adolescents have over genomic testing, parental access to their results, and parental communication of those results to others? *J Law Med & Ethics*. 2015; 43(3): 538–544.

[43] Wilfond BS, Fernandez CV, Green RC. Disclosing secondary findings from pediatric sequencing to families: considering the "benefit to families". *Journal of Law Medicine & Ethics*. 2015; 43(3): 552–558.

[44] Committee on Bioethics; Committee on Genetics, and; American College of Medical Genetics and; Genomics Social; Ethical; Legal Issues Committee. Ethical and policy issues in genetic testing and screening of children. *Pediatrics*. 2013 Mar; 131(3): 620–622.

[45] Pasche B. *Cancer Genetics*. Volume 155. Springer Science & Business Media; 2010.

[46] Kilbride MK, Domchek SM, Bradbury AR. Ethical implications of direct-to-consumer hereditary cancer tests. *JAMA Oncol*. 2018; 4(10): 1327–1328.

[47] FDA authorizes, with special controls, direct-to-consumer test that reports three mutations in the BRCA breast cancer genes [press release]. US FDA 2018.

[48] Lapham EV, Kozma C, Weiss JO. Genetic discrimination: perspectives of consumers. *Science*. 1996; 274(5287): 621–624.

[49] CDC. Genetic testing for breast and ovarian cancer susceptibility: evaluating direct-to-consumer marketing: Atlanta, Denver, Raleigh-Durham, and Seattle, 2003. *MMWR Morb Mortal Wkly Rep*. 2004; 53(27): 603–606.

[50] Roberts JS, Gornick MC, Carere DA, et al. Direct-to-consumer genetic testing: user motivations, decision making, and perceived utility of results. *Public Health Genomics*. 2017; 20(1): 36–45.

[51] Oh B. Direct-to-consumer genetic testing: advantages and pitfalls. *Genomics Inform*. 2019; 17(3): e33.

[52] Hudson K, Javitt G, Burke W, et al. ASHG statement on direct-to-consumer genetic testing in the United States. *Am J Hum Genet*. 2007; 81(3): 635–637.

[53] ACMG Board of Directors. Direct-to-consumer genetic testing: a revised position statement of the American College of Medical Genetics and Genomics. *Genetics in Medicine*. 2016; 18(2): 207–208.

[54] NSGC. At-home genetic testing position statement. In *Counselors NSoG*, Vol. 2020: NSGC; 2019.

[55] Evans JP, Burke W. Genetic exceptionalism: too much of a good thing? *Genet Med*. 2008; 10(7): 500–501.

[56] Statement of the American Society of Clinical Oncology: genetic testing for cancer susceptibility. Adopted on February 20, 1996. *J Clin Oncol*. 1996; 14(5): 1730–1736; discussion 1737–1740.

[57] Clayton EW, Evans BJ, Hazel JW, et al. The law of genetic privacy: applications, implications, and limitations. *J Law Biosci*. 2019; 6(1): 1–36.

[58] American Society of Clinical Oncology policy statement update: genetic testing for cancer susceptibility. *Journal of Clinical Oncology*. 2003; 21(12): 2397–2406.

[59] Offit K, Thom P. Ethical and legal aspects of cancer genetic testing. Paper presented at: Seminars in Oncology. 2007.

[60] Offit K, Thom P. Ethicolegal aspects of cancer genetics. *Cancer Treat Res*. 2010; 155: 1–14.

[61] Grebe TA, Khushf G, Chen M, et al. The interface of genomic information with the electronic health record: a points

to consider statement of the American College of Medical Genetics and Genomics (ACMG). *Genet Med*. 2020: 1−6.

[62] Allford A, Qureshi N, Barwell J, Lewis C, Kai J. What hinders minority ethnic access to cancer genetics services and what may help? *European Journal of Human Genetics*. 2014; 22(7): 866−874.

[63] Armstrong K, Micco E, Carney A, et al. Racial differences in the use of BRCA1/2 testing among women with a family history of breast or ovarian cancer. *JAMA*. 2005; 293(14): 1729−1736.

[64] Pagan JA, Su D, Li L, et al. Racial and ethnic disparities in awareness of genetic testing for cancer risk. *Am J Prev Med*. 2009; 37(6): 524−530.

[65] Hughes C, Fasaye GA, LaSalle VH, Finch C. Sociocultural influences on participation in genetic risk assessment and testing among African American women. *Patient Educ Couns*. 2003; 51(2): 107−114.

[66] Suther S, Kiros GE. Barriers to the use of genetic testing: A study of racial and ethnic disparities. *Genet Med*. 2009; 11(9): 655−662.

[67] Forman AD, Hall MJ. Influence of Race/Ethnicity on Genetic Counseling and Testing for Hereditary Breast and Ovarian Cancer. *Breast J*. 2009; 15: S56−S62.

[68] Hamilton JG, Shuk E, Arniella G, et al. Genetic Testing Awareness and Attitudes among Latinos: Exploring Shared Perceptions and Gender-Based Differences. *Public Health Genomics*. 2016; 19(1): 34−46.

[69] NSGC. National Society of Genetic Counselors, Inc. -Professional Status Survey 2019.

[70] Penchaszadeh VB. Genetic counseling issues in Latinos. *Genet Test*. 2001; 5(3): 193−200.

[71] Thompson HS, Valdimarsdottir HB, Jandorf L, et al. Perceived disadvantages and concerns about abuses of genetic testing for cancer risk: differences across African American, Latina and Caucasian women. *Patient Educ Couns*. 2003; 51(3): 217−227.

[72] Susswein LR, Skrzynia C, Lange LA, et al. Increased uptake of BRCA1/2 genetic testing among African American women with a recent diagnosis of breast cancer. *J Clin Oncol*. 2008; 26(1): 32−36.

[73] Li YR, Keating BJ. Trans-ethnic genome-wide association studies: advantages and challenges of mapping in diverse populations. *Genome Med*. 2014; 6(10): 91.

[74] Hindorff LA, Bonham VL, Brody LC, et al. Prioritizing diversity in human genomics research. *Nat Rev Genet*. 2018; 19(3): 175.

[75] MacArthur J, Bowler E, Cerezo M, et al. The new NHGRI-EBI Catalog of published genome-wide association studies (GWAS Catalog). *Nucleic Acids Res*. 2017; 45(D1): D896−D901.

[76] Popejoy AB, Fullerton SM. Genomics is failing on diversity. *Nature*. 2016; 538(7624): 161−164.

[77] Morales J, Welter D, Bowler EH, et al. A standardized framework for representation of ancestry data in genomics studies, with application to the NHGRI-EBI GWAS Catalog. *Genome Biol*. 2018; 19(1): 21.

[78] Amendola LM, Dorschner MO, Robertson PD, et al. Actionable exomic incidental findings in 6503 participants: challenges of variant classification. *Genome Res*. 2015; 25(3): 305−315.

[79] Moreno-Estrada A, Gignoux CR, Fernández-López JC, et al. The genetics of Mexico recapitulates Native American substructure and affects biomedical traits. *Science*. 2014; 344(6189): 1280−1285.

[80] Huo D, Senie RT, Daly M, et al. Prediction of BRCA mutations using the BRCAPRO model in clinic-based African American, Hispanic, and other minority families in the United States. *J Clin Oncol*. 2009; 27(8): 1184.

[81] Kurian AW, Gong GD, John EM, et al. Performance of prediction models for BRCA mutation carriage in three racial/ethnic groups: findings from the Northern California Breast Cancer Family Registry. *Cancer Epidemiol Biomarkers Prev*. 2009; 18(4): 1084−1091.

[82] Vogel KJ, Atchley DP, Erlichman J, et al. BRCA1 and BRCA2 genetic testing in Hispanic patients: mutation prevalence and evaluation of the BRCAPRO risk assessment model. *J Clin Oncol*. 2007; 25(29): 4635−4641.

[83] John EM, Miron A, Gong G, et al. Prevalence of pathogenic BRCA1 mutation carriers in 5 US racial/ethnic groups. *JAMA*. 2007; 298(24): 2869−2876.

[84] Nanda R, Schumm LP, Cummings S, et al. Genetic testing in an ethnically diverse cohort of high-risk women: a comparative analysis of BRCA1 and BRCA2 mutations in American families of European and African ancestry. *JAMA*. 2005; 294(15): 1925−1933.

[85] Hall MJ, Reid JE, Burbidge LA, et al. BRCA1 and BRCA2 mutations in women of different ethnicities undergoing testing for hereditary breast-ovarian cancer. *Cancer*. 2009; 115(10): 2222−2233.

[86] Meijers-Heijboer H, van Geel B, van Putten WL, et al. Breast cancer after prophylactic bilateral mastectomy in women with a BRCA1 or BRCA2 mutation. *N Engl J Med*. 2001; 345(3): 159−164.

[87] Eisen A, Weber BL. Prophylactic mastectomy for women with BRCA1 and BRCA2 mutations — facts and controversy. *Mass Medical Soc*. 2001.

[88] Giesbertz NAA, van Harten WH, Bredenoord AL. A duty to recontact in genetics: context matters. *Nat Rev Genet*. 2019; 20(7): 371−372.

[89] Otten E, Plantinga M, Birnie E, et al. Is there a duty to recontact in light of new genetic technologies? A systematic review of the literature. *Genet Med*. 2015; 17(8): 668−678.

[90] Mueller A, Dalton E, Enserro D, Wang C, Flynn M. Recontact practices of cancer genetic counselors and an exploration of professional, legal, and ethical duty. *J Genet Couns*. 2019; 28(4): 836−846.

[91] Fitzpatrick JL, Hahn C, Costa T, Huggins MJ. The duty to recontact: Attitudes of genetics service providers. *Am J*

Hum Genet. 1999; 64(3): 852−860.

[92] Phillips KA, Deverka PA, Hooker GW, Douglas MR. Genetic Test Availability And Spending: Where Are We Now? Where Are We Going? *Health Aff*. 2018; 37(5): 710−716.

[93] Miletich SA, Mayo, J. Life or death question, but debate was hidden for years. *Seattle Times*; 2006.

[94] Legal Considerations in Genetic Screening and Testing: Three Case Studies: ACOG Committee Opinion Summary, Number 805. *Obstet Gynecol*. 2020; 135(4): 994−995.

[95] Robson ME, Storm CD, Weitzel J, Wollins DS, Offit K. American Society of Clinical Oncology policy statement update: genetic and genomic testing for cancer susceptibility. *J Clin Oncol: official journal of the American Society of Clinical Oncology*. 2010; 28(5): 893−901.

[96] Braverman G, Shapiro ZE, Bernstein JA. Ethical issues in contemporary clinical genetics. *Mayo Clin Proc Innov Qual Outcomes*. 2018; 2(2): 81−90.

[97] Nagahashi M, Shimada Y, Ichikawa H, et al. Next generation sequencing-based gene panel tests for the management of solid tumors. *Cancer Sci*. 2019; 110(1): 6−15.

[98] Burke W, Antommaria AHM, Bennett R, et al. Recommendations for returning genomic incidental findings? We need to talk! *Genet Med*. 2013; 15(11): 854−859.

[99] Green RC, Berg JS, Grody WW, et al. ACMG recommendations for reporting of incidental findings in clinical exome and genome sequencing. *Genet Med*. 2013; 15(7): 565−574.

[100] Kalia SS, Adelman K, Bale SJ, et al. Recommendations for reporting of secondary findings in clinical exome and genome sequencing, 2016 update (ACMG SF v2. 0): a policy statement of the American College of Medical Genetics and Genomics. *Genet Med*. 2017; 19(2): 249−255.

[101] Lolkema MP, Gadellaa-van Hooijdonk CG, Bredenoord AL, et al. Ethical, legal, and counseling challenges surrounding the return of genetic results in oncology. *J Clin Oncol*. 2013; 31(15): 1842−1848.

[102] Dorschner MO, Amendola LM, Turner EH, et al. Actionable, pathogenic incidental findings in 1, 000 participants' exomes. *Am J Hum Genet*. 2013; 93(4): 631−640.

[103] Yang Y, Muzny DM, Xia F, et al. Molecular findings among patients referred for clinical whole-exome sequencing. *JAMA*. 2014; 312(18): 1870−1879.

[104] Dugan RB, Wiesner GL, Juengst ET, O'Riordan M, Matthews AL, Robin NH. Duty to warn at-risk relatives for genetic disease: Genetic counselors' clinical experience. Paper presented at: American Journal of Medical Genetics Part C: Seminars in Medical Genetics; 2003.

[105] Falk MJ, Dugan RB, O'Riordan MA, et al. Medical geneticists' duty to warn at-risk relatives for genetic disease. *Am J Med Genet A*. 2003; 120(3): 374−380.

[106] Perry TJ, Patton SI, Farmer MB, et al. The duty to warn at-risk relatives — The experience of genetic counselors and medical geneticists. *American Journal of Medical Genetics Part A*. 2020; 182(2): 314−321.

[107] Weaver M. The double helix: applying an ethic of care to the duty to warn genetic relatives of genetic information. *Bioethics*. 2016; 30(3): 181−187.

[108] Aronson M. Genetic counseling for hereditary colorectal cancer: ethical, legal, and psychosocial issues. *Surg Oncol Clin N Am*. 2009; 18(4): 669−685.

[109] Offit K, Groeger E, Turner S, Wadsworth EA, Weiser MA. The duty to warn a patient's family members about hereditary disease risks. *JAMA*. 2004; 292(12): 1469−1473.

[110] Counselors NSoG. National society of genetic counselors code of ethics. *Journal of Genetic Counseling*. 2018; 27(1): 6−8.

[111] Storm C, Agarwal R, Offit K. Ethical and legal implications of cancer genetic testing: do physicians have a duty to warn patients' relatives about possible genetic risks? *J Oncol Pract*. 2008; 4(5): 229.

[112] Rothstein MA. Reconsidering the duty to warn genetically at-risk relatives. *Genet Med*. 2018; 20(3): 285−290.

[113] *Tarasoff v. Regents of Univ. of Cal.* (1976).

[114] *Pate v. Threlkel* (1995).

[115] *Safer v. Estate of Pack* (1996).

[116] *Molloy v. Meier* (Minn 2004).

[117] Health insurance portability and accountability act of 1996. *Public law*. Vol 1041996: 191.

[118] ASHG statement. Professional disclosure of familial genetic information. The American Society of Human Genetics Social Issues Subcommittee on Familial Disclosure. *Am J Hum Genet*. 1998; 62(2): 474−483.

[119] Association AM. § 2.131 Disclosure of Familial Risk in Genetic Testing, 2014−2015. *Code of Medical Ethics* 2015.

[120] Gammon A, Neklason DW. Confidentiality & the Risk of Genetic Discrimination: What Surgeons Need to Know. *Surgical oncology clinics of North America*. 2015; 24(4): 667−681.

[121] Kels CG, Kels LH. Medical privacy after death: implications of new modifications to the health insurance portability and accountability act privacy rule. Paper presented at Mayo Clinic Proceedings, 2013.

[122] Ajunwa I. Genetic testing meets big data: tort and contract law issues. *Ohio St LJ*. 2014; 75: 1225.

[123] Americans with disabilities act of 1990 In: ADA, ed. *Pub. L. 101−336 US Code 12111−12201*. https://www.ada. gov/pubs/adastatute08.htm. Accessed 6/13/20.

[124] Standards for Privacy of Individually Identifiable Health Information. vol. 45, parts 160, 164 ed. Code of Federal

Regulations US Department of Health and Human Services, Office for Civil Rights; 2002.

[125] Patient Protection and Affordable Care Act (PPACA). Vol 42 USC § 180012010.

[126] Slaughter LM. The Genetic Information Nondiscrimination Act: why your personal genetics are still vulnerable to discrimination. *Surg Clin North Am*. 2008; 88(4): 723−738.

[127] *Association for Molecular Pathology v. Myriad Genetics* (2013).

[128] Cook-Deegan R. Are human genes patentable? *Ann Intern Med*. 2013; 159(4): 298−299.

[129] Kesselheim AS, Cook-Deegan RM, Winickoff DE, et al. Gene patenting — the Supreme Court finally speaks. *The N Engl J Med*. 2013; 369(9): 869.

[130] Kesselheim AS, Mello MM. Gene patenting — is the pendulum swinging back? *N Engl J Med*. 2010; 362(20): 1855−1858.

[131] McCarthy M. Genes can't be patented, rules Supreme Court. *BMJ*. 2013 Jun 14; 346: f3907.

[132] Cohen S, Frank E, Doyle WJ, et al. Types of stressors that increase susceptibility to the common cold in healthy adults. *Health Psychol*. 1998; 17(3): 214−223.

[133] Adkins DE, Wang V, Elder GH Jr. Structure and Stress: Trajectories of Depressive Symptoms across Adolescence and Young Adulthood. *Soc Forces; a scientific medium of social study and interpretation*. 2009; 88(1): 31.

[134] Cicero G, De Luca R, Dorangricchia P, et al. Risk Perception and Psychological Distress in Genetic Counselling for Hereditary Breast and/or Ovarian Cancer. *J Genet Couns*. 2017; 26(5): 999−1007.

[135] Kuchenbaecker KB, Hopper JL, Barnes DR, et al. Risks of Breast, Ovarian, and Contralateral Breast Cancer for BRCA1 and BRCA2 Mutation Carriers. *JAMA*. 2017; 317(23): 2402−2416.

[136] Heijer M, Seynaeve C, Vanheusden K, et al. Long-term psychological distress in women at risk for hereditary breast cancer adhering to regular surveillance: a risk profile. *Psychooncology*. 2013; 22(3): 598−604.

[137] Bredart A, Kop JL, De Pauw A, Caron O, Fajac A, Nogues C. Effect on perceived control and psychological distress of genetic knowledge in women with breast cancer receiving a BRCA1/2 test result. *Breast*. 2016; 31: 121−127.

[138] Cabrera E, Blanco I, Yagu C, Zabalegui A. The impact of genetic counseling on knowledge and emotional responses in Spanish population with family history of breast cancer. *Patient Educ Couns*. 2010; 78: 382−388.

[139] Tong A, Kelly S, Nusbaum R, et al. Intentions for risk-reducing surgery among high-risk women referred for BRCA1/BRCA2 genetic counselling. *Psychooncology*. 2015; 24(1): 33−39.

[140] Voorwinden JS, Jaspers JP. Prognostic Factors for Distress After Genetic Testing for Hereditary Cancer. *Journal of Genetic Counseling*. 2016; 25(3): 495−503.

[141] Meiser B, Quinn VF, Mitchell G, et al. Psychological outcomes and surgical decisions after genetic testing in women newly diagnosed with breast cancer with and without a family history. *European Journal of Human Genetics*. 2018; 26(7): 972−983.

[142] Mahat-Shamir M, Possick C. The experience of women carriers of BRCA mutations following risk-reducing surgery: A cultural perspective. *Health Care Women Int*. 2017; 38(4): 344−360.

[143] Esteban I, Vilaró M, Adrover E. Psychological impact of multigene cancer panel testing in patients with a clinical suspicion of hereditary cancer across Spain. *Psychooncology*. 2018; 27(6): 1530−1537.

[144] Brédart A, Kop JL, Dick J. Psychosocial problems in women attending French, German and Spanish genetics clinics before and after targeted or multigene testing results: an observational prospective study. *BMJ Open*. 2019; 9(9): e029926.

[145] Ho SM, Ho JW, Bonanno GA, et al. Hopefulness predicts resilience after hereditary colorectal cancer genetic testing: a prospective outcome trajectories study. *BMC Cancer*. 2010; 10: 279.

[146] Augestad MT, Høberg-Vetti H, Bjorvatn C, et al. Identifying Needs: a Qualitative Study of women's experiences Regarding Rapid Genetic Testing for Hereditary Breast and Ovarian Cancer in the DNA BONus Study. *Journal of Genetic Counseling*. 2017; 26(1): 182−189.

[147] Smith KR, West JA, Croyle RT. Familial context of genetic testing for cancer susceptibility: moderating effect of siblings' test results on psychological distress one to two weeks after BRCA1 mutation testing. *Cancer Epidemiol Biomark Prev*. 1999; 8(4): 385−392.

[148] Lodder L, Frets PG, Trijsburg RW, et al. Men at risk of being a mutation carrier for hereditary breast/ovarian cancer: an exploration of attitudes and psychological functioning during genetic testing. *Eur J Hum Genet*. 2001; 9(7): 492−500.

[149] Pellini F, Mirandola S, Granuzzo E, Urbani S, Piccinni Leopardi G, Pollini GP. Italian Men Tested for BRCA1/2 Mutation: Psychological Distress during 6-Month Follow-Up. *J Oncol*. 2020 Jan 31; 2020: 3987935.

[150] Bootsma TI, Duijveman P, Pijpe A, Scheelings PC, Witkamp AJ, Bleiker EMA. Unmet information needs of men with breast cancer and health professionals. *Psychooncology*. 2020. [Epub ahead of print] PMID: 32040237

[151] Bradbury AR, Patrick-Miller L, Egleston BL. When parents disclose BRCA1/2 test results: Their communication and perceptions of offspring response. *Cancer*. 2012; 118: 3417−3425.

[152] Mand C, Gillam L, Duncan RE, Delatycki MB. "It was the missing piece": adolescent experiences of predictive genetic testing for adult-onset conditions. *Genet Med*. 2013; 15(8): 643−649.

[153] Bradbury AR, Patrick-Miller L, Schwartz LA. Psychosocial adjustment and perceived risk among adolescent girls from familieswith BRCA1/2 or breast cancer history. *J Clin Oncol*. 2016; 34(28): 3409−3416.

[154] Callard A, Williams J, Skirton H. Counseling adolescents and the challenges for genetic counselors. *Journal of Genetic Counseling*. 2012; 21(4): 505−509.

[155] Mills MC. Adolescents' reactions to counseling interviews. *Adolescence*. 1985; 20(77): 83−95.

[156] Peters-Brown T, Fry-Mehltretter L. Genetic counseling for pregnant adolescents. *Journal of Genetic Counseling*. 1996; 5(4): 155−168.

[157] Lerman C, Hughes C, Lemon SJ. What you don't know can hurt you: adverse psychologic effects in members of BRCA1-linked and BRCA2-linked families who decline genetic testing. *J Clin Oncol*. 1998; 16(5): 1650−1654.

[158] Lerman C, Hughes C, Trock, BJ, et al. Genetic testing in families with hereditary nonpolyposis colon cancer. *JAMA*. 1999; 281(17): 1618−1622.

[159] Smith AW, Dougall AL, Posluszny DM, et al. Psychological distress and quality of life associated with genetic testing for breast cancer risk. *Psychooncology*. 2008; 17(8): 767−773.

第17章

与孩子及其家人沟通遗传性肿瘤风险和基因检测结果

Amanda Ganzak

在收到确定为遗传性肿瘤易感性的基因检测结果后，父母最关注的通常是这会对孩子产生什么潜在影响，并对告诉他们结果的方式和时机存在疑虑。本章通过概述沟通总方针、回顾遗传性肿瘤沟通文献，同时确认患者可利用的各种资源，为医疗保健专业人员帮助患者做好与子女和大家庭成员沟通基因检测结果的准备提供指导策略。

患者收到阳性的基因测试结果后，他们有责任与亲属分享结果，而且传达方式要有意义和有激励作用[1]。然而，并不是所有人都会和家人分享基因测试结果。一些研究表明，多达20%～40%的高危家庭成员不知道家族成员中已经有人检测出了肿瘤易感性突变[2-6]。先前的研究报道称，那些带有 BRCA1/2 突变的人更倾向于向自己的姊妹透露测试结果，而最不可能向年幼的孩子透露测试结果[6, 7]；母亲比父亲更有可能告诉孩子他们的 BRCA1/2 检测结果[8]；种族特点也会影响测试结果传达的可能性，比如，非裔美国人和亚裔人群比非西班牙裔白种人和西班牙裔患者更不愿意传达测试结果[9]。总的来说，是否和家庭成员分享测试结果和谁会决定分享测试结果的情况因人而异，并可能受到无数复合因素的影响。

成年发病的遗传性肿瘤易感综合征，如遗传性乳腺癌卵巢癌综合征（HBOC综合征）及 Lynch 综合征，这对父母来说是一个特殊的难题，因为要直到成年才可能会有相关的肿瘤风险，需要在医疗管理方面做出改变加以应对；而遗传性肿瘤综合征，如家族性腺瘤性息肉病（FAP）综合征或多发性内分泌肿瘤（MEN1 和 MEN2），从儿童开始就有相关的肿瘤风险和医疗管理策略的变化。因此，不建议儿童进行针对成年发病的遗传性肿瘤易感性的预测性基因检测，从而使一些父母可能直到孩子长大后才意识到告知孩子基因检测结果的价值。然而，遗传医疗保健专家应该探究并证明父母坦诚地告知儿童其遗传风险信息的重要性，即使这可能不会立即产生医学影响。这些与患者进行的讨论可能最终有助于指导父母做出是否与自己的孩子和其他家庭成员分享自己的检测结果及其未来潜在影响的决定。

■ 有关遗传性肿瘤风险交流的文献概述

父母常常会问遗传学（检测结果）提供者：“通知孩子的最佳时间或最佳年龄是什么时候？”许多研究调查了父母与孩子关于基因测试结果的讨论。我们对部分研究进行了总结，以指出观察到的几种父母传达基因测试结果的模式。许多父母与孩子分享遗传风险信息和基因测试结果的动机是为了信息本身的价值而并非直接的临床或医学影响。30%的父母在收到基因检测结果后推迟几个月到6年不等的时候后再与至少一个孩子沟通[10, 11]。父母表示，推迟传达的主要原因包括孩子的年龄和成熟程度、父母对遗传信息的适应程度、父母所认为的信息对孩子的有用程度、孩子易受伤害程度或适应力高低，或希望等待机会与孩子（特别是那些远在大学校园里的孩子）当面分享结果[6, 10, 11]。

父母是否告诉孩子BRCA1/2检测结果的决定往往受孩子年龄的影响，通常而言，父母表示检测结果传达的利大于弊，两者几近3∶1[12]。其他研究报道显示，大约一半接受BRCA1/2基因检测的父母表示已经告知一个或多个子女他们的结果和遗传风险信息[8, 10, 11]。父母向子女传达结果的年龄比例如下：6%的10岁以下儿童，24%的10～13岁儿童，31%的14～17岁儿童，87%的18～25岁成年子女被告知了检测结果。因此，大多数年轻的成年子女被告知家族性BRCA1/2突变，而遗传检测结果很少传达给年幼儿童[10, 11]。

在既有青少年又有儿童的家庭中，父母通常会选择都通知（29%）或都不通知（52%）。重要的是，相对较少的家庭会只告知年长或年幼的孩子，而不告诉其他孩子（19%）。结论显示，父母向孩子透露结果的动机可能不是基于孩子的年龄或孩子之间的年龄差异，而是基于其他因素[8]。这些其他因素包括母亲是基因突变检测呈阳性的一方，父母有预防性手术史或即将进行此类手术，以及父母受教育程度较低。相反，没有统计显示孩子的性别或父母的肿瘤史会影响结果披露可能性[10, 11]。

父母告诉孩子的一个动机是为了降低他们自己的痛苦程度。然而，在现实中，向儿童传达基因测试结果并没有显著改善父母的痛苦症状，也没有减轻了解家族遗传性肿瘤风险的负担[7]。因此，一些痛苦程度高的父母可能需要进行心理社会学评估，以应对自己长期未被解决的压力和需求。另外，选择与孩子分享结果的父母比选择不向孩子透露结果的父母对自己的决定有更大的满意度。此外，具有较大的决策冲突和心理压力的父母对其透露检测结果决定的满意度较低[12]。

影响父母分享结果的其他因素可能还包括孩子在知道进行了基因检测后，会询问父母测试结果，或父母高度重视保持开放沟通，不愿向子女隐瞒信息[7, 8]。父母高度重视开放沟通与家庭系统理论在医学遗传学中的应用是一致的，该理论强调与有风险的亲属就遗传风险信息进行开放沟通的作用[13]。

Patenaude等报道，父母既想保护孩子，又想教育他们，让他们对遗传性肿瘤的易感性更加了解。接受调查的父母表示相信自己有能力向未成年子女传达遗传信息，所以，许多父母对自己作为父母的责任感感到宽慰和满足。正如先前的研究报道所述，父母还"建议对遗传有关信息进行针对儿童并适应年龄的量身定做，强调向儿童传达遗传信息的积极的、预防性的效用"[14]。

■ 对儿童进行结果告知的准备

父母在向孩子透露结果之前，应该考虑以下几个阶段。在第一阶段，父母应该在告知结果之前努力使他们自己的情绪保持稳定，降低信息的冲击强度。儿童对周围环境和情绪环境的变化很敏感，对家庭和父母的情绪状态有敏锐的洞察力。虽然父母可能希望隐藏他们的感受，但孩子可能已经意识到并能够感受到父母潜意识中表现出来的微妙的情绪变化[15]。

　　此外，孩子们从父母的言行中学到的东西一样多。根据社会学习理论，儿童一直在观察和模仿他们周围人的行为、态度和情绪反应，包括他们的父母[16]。如果父母在与儿童讨论他们的基因测试结果时非常情绪化或害怕，那么儿童可能会学习并内在地认识到基因测试及其相关的肿瘤风险是可怕的。一项研究报告称，具有较严重广泛性焦虑的青春期女孩，通常与其焦虑程度高的母亲和不良的家庭沟通相关，而自尊心强的女孩的母亲焦虑程度则比较低，而且家庭沟通更和谐。同一报告还得出以下结论，家庭中有患肿瘤亲属的青春期女孩可能会培养适应性反应，减轻针对肿瘤的痛苦，但也可能受到个人、母亲和其他家庭因素的影响[17]。

　　因此，父母应试图以这样一种方式提供信息，让孩子了解遗传风险信息以在将来获得主动权，并且取得一种平衡，让孩子意识到这件事的重要性，同时对未来充满希望。对孩子能够了解遗传风险信息以在将来采取积极主动的态度的期望。父母如何构建信息以及讨论的语气将影响孩子如何反应、回应和消化父母基因测试结果的意义。父母应该诚实和坦率地告诉孩子自己的担忧或悲伤，但也应该尽可能地告诉他们自己也很乐观和坚强。对基因检测结果表现出积极的态度是很重要的，即使父母现在不一定会有这种感觉。因此，在准备告知时，患者必须首先接受他们自己对基因检测结果的感受，并在告知他们的子女和有风险的亲属之前解决可能带来的潜在情绪负担[15]。

　　在下一个阶段，父母应该制订与孩子分享信息的计划，最好得到所有照顾者的支持，并提前准备好对孩子说什么[15]。父母应该练习他们想对孩子说什么，努力选择正确的表达。医疗保健提供者应提醒父母在最初的谈话中保持信息的简单性，只回答孩子提出的问题，以免过多的信息细节使他们负担过重[15]。父母使用的一些策略包括随着时间的推移分享信息片段——首先在家庭中讨论肿瘤诊断，然后引入家族基因突变引起的遗传风险及其相关肿瘤风险的概念[10, 11]。

　　在准备过程中，医疗保健提供者建议让父母回顾以前在整个家庭中分享其他信息的方式，以作为模板来计划和实施与子女分享基因测试结果的类似策略。举个例子，父母是和每个孩子一对一地坐下来，还是在家里吃顿家宴？此外，父母应该回忆起以前与孩子的谈话的困难程度，比如当他们有了新的兄弟姐妹时，他们要搬家并转学，或者父母要离婚时。通过分析孩子们过去对情感上难以接受的信息的反应，思考怎么才能让这些讨论变得有效，并评估对于每个孩子而言，什么是他们难以处理的部分，这些会让父母能够利用以前的经验来计划如何将他们的基因测试结果告知孩子[15]。

　　医疗保健专业人员应告诉父母根据孩子的年龄、认知发育和成熟程度调整语言和信息[15]。应提醒父母，永远不会有告诉孩子其家族中遗传性肿瘤风险的最佳用词或时间，等待"合适"的时间可能会导致重要的谈话延迟。尽早与孩子进行开放的交流可以建立信任，帮助他们相信家庭成员会在每一步都相互支持。孩子们会利用他们对家庭中其他交流时刻的记忆知道如何对这些类型的谈话做出反应[15]。

　　最后，在第三阶段，在结果告知之前，建议父母预估孩子对结果的反应，并准备好在一段时间内不断判断孩子的需求[15]。作为医疗保健提供者，我们可以教育父母观察和遵循孩子的暗示，例如当他们的孩子可能比平时问更多的问题或变得更黏人时，鼓励父母花时间研究孩子的行为、问题和态度，因为这可能是孩子试图处理周围环境变化或了解家庭中发生一些不同事情的一种无意识的方式。父母应该意识到，通过跟随孩子的暗示，可能会提供一个开启针对已经发生的事情进行对话的机会，并可能朝着告知基因测试结果迈出一步[15]。

■ 告知前进行儿童成长的考虑

家庭中的孩子可能处在各个成长阶段，存在一段对生物学、数字和情感上复杂的信息很难理解的时期。父母可能需要根据他们的发育年龄对他们的每个孩子使用针对性的语言和解释告知他们基因测试结果[10, 18]。这里回顾了学龄前、小学、中学、高中和即将成人的各种年龄段的一般发育信息，以帮助父母适当地完善与他们孩子的对话。此外，表17.1概述了每个年龄组的常见问题和父母的回应范例。

	表 17.1　不同发展年龄的儿童常见问题和家长的回应范例[15]	
成长阶段	儿童提出的常见问题	回应范例
学前教育	你难过吗？	每个人都有难过的时候，没关系的。我难过的时候你不用担心。你要是有了烦恼可以随时告诉我，我会照顾你的
	你在生我的气吗？	不，我没生你的气。你想玩的时候我不在，因为我得去看医师，而不是因为你做了什么淘气的事。我也很难过我们没能一起玩儿
小学	我有你的基因吗？	是的，你从父母那里各得到了一半的基因。这意味着你一半的基因和我一样，一半的基因和你的［母亲/父亲］一样
	基因是做什么的？	基因是我们身体如何生长和工作的指令。就像我们一起玩的游戏和如何做纸杯蛋糕有操作指南一样，我们的身体也有指令
	为什么你没有生病却要经常去看医生？	我成年后做了基因测试，因为我们家族的一些人患有肿瘤，我认识到有一天我也可能患上肿瘤。我去看医生就是因为我想采取一切措施来确保我保持健康，这样我就可以照顾你了
	什么是肿瘤？	肿瘤是一种疾病，它会导致作为身体构造基础的细胞以不同寻常的方式生长，生长速度比正常速度更快。这使得身体的某些部分更难完成它们的工作。肿瘤是不会传染的，医生用强效药治疗肿瘤
初中	你做过乳腺癌基因的测试吗？	嗯，经过与我的医生和遗传顾问及我们家族中其他人的深思熟虑和讨论，我决定做一下测试，看看我是否比其他人更有可能患肿瘤。现在我可以（对肿瘤治疗，或者如何降低患癌风险，或者如何帮助我深爱的家庭成员们）做出正确的决定
	我也有这种基因吗？	每个人都有这种基因，但在我的身体里是不同的，因为它不能正常工作。我的基因是不同的，因为我出生时基因有突变，这就像是一个错别字。我像［奶奶，姨妈］一样得肿瘤的概率更高。我们还不知道你是否有同样的突变，但总有一天你会知道结果的
	既然你有这种突变，我能不能也测试一下，看看我是否也有这种突变？	当你成年了，你可以选择了解你的风险并接受测试。你有50%的概率与我和［奶奶］一样有相同的突变。这意味着你有同样的机会不会有这样的突变（可以展示饼图或抛硬币来演示概念）。然而，即使你拥有基因突变，也不意味着你会患上肿瘤。这意味着你应该和你的医生密切合作来保持健康

续　表

成长阶段	儿童提出的常见问题	回应范例
高中	我现在就可以进行测试吗？	尽管你可能现在就想知道自己是否有这种突变，但还有更多的问题需要我们先一起考虑。我们可以预约我的［医师或遗传顾问］一起深入讨论这个问题
	如果我的朋友发现了这件事，我将怎么办？我可以告诉他们吗？	这是你可以选择分享的信息。如果你选择分享它，你可以告诉你的朋友，这并不意味着你有突变，也不意味着携带了突变你就会患肿瘤。但这意味着医生会密切关注你
即将成年	我应该什么时候进行基因检测？	我建议你在准备好的时候和基因专家谈谈，这样你就可以更多地了解测试的时机，并讨论基因检测的利弊。重要的是要记住，等到你25岁（或更大）才能做大多数肿瘤筛查，所以在此之前我们应该考虑如何使用这些检测信息
	如果我有这种突变，还会有人愿意和我谈恋爱或结婚吗？我的孩子会有这种病吗？如果是这样，我宁愿不生孩子	记住，我们都会面临各种各样的风险。有很多人爱着你，想和你在一起，不管你是否有这个突变

学龄前儿童的世界围绕着自己的家和他们与家人、照顾者和老师的关系发展。这个年龄段的孩子需要定期得到的是他们安全的保证，确认值得信任的成年人会照顾他们。幼儿缺乏物理距离或时间顺序的基本概念，以自我为中心，思维奇妙。与幼儿沟通的有效方式是通过互动游戏和想象。因此，建议父母在熟悉和安静的环境中与学龄前儿童交谈，并考虑使用一本书或玩具来帮助说明正在讨论的主题或概念。适龄可用资源见表17.2。与这个年龄段的儿童讨论的任何信息都应在适当的情况下做出保证[15]。

表 17.2　帮助父母与儿童沟通的特定年龄阶段的可用资源[15]		
成长阶段	来　源	注　释
学前教育	Balkwill F, Rolph M (2002). Enjoy Your Cells. Cold Spring Harbor Laboratory Press, Cold Spring Harbor, NY	关于细胞和分子生物学系列的第一本书。介绍了细胞结构。内含色彩鲜艳、引人入胜的图片
	Hape Your Body 5-Layer Wooden Puzzle, by Beleduc	显示身体器官和系统的分层拼图，包括骨骼和肌肉。展示了植物从种子到果实的生长，人类从婴儿到衰老的过程，以及动物的生长
	Moore-Mallinos J, Fabrega, M (2008). *Mom Has Cancer!* (Let's Talk About It series) Barron's Educational Series	讨论了当父母被诊断出患有肿瘤时孩子们的担忧，使改变的生活方式重归正常，并在安慰与坦白告知之间取得平衡
	Par, T (2009). It's OK to be Different. Little, Brown Book for Young Readers	旨在提高学龄前儿童的自信和自尊心的图书。向儿童介绍并接纳人类的变化
	Harris, RH, Westcott, NB (2012). *Who's in My Family?* All About Our Families. Candlewick	展示了整个动物王国的各种家族形式，视觉效果引人入胜

续　表

成长阶段	来　源	注　释
小学	Balkwill F, Rolph M (2002). *Gene Machines*. Cold Spring Harbor Laboratory Press, Cold Spring Harbor, NY	作者用简单、具体的语言和丰富多彩的图形帮助幼儿学习细胞、DNA 和蛋白质的知识
	Balkwill F, Rolph M (2002). *Have a Nice DNA*. Cold Spring Harbor Laboratory Press, Cold Spring Harbor, NY	作者以一种有趣和简单的方式为孩子们解释遗传学。主题包括细胞、DNA 和蛋白质。插图有助于理解
	Balkwill F, Rolph M (2002) *Enjoy Your Cells*. Cold Spring Harbor Laboratory Press, Cold Spring Harbor, NY	关于细胞和分子生物学系列的第一本书。介绍了细胞结构。图片色彩鲜艳、引人入胜
	Duke, S. (2011). *You Can't Wear These Genes*. Rourke Publishing: Vero Beach, FL	关于突变、遗传性疾病，涉及肿瘤
	Brain Pop Video — DNA, www.brainpop.com/health/freemovies/dna	由儿科医师、免疫学家和企业家 Avraham Kadar 博士开发。动画视频解释了基本的遗传学和现代遗传学概念，如转基因生物和人类基因组计划。包括游戏、问答和一些包含各类小知识的文章。简要地提到家族性疾病
初中	About Kids Health, www.aboutkidshealth.ca	来自加拿大多伦多儿童医院。介绍了细胞、染色体、DNA、遗传和基因测试
	DNA Animation, www.popsci.com/science/article/2013-03/watchabsolutely-beautiful-animatedexplainer-dna	这部关于基本遗传概念的动画视频由加州分子生物学家马修·亚当斯策划和编写，包括关于"通用遗传密码"、与其他物种的关系及遗传工程的未来等信息。不是专门针对家族性肿瘤的
	Genetics for Kids, www.neok12.com/Genetics.htm	测验、互动活动及带有实例和旁白的解释性视频，侧重于遗传学的基础和遗传性
	Learn Genetics™, Genetic Science Learning Center, learn.genetics.utah.edu	这个动画网站介绍了染色体、基因、DNA、蛋白质是如何形成的、有趣的遗传性状，以及有趣的儿童活动。信息适用于对基础知识感兴趣的青少年和寻找更深奥论题的人
	National Human Genome Research Institute. National Institute of Health, www.genome.gov/10506367	这个网站包括许多为受到激励的学生提供的关于 DNA 的互动课程的链接、术语表、关于人类基因组计划的信息，研究家族史的工具，以及 DNA 实验。包括一个遗传术语的谈话词汇表
	Personal Genetics Education Project, www.pgED.org	来自哈佛大学医学院遗传学系，是一个关于遗传学和个性化医学的有争议且新颖的、不断发展的问题的完整教案。包括剪辑、活动、幻灯片和问题讨论。涉及性状和遗传，但不具体涉及家族性肿瘤
	"Cracking the Code of Life" (PBS)	讲述了人类基因组解码竞赛的故事，回顾了对健康、疾病理解和技术革新的影响

　　小学年龄的孩子已经开始接受正规教育，自我中心主义和奇幻思维开始减少，因为他们逐渐通过数学、社会科学和阅读了解世界。在这个阶段，关于人体的讨论可能会将基因描述为指令或"积木"。儿童已经具备了注意人的外观、声音和行为的能力，他们能够用语言表达和分类这些特征的相似之处和差异。父母在讨论基因测试结果时，可以利用这些发育变化，以身体特征为例，说明遗传学和遗传的概念，例如评论父母和孩子的眼睛颜色如何相同，或解释卷舌头的能力是遗传的，然后说："我可以卷舌头，你能吗?"[15] 通过使用这些技巧，并根据孩子的成长发育水平特别处理信息，父母能够帮助他们的孩子与外界建立适当的联系，并全面提高理解能力。

　　到了中学，孩子们已经发展出具体思维能力，并发展了理解遗传概念的能力，因此可以引入更多关于科学和DNA的高阶主题。他们也成了信息寻求者。对于这个年龄的人群，图片和图表在进一步支持遗传学讨论和帮助儿童可视化如DNA这样的概念中起了有效的作用。在讨论常染色体显性遗传时，父母可以通过画一个饼图或抛硬币来说明遗传这种家族突变的50%概率的概念。这一年龄组儿童的另一个考虑因素是第二性征的发展和儿童对自己身体的变化有更清楚的认识。因此，父母可能希望将这些关于青春期的谈话作为一个机会，教育儿童了解他们身体这些发育中的部分具有潜在的患癌风险，但仍应保持讨论的简单化，以继续推动正在进行的、公开的讨论[15]。

　　当一个中学生觉得父母对他有所隐瞒时，孩子可能会自己得出不准确的结论，或者在其他地方寻找信息，比如互联网。然而，当父母以准确的信息，特别是关于基因检测结果或相关肿瘤风险的信息，开始公开和诚实的对话时，这种行为向孩子发出了这样的信号，即这些信息很重要，可以一起讨论。孩子处于这个发育年龄时，父母如果不知道某一特定问题的答案或不准备回答某一特定问题，最好认可孩子的好奇心，并安排时间在以后没有干扰的情况下或在获得更多信息后回答问题[15]。

　　在向高中过渡的过程中，青少年变得更加独立于家庭，承担更多的家庭以外的责任，并发展更有意义的社会关系。这同时也是性发育迅速的一段时间。此外，许多青少年在科学课上学习遗传学和遗传特征，这些课程可能会使用具体的例子，包括由遗传性*BRCA1/2*突变引起的遗传性乳腺癌和卵巢癌。因此，儿童可能会询问家族中遗传性肿瘤易感性，并将这些概念应用于他们自己观察到的家族肿瘤模式。当听到这些问题，父母不应该感到惊讶，而是应该把这些询问作为讨论基因测试结果和对孩子未来潜在影响的出发点。与青少年进行遗传性肿瘤风险对话也可能有利于他们培养和支持健康的生活选择和行为[19]。

　　在社交媒体时代，无数的在线支持团体和资源就出现在青少年的接触范围内。虽然他们可能更愿意在网上寻求信息，而不是向父母询问后续问题，但许多青少年可能无法综合和辨别互联网上可信、可靠的资源和信息。因此，父母可能希望给他们提供值得信赖的网站和关于特定综合征患者倡导团体的信息，以确保咨询的信息准确性；如果父母不确定网上阅读的任何信息的准确性，他们可以鼓励自己的孩子提问。关于遗传性肿瘤易感性综合征的患者资源、支持、信息和宣传，参见表17.3。这促进了青少年的持续独立，同时也为儿童提供了父母的支持和监督。

　　如果父母决定推迟这些讨论，他们可能会对这些对话如何及何时发生失去一些主导性。例如，一个孩子可能无意中听到父母和健康专家或家庭成员之间的对话，导致在不合适的时间出现意想不到的问题。这可能会迫使父母放弃这些重要的问题，或者在仓促讨论时感到准备不足[15]。

遗传性肿瘤综合征	资　　源	
家族性腺瘤性息肉病	"FAP和我——家族性腺瘤性息肉病的儿童指南"	小册子
	遗传性结肠癌基金会	www.hcctakesguts.org
遗传性乳腺癌和卵巢癌	巴塞尔BRCA中心	www.basser.org
	Bright Pink	www.brightpink.org
	Facing Our Risk Cancer Empowered (FORCE)	www.facingourrisk.org
	HIS Breast Cancer Awareness	www.hisbreastcancer.org
	Sharesheret	www.sharsheret.org
遗传性弥漫性胃癌	No Stomach for Cancer	www.nostomachforcancer.org
遗传性肌瘤病和肾细胞癌	HLRCC家庭联盟	www.hlrccinfo.org
遗传性嗜铬细胞瘤和副神经节瘤综合征	PheoParatroopers	www.pheoparatroopers.org
Li-Fraumeni综合征	Li-Fraumeni综合征协会	www.lfsassociation.org
Lynch综合征	AliveandKickn	www.aliveandkickn.org
	遗传性结肠癌基金会	www.hcctakesguts.org
多发性内分泌肿瘤	美国多发性内分泌肿瘤（AMEN）	www.amensupport.org
PHTS或Cowden综合征	*PTEN* Hamartoma Tumor Syndrome基金会	www.ptenfoundation.org
结节性硬化症（TSC）	TSC联盟	www.tsalliance.org
Von Hippel-Lindau（VHL）	VHL联盟	www.vhl.org

表 17.3　遗传性肿瘤易感性综合征的支持、信息和患者宣传资源[31]

■ 结果告知的"五个W"

当父母准备公开他们与孩子的基因测试结果时，鼓励父母在准备结果告知时考虑"五个W"，即谁（who）、什么（what）、哪里（where）、何时（when）、为什么（why）。相关建议和父母应考虑的因素将在"介绍家谱中的BRCA"[20]中进一步详细说明，这一有用的资源能帮助家长提前准备与孩子和家庭成员的这种讨论，这些原则适用于其他遗传性肿瘤易感性综合征。

父母应该解决的第一个问题是，他们计划把基因检测结果告诉谁，以及谁将在这些对话中在场。当父母考虑告知孩子家族中有遗传性肿瘤的易感性时，他们应考虑到孩子在年龄、成熟程度和理解水平上的相似和差异。信息内容的级别和详细程度可能需要根据每个孩子进行调整。为了适当地调整谈话，父母应该评估每个孩子的应对技能，以及他们以前如何应对和处理其他重要的生活事件。对父母来说，考虑在与孩子的结果告知对话中还应该包含谁在场也是至关重要的，比如父母一方或双方、继父母或其他重要的家庭成员或照顾者。

此外，父母应该决定他们是否打算和家里所有的孩子一起交谈，或者一对一的方法更有效。例如，一些兄弟姐妹关系非常亲密，互相会寻求情感支持，而另一些兄弟姐妹可能会相互施压，破坏重要的谈话。只告诉选定的孩子可能会有潜在的危害，因为这些孩子可能会因为不得不保守"家庭秘密"而感到痛苦，直到其他兄弟姐妹知道这一点，或者他们可能在这段困难时期缺乏来自其他不知情的兄弟姐妹的支持。因此，父母应该在结果告知之前仔细考虑所有这些因素。

第二个要考虑的问题是父母打算告诉孩子什么结果。父母在试图告知孩子之前，可以与一个值得信任的人练习对话，以便帮助父母梳理逻辑，并对信息更加熟悉，这将增加他们进行结果告知的信心。这样还能让父母为可能发生的艰难对话找到最好的措辞。

与孩子的第一次谈话可能比父母预期的要容易，然而，第一次谈话可能不是详细介绍与基因测试结果有关的所有细节、相关的肿瘤风险和长期影响的合适时机。最开端的讨论应该通过简单地引入遗传倾向的概念来慢慢建立基础。它可以用来介绍父母或亲属的肿瘤病史，并帮助解释为什么父母需要经常看医师或做手术。对父母来说，重要的是不要忽视或过度安抚孩子，他们应该尽可能诚实。随着时间的推移，父母应该鼓励孩子提问，并让孩子引导未来的对话，即使这不是父母想象的告知或讨论信息的最佳时间。

随后，父母应该决定他们打算在哪里进行对话。他们应该思考与孩子的其他重要对话地点发生在哪里，比如一天结束时在床上，晚餐时在厨房餐桌上，或者在散步时。一天中的什么时间也可能是重要的考虑条件，有些孩子早上表现最好，而有些孩子晚上更专心。在周末进行这些对话可能会更有效，因为周末可能有更多的时间为孩子提供额外的支持，而不是在工作日。有足够的时间处理这些信息会影响孩子对信息的反应。无论如何，当父母准备进行这些可能产生困难的情绪化的谈话时，必须为孩子创造一个舒适和安全的环境。

父母问得最多的问题之一是，"我应该什么时候告诉孩子结果？"目前没有关于何时孩子应该被告知父母基因测试结果的指导方针或"理想"年龄。应该鼓励父母在决定何时告知孩子家族肿瘤易感性时，充分考虑每个孩子的年龄、成熟度和发育程度。这些讨论也可能受到需要解释父母即将进行的手术或最近的肿瘤诊断的影响。对于改变儿童医疗管理的遗传性肿瘤综合征，告知幼儿基因测试结果可能有助于解释为什么需要进行某些测试、（医疗）程序和手术。

父母应该理解为什么告诉他们的孩子基因测试结果是有益的，因为这可能有助于孩子为父母即将进行的手术或最近的肿瘤诊断做准备，但这也可以澄清为什么父母可能会心烦意乱或分心。这可以提供一个对话平台来解释为什么进行基因检测，探索父母的个人和（或）肿瘤家族史（如果儿童年龄足够大），并强调这在未来对儿童的相关性和重要性。

如前所述，许多孩子从小就能感知和意识到环境和家庭生活中的情绪或压力问题。此外，孩子们重视参与重要的谈话，更喜欢从父母那里得到第一手信息。如果孩子根据自己最近观察到的行为担心父母快死了或病得很重，而事实上父母可能只是对基因测试的结果分心或不安，这些讨论可能有助于安慰孩子。这些对话可以提供关于孩子周围发生了什么的背景，而不是孩子想象最糟糕的可能结果并自己得出不准确的结论[15]。

各种研究表明，关于风险信息和基因测试结果的公开和诚实的对话可以产生更好的长期结果[6, 19, 21-25]。除了能让孩子第一时间就与父母讨论基因测试结果，公开诚实的谈话还可以让父母孩子之间更加坦诚相待。一旦孩子觉得自己的父母是诚实的，而且认为父母在处理难以交流的信息时是值得信任的，就能创造一个孩子在未来可以加以利用的渠道，尤其是当他们对自己的基因测试感到紧张，害怕肿瘤风险，或者需要增加肿瘤监测的时候。

■ 告知儿童结果后

通过让父母练习解决"五个W"中任何一个问题，并根据孩子的成长发育阶段评估孩子处理和理解信息的能力，父母为告知孩子做准备的过程就已经迈开了第一步。在进行最初的告知之后，父母应该让孩子用他们自己的语言来进行对话。通过让孩子们复述父母告诉他们的信息及这些信息对自己的意义，父母可以评估孩子的理解力、情绪反应和幸福感，并创造机会纠正任何理解偏差或误解。

医疗保健提供者应该指导父母观察孩子行为的任何变化，以积极评估孩子的行为和应对告知后的情况。家长应该定期与孩子沟通，看看他们是否有任何后续问题、担忧或困扰，这样他们就可以一起解决。以开放性的方式结束谈话可以让孩子相信随着时间过去，父母会在出现任何后续问题和担忧时提供帮助。然而，孩子们提出的一些问题可能没有答案或者可以等到以后再回答。对于大多数人来说，当一个问题没有答案时是不舒服的，但要向患者强调，对于孩子间的一些问题，回答"我不知道"或"没人知道"是完全可以接受的。这再次向儿童表明，他们的父母尽可能诚实，不隐瞒信息，目的是让儿童在整个过程中感受到参与感[15]。

虽然关于告知基因测试结果对儿童长期影响的数据可能有限，但潜在影响可能包括在意识到父母患肿瘤的风险增加时对儿童安全感和社会情感健康的重大影响[8]。这些儿童可能变得孤僻或抑郁，这可能值得临床关注。因此，家庭可能受益于持续的社会心理监测，以帮助父母管理其子女在结果告知后的思想和情感[8]。以往有研究表明，结果告知的重要性和准确的风险认知是积极健康的行为和未来选择计划的重要激励因素。Bradbury等报道，大多数儿童和青年表示他们很好地了解了所分享的信息，对了解父母的 *BRCA* 状况没有任何负面影响，健康行为甚至在结果后有所改善，包括许多戒烟的烟民[19]。

对向子女告知结果的父母进行了调查，以更多地了解他们后代对基因测试结果信息的最初反应及结果告知对他们关系的后续影响。儿童最常被描述的反应是中立的和（或）快乐或宽慰[11]。父母报告的近一半儿童的负面反应包括从关切、苦恼或焦虑到更严重的反应，如哭泣或恐惧。值得注意的是，父母最常报告说，他们的年长子女的共同反应是担心[11]。此外，父母也表示，几乎一半的子女似乎不理解这些信息的重要性或意义，但是一些孩子已经意识到了家族中的遗传风险，所以父母的结果告知可能不会对已经知道或假设的信息增加太多意义。最后，大多数父母（65%）报告说，结果告知后父母与子女的关系没有变化，而22%的父母报告说，他们的关系得到加强，只有2名父母报告说问题没有得到解决或在结果告知后没有经常进行讨论，产生了"敏感区域"[10, 11]。其他研究还表明，结果告知可能具有加强家庭关系和凝聚力的潜力[26, 27]。

一项评估家庭中存在 *BRCA1/2* 基因突变或乳腺癌的女孩（11～19岁）的心理社会

适应和风险感知的研究报告显示，所有女孩都准确地报告了其母亲的乳腺癌病史，母亲 *BRCA* 阳性的女孩中有 55% 表示知道其母亲的 *BRCA* 状况。无论是使用儿童行为评估系统（BASC-2）还是乳腺癌特异性痛苦评估（进行评估），那些意识到母亲携带 *BRCA* 突变的女儿，与那些没有报告知道母亲基因测试结果的女儿相比，她们都没有出现明显不同的结果评分[17]。上述结果表明，母亲被诊断患有乳腺癌的女孩，无论其突变状况如何，在被告知乳腺癌家族史和（或）基因检测结果时，其负面结局极少。

医疗机构的作用

由于隐私法的原因，遗传保健专业人员无法直接警告高危亲属家族基因突变与遗传性肿瘤易感性相关。当被问及这个问题时，父母们更希望遗传咨询师更积极地参与到围绕向孩子传递遗传信息的话题中来[14]。因此，保健专业人员应发挥更大的指导作用，鼓励和支持患者向家庭成员分享基因测试结果[28]。作为保健服务提供者，确定家庭中存在高危亲属，使患者知道谁需要被告知家族中有突变基因的情况非常重要。专业人员还应让患者知道自己与家人沟通时可以利用的资源并提供方案作为支持，以便他们能够准确和成功地与亲属分享他们的基因测试结果。

遗传保健专业人员在进行最初的遗传学咨询时就可以开始履行自己的责任，可以和患者讨论基因检测及其对患者及其亲属的潜在影响，但在审查遗传风险和将结果通知亲属的必要性时可以重申。最终，这更好地为患者做好了关于通知亲属的重要性和必要性的准备[28]。在签署知情同意授权书时，其中可能会有一节专门规定家庭成员结果知情权的授权，供患者指定家庭中谁有权或没有权力在今后获得结果信息。这是医疗保健提供者强调亲属基因检测结果相关性的另一个机会[28]。

在结果告知期间，遗传保健专业人员可以帮助患者向亲属告知检测结果的计划，以及他们计划如何和何时告诉亲属。应该鼓励患者提前练习这些艰难的对话，从而使患者能够为这些潜在的负担性对话做好计划，并确定讨论的时间，以改善这些充满挑战的讨论的后续工作。医疗保健提供者还可以询问患者他们计划在家庭中与谁分享结果。这些对话可能会显示出患者尚未考虑或计划通知家庭内有风险的亲属（即堂兄弟姐妹），或者患者甚至可能透露他们并不想告诉自己的孩子或某些亲属。例如，一个患者可能会说："等孩子们长大了我再告诉他们。为什么我现在要让他们担心？"遗传医疗保健专业人员应该通过认可患者希望保护他们的孩子免受了解家族中遗传性肿瘤易感性负担的态度来做出回应。然而，医疗保健提供者也应借此机会强调通知子女的重要性，向患者提供资源和文献，证明告知子女的好处，并进一步说明对子女诚实告知家族突变的好处。

随访是询问患者结果告知情况的另一个机会，可以重申家庭告知的重要性。在此期间，应重新评估患者可能需要什么支持他们告知孩子和有风险的亲属。最后，在首次咨询、结果披露和后续预约期间，医疗保健提供者应尽可能多次地不断强调和帮助重新认识基因测试结果对其子女和亲属的重要性和影响。医疗保健提供者有责任提供建议、反馈和提议，帮助调整和改进患者的结果告知计划，从而实现更流畅和及时的结果告知。

有趣的是，一项研究报告称，很少有患者（5%）认为他们的医疗保健专业人员是帮助他们决定向儿童披露基因测试结果的最重要的人，而大多数患者报告说，他们自己（45%）和他们的配偶（43%）是最有影响力的人。然而，当患者被明确问及医疗保健专业人员是否在任何时候参与决策时，他们回答说遗传咨询师（21%）和医师（14%）

参与了决策。这可能是由于医疗保健提供者缺乏既定的指导方针来帮助指导父母告知后代的最佳时间，父母可能没有得到或了解其医疗保健提供者提供的支持的存在[10]。先前的研究也表明，在没有专业帮助的情况下，在与儿童进行结果沟通的过程中，可能存在信息不准确或误解的风险[29]。因此，这些研究强调，保健专业人员应提供专业知识、建议和沟通策略，不断向患者提供支持，以促进向儿童和亲属有效沟通基因测试结果。

当向患者披露阳性结果时，应向患者提供信息资源。遗传保健专业人员可以向患者提供一份详细的总结，概述基因测试的结果、相关的肿瘤风险和医疗管理建议，并确定家庭中被告知基因测试结果的高危亲属将从中受益。因此，患者可利用总结信作为与家人讨论的指引[28]。此外，家人通知信亦可作为传递其基因测试结果信息的辅助工具。然后，亲属可以利用这封信与他们的医师或遗传保健专业人员分享家族遗传信息，进行个性化的风险讨论[28]。最后，遗传保健提供者可以为患者的亲属选择资源，例如当地的遗传顾问，使家庭成员更易于安排遗传咨询，让他们开始自己学习相关知识和进行遗传学检测。

有遗传性肿瘤患者倡导团体和网站，提供关于家庭告知的信息、特定基因的信息、网络研讨会和留言板，以与其他也有遗传性肿瘤易感性的人联系。具体遗传性肿瘤易感性综合征资源清单见表17.3。让患者在向其子女和有风险的家庭成员传达结果时有这些资源可用。这些资源甚至可以作为患者的保障。

医疗服务提供者的目标不应是让患者强迫其子女和家庭成员进行基因检测，而是告知其子女和有风险的亲属基因检测的选择、结果对肿瘤风险的潜在影响和医疗管理建议[28]。重要的是认识到和警惕文化差异，如患者自己对肿瘤的感受、家庭关系和遗传方面。例如，患者对肿瘤诊断的宿命论信仰或对肿瘤基因突变的羞耻感可能会阻碍公开讨论的进行，相反，一些文化中强调的家庭主义和集体主义原则可能会激励与家人交流信息[1]。

请记住，每个患者和家庭都是独一无二的，患者通知他们的孩子和家庭成员的决定可能会受到一系列因素的影响。MacKenzie等指出"遗传检测结果交流的最佳结果……不仅需要有效交流风险信息，而且需要了解客户如何将这些信息转化为对疾病风险、干预措施的好处，以及调节这一过程的生物—心理—社会因素的个性化看法"[30]。医疗保健提供者的义务和责任是向患者提供适当的教育、指导和持续支持。这带来的正面影响范围远远超出了临床中的单个患者，它将惠及患者所有面临风险的亲属。医疗保健提供者应该为他们的患者配备工具，以成功地通知他们的子女和亲属，因为对结果的解释、风险感知，以及儿童和高危亲属对筛查建议的遵守取决于这些初始告知对话的有效性。

（石洁　刘畅　译）

参考文献

[1] Ricker C, Koff RB, Qu C, et al. Patient communication of cancer genetic test results in a diverse population. *TBM*. 2018; 8(1): 85–94.

[2] Gaff CL, Collins VC, Symes, Halliday J. Facilitating family communication about predictive genetic testing: probands' perceptions. *J Genet Couns*. 2005; 14(2): 133–140.

[3] Landsbergen K, Verhaak C, Kraaimaat F, et al. Genetic update in BRCA-mutation families is related to emotional and behavioral communication characteristics of index patients. *Fam Cancer*. 2005; 4(2): 115–119.

[4] Sharaf RN, Myer P, Stave CD, et al. Uptake of genetic testing by relatives of Lynch syndrome probands: A systematic

review. *Clin Gastroenterol Hepatol*. 2013; 11: 1093−1100.

[5] Lerman C, Hughes C, Trock BJ, et al. Genetic testing in families with hereditary nonpolyposis colon cancer. *JAMA*. 1999; 281(17): 1618−1622.

[6] Daly MB, Montgomery S, Bingler R, et al. Communicating genetic test results within the family: Is it lost in translation? A survey of relatives in the randomized six-step study. *Fam Cancer*. 2016; 15(4): 697−706.

[7] Hughes C, Lynch H, Durham C, et al. Communication of BRCA1/2 test results in hereditary breast cancer families. *Cancer Res Ther Control*. 1999; 8: 51−59.

[8] Tercyak KP, Hughes C, Main D, et al. Parental communication of BRCA1/2 genetic test results to children. *Patient Educ Couns*. 2001; 42(3): 213−224.

[9] Cheung EL, Olson AD, Yu TM, Han PZ, Beattie MS. Communication of BRCA results and family testing in 1, 103 high-risk women. *Cancer Epidemiol Biomarkers Prev*. 2010; 19(9): 2211−2219.

[10] Bradbury AR, Dignam JJ, Ibe CN, et al. How often do BRCA mutation carriers tell their young children of the family's risk for cancer? A study of parental disclosure of BRCA mutations to minors and young adults. *J Clin Oncol*. 2007; 25(24): 3705−3711.

[11] Bradbury AR, Patrick-Miller L, Egleston BL, et al. When parents disclose BRCA1/2 test results: their communication and perceptions of offspring response. *Cancer*. 2012; 118(13): 3417−3425.

[12] Tercyak KP, Mays D, DeMarco TA, et al. Decisional outcomes of maternal disclosure of BRCA1/2 genetic test results to children. *Cancer Epidemiol Biomarkers Prev*. 2013; 22(7): 1260−1266.

[13] Rolland JS. Families and genetic fate: A millennial challenge. *Fam Sys Health*. 1999; 17(1): 123−132.

[14] Patenaude AF, DeMarco TA, Peshkin BN, et al. Talking to children about maternal BRCA1/2 genetic test results: a qualitative study of parental perceptions and advice. *J Genet Couns*. 2013; 22(3): 303−314.

[15] Werner-Lin A, Merrill SL, Brandt AC, et al. Talking with children about adult-onset hereditary cancer risk: A developmental approach for parents. *J Genet Couns*. 2018; 27(3): 533−548.

[16] Bandura A. *Social Learning Theory*. Englewood Cliffs, NJ: Prentice Hall; 1977.

[17] Bradbury AR, Patrick-Miller L, Schwartz LA, et al. Psychosocial adjustment and perceived risk among adolescent girls from families with BRCA1/2 or breast cancer history. *J Clin Oncol*. 2016; 34(28): 3409−3416.

[18] Tercyak KP, Peshkin BN, DeMarco TA, et al. Parent-child factors and their effect on communicating BRCA1/2 test results to children. *Patient Educ Couns*. 2002; 47(2): 145−153.

[19] Bradbury AR, Patrick-Miller L, Pawlowski K, et al. Learning of your parent's BRCA mutation during adolescence or early adulthood: a study of offspring experiences. *Psychooncology*. 2009; 18(2): 200−208.

[20] Castonguay C, Friedman S, Leininger A, et al. Talking about *BRCA* in your family tree. 2014. Available at http://www.facingourrisk.org/understanding-brca-and-hboc/publications/documents/booklet-talking-aboutbrca-family.pdf.

[21] Klein WM, Stefanek ME. Cancer risk elicitation and communication: Lessons from the psychology of risk perception. *CA Cancer J Clin*. 2007; 57(3): 147−167.

[22] Etchegary H, Fowler K. They had the right to know. Genetic risk and perceptions of responsibility. *Psychol Health*. 2008; 23(6): 707−727.

[23] Forrest LE, Curnow L, Delatycki MB, et al. Health first, genetics second: Exploring families' experiences of communicating genetic information. *Eur J Hum Genet*. 2008; 16(11): 1329−1335.

[24] Metcalfe A, Plumridge G, Coad J, et al. Parents' and children's communication about genetic risk: A qualitative study, learning from families' experiences. *Eur J Hum Genet*. 2011; 19(6): 640−646.

[25] Plumridge G, Metcalfe A, Coad J, et al. Parents' communication with siblings of children affected by an inherited genetic condition. *J Genet Couns*. 2011; 20(4): 374−383.

[26] McConkie-Rosell A, Heise EM, Spiridigliozzi GA. Genetic risk communication: experiences of adolescent girls and young women from families with fragile X syndrome. *J Genet Couns*. 2009; 18(4): 313−325.

[27] Forrest Keenan F, van Teijlingen E, McKee L, et al. How young people find out about their family history of Huntington's disease. *Soc Sci Med*. 2009; 68(10): 1892−1900.

[28] Derbez B, de Pauw A, Stoppa-Lyonnet D, et al. Supporting disclosure of genetic information to family members: professional practice and timelines in cancer genetics. *Fam Cancer*. 2017; 16(3): 447−457.

[29] Fanos JH. Developmental tasks of childhood and adolescence: implications for genetic testing. *Am J Med Genet*. 1997; 71(1): 22−28.

[30] Mackenzie A, Patrick-Miller L, Bradbury AR. Controversies in communication of genetic risk for hereditary breast cancer. *Breast J*. 2009; 15(Suppl. 1): S25−32.

[31] Powers JM, Long JM, Mendonca W. Psychosocial, Ethical, and Legal Implications for Mutation Carriers. In Chagpar AB (ed.), *Managing BRCA Mutation Carriers*. Cham, Switzerland: Springer International Publishing AG; 2017. 205−234.

第 18 章
临床肿瘤基因组学的未来挑战和机遇

Kyle A. Glose, Monica A. Giovanni, Michael F. Murray

■ 引言

在美国，肿瘤是第二大致死原因[1]。可以想象，在未来胚系和体细胞基因组学将会通过预先识别胚系肿瘤风险、早期基因组肿瘤诊断、基于基因组的个性化治疗，从而在减少肿瘤死亡方面发挥着越来越重要的作用。

美国前总统奥巴马在2015年的国情咨文中首创"精准医学"一词[2]。"All of Us"研究项目是美国国家卫生研究院的一项重要的精准医学计划，旨在美国招募至少100万人参加观察性队列，完成DNA测序，以加速生物医学研究并改善健康[3]。就像"个体化医学"或"个性化医学"一样，精准医学旨在寻求从"一刀切"的方法转变为考虑个体"基因、环境和生活方式"的方法。随着基因组测序技术的进步，根据个体遗传密码进行常规治疗的前景似乎触手可及。在基因组医学时代，测序数据将被用作筛查和诊断工具。在成本下降和证据增多的双重推动下，患者和临床医师将越来越容易接受基于基因组的治疗[4-6]。

基因组学将是推进精准医学在肿瘤学应用中关键但不是唯一的工具。肿瘤基因组学侧重于人类DNA的变异，而其他工具则侧重于其他数据源：转录组学（RNA）、蛋白质组学（蛋白质）、代谢组学（生物活性分子）、表观基因组学（DNA修饰）及共生细菌群落（微生物学）。在未来的几十年里，这些其他工具的临床实施将单独或与基因组学结合起来推进[7, 8]。除了已经列出的基因组学的三个关键作用，这些其他工具也是肿瘤管理有望取得进展的重要领域。

■ 预先识别胚系肿瘤风险

识别胚系肿瘤风险

在过去的十年里，临床实验室解释个体生殖细胞DNA变异的能力有了显著的提高。这种改进的解释建立在：① 大量测序数据正在生成；② 变异临床解释框架的发展；③ 提供面向公众的资源，广泛提供协商一致的变体解释。

2015年发布的序列变异解释标准和指南，为变异的临床解释建立了一个框架[9]。这一框架是美国医学遗传学和基因组学学院和分子病理学协会的联合共识建议，是基于标准的，并已被临床实验室广泛接受，使用标准术语对变异进行分类，即致病、可能致病、意义不确定、可能良性和良性。显然，尽管这些分类对治疗非常有用，但它们都是基于单一时间点的证据做出的，在某些情况下可能会随着更多数据的积累而改变分类[10]。

ClinVar是一个汇集了有关基因组变异及其与人类健康关系的信息的公共数据库[11]。ClinVar（https://www.ncbi.nlm.nih.gov/clinvar/）是由美国国家生物技术信息中心（NCBI）创建的，作为一个免费可用的数据库，用于解释变异的临床意义。该数据库收集了过去二三十年来临床实验室和研究小组提交的任何循证变异解释，鉴于这些基因已经产生了大量的临床证据，它们高度丰富了综合征肿瘤基因的数据。

基于风险的胚系变异类别

肿瘤综合征的单基因风险　1994年，*BRCA1*基因的序列变异被发现与遗传性乳腺癌卵巢癌综合征有因果关系[12, 13]。1995年，*BRCA2*基因也被发现与同样的综合征有关[14]。这些发现很快使在高负荷家庭中识别这些基因的致病变异成为可能，包括识别这些家庭中具有致病风险变异但尚未发生肿瘤个体的能力[15]。通过家庭内的级联测试来确定无症状风险的能力现已探索和研究了20多年，使人们得以深入了解是否有可能使用基于DNA的策略来确定和处理普通人群中肿瘤综合征单基因风险升高的问题。

目前存在十几种单基因肿瘤综合征（表18.1）。这些综合征在与之相关的肿瘤类型和人群中被诊断为综合征的频率上存在很大差异。Lynch综合征、遗传性乳腺癌卵巢癌综合征是这些综合征中最常见和研究最多的。在没有患肿瘤但患癌风险增加的个体中，有可能识别出这些综合征的风险变异[17]。

拷贝数变异、结构变异与肿瘤风险　在人类基因组计划宣布的时候，结构变异的存在没有得到充分的重视[18]。2006年，在*BRCA1*和*BRCA2*基因序列变异检测为阴性的家族性乳腺癌患者中，发现了这类致病变异对综合征肿瘤风险的影响，这促使临床检测公司扩大了检测范围，除了序列变异，还包括对这些变异的评估[19, 20]。

肿瘤的多基因风险　通过全基因组关联研究（GWAS）确定的全基因组关联的临床应用已经争论了一段时间。总的来说，通过GWAS技术已经确定了许多与单核苷酸多态性（SNP）有关的疾病，每一个都具有高度显著的*P*值，但效应值很小。早期的尝试是将SNP汇总成可直接向消费者应用的评分，然而，这种尝试充斥了对相同SNP数据集的不同分析解释，并且评分的预测价值有限[21, 22]。

最近，新的多基因风险评分（polygenic risk scoring，PRS）被重新讨论，这一次GWAS基因座数量和新的统计方法提供了更可靠的预测。自2018年以来，越来越多的文献表明，PRS具有潜在的临床效用，可以在没有单基因风险的情况下，提示增加的个体患肿瘤的风险；可以在存在单基因风险的情况下，提示增加的外显疾病的风险[23, 24]。

对抗肿瘤的保护性变异　目前在临床上可以解释的遗传变异中，有一小部分已被证明具有保护作用。有一些特定的变异可以保护人们免受特定肿瘤的侵袭。例如，rs140068132降低了拉丁美洲妇女患乳腺癌的风险[25]。此外，对PRS的方法学的阐明同时也解释了多基因保护评分（polygenic protection scores，PPS）。对这些发现还没有足够的研究来定义临床实施的模型。然而，人们可以设想一种策略，即根据风险和保护评分来调整不同个体的筛查计划，如结肠镜检查，从低于或高于人群平均年龄的年龄开始。

保护性变异的临床效用仍不确定，需要提供对结果的预测价值有足够信心的证据基础。例如，个人的评估数据有可能表明强的多基因保护，但忽略了未评估的单基因风险。此外，存在表明强基因组保护数据的可能性，如果个体有强环境风险，这可能是无关紧要的。目前，临床上通常不报道保护性变异，尽管有些人已主张做出改变[26]。

表 18.1 单基因肿瘤综合征

综合征	相关基因	预计患病率	已知的致病性变异数量[1,2]	遗传方式	主要相关肿瘤	终生致癌风险		患病率增加的人群	参考文献
						BRCA1	*BRCA2*		
遗传性乳腺癌卵巢癌综合征（HBOC 综合征）	*BRCA1* *BRCA2*	1 : 190	1. *BRCA1*：2821 2. *BRCA2*：3244	AD	乳腺癌 男性乳腺癌 卵巢癌 前列腺癌 胰腺癌	乳腺癌 46%～87% 二次原发乳腺癌 83% 男性乳腺癌 1.2% 卵巢癌 39%～63% 前列腺癌 8.6% 胰腺癌 1%～3%	38%～84% 62% 8.9% 16.5%～27% 65 岁前 15% 2%～7%	德裔犹太人 1 : 40	[3] [4]
遗传性非息肉病结肠癌（HNPCC）/ Lynch 综合征	*MLH1* *MSH2* *MSH6* *PMS2* *EPCAM*	1 : 440	*MLH1*：696 *MSH2*：761 *MSH6*：631 *PMS2*：248 *EPCAM*：42	AD	结直肠癌 子宫内膜癌 胃癌 卵巢癌	结直肠癌：52%～82% 子宫内膜癌：25%～60% 胃癌：6%～13% 卵巢癌：4%～12%		N/A	[5] [6]
1 型神经纤维瘤病	*NF1*	1 : 4 000	*NF1*：1027	AD	良性纤维神经瘤 恶性周围神经鞘瘤 神经胶质瘤 白血病 乳腺癌 其他神经内分泌肿瘤	纤维神经瘤：（无数据） 神经胶质瘤：20% 其他：5%		N/A	[7] [8]
家族性视网膜母细胞瘤	*RB1*	1 : 20 000～ 1 : 15 000	*RB1*：244	AD	视网膜母细胞瘤	约 100%		N/A	[9]

续　表

综合征	相关基因	预计患病率	已知的致病性变异数量[1,2]	遗传方式	主要相关肿瘤	终生致癌风险	患病率增加的人群	参考文献
1 型多发性内分泌肿瘤	MEN	1 : 100 000 ~ 1 : 10 000	MEN : 3855	AD	甲状腺癌 垂体肿瘤 胰内分泌癌 胃内分泌癌	40 岁前 95%	N/A	[10] [11]
2 型多发性内分泌肿瘤病	RET	1 : 35 000	RET : 75	AD	甲状腺髓样癌 甲状旁腺癌 嗜铬细胞瘤	甲状腺髓样癌：95%～100% 甲状旁腺癌：0～30% 嗜铬细胞瘤：0～50%	N/A	[12]
家族性腺瘤息肉病	APC	1 :（6 850～31 250）	APC : 679	AD	结直肠癌 十二指肠癌 甲状腺乳头状癌	结直肠癌：21 岁前 7%，45 岁前 87%，终生约 100% 十二指肠癌：4%～12% 甲状腺乳头状癌：1%～12%	N/A	[13]
Von Hippel-Lindau 综合征	VHL	1 : 36 000	VHL : 176	AD	嗜铬细胞瘤 肾细胞癌 成血管细胞瘤 视网膜血管瘤	总计：65 岁前约 100% 肾细胞癌：60 岁前 70% 嗜铬细胞瘤：多变	N/A	[14]
Li-Fraumeni 综合征	TP53	1 : 3 555 ~ 1 : 5 476	TP53 : 286	AD	主要类型： 肾上腺皮质癌 乳腺癌 中枢神经系统肿瘤 骨肉瘤 软组织肉瘤 其他多类肿瘤	男性：> 70% 女性：> 90%	巴西南部 1 : 375	[15] [16]

续 表

综合征	相关基因	预计患病率	已知的致病性变异数量[1,2]	遗传方式	主要相关肿瘤	终生致癌风险	患病率增加的人群	参考文献
MUTYH基因相关息肉病	MUTYH	1：20 000 ~ 1：60 000	MUTYH：66	AR	结直肠癌（大部分）十二指肠癌 卵巢癌 膀胱癌	结直肠癌：终生80%~90% 十二指肠癌：4% 卵巢癌：6%~14% 膀胱癌：6%~25%	N/A	[17]
多发性错构瘤综合征（Cowden综合征）	PTEN	未知，可能为 1：200 000	PTEN：344	AD	结直肠错构瘤癌 乳腺癌 甲状腺癌 子宫癌	结直肠癌：9% 乳腺癌：85% 甲状腺癌：25% 子宫癌：28%	N/A	[18][19]
DICER1基因相关肿瘤易感性	DICER1	1：4 600	DICER1：185	AD	胸膜肺母细胞瘤 多发性结节性甲状腺瘤 性索间质细胞瘤 囊性肾瘤 睫状体髓质上皮细胞瘤	胸膜肺母细胞瘤：25%~40% 多发性结节性甲状腺瘤：女性75%，男性17% 性索间质细胞瘤：约10% 囊性肾瘤：约10% 睫状体髓质上皮细胞瘤：约3%	N/A	[20]
家族性急性髓系白血病伴CEBPA基因突变	CEBPA	11个家庭	CEBPA：15	AD	急性髓细胞性白血病	80%	N/A	[21]
遗传性弥漫性胃癌	CDH1	1：1 200 000 ~ 1：400 000	CDH1：129	AD	弥漫型胃癌 小叶性乳腺癌	胃癌：男性75%，女性56% 小叶性乳腺癌：女性42%	N/A	[22][23]

续　表

综合征	相关基因	预计患病率	已知的致病性变异数量[1,2]	遗传方式	主要相关肿瘤	终生致癌风险	患病率增加的人群	参考文献
黑斑息肉综合征	STK11	多变，预计 1：280 000 ～ 1：25 000	STK11：131	AD	结直肠癌 胃癌 小肠癌 乳腺癌 卵巢癌（性索同质细胞瘤） 宫颈癌 子宫内膜癌 胰腺癌 睾丸癌（睾丸支持细胞癌） 肺癌	结直肠癌：39% 胃癌：29% 小肠癌：13% 乳腺癌：32% ～ 54% 卵巢癌（性索同质细胞瘤）：21% 宫颈癌：10% 子宫内膜癌：9% 胰腺癌：11% ～ 36% 睾丸癌（睾丸支持细胞癌）：9% 肺癌：7% ～ 17%	N/A	[24]

[1] Perez-Palma E, Gramm M, Nürnberg P, et al. Simple ClinVar. http://simple-clinvar.broadinstitute.org/

[2] Perez-Palma E, Gramm M, Nürnberg P, et al. Simple ClinVar: an interactive web server to explore and retrieve gene and disease variants aggregated in ClinVar database. Nucleic Acids Res.2019; 47 (W1): W99-W105.

[3] Petrucelli N, Daly MB, Pal T. BRCA1- and BRCA2-associated hereditary breast and ovarian cancer. In Adam MP, Ardinger HH, Pagon RA, et al. (Eds). GeneReviews®. Seattle: University of Washington; 1993. Accessed July 7, 2020. http://www.ncbi.nlm.nih.gov/books/NBK1247/

[4] Manickam K, Buchanan AH, Schwartz MLB, et al. Exome sequencing-based screening for BRCA1/2 expected pathogenic variants among adult biobank participants. JAMA Netw Open. 2018;1(5): e182140-e182140.

[5] Kohlmann W, Gruber SB. Lynch syndrome. In Adam MP, Ardinger HH, Pagon RA, et al. (Eds). GeneReviews®. Seattle: University of Washington; 1993. Accessed July 7, 2020. http://www.ncbi.nlm. nih.gov/books/NBK1211/

[6] Møller P, Seppälä T, Bernstein I, et al. Cancer incidence and survival in Lynch syndrome patients receiving colonoscopic and gynaecological surveillance: first report from the prospective Lynch syndrome database. Gut. 2017;66(3): 464.

[7] Friedman JM. Neurofibromatosis 1. In Adam MP, Ardinger HH, Pagon RA, et al. (Eds). GeneReviews®. Seattle: University of Washington; 1993. Accessed July 13, 2020. http://www.ncbi.nlm.nih.gov/books/NBK1109/

[8] Varan A, Şen H, Aydın B, et al. Neurofibromatosis type 1 and malignancy in childhood. Clin Genet. 2016;89(3): 341-345.

[9] Lohmann DR, Gallie BL. Retinoblastoma. In Adam MP, Ardinger HH, Pagon RA, et al. (Eds). GeneReviews®. Seattle: University of Washington; 1993. Accessed July 14, 2020. http://www.ncbi.nlm. nih.gov/books/NBK1452/

[10] Giusti F, Marini F, Brandi ML. Multiple endocrine neoplasia type 1. In Adam MP, Ardinger HH, Pagon RA, et al. (Eds). GeneReviews®. Seattle: University of Washington; 1993. Accessed July 15, 2020. http://www.ncbi.nlm.nih.gov/books/NBK1538/

[11] Carroll RW. Multiple endocrine neoplasia type 1 (MEN1). Asia Pac J Clin Oncol. 2013;9(4): 297–309.

[12] Eng C. Multiple endocrine neoplasia type 2. In Adam MP, Ardinger HH, Pagon RA, et al. (Eds). GeneReviews®. Seattle: University of Washington; 1993. Accessed July 14, 2020. http://www.ncbi.nlm. nih.gov/books/NBK1257/

[13] Jasperson KW, Patel SG, Ahnen DJ. APC-associated polyposis conditions. In Adam MP, Ardinger HH, Pagon RA, et al. (Eds). GeneReviews®. Seattle: University of Washington; 1993. Accessed July 14, 2020. http://www.ncbi.nlm.nih.gov/books/NBK1345/

[14] van Leeuwaarde RS, Ahmad S, Links TP, et al. Von Hippel-Lindau syndrome. In: Adam MP, Ardinger HH, Pagon RA, et al. (Eds). GeneReviews®. Seattle: University of Washington; 1993. Accessed July14, 2020. http://www.ncbi.nlm.nih.gov/books/NBK1463/PMID: 20301636

[15] Schneider K, Zelley K, Nichols KE, et al. Li-Fraumeni syndrome. In Adam MP, Ardinger HH, Pagon RA, et al. (Eds). GeneReviews®. Seattle: University of Washington; 1993. Accessed July 14, 2020. http://www.ncbi.nlm.nih.gov/books/NBK1311/PMID: 20301488

[16] de Andrade KC, Frone MN, Wegman–Ostrosky T, et al. Variable population prevalence estimates of germline TP53 variants: a gnomAD-based analysis. Hum Mutat. 2019;40(1): 97–105.

[17] Nielsen M, Infante E, Brand R. MUTYH polyposis. In Adam MP, Ardinger HH, Pagon RA, et al. (Eds). GeneReviews®. Seattle: University of Washington; 1993. Accessed July 14, 2020. http://www.ncbi. nlm.nih.gov/books/NBK107219/

[18] Eng C. PTEN Hamartoma Tumor Syndrome. In: Adam MP, Ardinger HH, Pagon RA, et al. (Eds). GeneReviews®. Seattle: University of Washington; 1993. Accessed July 14, 2020. http://www.ncbi. nlm.nih.gov/books/NBK1488/

[19] Heald B, Mester J, Rybicki L, et al. Frequent gastrointestinal polyps and colorectal adenocarcinomas in prospective series of PTEN mutation carriers. Gastroenterology. 2010;139(6): 1927–1933.

[20] Schultz KAP, Stewart DR, Kamihara J, et al. DICER1 tumor predisposition. In Adam MP, Ardinger HH, Pagon RA, et al. (Eds). GeneReviews®. Seattle: University of Washington; 1993. Accessed July 15, 2020. http://www.ncbi.nlm.nih.gov/books/NBK196157/

[21] Tawana K, Fitzgibbon J. CEBPA-associated familial acute myeloid leukemia (AML). In Adam MP, Ardinger HH, Pagon RA, et al. (Eds). GeneReviews®. Seattle: University of Washington; 1993. Accessed July 15, 2020. http://www.ncbi.nlm.nih.gov/books/NBK47457/

[22] Kaurah P, Huntsman DG. Hereditary diffuse gastric cancer. In Adam MP, Ardinger HH, Pagon RA, et al. (Eds). GeneReviews®. Seattle: University of Washington; 1993. Accessed July 15, 2020. http:// www.ncbi.nlm.nih.gov/books/NBK1139/

[23] Corso G, Marrelli D, Roviello F. Familial gastric cancer and germline mutations of E-cadherin. Ann Ital Chir. 2012;83(3): 177–182.

[24] McGarrity TJ, Amos CI, Baker MJ. Peutz–Jeghers syndrome. In Adam MP, Ardinger HH, Pagon RA, et al. (Eds). GeneReviews®. Seattle: University of Washington; 1993. Accessed July 15, 2020. http://www.ncbi.nlm.nih.gov/books/NBK12

胚系风险识别方法

肿瘤风险识别的家族史　几十年来，家族健康史一直被用来帮助医务人员评估疾病的风险。家族史的模式已被成功地用来辨别高负荷的家族中的孟德尔模式。

通过这些策略，家族健康史已被证明是有价值的，因为：① 它是基于 DNA 信息的替代；② 它增加了诊断基因检测中阳性结果预测概率的策略。

通过全面的家族史确定和分析来提出对成年人进行单基因肿瘤综合征初步筛查的建议，很难付诸实施。以遗传性乳腺癌卵巢癌综合征（HBOC 综合征）为例，USPSTF 自 2005 年以来提出了基于家族史对成年妇女进行 HBOC 综合征筛查的建议[27]。这些建议并未被普遍采纳，部分原因是它们在繁忙的初级保健服务内容中争夺了健康保健提供者的注意力，且在初级保健服务中还有大量的其他类似筛查项目。

医疗保健提供者希望确定和全面分析家族健康史。已提出的工作流程问题将促使他们寻找替代解决方案。促进和组织患者自我报告家族史的平台包括 U.S. Surgeon General 的家族史自我报告在线工具[28]。其他工具和策略已陆续被建立和测试，其中许多显示有望增加对符合 DNA 筛查标准的个体的检测[29]。

最近的研究对成年志愿者进行了基于 DNA 的大群体筛查，并表明目前基于家族健康史的医疗保健策略遗漏了 80% ～ 90% 的 HBOC 综合征和 Lynch 综合征单基因风险个体[30, 31]。这些筛选的失败归因于未能实施推荐的筛选并建立风险检测策略[17]。

基于 DNA 的肿瘤风险识别筛查　当条件和相关基因组变异满足 3 个特定标准时，基于人群的基因组筛查为早期、症状前检测和主动风险管理提供了机会：① 相关基因中的致病变异与严重的发病率和（或）死亡率相关疾病的高风险有关；② 对被确定为高风险的人提供完善的预防干预措施；③ 存在与致病变异相关的基因和条件的既定知识库[32]。

必须区分基因组测序以确认疑似诊断（诊断测试）和旨在揭示以前未知的基因组风险（筛查）。诊断基因组测试已用于临床肿瘤治疗几十年。这些高度特异性的测试提供给具有潜在单基因病因的肿瘤个人或家族史的个体，以发现潜在的单基因病因。相反，筛查是主动识别疾病风险的过程，是成人预防性医疗的主要内容。以筛查为目的的基因组测序是在没有预先指示测试的情况下进行的，并且必须以谨慎的方式提供结果以适当解决发现的风险。虽然诊断测试需要明确的测试指征，但基于人群的基因组筛查不需要考虑个人或家族的疾病史。在疾病发展之后，人群筛查不是试图确认诊断，而是提供了在出现症状之前在其他健康个体中检测致病性、与疾病相关的基因组变异的机会。

来自大规模基因组测序计划的数据表明，1% ～ 2% 的美国人口具有致病性基因组变异，导致患肿瘤或心脏病等严重、可预防疾病的风险显著升高[33, 34]。越来越多的证据表明，这种益处可能是显著的，甚至可能挽救生命[4]。对于通过个人或家族病史确定为高风险的个人，应提供完善的管理建议。历经几代临床遗传学实践，使得我们有机会利用基因组筛查来识别其他健康个体，提供主动管理，从而降低这些疾病的发病率和潜在的早期死亡率。

基于人群的基因组筛查面临的挑战　为全体人口提供胚系 DNA 测序和定期重新筛查。目前，健康检查主要由医务人员和卫生系统提供（如血压、乳腺 X 线检查、结肠镜检查等）。然而，新生儿筛查（NBS）涉及一项联合公共卫生和卫生系统部门协作的运行体系。NBS 基础设施包括了整个人群，可能是基于 DNA 的筛查类型的最佳模式，这将在未来几年支持胚系风险识别和管理。与 NBS 一样，人口肿瘤风险筛查将带来伦理、技术和运行机制等方面的挑战[35]。

由于基因组医学领域的快速发现，许多基因组疾病的症状学和病理生理学都得到了很好的理解。不同疾病外显率和临床严重程度的原因尚不清楚。必须更好地理解这些关键问题，以便在人群中有效地利用基因组数据进行健康筛查，因为仅存在致病性遗传变异可能不足以导致疾病。

■ 应对胚系风险的预防性措施

当胚系证据提示肿瘤风险升高时，两种反应是：临床筛查以确定早期肿瘤（如乳腺X线检查和结肠镜检查）及预防措施以改善风险。我们有理由预计，循证预防策略的数量和类型将会随着时间的推移而增加。我们还预计预防措施的分子靶向性将得到改善。目前的预防措施包括化学预防、降低患病风险的手术，以及在基因高危个体中寻找避免二次风险的措施。

研究得最多的化学预防策略是在乳腺癌患病风险升高人群中使用雌性激素抑制剂。美国预防服务工作组（USPSTF）在2013年建议乳腺癌风险较高但无不良反应风险的妇女使用他莫昔芬或雷洛昔芬，并在2019年更新的USPSTF建议中增加了芳香酶抑制剂的推荐[36, 37]。其他肿瘤的化学预防策略也进行了研究，包括用阿司匹林抑制结直肠癌和用烟酰胺预防皮肤癌，但这些措施的证据基础并不牢固[38, 39]。

在 BRCA1 和 BRCA2 相关肿瘤风险的情况下，降低风险的手术得到了充分的证据支持[40]。其中包括了通过预防性乳腺切除术和双侧输卵管切除术来切除有风险的器官。在家族性腺瘤性息肉病（FAP）中，由于FAP患者的终生结肠癌风险是100%，通常建议患者行结肠切除术[16]。

最后，有证据支持在易感人群中避免特定次生风险的策略，如对携带 BRCA1 和 BRCA2 的年轻女性应避免进行性放射性诊断检查[41]。对于其他合理的风险规避策略，如避免吸烟、阳光照射等，则没有那么直接的证据。

■ 早期基因组肿瘤诊断

液体活检策略及其潜在应用前景

液体活检（liquid biopsy，LB）的概念是，通过简单的抽血获得循环肿瘤DNA，以提供基本的诊断和预后信息，其侵入性比传统的实体瘤或细针穿刺活检要小[42, 43]。希望通过基因组学LB不仅可以减少侵入性，而且最终比传统方法更可信。总的来说，循环肿瘤细胞和源自肿瘤细胞的无细胞DNA（cfDNA）的基因组材料被称为循环肿瘤DNA（ctDNA），可以对其分析，以提供全身肿瘤基因构成的情况。LB样本可以提供关于原发性和转移性肿瘤的信息，以及关于单个肿瘤内变异异质的信息。LB为在整个治疗和疾病过程中更频繁地对肿瘤特征进行纵向分析打开了大门。重要的是，LB还代表了一个未来监测策略的平台，如果这些方法的灵敏度随着时间的推移而提高，那么未被诊断为肿瘤的个人可以在出现体征、症状或可检测到的肿瘤肿块之前接受LB采样，以获得非常早期的肿瘤的基因组证据。

循环肿瘤细胞（CTC） 这些细胞已经迁移到血液中或从原发肿瘤中脱离出来，在血液中循环。CTC最早被描述于19世纪[44]。它们以单个细胞的形式或以微栓子的形式聚集在一起并完整地进入血液。经历了上皮-间质转化的单个细胞通过细胞外基质迁移进入血液。微小栓子从已经侵入邻近血管的原发肿瘤中脱落。早期和晚期疾病患者体内都可以发现CTC，目前正在研究它们在肿瘤转移中的作用[45]。

无细胞DNA（cfDNA）　这种DNA大小主要在130～170个碱基对，与核酸酶裂解的核小体周围存在的DNA数量一致。因此，大多数cfDNA可能来自凋亡细胞。然而，一些较大的无细胞DNA分子的存在也表明了cfDNA的不同来源。肿瘤患者血液样本中细胞游离DNA水平上升的现象于1977年首次被描述，但一直到1994年，人们才认识到这一现象的临床潜力[46]。ctDNA可以洞察肿瘤患者中存在的特定DNA突变，并跟踪肿瘤负荷。有趣的是，使用游离细胞DNA进行无创产前非整倍体检测时，在某些情况下可能发现潜在的母体恶性肿瘤[47]。

循环肿瘤DNA（ctDNA）　除部分局限于中枢神经系统的肿瘤外，这种DNA大多数存在于Ⅲ期和Ⅳ期肿瘤患者的血液中。ctDNA的半衰期在血液循环中是可变的，但平均约为15 min，这使它成为评估当前肿瘤状态的有力指标。此外，肿瘤会定期将其DNA释放到血液循环中，且在细胞周期增加的时候会出现峰值，如用化疗药物治疗后。因此，ctDNA产量已被提议作为衡量化疗效果和纵向追踪肿瘤负荷的指标。

基于基因组的个体化治疗

基于体细胞变异的治疗方法

驱动突变　赋予细胞所需的生长优势以驱动肿瘤转化的DNA变化被称为驱动突变。据估计，这些基因组变异中的80%～90%是体细胞或获得性变化，10%～20%是胚系或先天性变化[48]。可能包含驱动突变的基因数量在500～600个[49]。驱动突变的基因可以相互配合，并在个人的肿瘤病程中出现数量增加。在疾病过程中，肿瘤分子特征的体细胞变化可归因于治疗带来的选择性压力和肿瘤细胞的基因组不稳定性。

液体活检与序列基因测序相结合，对改善肿瘤的诊断、管理和治疗有着巨大的前景。它可以被用来提供无创筛查、肿瘤特异性分子分析、肿瘤治疗相关的监测，以及检测患者的术后残留情况。随着实验室方法的改进和通过更大规模的临床研究制定实践标准，液体活检有望成为监测体细胞变异和调整肿瘤治疗方案的高度有用工具[50, 51]。

基于胚系变体的治疗方法

药物基因组学（PGx）　药物基因组学是从20世纪50年代对药物作用的遗传性差异的临床观察中发展起来的研究领域[52]。历经60多年的研究，已经产生了一种指导治疗决策的方法，即利用容易确定的常见遗传变异来预测个体的药物反应。临床药物基因组学实施联盟（The Clinical Pharmacogenetics Implementation Consortium，CPIC）是一个为药物基因组学的临床实施提供建议的专家组织。CPIC提供了一份基因-药物对列表，其中包含了对于特定基因的变异进行相应的剂量或药物改变以提高其疗效或避免药物不良反应的建议。如基于临床肿瘤遗传学，CPIC有一个与*CYP2D6*变异相关的他莫昔芬剂量的循证调整建议[53]。随着证据库的进一步扩大，基因组信息用于治疗决策的使用有望在未来继续扩大。

结论

近年来，临床肿瘤治疗经历了创新热潮，通过利用恶性肿瘤的基因组测序来实现个性化、有针对性的治疗。事实上，临床肿瘤学可能比任何其他医学专业更能体会到推进基因组技术的前景。

我们在这里预测的未来取决于临床肿瘤遗传学许多领域的证据的持续发展。随着时代的发展，预计将出现的新挑战将包括那些随着寿命延长而带来的挑战，包括有特殊护理需求的老年肿瘤幸存者的增加，以及那些高龄老人群体中新肿瘤的增加[54]。不幸的是，长寿将伴随着晚年肿瘤的增加，这是医疗保健系统目前临床管理经验有限的问题。百岁老人的常见肿瘤类型有乳腺癌、结直肠癌、前列腺癌、肺癌、肾癌和泌尿道癌。然而，我们需要更多地了解这些肿瘤的生物学特性、它们对治疗干预的反应，以及高龄患者对治疗的耐受性[55]。

对临床肿瘤基因组学未来最大的潜在影响在于公共卫生政策，对人群进行风险筛查，识别这些风险，然后通过预防或极早期检测和根除恶性肿瘤来解决这些风险。这种全民预防管理不仅需要科学证据的进步，还需要公共卫生机构的参与（如美国各州的公共卫生部门、疾病控制和预防中心）。

公共卫生机构的作用扩大到肿瘤流行病学和跟踪之外，以类似于新生儿筛查（NBS）的方式包括肿瘤遗传筛查和预防，这将提供一个供全社会使用的平台，而不仅仅是那些拥有特定保险或供应商的人[56, 57]。与NBS一样，通过基于DNA的肿瘤风险筛查来预防肿瘤可以成为21世纪最伟大的公共卫生成就之一。

（金浩杰　于若冰　陈雨　译）

参考文献

[1] Siegel RL, Miller KD, Jemal A. Cancer statistics, 2020. *CA Cancer J Clin*. 2020; 70(1): 7–30.

[2] https://obamawhitehouse.archives.gov/precision-medicine. *The Precision Medicine Initiative*.

[3] Denny JC, et al. The "all of us" research program. *N Engl J Med*. 2019; 381(7): 668–676.

[4] Guttmacher AE, Collins FS. Welcome to the genomic era. *N Engl J Med*. 2003; 349(10): 996–998.

[5] Owens DK, et al. Risk assessment, genetic counseling, and genetic testing for brca-related cancer: US preventive services task force recommendation statement. *JAMA*. 2019; 322(7): 652–665.

[6] Sudlow C, et al. UK biobank: an open access resource for identifying the causes of a wide range of complex diseases of middle and old age. *PLoS Med*. 2015; 12(3): e1001779.

[7] Nicora G, et al. Integrated multi-omics analyses in oncology: a review of machine learning methods and tools. *Front Oncol*. 2020; 10: 1030.

[8] Yu KH, Snyder M. Omics profiling in precision oncology. *Mol Cell Proteomics*. 2016; 15(8): 2525–2536.

[9] Richards S, et al. Standards and guidelines for the interpretation of sequence variants: a joint consensus recommendation of the American College of Medical Genetics and Genomics and the Association for Molecular Pathology. *Genet Med*. 2015; 17(5): 405–424.

[10] Harrison SM, Rehm HL. Is "likely pathogenic" really 90% likely? Reclassification data in ClinVar. *Genome Med*. 2019; 11(1): 72.

[11] Landrum MJ, et al. ClinVar: public archive of interpretations of clinically relevant variants. *Nucleic Acids Res*. 2016; 44(D1): D862–868.

[12] Miki Y, et al. A strong candidate for the breast and ovarian cancer susceptibility gene BRCA1. *Science*. 1994; 266(5182): 66–71.

[13] Friedman LS, et al. Confirmation of BRCA1 by analysis of germline mutations linked to breast and ovarian cancer in ten families. *Nat Genet*. 1994; 8(4): 399–404.

[14] Wooster R, et al. Identification of the breast cancer susceptibility gene BRCA2. *Nature*. 1995; 378(6559): 789–792.

[15] Narod SA, Foulkes WD. BRCA1 and BRCA2: 1994 and beyond. *Nat Rev Cancer*. 2004; 4(9): 665–676.

[16] Kohlmann W, Gruber SB. Lynch syndrome. 2004 (February 5 [updated April 12, 2018]). In Adam MP, Ardinger HH, Pagon RA, et al. (Eds). GeneReviews® [Internet]. Seattle: University of Washington; 1993–2021; Petrucelli N, Daly MB, Pal T. BRCA1- and BRCA2-associated hereditary breast and ovarian cancer. 1998 (September 4 [updated December 15, 2016]). In Adam MP, Ardinger HH, Pagon RA, et al. (Eds.). GeneReviews® [Internet]. Seattle: University of Washington; 1993–2020.

[17] Murray MF, Giovanni MA. Bringing monogenic disease screening to the clinic. *Nat Med*. 2020; 26(8): 1172−1174.

[18] Feuk L, Carson AR, Scherer SW. Structural variation in the human genome. *Nat Rev Genet*. 2006; 7(2): 85−97.

[19] Walsh T, et al. Spectrum of mutations in BRCA1, BRCA2, CHEK2, and TP53 in families at high risk of breast cancer. *JAMA*. 2006; 295(12): 1379−1388.

[20] Shannon KM, et al. Which individuals undergoing BRACAnalysis need BART testing? *Cancer Genet*. 2011; 204(8): 416−422.

[21] Imai K, Kricka LJ, Fortina P. Concordance study of 3 direct-to-consumer genetic-testing services. *Clin Chem*. 2011; 57(3): 518−521.

[22] Stadler ZK, et al. Genome-wide association studies of cancer: principles and potential utility. *Oncology*. 2010; 24(7): 629−637.

[23] Khera AV, et al. Genome-wide polygenic scores for common diseases identify individuals with risk equivalent to monogenic mutations. *Nat Genet*. 2018; 50(9): 1219−1224.

[24] Fahed AC, et al. Polygenic background modifies penetrance of monogenic variants for tier 1 genomic conditions. *Nat Commun*. 2020; 11(1): 3635.

[25] Harper AR, Nayee S, Topol EJ. Protective alleles and modifier variants in human health and disease. *Nat Rev Genet*. 2015; 16(12): 689−701.

[26] Schwartz MLB, Williams MS, Murray MF. Adding protective genetic variants to clinical reporting of genomic screening results: restoring balance. *JAMA*. 2017; 317(15): 1527−1528.

[27] U.S. Preventive Services Task Force. Genetic risk assessment and BRCA mutation testing for breast and ovarian cancer susceptibility: recommendation statement. *Ann Intern Med*. 2005; 143(5): 355−361.

[28] Guttmacher AE, Collins FS, Carmona RH. The family history — more important than ever. *N Engl J Med*. 2004; 351(22): 2333−2336.

[29] Murray MF, et al. Comparing electronic health record portals to obtain patient-entered family health history in primary care. *J Gen Intern Med*. 2013; 28(12): 1558−1564.

[30] Manickam K, et al. Exome sequencing-based screening for BRCA1/2 expected pathogenic variants among adult biobank participants. *JAMA Network Open*. 2018; 1(5): e182140.

[31] Grzymski JJ, et al. Population genetic screening efficiently identifies carriers of autosomal dominant diseases. *Nat Med*. 2020; 26(8): 1235−1239.

[32] Murray MF. The path to routine genomic screening in health care. *Ann Intern Med*. 2018; 169(6): 407−408.

[33] Buchanan AH, et al. Early cancer diagnoses through BRCA1/2 screening of unselected adult biobank participants. *Genet Med*. 2018; 20(5): 554−558.

[34] Evans JP, et al. We screen newborns, don't we?: realizing the promise of public health genomics. *Genet Med*. 2013; 15(5): 332−334.

[35] Levy HL. Ethical and psychosocial implications of genomic newborn screening. *Int J Neonatal Screen*. 2021; 7(1).

[36] Moyer VA and U.S. Preventive Services Task Force. Medications to decrease the risk for breast cancer in women: recommendations from the U.S. Preventive Services Task Force recommendation statement. *Ann Intern Med*. 2013; 159(10): 698−708.

[37] Owens DK, et al. Medication use to reduce risk of breast cancer: U.S. Preventive Services Task Force recommendation statement. *JAMA*. 2019; 322(9): 857−867.

[38] Drew DA, Chan AT. Aspirin in the prevention of colorectal neoplasia. *Annu Rev Med*. 2020.

[39] Nikas IP, Paschou SA, Ryu HS. The role of nicotinamide in cancer chemoprevention and therapy. *Biomolecules*. 2020; 10(3).

[40] Hartmann LC, Lindor NM. The role of risk-reducing surgery in hereditary breast and ovarian cancer. *N Engl J Med*. 2016; 374(5): 454−468.

[41] Pijpe A, et al. Exposure to diagnostic radiation and risk of breast cancer among carriers of BRCA1/2 mutations: retrospective cohort study (GENE-RAD-RISK). *BMJ*. 2012; 345: e5660.

[42] Siravegna G, et al. How liquid biopsies can change clinical practice in oncology. *Ann Oncol*. 2019; 30(10): 1580−1590.

[43] Hofman P, et al. Liquid biopsy in the era of immuno-oncology: is it ready for prime-time use for cancer patients? *Ann Oncol*. 2019; 30(9): 1448−1459.

[44] de Wit S, van Dalum G, Terstappen LW. Detection of circulating tumor cells. *Scientifica*. 2014; 2014: 819362.

[45] Bettegowda C, et al. Detection of circulating tumor DNA in early-and late-stage human malignancies. *Sci Transl Med*. 2014; 6(224): 224.

[46] Leon SA, et al. Free DNA in the serum of cancer patients and the effect of therapy. *Cancer Res*. 1977; 37(3): 646−650.

[47] Romero R, Mahoney MJ. Noninvasive prenatal testing and detection of maternal cancer. *JAMA*. 2015; 314(2): 131−133.

[48] Pon JR, Marra MA. Driver and passenger mutations in cancer. *Annu Rev Pathol*. 2015; 10: 25−50.

[49] Martínez-Jiménez F, et al. A compendium of mutational cancer driver genes. *Nat Rev Cancer*. 2020; 20(10): 555−572.

[50] Tie J, et al. Circulating tumor DNA as an early marker of therapeutic response in patients with metastatic colorectal cancer. *Ann Oncol*. 2015; 26(8): 1715−1722.

[51] Corcoran RB, Chabner BA. Application of cell-free DNA analysis to cancer treatment. *N Engl J Med.* 2018; 379(18): 1754−1765.

[52] Evans WE, McLeod HL. Pharmacogenomics: drug disposition, drug targets, and side effects. *N Engl J Med.* 2003; 348(6): 538−549.

[53] Goetz MP, et al. Clinical Pharmacogenetics Implementation Consortium (CPIC) guideline for CYP2D6 and tamoxifen therapy. *Clin Pharmacol Ther.* 2018; 103(5): 770−777.

[54] Bluethmann SM, Mariotto AB, Rowland JH. Anticipating the "silver tsunami": prevalence trajectories and comorbidity burden among older cancer survivors in the United States. *Cancer Epidemiol Biomarkers Prev.* 2016; 25(7): 1029−1036.

[55] Joseph SC, et al. Common cancers in centenarians. *Med Sci Monit.* 2014; 20: 18−23.

[56] CDC. Ten great public health achievements — United States, 2001−2010. *MMWR Morb Mortal Wkly Rep.* 2011; 60(19): 619−623.

[57] Murray MF, Evans JP, Khoury MJ. DNA-based population screening: potential suitability and important knowledge gaps. *JAMA.* 2020; 323(4): 307−308.